高 等 职 业 教 育 教 材

实用临床医学基础

陈辉芳　叶伟明　王　慧　主编

U0331682

化 学 工 业 出 版 社

·北 京·

内 容 简 介

《实用临床医学基础》主要内容有绪论、诊断学基础、内科疾病基础、外科疾病基础、妇产科疾病基础、儿科疾病基础、五官科疾病基础、皮肤科疾病基础、急诊医学基础、传染病基础及精神疾病基础，是一本高校"岗课赛证创"五位一体融合教材。书中设置"拓展阅读"栏目，以期在增强学生专业素养的同时于润物细无声中培养学生的职业道德素养、职业自信心、民族自豪感、爱国情怀和大国工匠精神等良好的世界观和人生观。书中配套微课、目标测试答案，以方便学生自主学习。

本书适用于高职高专、高职本科、应用型本科的临床医学、护理、助产、医学检验、药学、中药学等专业的师生，也可作为具有以上专业背景的基层医务工作者的参考用书。

图书在版编目（CIP）数据

实用临床医学基础 / 陈辉芳，叶伟明，王慧主编.
北京：化学工业出版社，2024.8. --（高等职业教育教材）. -- ISBN 978-7-122-45988-6

Ⅰ. R4

中国国家版本馆 CIP 数据核字第 2024YM5447 号

责任编辑：王　芳　旷英姿　　　　　装帧设计：关　飞
责任校对：李　爽

出版发行：化学工业出版社
　　　　　（北京市东城区青年湖南街 13 号　邮政编码 100011）
印　　装：河北延风印务有限公司
787mm×1092mm　1/16　印张 25　字数 614 千字
2024 年 9 月北京第 1 版第 1 次印刷

购书咨询：010-64518888　　　　　售后服务：010-64518899
网　　址：http://www.cip.com.cn
凡购买本书，如有缺损质量问题，本社销售中心负责调换。

定　　价：59.80 元

编写人员名单

主编

陈辉芳　广东岭南职业技术学院　广西师范大学

叶伟明　中山市石岐苏华赞医院

王　慧　深圳市光明区人民医院

副主编

陈斌斌　深圳市宝安区中心医院

陈亚迪　运达能源科技集团股份有限公司

兰小群　广东创新科技职业学院

徐冬梅　河北工业职业技术大学

张杏宜　广东岭南职业技术学院

张立军　广西师范大学

陈　洁　武汉职业技术学院

参编人员（按姓氏笔画排序）

林文华　揭阳职业技术学院

欧丽红　广东岭南职业技术学院

童伙清　广东岭南职业技术学院

易志彬　佛山市顺德区李兆基中学

黄德美　广东岭南职业技术学院

付　郁　广东岭南职业技术学院

肖奕珂　广东岭南职业技术学院

陈丽英　广东岭南职业技术学院

主审

陆建林　清远市德圣健康职业技术学校

前言

为了满足国家与社会对医药卫生方面人才的需要，也为了适应医药卫生专业人才培养的要求，我们以发展要求、产教融合、可持续发展为目的，邀请了一线教师、企业专家共同编写了"岗课赛证创"相互融合、纸质内容与数字资源相互融合的新形态教材《实用临床医学基础》。

本书依据高校临床医学、护理、助产、医学检验技术、药学、中药学及相关专业的发展目标，遵循基本理论、基本技能和思想性、科学性、先进性、启发性、实用性的基本原则进行编写，力求做到基本知识以"必需、够用"为度，涵盖医师、助产师、护师、医学检验技师考试大纲相关的临床知识，突出临床技能培养，力求做到重点突出、表达简练准确，以满足学生的基本要求。

本书除绪论外，共分十篇，包括 20 章，主要内容包括诊断学基础知识、呼吸系统疾病、循环系统疾病、消化系统疾病、泌尿系统疾病、血液系统疾病、内分泌系统及代谢性疾病、自身免疫性疾病、神经系统疾病、外科感染、外科损伤性疾病、外科梗阻性疾病、恶性肿瘤、妇产科疾病、儿科疾病、五官科疾病、皮肤科疾病、急诊医学、传染病、精神疾病等。在结构安排上，每章都由学习目标引入，以便学生带着目的学习，更容易把握内容重点，学习中做到有的放矢。除学习目标外，每章开始部分还设有"案例引入"，以真实案例，帮助学生提高实践能力。每章结束部分设有"目标测试"，以巩固学生的学习成果。此外，书中以二维码形式增设数字资源，以便于学生更好地理解、掌握书中重点内容。

本书由陈辉芳、叶伟明及王慧担任主编，具体分工如下：陈辉芳编写绪论、第一章、第七章、第八章、第十章，叶伟明编写第二章～第四章、第十二章和第十六章，易志彬编写第五章，童伙清编写第六章，陈斌斌编写第九章和第十五章，兰小群和欧丽红编写第十一章，陈洁和林文华编写第十三章，王慧编写第十四章和第十七章，陈丽英和张杏宜编写第十八章，张立军和肖奕珂编写第十九章，黄德美和徐冬梅编写第二十章。付郁编写全书的"拓展阅读"，陈亚迪负责制作全书的插图、微课视频、电子课件等资源。陈辉芳负责全书的统稿、定稿。本书在编写过程中得到了各兄弟院校领导的大力支持，在此深表感谢。在编写过程中借鉴和参考了许多专家、学者的研究资料，在此对参考文献的作者表示衷心的感谢。

因水平有限，书中内容难免存在不足之处，恳请各位读者批评指正。

2024 年 3 月

目录

第四篇 妇产科疾病基础 / 247

第八篇　急诊医学基础 / 327

第九篇　传染病基础 / 340

第十篇　精神疾病基础 / 368

二维码目录

绪 论

> **知识目标** 掌握临床医学的定义和研究范畴；熟悉其发展史；了解其学习的目的要求。
> **能力目标** 摸索出适合个人特点的临床医学概要课程的学习方法。
> **素养目标** 养成良好关爱生命的高尚情操。

医学（medicine）是研究人类健康与疾病的科学，是在人类为求生存和发展与危害健康的各种因素斗争的过程中产生和发展起来的。按其研究的对象和任务的不同，可分为基础医学、临床医学和预防医学三部分。随着人类的进步，医学日渐具有更为丰富的内涵，从治疗疾病发展到预防疾病，从保护人群健康进入了更主动地促进健康、延年益寿的阶段。临床医学（clinical medicine）是研究诊断、治疗和预防各种疾病的学科群，在现代医学中居于重要地位，其内容丰富、领域宽广，涉及诸多学科。

一、临床医学概要的范畴

临床医学概要（outline in clinical medicine）是一门对临床医学各科常见病、多发病的病因和发病机制、临床表现、辅助检查、诊断要点、治疗要点及预防与预后等进行概要性描述的专业基础课。其基本内容涉及内科、外科、妇产科、儿科、急诊医学科、传染科、精神科、五官科、皮肤科等各科的常见病、多发病，各科疾病的诊断以诊断学基础的基本理论、基本知识和基本技能作为基石。系药学专业学生学习临床医学知识和技能的必修课程之一。通过学习，学生可从中找到与自己所学专业的衔接点，为学好专业打下坚实的基础。

二、临床医学的概念和性质

临床医学是医学中研究诊断、治疗和预防的各专业学科的总称，是直接面对疾病和患者，从整体出发研究疾病的病因、发病机制和病理过程，进而确定诊断，通过治疗和预防以减弱疾病、减轻患者痛苦、恢复患者健康的一门应用学科。

临床医学与基础医学、预防医学共同组成了现代医学。临床医学是在实践中发展起来的，是传统医学的主体，也是现代医学科学的核心。医学中许多重大的问题往往首先是由临床医学提出来的，在其历史和认识上都早于基础医学，这也是它与其他应用科学显著的区别之一。人们对疾病的临床表现的认识，也总是先于对疾病的病因、发病机制等基础医学的认识。如 20 世纪 70 年代对军团病（嗜肺军团菌感染）的发现和 20 世纪 80 年代对获得性免疫缺陷综合征（AIDS）的发现等，都是如此。因此，临床医生在应用已知理论治病救人的同时，应该抓住每一次科学发现的机会，不断探索和实践，因为每一次发现都是医学进步的积累。

三、临床医学的发展

（一）"西医"医学起源

医学是最古老、最基本的科学，贯穿于整个人类发展史。古代埃及、古代巴比伦、古代印度和古代中国是古代医学的发源地。公元前 700～公元前 600 年，古希腊人汲取古埃及和亚洲文化产生古希腊医学。后来古罗马以及欧洲又在古希腊医学的基础上发展，成为今天世界的主流医学即西方医学，简称"西医"。

（二）古代医学的发展

16 世纪以前，人们运用朴素唯物主义思想，通过对生命和疾病现象的大量观察与综合概括，建立科学的人体观和疾病观，战胜了鬼神致病的异端邪说，使医学从巫术中解脱出来，上升为初步的科学。这阶段的代表成果主要有中医学的"阴阳五行学说"、希腊医学的"四体液病理学说"等。这种"小宇宙"人体观是人类对自身理性认识的一次创造，也实现了人类对自身理性认识的第一次飞跃。

16 世纪以后，人们应用机械唯物论自然观和还原论、方法论，采用实验分析的方法，借助近代自然科学技术的重大成就，对人体的结构与功能，对疾病的症状与机制，在器官、组织和细胞层次上进行了卓有成效的研究，使人们对人体和疾病的认识深入到内部属性上，大大地提高了人类对人体和疾病的认识水平，实现了人类对自身理性认识的第二次飞跃。这一阶段的代表成果主要有比利时的"人体结构"、英国的"血液循环"、意大利的"疾病的原理和病因"等。

（三）现代医学的发展

19 世纪以后，人们吸收应用唯物辩证法之精髓，融合多项科学技术于一体，建立了"人—自然—社会"系统观。强调"局部与整体、微观与宏观、内因与外因、人体与环境"的辩证统一，实现了人类对自身理性认识的第三次飞跃。细胞学说、达尔文进化论、能量守恒与转化定律为医学科学的发展提供了动力。医学出现了细胞病理学、细菌学、药理学、实验生理学、诊断学、外科学、预防医学、护理学等学科。

20 世纪发展起来的现代物理学、化学等为生命科学的发展创造了良好条件，人们开始向恶性肿瘤、病毒性疾病和衰老等发起猛烈攻击。20 世纪 50 年代后发展起来的分子生物学、免疫学、遗传工程学等，使医学研究从细胞水平向分子水平迈进。医学分科出现了专门化，如心脏病学、内分泌学、精神病学、神经病学、整形外科学、影像医学、胃肠病学、康复医学和老年医学等。

20 世纪 70 年代美国医学家恩格尔（G. L. Engel）提出生物—心理—社会医学模式主张，即从生物学、心理学和社会学三个方面综合考察人类的健康和疾病问题，弥补了单纯从生物学角度考察的缺陷，对医学事业发展产生了深远影响。20 世纪 90 年代循证医学新概念的引入推动了临床医学思维方法的更新转变。

20 世纪医学虽然取得了巨大的成就，但是人类仍然面临许多严重健康问题需要尽快解决，如心脑血管疾病、恶性肿瘤、糖尿病等仍是目前严重威胁人类健康的主要问题。要解决这些棘手的问题需要全社会进一步解放思想、转变理念、创新工作方式，需要各类科技人员坚持不懈地努力和先进科学技术的大力支撑。由此可以预见，21 世纪是生命科学发展进步的时代，人类的医学事业必将有一个较大的跨越发展。

四、学习临床医学概要的目的、要求和方法

（一）学习目的

学习临床医学是为了诊治疾病、保障健康，掌握医学的基本知识和技能，培养科学的临

床思维方法，为学习后续课程和进入临床实践打下坚实的理论基础。医务人员的服务对象是患者。因此，学习临床医学的首要问题是牢固树立起"一切为患者"的思想和培养高尚的医德。仔细探索心理因素、社会因素和疾病对患者影响，正确而及时地做出诊断，采取合理的防病治病措施。

（二）学习要求

在学习临床医学的过程中，既要重视基本知识的学习和基本技能的训练，还应与临床实践紧密结合，循序渐进，持之以恒，不断总结。

（1）学会诊断学的基本临床操作技能，能够采集完整、可靠的病史，完成全面、系统、规范的体格检查，借助实验室和辅助检查，对疾病作出正确的诊断。

（2）培养临床思维方法和分析解决问题的能力。学会理论联系实际，基础知识与专业知识相结合。能够利用各种临床资料，进行逻辑分析和综合评价。熟悉各科常见病、多发病的诊断和治疗原则。

（3）树立预防观念，能够采取预防措施。在了解临床常见病的病因及发病机制的基础上，能运用已掌握的医学基础知识开展健康教育，并能制订相应的有效措施，达到预防为主的目的。

（4）加强自学能力的培养。医学科学的发展日新月异，只有不断学习才能接受新理论和更新自己的知识。因此，养成良好的学习习惯，掌握有效的学习方法，才能为今后的学习和深造打下良好的基础。

（5）树立良好的医德和医风。高尚的品德素质是合格医生的灵魂。临床实践中医生必须尊重患者，以高度的责任感、同情心为患者服务。培养敬畏生命、尊重科学、逻辑严谨的行医理念。保证诊治的及时性、准确性、有效性，从而实现医学价值。

（三）学习方法

首先，应培养和激发学生对本课程学习的浓厚兴趣，熟悉本教材的结构体系脉络，了解课程组块（如"学习目标""知识链接""病例引入""课堂活动""习题"及"实践教学"等）在各篇章中的地位作用；其次，要紧扣学习要求熟练掌握各篇章的知识点和技术方法，通过不断地反复学习与实践锻炼，拓宽自己的视野，实现自身能力的升华；再次，要做到理论联系实际，务求学以致用，要积极开动脑筋，创新思维，紧密联系工作实际、生活实际和社会实际，提高学习的自觉性和主动性。

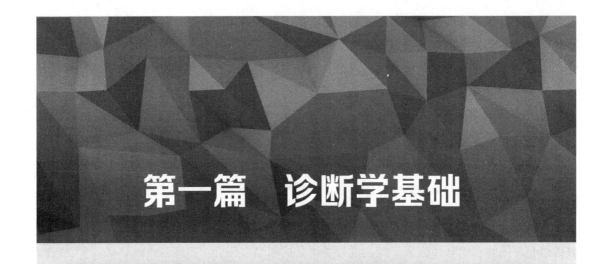

第一篇 诊断学基础

第一章 诊断学基础知识

知识目标 掌握诊断学基础知识；熟悉常见医学检验方法及临床意义；了解器械检查等。
能力目标 具有对患者进行问诊和系统体格检查的初步能力。
素质目标 培养救死扶伤的医学人文素养。

案例引入

患者，女，25 岁。因"面色苍白、头晕、乏力 1 年有余，加重伴心慌 1 个月"来诊。1 年前无明显诱因头晕、乏力，家人发现面色不如从前红润，但能照常上班，近 1 个月来加重伴活动后心慌，曾到医院检查诊断为血红蛋白低（具体不详），给硫酸亚铁口服，因胃部不适仅用 1 天即停药。病后进食正常，不挑食，二便正常，无便血、黑便、尿色异常、鼻衄和齿龈出血。睡眠好，体重无明显变化。既往体健，无胃病史，无药物过敏史。结婚半年，月经初潮 14 岁，$\frac{7d}{27d}$，末次月经半月前，近 2 年月经量多，半年来更明显。查体：体温 36℃，脉搏 104 次/分，呼吸 18 次/分，血压 120/70mmHg，一般状态好，贫血貌，皮肤黏膜无出血点，浅表淋巴结不大，巩膜不黄，口唇苍白，舌乳头正常，心肺无异常、肝脾不大。实验室检查：血红蛋白 60g/L，红细胞计数 3.0×10^{12}/L，平均红细胞比容 70fL，平均血红蛋白 25pg，平均血红蛋白浓度 30%，白细胞计数 6.5×10^9/L；分类：中性分叶核 70%，淋巴细胞百分数 27%，单核细胞百分数 3%，PLT 260×10^9/L，网织红细胞百分数 1.5%；尿蛋白（一）；镜检（一）；粪便隐血试验（一）；血清 50mg/dL。

问题：请给出诊断、诊断依据、鉴别诊断的疾病、患者需做的进一步检查项目及理由。

诊断学（dingnostics）是连接基础医学与临床医学的桥梁课程，是运用医学基本理论、基本知识和基本技能对疾病进行诊断的一门学科。其主要内容包括症状学、病史采集、体格检查及器械检查等。学习研究与运用诊断学的基本理论、基本知识和基本技能，对患者的临床资料进行全面系统的收集、整理和分析，对疾病诊断具有十分重要的意义。学好诊断学基础知识将为学习临床医学各科、临床见习与实习奠定基础。

第一节　常见症状

症状（symptom）是患者主观感受到的异常感觉或病态改变，如发热、疼痛、眩晕等。这种感觉和变化可在疾病早期出现，是病史的重要组成部分。研究症状的发生、发展及演变，对疾病诊断具有重要的价值。

症状问诊的主要内容，是诊断疾病的重要线索和依据。

一、发热

发热（fever）是指当机体在致热原作用下或各种原因引起体温调节中枢的功能障碍时，体温升高超出正常范围。发热分为生理性发热和病理性发热两类，通常所说的发热是指病理性发热。

（一）病因

发热的病因较多，可分为感染性与非感染性两大类。以感染性发热多见。

1. **感染性发热**　由病原体引起的发热。病原体主要有细菌、病毒、支原体、衣原体、立克次体、螺旋体、真菌、寄生虫等。急性、亚急性、慢性、局部性或全身性感染，均可引起发热。

2. **非感染性发热**　由非病原体引起的发热。非病原体主要有无菌性坏死物质的吸收、抗原-抗体反应、内分泌与代谢疾病、体温调节中枢功能紊乱、皮肤散热减少、自主神经功能紊乱等。

（二）临床表现

以口腔温度为标准，将发热程度分为低热（37.3～38.0℃）、中度发热（38.1～39.0℃）、高热（39.1～41.0℃）、超高热（41.0℃以上）。一般将急性发热的临床过程分为三个阶段。

1. **体温上升期**　患者有疲乏无力、肌肉酸痛、皮肤苍白、畏寒或寒战等现象。体温出现骤升和缓升两种形式，前者体温在几小时内达39℃或以上，常伴有寒战；后者体温逐渐上升，在数天内达高峰，多不伴寒战。

2. **高热期**　体温上升达高峰之后保持一定时间，持续时间的长短可因病因不同而有差异。患者皮肤发红伴灼热感，呼吸加快变深，开始出汗且逐渐增多，多无寒战现象。

3. **体温下降期**　患者出汗多，皮肤潮湿。体温下降有骤降和渐降两种形式，前者体温于数小时内迅速下降至正常，常伴有大汗淋漓；后者体温在数天内逐渐降至正常。

（三）治疗

发热时要控制饮食，多喝水、果汁，补充能量、蛋白质和电解质；发热时宜多休息。在夏季注意调节室温，保证充足睡眠。对高热者可用冰袋和凉毛巾冷敷。宜选用退热缓和的非处方药，如对乙酰氨基酚、阿司匹林、布洛芬、贝诺酯等药物，剂量宜小，以免出汗过多，体温突然下降而引起虚脱。尤其是年老体弱、幼儿及体温在 40℃以上的发热患者，更应使用小剂量。婴儿高热易惊厥，可用处方药 15％～30％安乃近溶液 1～3 滴滴鼻。

二、头痛

头痛（headache）是指额、顶、颞及枕部的疼痛。可见于多种疾病，大多无特异性，但反复发作或持续的头痛，可能是某些器质性疾病的信号。

（一）病因

1. **颅脑病变**　颅内感染、脑血管病变、颅内占位性病变、颅脑外伤等；偏头痛、丛集性头痛、头痛型癫痫、腰椎穿刺后头痛及腰椎麻醉后头痛等。

2. **颅外病变**　颅骨疾病，颈部疾病，神经痛，眼、耳、鼻和牙齿疾病等。

3. **全身性疾病**　急性感染、心血管疾病、中毒、尿毒症、低血糖、贫血、肺性脑病、系统性红斑狼疮、月经及绝经期头痛、中暑等。

4. **神经症**　神经衰弱、癔症性头痛等。

（二）临床表现

1. **发病情况**　急性起病伴有发热者，提示感染性疾病。急剧头痛，持续不减，伴有意识障碍，但无发热者，提示颅内血管性疾病。长期的反复发作头痛或搏动性头痛，提示血管性头痛或神经症。慢性进行性头痛，伴有颅内压增高症状，提示颅内占位性病变。

2. **头痛部位**　感染性头痛，多为全头部痛。高血压引起的头痛多在额部或整个头部。蛛网膜下腔出血或脑脊髓膜炎除头痛外还有颈痛。颅内病变的头痛常为深在性且较弥散，颅内深部病变的头痛部位不一定与病变部位相一致，但疼痛多向病灶同侧放射。偏头痛及丛集性头痛多在一侧。眼源性头痛为浅在性且局限于眼眶、前额或颞部。鼻源性头痛或牙源性头痛也多为浅表性疼痛。

3. **头痛的程度与性质**　高血压性、血管性及发热性疾病的头痛，往往为搏动性。脑肿瘤头痛多为中度或轻度，三叉神经痛、偏头痛及脑膜刺激的疼痛最为剧烈。神经痛多呈电击样痛或刺痛，肌肉收缩性头痛多为重压感，紧箍感或钳夹样痛。

4. **头痛出现的时间与持续时间**　鼻窦炎的头痛常发生于清晨或上午；颅内占位性病变往往清晨加剧；脑肿瘤的头痛多为持续性，可有长短不等的缓解期；丛集性头痛常在晚间发生；女性偏头痛常与月经期有关。

5. **加重、减轻头痛的因素**　咳嗽、打喷嚏、摇头、俯身可使颅内高压性头痛、血管性头痛、颅内感染性头痛及脑肿瘤性头痛加剧。丛集性头痛在直立时可缓解。颈肌急性炎症所致的头痛可因颈部运动而加剧；慢性或职业性的颈肌痉挛所致的头痛，可因活动或按摩颈肌而逐渐缓解。偏头痛在应用麦角胺后可获缓解。

（三）治疗

积极处理和治疗原发病，针对发病机制进行治疗。适当使用解热止痛剂。对焦虑烦躁者可酌情加用安定剂或镇静剂，对抑郁表现者加用抗抑郁药。非处方药：可用对乙酰氨基酚、阿司匹林、布洛芬、贝诺酯等药物，紧张性头痛可联合应用谷维素、维生素 B_1 等。处方药：紧张性头痛伴长期精神紧张用地西泮，反复性偏头痛用罗通定，三叉神经痛首选卡马西平。

三、咳嗽与咳痰

咳嗽（cough）是一种反射性防御动作，通过咳嗽可以清除呼吸道分泌物及气道内异物。但是咳嗽也有不利的一面，如咳嗽可使呼吸道内感染扩散，剧烈的咳嗽可导致呼吸道出血，甚至诱发自发性气胸等。频繁的咳嗽影响工作与休息，属于病理状态。痰是气管、支气管的分泌物或肺泡内的渗出液，借助咳嗽将其排出称为咳痰（expectoration）。

（一）病因

1. **呼吸道疾病**　当鼻咽部至小支气管整个呼吸道黏膜受到刺激时，均可引起咳嗽。咽喉炎、气管-支气管炎、支气管扩张、支气管哮喘、支气管内膜结核、肺部感染、肺部肿瘤均可引起咳嗽和咳痰。其中呼吸道感染是最常见的原因。

2. **胸膜疾病**　胸膜炎、气胸、血胸、胸膜间皮瘤等可引发咳嗽。

3. **心血管疾病**　各种原因所致的左心衰竭引起肺淤血或肺水肿，或右心及体循环静脉栓子脱落造成肺栓塞，可引发咳嗽。

4. **中枢神经因素**　脑炎、脑膜炎、鼻咽部黏膜受刺激或主观意识控制时，可出现咳嗽。

5. **消化道疾病**　胃食管反流时，反流物刺激可引起咳嗽。

6. **其他因素**　药物所致咳嗽，如血管紧张素转换酶抑制剂（ACEI）类降压药物。还有习惯性和心理性咳嗽等。

（二）临床表现

1. **咳嗽的临床表现**

（1）咳嗽的性质　咳嗽无痰或痰量极少，称为干性咳嗽。干咳或刺激性咳嗽常见于急性或慢性咽喉炎、喉癌、急性支气管炎初期、气管受压、支气管异物、支气管肿瘤、胸膜疾病、原发性肺动脉高压以及二尖瓣狭窄等。咳嗽伴有咳痰称为湿性咳嗽，常见于慢性支气管炎、支气管扩张、肺炎、肺脓肿和空洞型肺结核等。

（2）咳嗽的时间与规律　突发性咳嗽常由于吸入刺激性气体或异物、淋巴结或肿瘤压迫气管或支气管分叉处所引起。发作性咳嗽可见于百日咳、支气管内膜结核，以及以咳嗽为主要症状的支气管哮喘等。长期慢性咳嗽多见于慢性支气管炎、支气管扩张、肺脓肿及肺结核。夜间咳嗽常见于左侧心力衰竭和肺结核。

（3）咳嗽的音色　是指咳嗽声音的特点。①咳嗽声音嘶哑：多为声带的炎症或肿瘤压迫喉返神经所致；②鸡鸣样咳嗽：表现为连续阵发性剧咳伴有高调吸气回声，多见于百日咳、会厌喉部疾病或气管受压；③金属音咳嗽：常见于因纵隔肿瘤、主动脉瘤或支气管癌直接压迫气管所致的咳嗽；④咳嗽声音低微或无力：见于严重肺气肿、声带麻痹及极度衰弱者。

2. **咳痰的临床表现**

（1）痰的性状　痰的性质可分为黏液性、浆液性、脓性和血性等。黏液性痰多见于急性支气管炎、支气管哮喘及大叶性肺炎的初期，也可见于慢性支气管炎、肺结核等。浆液性痰见于肺水肿。脓性痰见于化脓性细菌性下呼吸道感染。血性痰是由呼吸道黏膜受损害、损害毛细血管或血液渗入肺泡所致。上述各种痰液均可带血。

（2）痰量　健康人很少有痰，急性呼吸道炎症时痰量较少，痰量增多常见于支气管扩张、肺脓肿和支气管胸膜瘘，且排痰与体位有关。痰量多时静置后可出现分层现象：上层为泡沫，中层为浆液或浆液脓性，下层为坏死物质。

（3）痰的颜色　铁锈色痰为典型肺炎链球菌肺炎的特征；粉红色泡沫样痰是肺水肿的特征；黄绿色痰提示铜绿假单胞菌感染；痰白黏稠且牵拉成丝难以咳出，提示有真菌感染；大量稀薄浆液性痰中含粉皮样物，提示棘球蚴病（包虫病）；日咳数百至上千毫升浆液泡沫样痰，提示肺泡癌。

（4）痰的气味　恶臭痰提示有厌氧菌感染，腥臭痰提示肺癌晚期，粪臭痰提示膈下脓肿破溃形成支气管瘘。

（三）治疗

干性咳嗽可单用镇咳药；痰液较多，慎用镇咳药，以祛痰为主。对持续 1 周以上的咳嗽，伴发热、哮喘等，应及时就诊；连续口服药物 1 周，效果仍不理想，应向医师咨询。非处方药：感冒伴随咳嗽，用右美沙芬；刺激性干咳或阵咳，用苯丙哌林或喷托维林；剧烈咳嗽，首选苯丙哌林，次选右美沙芬；咳嗽较弱者，选用喷托维林。一般白天用苯丙哌林，夜间用右美沙芬。处方药：频繁、剧烈刺激性咳或干咳用可待因，尤其适用于胸膜炎伴胸痛；呼吸道有大量痰液并阻塞呼吸道时，应及时应用司坦类黏液调节剂（如羧甲司坦），或祛痰剂氨溴索，以降低痰液黏度，使痰液易于排出。

四、咯血

喉及喉以下呼吸道任何部位或肺组织出血，经口腔咯出者称为咯血（hemoptysis）。少量咯血时仅表现为痰中带血，大量咯血时血液从口鼻涌出，常阻塞呼吸道，可造成窒息死亡。

（一）病因

1. **支气管疾病**　支气管扩张、支气管肺癌、支气管炎、支气管内膜结核等。
2. **肺部疾病**　肺结核、肺炎、肺脓肿、肺栓塞、肺淤血、恶性肿瘤肺转移等。
3. **心血管疾病**　常见于二尖瓣狭窄、肺淤血。
4. **全身疾病肺部表现**　风湿性疾病（系统性红斑狼疮、结节性多动脉炎、显微镜下多血管炎、韦格纳肉芽肿病等），肺出血肾炎综合征，传染病（流行性出血热等），血液病（血小板减少性紫癜、血友病、再生障碍性贫血等）。

（二）临床表现

1. **年龄**　青壮年咯血常见于肺结核、支气管扩张、二尖瓣狭窄等。40 岁以上有长期吸烟史者，应考虑支气管肺癌的可能性。
2. **咯血量**　少者痰中带血，多者大口涌出；咯血量小于 100mL/d 为少量；100～500mL/d 为中等量；大于 500mL/d 或一次量在 100～500mL 为大量。
3. **颜色和性状**　咯血呈鲜红色提示肺结核、支气管扩张、肺脓肿和出血性疾病等；咯血呈暗红色，提示二尖瓣狭窄；铁锈色血痰提示肺炎球菌肺炎；砖红色胶冻样痰提示肺炎克雷伯菌肺炎；浆液性粉红色泡沫样痰提示左侧心力衰竭；黏稠暗红色血痰提示肺梗死。

（三）治疗

一般治疗包括吸氧、监护、止血、输血、输液、对症和病因治疗。大咯血的直接危险主要是窒息和失血性休克，间接危险是继发肺部感染或血块堵塞支气管引起肺不张。大咯血患者生命往往会受到严重威胁，需要及时抢救。大咯血初步处理包括：保持呼吸道通畅，取头低足高位体位引流，应用镇静止咳药物，密切观察患者病情，尽量避免用力排便等。经上述处理，咯血稍有缓和，患者的血压、脉搏、呼吸相对平稳时，应尽快护送患者到医院进一步救治；如出血不止应请急救中心急救医师进行就地抢救，一旦病情稍微平稳，允许转运时，仍需送医院进行吸氧、监护、止血、输血、输液、对症和病因治疗。

五、胸痛

胸痛（chest pain）主要由胸部疾病所致，少数由其他疾病引起。胸痛的程度因个体痛阈的差异而不同，且与疾病病情轻重程度不完全一致。

（一）病因

1. **胸壁疾病**　包括皮肤、肌肉、肋间神经等的病变。
2. **心血管系统疾病**　如心绞痛、心肌梗死、胸主动脉瘤、肺梗死等。
3. **呼吸系统疾病**　如胸膜炎、胸膜肿瘤、气胸、肺癌等。
4. **纵隔及食管疾病**　如纵隔炎症、肿瘤，以及食管炎、食管瘤等。
5. **心脏神经症**　因精神神经因素使血管和肌肉痉挛，引起胸壁疼痛。
6. **膈和腹部疾病**　膈下脓肿、肝脓肿、胆囊炎等。

（二）临床表现

1. **发病年龄**　青壮年胸痛多考虑结核性胸膜炎、自发性气胸、心肌炎、心肌病、风湿性心瓣膜病；40岁以上成人需注意心绞痛、心肌梗死和支气管肺癌。

2. **胸痛部位**　胸壁疼痛病所致的胸痛常固定在病变部位，且局部有压痛，若为胸壁皮肤炎症性病变，局部可有红、肿、热、痛表现；带状疱疹所致胸痛，可见成簇的水疱沿一侧肋间神经分布伴剧痛，且疱疹不超过体表中线；肋软骨炎引起的胸痛，常在第1、第2肋软骨处见单个或多个隆起，局部有压痛，但无红肿表现；心绞痛及心肌梗死的疼痛多在胸骨后方和心前区或剑突下，可向左肩和左臂内侧放射，甚至达环指与小指，也可放射至左颈或面颊部，误认为牙痛；夹层动脉瘤引起的疼痛多位于胸背部，向下放射至下腹腰部与两侧腹股沟和下肢；胸膜炎引起的疼痛多在胸侧部；食管及纵隔病变引起的胸痛多在胸骨后；肝胆疾病及膈下脓肿引起的胸痛多在右下胸，侵犯膈肌中心时疼痛放射至右肩部；肺尖部肺癌引起的疼痛多以肩部、腋下为主，向上肢内侧放射。

3. **胸痛性质**　带状疱疹呈刀割样或灼热样剧痛；食管炎多呈烧灼痛；肋间神经痛为阵发性灼痛或刺痛；心绞痛呈绞榨样痛并有重压窒息感，心肌梗死疼痛更为剧烈并有恐惧、濒死感；气胸在发病初期有撕裂样疼痛；胸膜炎常呈隐痛、钝痛和刺痛；夹层动脉瘤常呈突然发生胸背部撕裂样剧痛或锥痛；肺梗死可突然发生胸部剧痛或绞痛，常伴呼吸困难与发绀。

4. **疼痛持续时间**　平滑肌痉挛或血管狭窄缺血所致的疼痛为阵发性；炎症、肿瘤、栓塞或梗死所致的疼痛呈持续性；心绞痛发作时间短暂（持续 3～5min）；心肌梗死疼痛持续时间长（数小时或更长）且不易缓解。

5. 影响疼痛的因素　心绞痛发作可在劳累或精神紧张时诱发，休息后或含服硝酸甘油或硝酸异山梨酯后于 1～2min 内缓解，而对心肌梗死所致疼痛则服上述药物无效；食管疾病多在进食时胸痛发作或加剧，服用抗酸剂和促动力药物可减轻或消失；胸膜炎及心包炎所致的胸痛可因咳嗽或用力呼吸而加剧。

（三）治疗

积极寻找病因和对症治疗。一般治疗包括卧床休息，自主体位，局部热敷。胸膜炎患者可向患侧卧，以减轻疼痛。止痛药物可选用对乙酰氨基酚、阿司匹林、吲哚美辛等。止痛药物与地西泮合用效果更佳。食管疾病引起的疼痛可选用抗酸剂和促动力药物。心绞痛患者可舌下含服硝酸甘油、硝酸异山梨酯、速效救心丸等。对严重疾病如夹层动脉瘤、肺梗死、纵隔和膈下病变、气胸、心肌梗死等，以及经上述紧急处理后疼痛仍未缓解者，应迅速送医院进一步检查救治。

六、呼吸困难

呼吸困难（dyspnea）是指患者主观感到空气不足、呼吸费力，客观上表现为呼吸运动用力，严重时可出现张口呼吸、鼻翼扇动、端坐呼吸甚至发绀、呼吸辅助肌参与呼吸运动，并且可有呼吸频率、深度、节律的改变。

（一）病因

1. 呼吸系统疾病　常见于①气道阻塞：如喉、气管、支气管炎症，水肿、肿瘤或异物所致狭窄或阻塞及支气管哮喘、慢性阻塞性肺疾病等；②肺部疾病：如肺炎、肺脓肿、肺结核、肺淤血、肺水肿、弥漫性肺间质疾病、细支气管肺泡癌等；③胸壁、胸廓、胸膜腔疾病：如胸壁炎症、严重胸廓畸形、胸腔积液、自发性气胸、广泛胸膜粘连、结核、外伤等。

2. 循环系统疾病　常见于各种原因所致左心和（或）右心衰竭、心包压塞、肺栓塞和原发性肺动脉高压等。

3. 中毒　糖尿病酮症酸中毒、吗啡类药物中毒、有机磷农药中毒、氰化物中毒、亚硝酸盐中毒和急性一氧化碳中毒等。

4. 神经精神性疾病　颅脑疾病（如脑出血、脑外伤、脑肿瘤、脑炎、脑膜炎、脑脓肿等）引起呼吸中枢功能障碍，精神因素（如癔症等）所致呼吸困难。

5. 血液系统疾病　重度贫血、高铁血红蛋白血症、硫化血红蛋白血症等。

（二）临床表现

1. 肺源性呼吸困难　吸气性呼吸困难表现为吸气显著费力，严重者吸气时可见"三凹征"（图 1-1），表现为胸骨上窝、锁骨上窝和肋间隙明显凹陷，此时亦可伴有干咳及高调吸气性喉鸣。呼气性呼吸困难表现为呼气

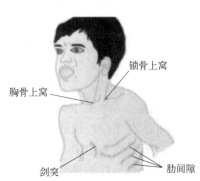

锁骨上窝
胸骨上窝
剑突
肋间隙
图 1-1　三凹征

费力、呼气缓慢、呼吸时间明显延长，常伴有呼气期哮鸣音。混合性呼吸困难表现为吸气期及呼气期均感呼吸费力、呼吸频率增快、深度变浅，可伴有呼吸音异常或病理性呼吸音。

2. **心源性呼吸困难**　主要是由于左心和（或）右侧心力衰竭引起，尤其是左侧心力衰竭呼吸困难更为严重。左侧心力衰竭呼吸困难特点：有引起左侧心力衰竭的基础病因；呈混合性呼吸困难，活动时呼吸困难出现或加重，休息时减轻或消失，卧位明显，坐位或立位时减轻。患者往往被迫采取卧位或端坐体位呼吸；两肺底部或全肺出现湿啰音；应用强心剂、利尿剂和血管扩张剂改善左心功能后，呼吸困难症状随之好转。

3. **中毒性呼吸困难**　主要特点为有药物或化学物质中毒史，呼吸缓慢、变浅且伴有呼吸节律异常的改变。

4. **神经精神性呼吸困难**　神经性呼吸困难慢而深，并常伴有呼吸节律的改变。精神性呼吸困难主要表现为呼吸频率快而浅，伴有叹息样呼吸或出现手足搐搦。

5. **血源性呼吸困难**　表现为呼吸浅、心率快，或呼吸加快。

（三）治疗

积极寻找病因，准确判断类型，采取切实措施，缓解精神紧张。炎症（气管炎、支气管炎、肺炎等）引起者给予抗生素治疗，心绞痛引起者给予舌下含服硝酸甘油或硝酸异山梨酯等，哮喘引起者给予平喘药，心源性肺水肿引起者给予强心、利尿治疗，肺栓塞引起者给予溶栓治疗，真菌引起者给予抗真菌治疗，职业病引起者应调换工作并给予适当治疗。

七、水肿

水肿（edema）是指人体组织间隙有过多的液体积聚而使组织肿胀。水肿可分为全身性与局部性。当液体在体内组织间隙呈弥漫性分布时，呈全身性水肿；液体积聚在局部组织间隙时，呈局部性水肿；水肿发生于体腔内称为积液，如胸腔积液、腹腔积液、心包积液。

（一）病因

1. **全身性水肿**　心源性水肿主要由右侧心力衰竭引起，肾源性水肿主要由肾疾病引起，肝源性水肿主要由肝疾病引起，营养不良性水肿主要由低蛋白血症或维生素 B_1 缺乏引起，黏液性水肿主要由甲状腺功能减退引起。

2. **局部性水肿**　常由局部静脉、淋巴回流受阻或毛细血管通透性增加所致，如肢体血栓形成致血栓性静脉炎、丝虫病致象皮肿、局部炎症、创伤或过敏等。

（二）临床表现

1. **心源性水肿**　水肿首先出现于身体下垂部分，以踝部最为明显，继而逐渐出现全身性水肿，伴有颈静脉怒张、肝大、静脉压升高、胸腔积液、腹水等。

2. **肾源性水肿**　从眼睑、颜面开始而延及全身，发展常较迅速，水肿软而移动性较大。伴有其他肾病病症，如高血压、蛋白尿、血尿、管型尿、眼底改变等。

3. **肝源性水肿**　主要表现为腹水；也可首先出现踝部水肿，逐渐向上蔓延，最后形成顽固性腹水。水肿特点为凹陷性水肿。常伴有黄疸、肝大、脾大、蜘蛛痣、腹壁静脉曲张等体征。

4. **营养不良性水肿**　水肿常从足部开始逐渐蔓延到全身，伴面色苍白、乏力，血常规检查血浆清蛋白含量下降。

5. **黏液性水肿**　出汗减少，怕冷，疲困，食欲下降，体重增加，智力减退，面部表情淡漠，面颊及眼睑水肿等。

（三）治疗

水肿治疗一般采用病因治疗，辅以对症治疗。

1. **心源性水肿**　可用硝酸甘油、硝酸异山梨酯等小静脉扩张药，哌唑嗪、乌拉地尔、双肼屈嗪等小动脉扩张药；可用氢氯噻嗪、呋塞米等利尿排钾药，螺内酯、氨苯蝶啶、阿米诺利等利尿保钾药。

2. **肾源性水肿**　治疗原发病，适当限盐，应用利尿剂，控制蛋白尿，使用地塞米松、泼尼松等激素药，补充血浆蛋白。

3. **肝源性水肿**　卧床休息，限制水钠摄入，应用利尿剂，输注清蛋白或血浆，难治性腹水采用大量排放腹水加输注清蛋白、自身腹水浓缩回输、经颈静脉肝内门体分流术等方法。

4. **营养不良性水肿**　分析和治疗病因与调整营养同步进行。重症者，应卧床休息，待水肿消失、并发症痊愈，鼓励患者活动，制订适当的生活制度。危重患者应暂时限制食盐，待水肿消退后，及时恢复食盐量，以免食欲减退而不能摄入足够的蛋白质。

5. **黏液性水肿**　去除病因，应用甲状腺片或左甲状腺素钠或碘赛罗宁治疗。用药宜先从小剂量开始，逐渐加至耐受量。

八、心悸

心悸（palpitation）是一种自觉心脏跳动的不适感或心慌感。心率加快时感到心脏跳动不适，心率缓慢时则感到搏动有力。心悸时，心率可快、可慢，也可有心律失常；心率和心律正常者也可有心悸。

（一）病因

1. **心脏搏动增强**　生理性者见于健康人在剧烈运动或精神过度紧张时。此外，吸烟、饮酒、饮浓茶或喝咖啡后，以及应用某些药物，如肾上腺素、麻黄素、咖啡因、阿托品、甲状腺片等也可出现。病理性者见于心室肥大，如高血压性心脏病、主动脉瓣关闭不全、二尖瓣关闭不全、动脉导管未闭、室间隔缺损等。其他疾病，如甲状腺功能亢进症、贫血、发热、低血糖症、嗜铬细胞瘤等。

2. **心律失常**　见于心动过速、心动过缓、期前收缩、心房扑动或心房颤动等。

3. **心脏神经症**　多见于青年女性，以心悸、胸痛、气短、乏力为主要表现，可伴有其他神经症为其特征。

（二）临床表现

心悸的主要临床表现为自觉发作性心跳剧烈或心慌不安，不能自主，或呈一过性、阵发性，或持续时间较长，或一天数次发作，或数天一次发作。可伴有心前区不适、心前区疼痛、发热、晕厥或抽搐、呼吸困难等，需仔细反复寻找原发病因，以利于确诊。

（三）治疗

心悸一般通过适当的休息，保持个人心情愉快，注意调节生活节奏，可以逐渐自主恢复。剧烈运动后有短暂的心悸属正常现象，不必惊慌。因吸烟、喝咖啡或饮浓茶过多，心脏受咖啡因或尼古丁刺激，或精神紧张等，均可诱发心悸，不必过度紧张，应注意改变自己的生活方式，以得到纠正。若不是受运动、情绪的影响或上述原因造成的心悸，且持续数天，并伴气短或其他症状，应及时就医。甲状腺功能亢进症（简称"甲亢"）引起的心悸应给予放射性碘制剂治疗。焦虑引起的心悸应给予地西泮或苯巴比妥等。快速型心律失常引起的心悸应给予洋地黄、β受体拮抗药、钙通道阻滞药、普罗帕酮等，室性快速型心律失常引起的心悸应给予利多卡因或者胺碘酮，室上性快速型心律失常引起的心悸应给予维拉帕米等；缓慢型心律失常引起的心悸应给予阿托品或异丙肾上腺素，必要时安装心脏起搏器。病情较重患者应给予住院治疗，病情严重患者应给予心电监护。先天性心脏病患者应择期手术治疗。

九、恶心与呕吐

恶心（nausea）为上腹部不适、紧迫欲吐的感觉，可伴有迷走神经兴奋的症状，如皮肤苍白、出汗、流涎、血压降低及心动过缓等，常为呕吐的前兆。通常有恶心后呕吐、恶心无呕吐、呕吐无恶心等三种情况。呕吐（vomiting）是通过胃的强烈收缩，迫使胃或部分小肠的内容物经食管、口腔而排出体外的现象。

（一）病因

1. **反射性呕吐**　咽部受到刺激、胃及十二指肠疾病、肠道疾病、肝胆胰疾病、腹膜及肠系膜疾病和其他疾病（如急性肾盂肾炎、急性盆腔炎、异位妊娠破裂、肾输尿管结石等）；急性心肌梗死早期、心力衰竭、青光眼、屈光不正等。

2. **中枢性呕吐**　神经系统疾病（如颅内感染、脑血管疾病、颅脑损伤、癫痫等），全身性疾病（如尿毒症、肝性脑病、糖尿病酮症酸中毒、甲亢危象、早孕），均可引起呕吐；药物（如抗生素、抗癌药、洋地黄、吗啡等）可因兴奋呕吐中枢而致呕吐。

3. **其他**　前庭功能障碍性呕吐及精神性呕吐等。

（二）临床表现

1. **呕吐的时间**　晨起呕吐见于早孕反应、尿毒症、慢性酒精中毒或功能性消化不良；晚上或夜间呕吐见于幽门梗阻。

2. **与进食的关系**　进食过程中或餐后即刻呕吐，可能为幽门管溃疡或精神性呕吐；餐后1小时以上呕吐为延迟性呕吐，提示胃张力下降或胃排空延迟；餐后较久或数餐后呕吐，见于幽门梗阻；餐后近期呕吐，特别是集体发病者，多由食物中毒所致。

3. **呕吐物的性质**　呕吐物呈咖啡色样，提示上消化道出血；呕吐物带发酵、腐败气味，提示胃潴留；呕吐物带粪臭味，提示低位小肠梗阻；呕吐物不含胆汁说明梗阻平面多在十二指肠乳头以上，呕吐物含多量胆汁提示在此平面以下；呕吐物含有大量酸性液体者多有促胃液素瘤或十二指肠溃疡，无酸味者可能为贲门狭窄或贲门失弛缓症所致。

（三）治疗

为防止贻误病情，在未明确病因之前不应盲目应用作用于呕吐中枢的强镇吐药物。应积极寻找和治疗病因，辅以对症治疗。消化系统、泌尿系统疾病引起的恶心、呕吐，应积极给予病因治疗和对症治疗。中枢神经系统疾病引起颅内压力增高而导致恶心、呕吐，应用降低颅内高压、减轻脑细胞水肿的药物治疗。药物所致的呕吐应立即停止应用引起呕吐的药物，呕吐症状会减轻直至消失。因化学治疗或放射治疗等引起的恶心与呕吐，可用镇吐药物治疗，但应严格控制药物的剂量及间隔时间。神经精神因素所致的呕吐应消除患者的精神心理障碍，配合镇静药与胃肠促动力剂治疗。

十、呕血与便血

呕血（hematemesis）是上消化道疾病（指十二脂肠悬韧带以上的消化道，包括食管、胃、十二指肠、肝、胆、胰疾病）或全身性疾病所致的上消化道出血，血液经口腔呕出，常伴有黑便，严重时可有急性周围循环衰竭的表现。便血（hematochezia）指消化道出血，血液由肛门排出。

（一）病因

1. 呕血的病因

（1）消化系统疾病　食管疾病，如反流性食管炎、食管癌等；胃及十二指肠疾病，如消化性溃疡、胃癌等；肝、胆疾病，如肝硬化门静脉高压引起的食管-胃底静脉曲张破裂、胆管癌及壶腹癌等；胰腺疾病，如急（慢）性胰腺炎合并脓肿或囊肿、胰腺癌破溃出血等。

（2）消化系统邻近器官疾病　如主动脉瘤破入食管、胃或十二指肠，纵隔肿瘤破入食管等。

（3）全身性疾病　血液疾病，如血小板减少性紫癜、过敏性紫癜、白血病、血友病等；感染性疾病，如流行性出血热、钩端螺旋体病、败血症等；结缔组织病，如系统性红斑狼疮、皮肌炎、结节性多动脉炎；其他疾病，如尿毒症、肺源性心脏病、呼吸衰竭等。

上述疾病中以消化性溃疡、食管或胃底静脉曲张破裂、急性糜烂性出血性胃炎和胃癌为呕血最常见的病因。

2. 便血的病因　上述呕血的病因均可引起便血。此外，下消化道疾病也可引起便血：①小肠疾病，如肠结核、急性出血性坏死性肠炎、克罗恩病、小肠肿瘤等；②结肠疾病，如急性细菌性痢疾、溃疡性结肠炎、结肠癌等；③直肠肛管疾病，如直肠肛管损伤、直肠癌、痔、肛裂、肛瘘等；④肠血管病变，如遗传性毛细血管扩张症、先天性血管畸形等。

（二）临床表现

1. 呕血的表现

（1）呕血与黑便　呕血前常有上腹不适和恶心，随后呕吐血性胃内容物。其颜色视出血量的多少、胃内停留时间的长短以及出血的部位而不同。出血量多、在胃内停留时间短、出血位于食管，则血色鲜红或混有凝血块，或为暗红色；出血量较少或在胃内停留时间长，因血红蛋白与胃酸作用形成酸化正铁血红蛋白，呕吐物可呈咖啡渣样，为棕褐色。呕血的同时因部分血液经肠道排出体外，可形成黑便。

（2）失血性周围循环衰竭　出血量占循环血容量10%以下时，患者一般无明显临床表现；出血量占循环血容量10%～20%时，可有头晕、无力等症状，多无血压、脉搏等变化；出血量占循环血容量20%以上时，则有冷汗、四肢厥冷、心悸、脉搏增快等急性失血症状；

出血量占循环血容量 30% 以上时，则有意识不清、面色苍白、心率加快、脉搏细弱、血压下降、呼吸急促等急性周围循环衰竭的表现。

（3）血液学改变　出血早期可无明显血液学改变，出血 3~4 小时后由于组织液的渗出以及输液等情况，血液被稀释，血红蛋白以及血细胞比容逐渐降低。

（4）其他　大量呕血可出现氮质血症、发热等表现。

2. **便血的表现**　黑便又称为柏油便，大便呈黑色或棕黑色，为上消化道出血最常见的症状之一。如果出血量较少，且出血速度较慢，血液在肠内停留时间较长，排出的粪便即为黑色；若出血量较多，在肠内停留时间较短，则排出的血液呈暗红色；出血量特别大，而且很快排出时也可呈鲜红色。鲜血便多为急性出血，血液流出血管外很短时间就经肛门随粪便排出，或便后直接流出，流出的血液外观类似外伤出血，颜色为鲜红或紫红、暗红，时间稍久后可以凝固成血块。脓（黏液）血便排出的粪便中既有脓（黏）液，也有血液。消化道出血每天在 5mL 以下者，无肉眼可见的粪便颜色改变，为隐血便，隐血便需用粪便隐血试验才能确定。

（三）治疗

主要针对呕血与便血的原发病进行治疗。①一般治疗：迅速补充血容量，稳定血循环，纠正贫血；积极纠正水电解质紊乱及酸碱平衡失调；休克期内应禁食，出血停止后给予流质饮食，食管静脉曲张破裂出血者给予低蛋白流质饮食。②药物治疗：根据临床情况选择抗生素、H_2 受体拮抗剂或质子泵抑制剂、去甲肾上腺素、垂体后叶素等。③止血治疗：用冰水洗胃降温止血、三腔二囊管压迫止血、内镜直视下止血、内镜下套扎止血或注射硬化剂止血。④手术治疗：内科治疗无效时，应及时进行手术治疗。

十一、腹痛

腹痛（abdominal pain）是指由于各种原因引起的腹腔内外脏器的病变，而表现为腹部的疼痛。腹痛多数由腹部脏器疾病引起，但腹腔外疾病以及全身性疾病也可引起。腹痛的性质和程度受到病变性质和刺激程度的影响，也受到神经和心理因素的影响。

（一）病因

1. **急性腹痛**　①腹腔器官急性炎症：如急性胃肠炎、急性阑尾炎、急性胰腺炎、急性出血坏死性肠炎、急性胆囊炎等。②空腔脏器阻塞或扩张：如肠梗阻、肠套叠、胆道结石、胆道蛔虫病、泌尿系统结石梗阻等。③脏器扭转或破裂：如肠扭转、肠绞窄、肠系膜或大网膜扭转、卵巢扭转、肝脾破裂、异位妊娠破裂等。④腹膜炎症：多由胃肠穿孔引起，少部分为自发性腹膜炎。⑤腹壁疾病：如腹壁挫伤、脓肿及腹壁皮肤带状疱疹。⑥胸腔疾病所致的腹部牵涉性痛：如肺炎、心绞痛、心肌梗死、急性心包炎、胸膜炎等。⑦全身性疾病所致的腹痛：如腹型过敏性紫癜、糖尿病酸中毒、尿毒症、铅中毒、卟啉病等。

2. **慢性腹痛**　①腹腔脏器慢性炎症：如慢性胃炎、十二指肠炎、慢性胆囊炎、慢性胰腺炎、结核性腹膜炎、溃疡性结肠炎、克罗恩病等。②消化道运动障碍：如功能性消化不良、肠易激综合征及胆道运动功能障碍等。③胃、十二指肠溃疡。④腹腔脏器扭转或梗阻：如慢性胃、肠扭转，十二指肠壅滞症，慢性肠梗阻。⑤脏器包膜的牵张：实质性器官因病变肿胀，导致包膜张力增加而发生的腹痛，如肝淤血、肝炎、肝脓肿、肝癌等。⑥中毒与代谢障碍：如铅中毒、尿毒症等。⑦肿瘤压迫及浸润：以恶性肿瘤居多。

（二）临床表现

1. **腹痛部位** 一般腹痛部位多为病变所在部位。例如，胃疾病、十二指肠疾病和胰腺疾病所致的疼痛多在中上腹部；胆囊炎、胆石症、肝脓肿等疼痛多在右上腹部；急性阑尾炎疼痛在右下腹麦氏点；小肠疾病疼痛多在脐部或脐周；结肠疾病、膀胱炎、盆腔炎以及异位妊娠破裂等疼痛多在下腹部。弥漫性或部位不定的疼痛见于急性弥漫性腹膜炎、机械性肠梗阻、急性出血坏死性肠炎、卟啉病、铅中毒、腹型过敏性紫癜等。

2. **腹痛性质和程度** 突发的中上腹剧烈刀割样痛、烧灼样痛多为胃十二指肠溃疡穿孔；中上腹持续性隐痛多考虑慢性胃炎以及胃、十二指肠溃疡；上腹部持续性钝痛或刀割样疼痛，呈阵发性加剧，多为急性胰腺炎；胆石症或泌尿系统结石常为阵发性绞痛，相当剧烈，致使患者辗转不安；持续性、广泛性剧烈腹痛伴腹壁肌紧张或板样强直，提示为急性弥漫性腹膜炎。隐痛或钝痛多为内脏性疼痛，胀痛可能为实质脏器的包膜牵张所致。

3. **诱发因素** 胆囊炎或胆石症发作前常伴有进食油腻食物史；急性胰腺炎发作前则常有酗酒、暴饮暴食史；部分机械性肠梗阻多与腹部手术有关；腹部受暴力作用引起的剧痛并有休克者，可能是肝、脾破裂所致。

4. **发作时间** 餐后痛可能由于胆胰疾病、胃部肿瘤或消化不良所致；周期性、节律性发作的饥饿痛见于十二指肠溃疡。

（三）治疗

治疗胃痛的非处方药：胃痛明显，伴胃灼热，可口服中和胃酸以及解痉止痛的胃药，如复方氢氧化铝，长期便秘以及前列腺增生的患者慎用。阵发性胃烧灼感、嗳气，上腹部有时疼痛，可口服西咪替丁，肝肾功能不全者、老年人慎用，孕妇以及哺乳期妇女禁用；也可选用同类非处方药物，如雷尼替丁、法莫替丁，其效果优于西咪替丁。上腹部胀满不适，进食后尤重，无规律性上腹隐痛并伴恶心、呕吐、嗳气，可服枸橼酸铋钾，严重肾病患者以及孕妇禁用；本类非处方药物还有复方石菖蒲碱式硝酸铋片、鼠李镁片、硫糖铝片、胶体果胶铋胶囊、胶体酒石酸铋胶囊、复方铝酸铋片、维生素颠茄铝镁胶囊等，患者均可选择应用。

如果患者使用非处方胃药 1 天后，症状仍未缓解或出现其他症状，如疼痛性质发生改变、发热、恶心等，或上腹部经常出现规律性疼痛，或出现面色苍白、乏力等贫血症状，应及时去医院就医，避免延误治疗时机，加重病情。此外，胃痛时也不要使用止痛片，因为止痛片中的解热镇痛药会进一步刺激胃肠，甚至造成胃或十二指肠出血、穿孔而危及生命。

十二、腹泻

腹泻（diarrhea）主要是指粪便水分增加，通常伴有大便次数增加。正常人大便次数一般为每周 3 次至每天 3 次，每天粪便量一般少于 200g，粪便含水量为 60%～80%。当粪便稀薄（含水量超过 85%），且次数增加（如每天超过 3 次）、排粪量增加（如每天超过 200g），可视为腹泻。腹泻可分为急性与慢性两种。

（一）病因

1. **急性腹泻** 肠道疾病，如病毒、细菌、真菌、原虫、蠕虫等感染所引起的肠炎、急性出血性坏死性肠炎、克罗恩病或溃疡性结肠炎急性发作、急性缺血性肠病等；急性中毒，如食用毒河豚、鱼胆以及化学药物（如砷、磷、铅、汞等）引起的腹泻；全身性感染，如败血症、伤寒或副伤寒、钩端螺旋体病等；其他疾病，如超敏反应性肠炎、过敏性紫癜、服用某些药物（如氟尿嘧啶、利血平以及新斯的明等）。

2. **慢性腹泻**

（1）消化系统疾病　胃部疾病，如慢性萎缩性胃炎、胃大部切除后胃酸缺乏等；肠道疾病，如肠道感染、非感染性炎症、肿瘤等；胰腺疾病，如慢性胰腺炎、胰腺癌、胰腺切除术后等；肝胆疾病，如肝硬化、胆汁淤积性黄疸等。

（2）全身性疾病　内分泌及代谢障碍疾病，如甲状腺功能亢进症、血管活性肠肽瘤、类癌综合征等；其他系统疾病，如系统性红斑狼疮、硬皮病、尿毒症、放射性肠炎等；药物不良反应以及神经功能紊乱等。

（二）临床表现

1. **起病及病程**　急性腹泻起病急、病程较短，多为感染或食物中毒所致；慢性腹泻起病缓慢、病程较长，多见于慢性感染、非特异性炎症、吸收不良、消化功能障碍、肠道肿瘤或神经功能紊乱等。

2. **腹泻次数及粪便性质**　急性感染性腹泻，多为稀水便，每天排便多达十余次，如为细菌感染，多有黏液血便或脓血便；慢性腹泻，每天排便数次，可为稀水便，也可为黏液便、脓血便，见于慢性痢疾、炎症性肠病、结肠癌、直肠癌等；粪便中带黏液而无病理成分者，常见于肠易激综合征。

3. **腹泻与腹痛的关系**　急性腹泻常有腹痛，尤以感染性腹泻较为明显；小肠疾病的腹泻疼痛常在脐周，便后腹痛缓解不明显；结肠病变疼痛多在下腹，便后疼痛常可缓解；分泌性腹泻往往无明显腹痛。

（三）治疗

注意病因治疗，不要滥用止泻药而延误病情；注意补充水、电解质，防止引起代谢紊乱；盐酸小檗碱与鞣酸蛋白和药用炭不宜同时应用；微生态制剂在感染性腹泻早期不使用，合用抗生素、吸附剂时，至少应间隔 3 小时；吸附药物（如药用炭）可影响儿童的营养吸收，3 岁以下儿童不宜长期使用。非处方药：感染性腹泻首选盐酸小檗碱、药用炭或鞣酸蛋白；消化性腹泻选用胃蛋白酶合剂、胰酶片，伴有腹胀者可选用乳酶生或二甲硅油；腹泻型肠易激综合征选用双八面体蒙脱石；肠道菌群失调性腹泻选用微生态制剂。处方药：细菌感染用庆大霉素、左氧氟沙星、环丙沙星等；病毒感染用抗病毒药；功能性腹泻用洛哌丁胺；腹泻型肠易激综合征用硝苯地平；反复呕吐、腹泻伴腹痛较重者用山莨菪碱；肠易激综合征用匹维溴铵。

十三、便秘

便秘（constipation）是指大便次数减少，一般每周少于 3 次，排便困难、粪便干结。便秘大多长期持续存在，影响生活质量，以肠道疾病最常见，但诊断时应慎重排除其他病因。

（一）病因

1. 功能性便秘　进食量少或食物缺乏纤维素或水分不足，对结肠运动的刺激减少；因工作紧张、生活节奏过快、工作性质和时间变化、精神因素等打乱了正常的排便习惯；肠易激综合征引起结肠运动功能紊乱；腹肌以及盆腔肌张力不足，排便推动力不足，难以将粪便排出体外；滥用药造成药物依赖，导致便秘；老年体弱，活动过少，肠痉挛致排便困难。

2. 器质性便秘　直肠与肛门疾病，如痔、肛裂、肛周脓肿和溃疡、直肠炎等；局部病变，如大量腹水、膈肌麻痹等；结肠良（恶）性肿瘤、各种原因的肠梗阻、肠粘连；腹腔或盆腔内肿瘤的压迫；全身性疾病使肠肌松弛、排便无力；应用吗啡类药，抗胆碱能药，钙通道阻滞药，神经阻滞药，镇静剂，抗抑郁药，含钙、铝的制酸剂等使肠肌松弛引起便秘。

（二）临床表现

急性便秘患者多有腹痛、腹胀，甚至恶心、呕吐，多见于各种原因的肠梗阻；慢性便秘多无特殊表现，部分患者诉口苦、食欲减退、腹胀、下腹不适或有头晕、头痛、疲乏等神经功能症状，但一般不严重。排出粪便坚硬如羊粪，排便时可有左腹部或下腹痉挛性疼痛与下坠感，常可在左下腹触及痉挛的乙状结肠。排便困难严重者可因痔加重以及肛裂而有大便带血或便血，患者亦可因此而紧张、焦虑。慢性习惯性便秘多发生于中老年人，尤其是经产妇女，可能与肠肌、腹肌与盆底肌的张力降低有关。

（三）治疗

主要针对便秘的原发病进行治疗；长期慢性便秘不宜长期大量使用刺激性泻药；排便反射减弱引起腹胀时，应禁用硫酸镁导泻；缓泻药连续使用不宜超过 7 天；一般缓泻药于睡前用，开塞露应及时使用。

非处方药：功能性便秘用乳果糖；习惯性便秘用比沙可啶；低张力性便秘用甘油栓或开塞露；急性便秘用硫酸镁；痉挛性便秘用聚乙二醇粉、羧甲基纤维素钠。处方药：功能性便秘用欧车前亲水胶；女性便秘型肠易激综合征用替加色罗等。

十四、黄疸

黄疸（jaundice）是指由于胆红素代谢障碍，血清中总胆红素升高，渗入组织，致使皮肤、黏膜和巩膜发黄的现象。当血清总胆红素浓度在 $17.1\sim34.2\mu mol/L$ 时，肉眼看不出黄疸，称为隐性黄疸；当血清总胆红素浓度超过 $34.2\mu mol/L$ 时，肉眼可见黄疸，称为显性黄疸。

（一）病因

1. 溶血性黄疸　先天性溶血性贫血，如珠蛋白生成障碍性贫血、遗传性球形红细胞增多症；后天性获得性溶血性贫血，如自身免疫性溶血性贫血、新生儿溶血、不同血型输血后的溶血、蛇毒、毒蕈以及阵发性睡眠性血红蛋白尿病等。

2. 肝细胞性黄疸　各型病毒性肝炎、肝硬化、中毒性肝炎、肝癌、钩端螺旋体病以及败血症等。

3. 胆汁淤积性黄疸　肝外阻塞，如胆管结石、胆管狭窄、胆管癌、肝胰壶腹周围癌以及胰头癌等。肝内阻塞，如病毒性肝炎、药物性胆汁淤积以及原发性胆汁性肝硬化等。

（二）临床表现

1. **溶血性黄疸** 一般黄疸为轻度，呈浅柠檬色，不伴皮肤瘙痒，其他症状主要为原发病的表现。急性溶血时可有发热、寒战、头痛、呕吐、腰痛，并有不同程度的贫血和血红蛋白尿（酱油或茶色），严重者可有急性肾衰竭；慢性溶血多为先天性，除伴贫血外，尚有脾大。

2. **肝细胞性黄疸** 皮肤、黏膜呈浅黄色至深黄色，可伴有轻度皮肤瘙痒，其他为肝原发病的表现，如疲乏、食欲减退，严重者可有出血倾向、腹水、昏迷等。

3. **胆汁淤积性黄疸** 皮肤呈暗黄色，完全阻塞者颜色更深，甚至呈黄绿色，并有皮肤瘙痒以及心动过速、尿色深、粪便颜色变浅或呈白陶土色。

（三）治疗

黄疸的治疗原则是在明确原发病的基础上针对病因治疗、对症治疗。

1. **溶血性黄疸** 例如，疟疾引起的红细胞破坏应根治疟疾；葡萄糖-6-磷酸脱氢酶（G-6-PD）缺乏引起的应避免食用蚕豆和使用具有氧化性质的药物；自身免疫性溶血性贫血引起的应用糖皮质激素、血浆置换，药物治疗无效的自身免疫性溶血性贫血进行脾切除。退黄治疗药物有茵栀黄、腺苷蛋氨酸等。

2. **肝细胞性黄疸** 建议休息、戒酒，查肝功能，应做尿液、B超、乙型肝炎免疫学检查，判断有无肝疾病、胆囊疾病。不盲目使用药物，如需用药，尽量选用改善肝功能的药物，如甘草酸单铵、甘草酸二铵；促进肝细胞代谢的药物，如 1,6-二磷酸果糖、门冬氨酸钾镁、还原型谷胱甘肽、维生素 C 等。

3. **胆汁淤积性黄疸** 感染引起的行抗感染治疗，药物引起的应立即停药，乙醇引起的需戒酒、进行护肝治疗，自身免疫性胆管疾病引起的使用糖皮质激素、补充脂溶性维生素和钙剂，必要时进行外科手术、肝移植等。

第二节 问 诊

问诊

问诊是医师通过对患者或相关人员的系统询问获取病史资料，经过综合分析而作出临床判断的一种诊法，是病史采集的主要手段。只要患者意识清醒都要进行问诊。

一、问诊的意义

问诊是医师通过询问患者或有关人员了解疾病的发生、发展、诊治经过，既往健康状况和既往病史的情况，作出临床判断的一种诊断方法。将了解到的情况去粗取精，去伪存真，综合分析，系统整理后，按一定格式记录下来即是病史。问诊的意义在于：问诊，是医生诊治患者的第一步，也是认识疾病的开始；某些疾病，或是在疾病的早期，机体只是处于功能或病理生理改变的阶段，还缺乏器质性或组织、器官形态学方面的改变，问诊所得的资料却能更早地作为诊断的依据；在临床工作中一个具有深厚医学知识和丰富临床经验的医生，常常通过问诊就可能对某些患者做出准确的诊断，如感冒、支气管炎、心绞痛、癫痫、疟疾等；其重要性还在于问诊是医患沟通、建立良好医患关系的最重要时机，正确的方法和良好的问诊技巧，使患者感到医生的亲切和可信，有信心与医生合作，这对诊治疾病也十分重要；医生应具有良好的交流与沟通技能，教育患者的技能也在此体现；通过问诊采集到的病史可作为司法鉴定的依据。因此问诊是每个临床医生必须掌握的基本技能。完成对患者诊断的大多数线索和依据即来源于病史采集所获取的资料。相反，忽视问诊，必然使病史资料残缺不全，对病情了解不够详细准确，往往造成临床工作中的漏诊或误诊。特别是对病情复杂而又缺乏典型症状和体征的病例，深入、细致的问诊就更为重要。根据问诊时的临床情景和目的的不同，大致可分为全面系统的问诊和重点问诊。前者即对住院患者所要求的全面系统的问诊。重点问诊则主要应用于急诊和门诊。前者的学习和掌握是后者的基础，初学者自然是从学习全面系统问诊开始。

二、问诊的内容

问诊内容包括一般项目、主诉、现病史、既往史、个人史、婚姻史、月经史、生育史、家族史等内容。

（一）一般项目

一般项目包括姓名、性别、年龄、籍贯、出生地、民族、婚姻、职业、现在住址、工作单位、就诊或入院日期、记录日期、病史陈述者及可靠程度等。若病史陈述者并非本人，则应注明其与患者的关系。记录年龄时应填写实足年龄，不可以"儿童"或"成人"代替，因年龄本身亦具有诊断参考意义。

（二）主诉

患者感受最主要的痛苦或最明显的症状和体征及其持续时间，即本次就诊最主要的原因称为主诉。主诉文字应简明扼要，若有几个症状则按照时间先后排列书写，如"发热、咳嗽伴胸痛 3 天""多饮、多食、多尿伴消瘦 2 年""腹痛、呕吐伴腹泻 2h"等。

（三）现病史

现病史是疾病的发生、发展、演变和诊治的全过程。包括以下五个方面。①起病情况：发病时间、发病急缓、发病时有无原因或诱因，与环境、职业或其他因素有无关联等。②主要症状的特点；主要症状出现的时间、部位、性质、持续时间和程度、缓解或加剧的因素。③伴随症状：在主要症状的基础上出现的其他症状，是诊断和鉴别诊断的重要依据。④病情演变与诊治经过：病情演变是指在疾病过程中，主要症状的变化或新症状的出现。诊治经过是本次就诊前已经接受过的诊治情况。⑤一般情况：患病后的精神状态、食欲、体重改变、睡眠以及大小便等情况。

（四）既往史

既往史包括患者既往的健康状况；过去曾患过的疾病（包括各种传染病），特别是与现病有密切关系的疾病史；外伤、手术、意外事故和预防接种史；过敏史（对药物、食物及环境因素是否出现过敏情况）；对居住或生活地区的主要传染病和地方病，也应记录于既往史中。记录顺序一般按年、月的先后排列。

（五）个人史

个人史指与健康和疾病有关的个人经历。包括社会经历、职业及工作条件、习惯与嗜好等，还包括询问有无冶游史、吸毒史、不洁性交史等。

（六）婚姻史

婚姻史包括未婚、已婚或再婚，结（再）婚年龄，对方健康状况，若已故者应询问死因及时间等。

（七）月经史

记述月经初潮年龄，月经周期，经期天数，经血的量和色，经期症状，有无痛经、白带，末次月经日期、闭经日期，绝经年龄等。

（八）生育史

生育史指患者的生育状况。包括妊娠与生育次数和年龄，人工流产或自然流产的次数，有无早产、难产、死产以及计划生育状况等。

（九）家族史

询问父母、配偶、同胞兄弟姐妹、子女等健康情况，家族中有无类似疾病，对已死亡者应询问死因及时间。

三、问诊技巧

（一）问诊的方法

1. **良好的工作态度**　问诊时医师对患者的态度要认真、亲切、耐心。患者初次接触医师可能比较紧张、拘束，加之一般患者缺乏医学知识，病情叙述常不系统、不确切，医师要耐心帮助患者思考、回忆，一般不要打断患者的谈话。有的病史由于时间久远，患者一时很难准确地回忆清楚，医师则不求一次完成，可隔几天再问，直到问清楚为止。

2. **恰当的提问方式**　开始与患者交谈时，先提一些一般性、简单易答的问题，如"您哪儿不舒服？""病了多久？"，待患者对环境适应或心情平静后，逐渐让患者对病史和症状进行描述。有时为了充实或确定患者所说的病情材料，也可插问几句。当患者谈话离开疾病主题太远时，应根据患者所述的病情主要线索，灵活地加以启发，引到与本病有关的问题上来。有的患者不善于主动陈述病情，问一句答一句或抓不住重点，医师应以关注患者的态度，有目的地提出一些问题，引导患者供给正确并有助于诊断的资料。问诊时，必须防止暗示性提问，如不能问"你头痛时伴有呕吐吗？""你上腹痛时向左肩放射吗？"而应当问"你头痛时还有其他不舒服吗？""你腹痛时对别的部位有什么影响？"询问时也不应诱导患者提供合乎医师主观印象所要求的资料，如"你是不是下午发热？""发热前有寒战吗？"不正确的提问往往会使患者在不甚理解其意义的情况下随声附和，以致病历记录失真，加大疾病的诊断难度。

3. **科学的逻辑思维**　问诊过程中，医师要不断地随时分析、综合、归纳患者所陈述的各种症状间的内在联系，分清主次、去伪存真，从中分辨什么是主要症状或主诉；对与本病有关的重要内容要深入地询问清楚，并随时考虑能否将某些疾病除外、某些疾病保留。当患者叙述曾患过某种疾病时，应详细询问当时的主要症状、治疗经过及其反应，以推测其正确性。

（二）问诊的注意事项

1. 生命高于一切 对重危患者应在简要询问之后立即进行重点体格检查，迅速抢救；紧急情况下应先抢救，在抢救中扼要询问，待病情趋于稳定后再做适当补充。

2. 忌用医学术语 问诊的语言要通俗易懂，忌用医学术语，避免患者因不理解而随口应答，导致病历记录失真；对患者的方言俗语应仔细体会其含义；记录患者所述病名及药名时应加引号标明。

3. 采集病史 问诊时应直接询问患者，不能亲自叙述的患者需向其家属成员中最了解患者的情况的亲友询问。为了保证病史的可靠性，患者病情好转或意识清醒后，必须再直接询问患者加以补充。对患者所持的有关病情介绍，只能做参考，第一手资料必须通过医师亲自问诊来获得。

第三节 体格检查

体格检查是医师运用自己的感官和借助简单工具，如体温计、血压计、叩诊锤、听诊器等，来客观了解和评估患者身体状况的一系列最基本检查方法。

体格检查的方法有五种：视诊、触诊、叩诊、听诊和嗅诊。体格检查一般于病史采集之后进行，其目的是为疾病的诊断提供线索和依据。医师通过体格检查，结合病史及实验室检查，可以对多数疾病作出临床诊断。另外，体格检查也是医患交流沟通，建立良好医患关系的过程。医师检查患者时获得的客观发现，称为体征。

一、一般检查

一般检查是对患者全身状态的概括性观察，以视诊为主，配合触诊、叩诊、听诊和嗅诊等方法进行。

（一）全身状态检查

1. 性别与年龄 正常人性别容易识别，个别特殊患者需要做专科或染色体核型以确认。通过问诊可了解年龄，但对昏迷、濒死或隐瞒年龄者需通过观察大致判断。

2. 生命体征 包括体温、脉搏、呼吸和血压，是评价生命活动存在与否及其质量的指标，属于体格检查的必查项目。

（1）体温（temperature，T） 正常体温口测法为 36.3～37.2℃、腋测法为 36～37℃、肛测法为 36.5～37.7℃。体温变化对临床诊断疾病、病情估计有重要价值。

（2）脉搏（pulse，P） 正常脉动均匀、间隔时间相等，成人安静时为 60～100 次/min。异常脉搏见于：①脉搏增快，脉搏＞100 次/min，见于发热、贫血、休克等；②脉搏减慢，脉搏＜60 次/min，见于颅内压增高、甲状腺功能减退症、房室传导阻滞；③奇脉，吸气时脉搏显著减弱甚至消失，见于大量心包积液、慢性缩窄性心包炎等；④水冲脉，脉搏急促而有力、骤起骤落，见于主动脉瓣高度关闭不全、甲状腺功能亢进症等；⑤交替脉，脉搏节律正常而强弱交替出现，见于心肌炎、心力衰竭等；⑥不整脉，脉搏节律不规则，间隔时间长短不一，见于各种心律失常。

（3）呼吸（respiration，R）　正常人呼吸节律均匀、深浅适宜，成人安静时呼吸频率为16～20 次/min。观察呼吸时要注意频率、节律和深度的变化。异常呼吸见于：①呼吸过速，呼吸频率>24 次/min，见于发热、疼痛、贫血、甲状腺功能亢进症及心力衰竭；②呼吸过缓，呼吸频率<12 次/min，见于麻醉剂或镇静剂过量和颅内压增高等。

（4）血压（blood pressure，BP）　正常成人收缩压为 90～139mmHg、舒张压为 60～89mmHg。血压≥140/90mmHg 为高血压，见于原发性高血压、肾疾病等。血压<90/60mmHg 为低血压，见于休克、心肌梗死等。

3. **发育、体型与营养**　发育是否正常，一般用年龄、智力、身高、体重和第二性征之间的关系进行综合评价。正常成人体型主要根据外型特征及骨骼、肌肉生长与脂肪分布情况，分为瘦长型（无力型）、中间型（匀称型）及矮胖型（超力型）三种。营养状态一般根据被检者的毛发、皮肤、皮下脂肪及肌肉发育情况等进行综合判断，临床上将其分为良好、中等、不良三个等级。

4. **面容与表情**　正常人面色红润、表情自然、神态安怡、自信亲切。当机体患病后，常出现不同的面容与表情，对某些疾病有一定诊断价值，如急性病面容、慢性病面容、贫血面容、甲状腺功能亢进症面容、甲状腺功能减退症面容、二尖瓣面容、肢端肥大症面容、满月面容、伤寒面容、苦笑面容、病危面容及脱水面容等。

5. **姿势、体位与步态**　正常人肢体动作灵活、姿势端正。疾病状态下常见的异常体位有以下几种：自主体位见于疾病早期或病情较轻的患者；被动体位患者不能自己调整和变换体位，见于极度衰弱和意识丧失者；强迫体位是患者为了减轻疾病痛苦，被迫采取的体位，如强迫仰卧位、强迫俯卧位、强迫侧卧位、强迫坐位、强迫蹲位、强迫停立位、辗转体位、角弓反张位等。步态是指走路时所表现的姿态，疾病状态下常见的异常步态有：偏瘫步态、截瘫步态、剪刀步态、醉酒步态、慌张步态、跨阈步态、蹒跚步态（鸭步）、间歇性跛行、共济失调步态、摇摆步态等。

6. **意识状态**　指人对周围环境的知觉状态，是大脑功能活动的综合表现，分为清醒状态、嗜睡状态、意识模糊、昏睡状态、浅昏迷等种类。意识障碍是指人对周围环境以及自身状态的识别和觉察能力出现障碍，分为嗜睡、意识模糊、昏睡、昏迷（浅昏迷、深昏迷、极度昏迷）、谵妄等。

（二）皮肤与黏膜

在自然光线下通过视诊，有时需配合触诊检查皮肤。

1. **皮肤的颜色、湿度与出汗、弹性改变**　皮肤的颜色与色素量、毛细血管的分布、血液充盈度及皮下脂肪的厚薄有关。皮肤颜色的异常改变有苍白、发红、发绀、黄染、色素沉着与脱失等。皮肤湿度与汗腺分泌功能有关，汗多则皮肤湿润，汗少或无汗则皮肤干燥，某些病理情况下出现多汗或无汗。皮肤弹性改变取决于皮肤的紧张度，与年龄、营养状况、皮下脂肪及组织间隙水分多少有关。

2. **皮疹、皮下出血、皮肤脱屑**　皮疹可为全身性疾病的表现之一，也可由某些药物或其他物质过敏等所致。常见的皮疹有荨麻疹、斑疹、丘疹、斑丘疹、玫瑰疹等。皮下出血直径小于2mm者称为出血点，3～5mm者称为紫癜，大于5mm者称为瘀斑；片状出血伴有皮肤隆起显著者称为血肿。正常人皮肤脱屑量少，病理状态下皮肤脱屑量大，米糠样脱屑见于麻疹患者，银白色鳞状脱屑见于银屑病患者，片状脱屑见于猩红热患者。

3. **蜘蛛痣与肝掌** 皮肤小动脉末端分支扩张所形成的血管痣，形似蜘蛛，称为蜘蛛痣，见于急性肝炎、慢性肝炎或肝硬化患者。若手掌大鱼际处、小鱼际处发红，加压后退色，称为肝掌，见于慢性肝病患者。其形成原因一般认为与肝对雌激素的灭活能力减弱有关。

4. **水肿与皮下气肿** 皮下组织的细胞内及组织间隙内液体积聚过多，称为水肿。根据按压后是否出现凹陷，分为凹陷性水肿和非凹陷性水肿。大多数水肿为凹陷性水肿，而黏液性水肿为非凹陷性水肿。皮下组织有气体存留时称为皮下气肿。按压皮下气肿部位，可出现捻发感或握雪感。严重者气体可由胸壁皮下向颈部、腹部或其他部位的皮下蔓延。多见于肺、气管或胸膜损伤或肢体局部有产气杆菌感染。

（三）浅表淋巴结

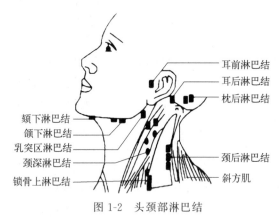

额下淋巴结
颌下淋巴结
乳突区淋巴结
颈深淋巴结
锁骨上淋巴结

耳前淋巴结
耳后淋巴结
枕后淋巴结

颈后淋巴结
斜方肌

图 1-2 头颈部淋巴结

正常淋巴结较小，直径多在 0.2～0.5cm，质地柔软、表面光滑、与周围组织无粘连、无压痛、不易触及。淋巴结的检查顺序为头颈部淋巴结（耳前、耳后、乳突区、枕骨下区、颌下、颏下、颈前区、颈后区、锁骨上窝）（图1-2），上肢淋巴结（腋窝、滑车上），下肢淋巴结（腹股沟、腘窝）。发现淋巴结增大时，应注意描述部位、大小、数目、硬度、压痛、活动度及有无粘连、瘘管、瘢痕、局部皮肤有无红肿等。同时注意寻找引起淋巴结增大的原发病灶。

二、头部检查

1. **头颅** 注意头颅大小、外形、有无畸形与异常运动。例如，小颅见于囟门过早闭合，尖颅见于矢状缝与冠状缝过早闭合，方颅见于小儿佝偻病，巨颅见于脑积水，长颅见于马方综合征及肢端肥大症，变形颅见于骨佩吉特病（畸形性骨炎）。

2. **眼** 注意检查眼睑有无水肿、内翻，上眼睑下垂及闭合障碍；眼球是否突出、下陷、运动有无异常；结膜有无充血、苍白、黄染、出血点；巩膜有无黄染；角膜有无混浊、云翳、白斑、溃疡、软化及新生血管；瞳孔两侧是否对称、大小有无变化、对光和调节反射是否正常。

3. **耳** 检查外耳道有无红肿、溢液、流脓，乳突有无压痛，听力有无障碍。

4. **鼻** 注意有无外形变化、鼻翼扇动、鼻出血及鼻腔分泌物等异常变化。检查鼻窦有无压痛。

5. **口腔** 应注意口唇的颜色，有无口唇疱疹和口角溃疡；检查口腔黏膜有无出血、溃疡、色素沉着及麻疹黏膜斑；注意有无龋齿、义齿；牙龈有无出血、牙槽溢脓、铅线；注意舌的颜色、运动、舌苔；注意咽和扁桃体有无充血、溃疡、分泌物或假膜等。

三、颈部检查

（一）外形、姿势与运动

正常人颈部直立，两侧对称，转头时可见胸锁乳突肌突起。头不能抬起见于严重消耗性疾病；斜颈见于先天性颈肌挛缩等（图1-3）。

（二）颈部血管

1. **颈静脉充盈与怒张**　正常人立位或坐位时颈外静脉不显露，平卧位时可稍见充盈，其充盈的水平仅限于锁骨上缘至下颌角连线的下 2/3 内。超过此水平或在坐位及半坐位时可见明显静脉充盈、怒张，为异常征象，提示颈静脉压升高，见于右心衰竭、缩窄性心包炎、心包积液等情况（图1-4）。

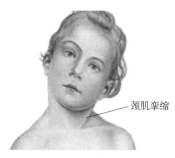

图 1-3　斜颈

颈肌挛缩

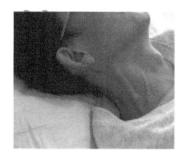

图 1-4　颈静脉怒张

2. **颈动脉搏动**　正常人颈部动脉搏动只在剧烈活动后可见，且很微弱。若在安静状态下出现颈部动脉明显搏动，多见于主动脉瓣关闭不全、高血压、甲状腺功能亢进症及严重贫血等。

3. **颈部血管杂音**　听诊时让患者取坐位，用钟形听诊器听诊。正常人坐位或立位时颈静脉处可闻及柔和低调的连续性杂音，平卧位或压迫颈静脉后消失，为生理性。颈动脉闻及收缩期吹风样高音调的血管性杂音，应考虑大动脉炎或动脉硬化引起的颈动脉或椎动脉狭窄。

（三）甲状腺

正常甲状腺一般看不到，女性青春期甲状腺可略增大。触诊甲状腺的方法：用右手拇指与示指触及甲状腺处，患者做吞咽动作，如随吞咽运动而上下移动者为甲状腺。应注意其大小、形状、质地、表面是否光滑，有无结节、压痛及震颤。甲状腺弥漫性肿大如图1-5。

（四）气管

正常气管位于颈前正中部。检查气管是否居中时，让受检者取坐位或仰卧位，颈部自然直立，医师用示

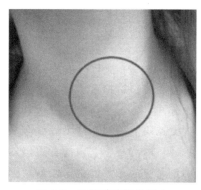

图 1-5　甲状腺弥漫性肿大

指与环指分别置于两侧胸锁关节上，然后将中指置于气管之上，观察中指是否在示指与环指中间，判断气管有无偏移。根据气管偏移方向可以判断病变的性质，如大量胸腔积液、积气、纵隔肿瘤及单侧甲状腺肿大时可将气管推向健侧；而肺不张、肺硬化、胸膜粘连时可将气管拉向患侧。

四、胸部检查

（一）胸壁、胸廓及乳房

1. **胸壁** 注意胸廓形态有无异常或畸形，以及皮肤、血管、肌肉和骨骼的情况。

2. **胸廓** 正常成人前后径较左右径短，前后径与左右径之比约为 1：1.5。注意鉴别有无扁平胸、桶状胸、佝偻病胸、胸廓一侧或局部变形、胸部畸形等。异常胸廓的主要特征与临床意义见表 1-1 和图 1-6。

表 1-1　异常胸廓的主要特征与临床意义

胸廓形状	主要特征	临床意义
扁平胸	胸廓扁平而狭长，前后径比左右径小一半	慢性消耗性疾病；瘦长体型者
桶状胸	胸廓的前后径增大，与左右径几乎相等，呈圆桶状	慢性阻塞性肺疾病、支气管哮喘发作患者；部分老年人、矮胖体型者
佝偻病胸	胸廓前后径增大，左右径缩小，胸骨下端前突，胸骨前侧壁凹陷，称为鸡胸。若胸骨下部剑突处显著凹陷，称为漏斗胸	佝偻病

3. **乳房** 正常儿童和男子乳房较小，乳头位于锁骨中线第 4 肋间隙处。正常女性乳房在青春期逐渐增大呈半球状，乳头较大呈圆柱状，一般两侧对称。乳房视诊应注意观察乳房形状、大小及乳头位置，观察有无病理征象。触诊乳房时，被检者取坐位，两臂下垂或双手高举过头或双手叉腰。先检查健侧，再检查患侧。应注意其硬度和弹性，有无压痛及包块。

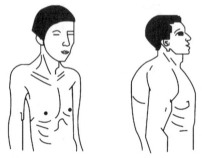

图 1-6　扁平胸（左）和桶状胸（右）

（二）肺和胸膜

1. **视诊** 呼吸运动正常的成年男性和儿童为腹式呼吸，女性为胸式呼吸。应注意呼吸频率、呼吸深度、呼吸节律、两侧呼吸运动是否对称。

2. **触诊**

（1）**胸廓扩张度** 胸廓随吸气与呼气而产生扩张与收缩的活动度，称为胸廓扩张度。检查者双手放在被检者胸廓前下侧部，双拇指分别沿两侧肋缘指向剑突，拇指尖在正中线接触或稍分开。患者进行平静呼吸和深呼吸，利用手掌感觉双侧呼吸运动的程度和一致性。胸廓扩张度减弱的一侧往往为病变侧。

（2）**语音震颤** 被检者发出的语音声波沿气道传到肺泡，通过胸壁使检查者的手掌感到震动，又称为触觉语颤。语颤增强见于肺实变、肺空洞、压迫性肺不张；语颤减弱见于肺气肿、阻塞性肺不张、胸腔积液、气胸、皮下气肿等。

（3）胸膜摩擦感　发生急性胸膜炎时，胸膜腔纤维蛋白渗出，表面粗糙，呼吸时脏层胸膜、壁层胸膜相互摩擦，这种感觉可被手触及，称为胸膜摩擦感。检查时常将双手尺侧置于胸廓前下侧部，因为该处在呼吸时胸廓活动度最大。这种感觉随呼吸而出现，屏住呼吸后消失，借此可与心包摩擦感鉴别。

3. **叩诊**　正常肺部叩诊为清音，心、肝被肺覆盖的部分为浊音，心、肝未被肺覆盖的部分为实音，胃泡区为鼓音。病理状态下，浊音见于肺炎，鼓音见于肺空洞、气胸、气腹等，实音见于大量胸腔积液或肺实变，过清音见于肺气肿。

4. **听诊**　呼吸时，气流进出呼吸道及肺泡产生湍流而引起振动，发出声音，经过肺组织和胸壁，在体表所听到的声音为肺部听诊音。

（1）正常呼吸音　①支气管呼吸音：吸入气流在声门、气管或主支气管形成湍流所产生的声音，颇似"ha"声，音强而调高，吸气相短于呼气相。正常人于喉部、胸骨上窝、背部第6、7颈椎及第1、2胸椎附近可闻及。②支气管肺泡呼吸音：兼有支气管呼吸音和肺泡呼吸音的特点，音调较高且响亮，吸气相与呼气相大致相同。正常人于胸骨角两侧第1、2肋间、肺尖及肩胛间区第3、4胸椎水平可闻及。③肺泡呼吸音：为空气进出细支气管、肺泡所形成，为一种柔和吹风样的"fu-fu"声，吸气时音响较强、音调较高、时相较长，呼气时音响较弱、音调较低、时相较短。肺泡呼吸音在大部分肺野内均可闻及。三种正常情况下呼吸音的分布及特点见图1-7。

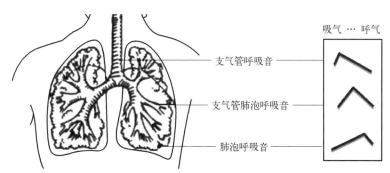

图 1-7　三种正常情况下呼吸音的分布及特点

（2）异常呼吸音　①异常肺泡呼吸音：主要有肺泡呼吸音增强、肺泡呼吸音减弱或消失、呼气音延长、粗糙性呼吸音、断续性呼吸音；②异常支气管呼吸音：主要见于肺组织实变、肺内大空腔、压迫性肺不张；③异常支气管肺泡呼吸音：由于肺实变区与正常肺组织掺杂或者肺实变区被正常肺组织遮盖所致。

（3）啰音　是呼吸音之外的附加音，有干啰音和湿啰音两种。干啰音见于支气管哮喘、肺气肿、心源性哮喘等。湿啰音见于肺炎、支气管肺炎、支气管扩张、肺结核、肺淤血、肺水肿等。

（三）心脏检查

1. **视诊**　注意观察心前区外形，如有无隆起或饱满；心尖搏动的位置、范围、强度、节律和频率有无变化；有无其他部位的搏动。

2. **触诊**　主要检查心尖搏动、震颤及心包摩擦感。震颤又称"猫喘"，是指检查者用右手掌尺侧缘接触被检查者心前区胸壁时感到细而快的震动感，犹如用手触摸睡眠中猫胸部时的感觉。心包摩擦是心包膜纤维素渗出致表面粗糙，心脏收缩时脏层与壁层心包摩擦产生的振动传至胸壁所致，常在心前区或胸骨左缘第3、4肋间可以触及。

3. 叩诊　确定心脏及所属大血管的大小、形状及位置。叩诊时使用间接叩诊法轻叩。叩诊顺序是先叩左界，后右界，由下而上，由外向内。

4. 听诊　心脏有5个听诊区：①二尖瓣区，位于心尖搏动最强点，又称心尖区；②肺动脉瓣区，在胸骨左缘第2肋间；③主动脉瓣区，位于胸骨右缘第2肋间；④主动脉瓣第二听诊区，在胸骨左缘第3肋间；⑤三尖瓣区，在胸骨下端左缘，即胸骨左缘第4、5肋间。听诊顺序依次为二尖瓣区、主动脉瓣听诊区、主动脉瓣第二听诊区、肺动脉瓣区、三尖瓣区，见图1-8。

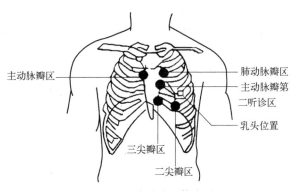

图1-8　心脏听诊区体表图

心脏听诊内容如下。

①心率与心律：正常成人心率范围为60～100次/min，节律规整。听诊能发现的心律失常最常见的有期前收缩和心房颤动等。②心音：正常心音有四个，分别为第一心音（S_1）、第二心音（S_2）、第三心音（S_3）和第四心音（S_4）。通常只能听到S_1和S_2，部分儿童和青少年有S_3。一般听不到S_4，如听到S_4，多属病理情况。异常心音有心音响度改变、心音分裂、音质改变等。第一心音和第二心音的主要区别如表1-2所示。③额外心音：是指在S_1和S_2以外的病理性附加音。三音律是指在原有心音之外，额外出现的病理性附加音。大部分出现在S_2之后，S_1之前，即舒张期；也可出现于S_1之后，S_2之前，即收缩期；大多数是一个附加音，构成三音律；少数为两个附加音，构成四音律。由病理性附加音和（或）S_4与原有的S_1、S_2构成的三音律或四音律，通称为奔马律。④心脏杂音：与心音不同，杂音是具有不同频率、不同强度、持续时间较长的心音以外的混杂音。听到杂音应根据出现的时间、起源的部位、传导方向、性质、强度及与呼吸、体位变化的关系等来判断其临床价值。⑤心包摩擦音：心包炎性渗出使心包的脏层、壁层粗糙，在心脏收缩和舒张时相互摩擦，产生一种音质粗糙的表浅的声音，称为心包摩擦音。其发生与心脏活动有关，而与呼吸无关。患者在坐位、前倾、屏住呼吸时更为明显。

表1-2　第一心音和第二心音的区别

特点	第一心音	第二心音
产生机制	二尖瓣、三尖瓣骤然关闭的振动所致	主动脉瓣、肺动脉瓣骤然关闭的振动所致
出现时相	标志着心室收缩期的开始	标志心室舒张期的开始
音调	较低	较高
强度	较响	较弱
持续时间	较长，约0.1s	较短，约0.08s
最清晰部位	心尖部	心底部
与心尖搏动的关系	与心尖搏动同时出现	在心尖搏动后出现
临床意义	反映心室收缩强弱和房室瓣膜的功能状态。心室收缩力越强，第一心音越响	反映主动脉压和肺动脉压的高低。动脉压升高，第二心音亢进

五、腹部检查

（一）视诊

患者取仰卧位，暴露全腹部。室内要温暖，光线要充足。全面观察腹部的表面情况，必要时从侧面呈切线方向观察。视诊内容有腹部外形、呼吸运动、腹壁静脉和腹壁皮肤等。

（二）触诊

触诊是腹部检查的主要方法。触诊方法包括浅部触诊和深部触诊两种。深部触诊有深部滑行触诊、双手触诊、深压触诊、冲击触诊等。触诊内容包括以下八方面。

1. **腹壁紧张度**　正常腹壁柔软。急性腹膜炎时腹壁紧张，强直硬如木板，称为板状腹。结核性腹膜炎时全腹紧张度增加，触之如揉面一样，称为揉面感。慢性消耗性疾病、经产妇、年老体弱者，腹壁紧张度减低。

2. **压痛和反跳痛**　正常腹部无压痛和反跳痛。检查者用手轻按患处，患者感到疼痛较不压时严重，称为压痛。在压到最深处的一瞬间，迅速抬手，患者会感到一阵剧烈的绞痛，持续时间短，称为反跳痛，提示病变已波及腹膜壁层。

3. **肝触诊**　正常肝不能触及。若能触及应注意肝下缘位置和质地、边缘、表面及搏动等。

4. **胆囊触诊**　正常胆囊不能触及。当胆囊肿大时，可在右肋缘下腹直肌外缘处触及卵圆形或梨形柔软肿块。急性胆囊炎时，墨菲征呈阳性。

5. **胰触诊**　正常胰不能触及。当胰有病变时，可在上腹部出现体征。检查者在触诊时根据患者的反应及手感来判断胰脏是否正常。

6. **脾触诊**　正常脾不能触及。若能触及应注意脾的大小、质地、表面、压痛和摩擦感等。

7. **肾触诊**　正常肾不易触及。多采用双手触诊，当触及肾时，患者有类似恶心的不适感觉。应注意肾的大小、形状、硬度、表面状态和移动度等。

8. **腹部包块触诊**　腹部包块包括肿大或移位的脏器、炎症包块、囊肿、增大的淋巴结、肿瘤块、肠内粪块等。应注意其位置、大小、形态、质地、移动度和有无搏动，与正常脏器相鉴别。

（三）叩诊

可以验证和补充视诊和触诊所得的结果，检查腹部正常浊音区和鼓音区扩大或缩小，异常浊音区或鼓音区的部位、大小及其随体位而改变的情况，脏器或肿块境界、大小的确定。一般采用间接叩诊法。叩诊内容包括腹部叩诊、肝及胆囊叩诊、脾叩诊、胃泡鼓音区叩诊、肾叩诊、膀胱叩诊。

（四）听诊

听诊主要为肠鸣音，其他的如振水音、血管杂音、摩擦音。

六、肛门、直肠和生殖器检查

1. **肛门和直肠的检查**　一般取左侧卧位、膝胸位、截石位等体位。视诊，观察肛门周围有无血、脓、粪便、黏液、瘘口或肿块等。触诊，用直肠指诊，检查肛管直肠周壁有无触痛、肿块、狭窄，以及邻近组织器官情况，如有无直肠癌、息肉、内痔、肛瘘、脓肿、前列腺癌等。

2. **生殖器检查**　男性生殖器检查阴茎、阴囊和前列腺等。女性生殖器检查阴唇、阴蒂、阴道前庭、卵巢、输卵管、子宫及阴道，女性进行生殖器检查时必须有女性医务人员陪同。

七、脊柱、四肢及关节检查

1. **脊柱检查**　脊柱检查方法有视诊、触诊和叩诊。检查内容包括脊柱弯曲度、有无畸形、活动度、有无压痛与叩击痛。

2. **四肢与关节检查**　观察肢体有无成角、短缩或旋转畸形，关节有无红肿，关节附近肌肉有无萎缩等。观察肢体活动的姿势、范围，以及活动时是否引起疼痛等。

八、神经系统检查

1. **浅反射**　刺激皮肤或黏膜引起的反应，称为浅反射。常见的浅反射有角膜反射、腹壁反射、提睾反射、跖反射等。当中枢神经、周围神经病变时，浅反射减弱或消失，见图1-9。

2. **深反射**　刺激骨膜、肌腱引起的反应，称为深反射。常见的深反射有肱二头肌反射、肱三头肌反射、桡骨膜反射、膝反射和跟腱反射。当中枢神经、周围神经有病变时，深反射减弱或消失。

3. **病理反射**　指上运动神经元也就是锥体束受损时，高级中枢对脑干和脊髓的抑制功能削弱，低级中枢功能过度释放而出现的异常反射。上肢病理反射有霍夫曼征、握持反射；下肢病理反射有巴宾斯基征、奥本海姆征、戈登征。正常用阴性表示，异常用阳性表示。

4. **脑膜刺激征**　为脑膜受刺激的体征，见于脑膜炎、蛛网膜下腔出血和颅内压增高等。包括颈强直、凯尔尼格征、布鲁津斯基征。

5. **直腿抬高试验**　被检者仰卧，双下肢伸直。检查者将被检者伸直的下肢在髋关节处屈曲，又称拉塞格征。正常人下肢可抬高70°以上，如下肢抬高不到80°即出现由上而下的疼痛即为阳性，见于神经根受刺激，如坐骨神经痛等（图1-10）。

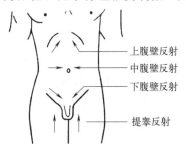

图1-9　腹壁反射、提睾反射示意图

上腹壁反射
中腹壁反射
下腹壁反射
提睾反射

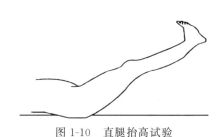

图1-10　直腿抬高试验

第四节　实验室检查

实验室检查（laboratory examination）是运用物理学、化学、生物学等实验技术和方法，对患者的血液、体液、分泌物、排泄物以及组织细胞等标本进行检验，以获得反映机体功能状态、病理变化或病因等客观资料，从而为临床医学明确疾病诊断、观察判断病情、制订防治措施和判断预后提供科学依据的一门学科。

一、血液检查

（一）红细胞（RBC）计数和血红蛋白（Hb）

1. **参考值** 红细胞计数成年男性 $(4.0 \sim 5.5) \times 10^{12}/L$，成年女性 $(3.5 \sim 5.0) \times 10^{12}/L$，新生儿 $(6.0 \sim 7.0) \times 10^{12}/L$。血红蛋白为成年男性 $120 \sim 160g/L$，成年女性 $110 \sim 150g/L$，新生儿 $170 \sim 200g/L$。

2. **临床意义** 生理性增多见于新生儿、高原居民、交感神经兴奋。生理性减少见于婴幼儿、老年人、妊娠中晚期。病理性增多见于血液浓缩、长期缺氧、原发性红细胞增多症。病理性减少见于红细胞生成减少、红细胞破坏增多、红细胞丢失过多。

（二）白细胞计数和分类计数

1. **白细胞（WBC）计数** 参考值为成人 $(4 \sim 10) \times 10^{9}/L$，儿童 $(5 \sim 12) \times 10^{9}/L$，新生儿 $(15 \sim 20) \times 10^{9}/L$。增多见于急性感染、严重的组织损伤及大量血细胞破坏、急性大出血、急性中毒、白血病及恶性肿瘤等。减少见于传染病、理化损伤、血液病、脾功能亢进、自身免疫性疾病等。

2. **白细胞分类计数** ①中性粒细胞百分数：参考值为中性杆状核 $1\% \sim 5\%$，中性分叶核 $50\% \sim 70\%$，临床意义与白细胞计数相同。②嗜酸性粒细胞百分数：参考值为 $0.5\% \sim 5\%$，增多见于过敏、寄生虫病、某些皮肤病、血液病、恶性肿瘤等；减少见于伤寒、副伤寒初期，大手术、烧伤等应激状态。③嗜碱性粒细胞百分数：参考值为 $0 \sim 1\%$，增多见于慢性粒细胞性白血病、嗜碱性粒细胞性白血病、骨髓纤维化、某些转移性肿瘤等；减少无临床意义。④淋巴细胞百分数：参考值为 $20\% \sim 40\%$，增多见于感染性疾病、传染病、血液病、恶性肿瘤等；减少见于长期应用糖皮质激素、长期接触放射线、免疫缺陷性疾病等。⑤单核细胞百分数：参考值为 $3\% \sim 8\%$，增多见于某些感染、某些血液病、某些寄生虫病；减少无临床意义。

（三）血小板（PLT）计数

参考值为 $(100 \sim 300) \times 10^{9}/L$。增多见于骨髓增殖性疾病、急性感染、肿瘤；减少见于血小板的生成障碍、破坏或消耗增多、分布异常等。

（四）红细胞沉降率（ESR）测定

参考值为男性 $0 \sim 15mm/h$ 末，女性 $0 \sim 20mm/h$ 末。生理性增快见于 12 岁以下的儿童、60 岁以上的高龄者、妇女月经期、妊娠 3 个月以上孕妇；病理性增快见于各种炎症性疾病、组织损伤及坏死、恶性肿瘤、各种原因导致血浆球蛋白相对或绝对增高、动脉粥样硬化、糖尿病、肾病综合征、黏液性水肿等患者；减慢一般临床意义较小。

二、尿液检查

（一）一般性状检查

1. **尿量** 参考值为 $1000 \sim 2000mL/24h$。多尿为 $>2500mL/24h$，有暂时性、病理性和

精神性。少尿为＜400mL/24h（或＜17mL/h），无尿或尿闭＜100mL/24h（或24小时内无尿液排出）。少尿、无尿或尿闭有肾前性、肾性和肾后性。

2. **颜色与气味**　正常清晰透明，久置出现浑浊。颜色改变见于血尿、血红蛋白尿、脓尿和菌尿、胆红素尿、乳糜尿和乳糜血尿等。正常尿液的气味来自尿中挥发性的酸性物质，久置后因尿素分解可出现氨臭味。若新鲜尿液即有氨味，见于慢性膀胱炎及尿潴留等；有机磷中毒者，尿带蒜臭味；糖尿病酮症酸中毒时尿呈烂苹果味；苯丙酮尿症者尿有鼠臭味。

3. **尿pH**　正常尿液pH约为6.5，波动在4.5～8.0之间。降低见于发热、酸中毒、服酸性药物、糖尿病、痛风、白血病等；增高见于碱中毒、膀胱炎、肾小管性酸中毒等。尿液酸碱度测定可作为用药监测的一个重要指标，如输血后溶血反应可应用碳酸氢钠碱化尿液，以促进排泄血红蛋白。

4. **尿比重**　参考值为1.015～1.025。增高见于急性肾小球肾炎、心力衰竭、高热、脱水、循环衰竭等，因尿少时比重增高，糖尿病因尿中含大量葡萄糖使比重增高；降低见于慢性肾衰竭、尿崩症等。有时需要配合浓缩稀释试验进行肾功能的判定，当肾实质受损影响浓缩稀释功能时，尿比重固定在1.010，称为等渗尿。

（二）化学检查

1. **葡萄糖**　正常为阴性。阳性见于：①血糖增高，糖尿病、甲状腺功能亢进症、肢端肥大症、嗜铬细胞瘤、肾上腺皮质功能亢进等；②肾性糖尿，家族性糖尿、慢性肾炎、肾病综合征、间质性肾炎；③暂时性糖尿，生理性糖尿、应激性糖尿。

2. **酮体**　正常为阴性。阳性见于糖尿病性酮尿、非糖尿性酮尿（如发热、严重呕吐、腹泻、未进食等）、严重妊娠反应、消化吸收障碍等。

3. **蛋白质**　正常为阴性。阳性见于：①肾小球性，肾小球肾炎、肾病综合征、糖尿病、高血压、系统性红斑狼疮、妊娠高血压综合征等；②肾小管性，间质性肾炎、肾小管性酸中毒等；③混合性，肾小球肾炎、肾盂肾炎后期、糖尿病、系统性红斑狼疮等；④溢出性，溶血性贫血、多发性骨髓瘤等。

4. **胆红素**　正常为阴性。阳性见于：①肝细胞性黄疸疾病，如病毒性肝炎、中毒性肝炎（药物乙醇、化学毒物）、原发性肝癌或肝转移癌；②阻塞性黄疸疾病，如先天性胆总管囊肿、肝胆系统结石、胆管系统肿瘤、胆囊炎、胰头占位疾病等。

5. **尿胆原**　正常为阴性或弱阳性。异常见于肝细胞性黄疸、溶血性黄疸。

6. **亚硝酸盐**　反映大肠埃希菌感染，尿中的硝酸盐被细菌分解产生亚硝酸盐。

（三）显微镜检查

1. **细胞**　①红细胞正常为0～3个/HP，增高见于肾小球肾炎、肾盂肾炎、结核、结石、感染或出血性疾病等；②白细胞正常为0～5个/HP，增高见于感染；③上皮细胞正常有少量扁平上皮细胞和变移上皮细胞，急性肾小球肾炎、慢性肾炎、肾移植后可见肾小管上皮细胞，泌尿系统感染可见变移上皮细胞，尿道炎可见复层扁平上皮细胞。

2. **管型**　是蛋白质在肾小管、集合管中凝固形成的圆柱形蛋白聚体，包括细胞管型（上皮组织管型、红细胞管型、白细胞管型）、颗粒管型、透明管型、蜡样管型、脂肪管型、肾衰竭管型等。

3. **结晶体**　结晶体形成与多种因素有关，常见的结晶体有尿酸盐、草酸钙、磷酸盐，无临床意义。若经常出现于新鲜尿液中，同时伴有红细胞时，应怀疑结石的可能。磺胺药物结晶临床有参考意义。

三、粪便检查

（一）一般性状检查

1. **量与气味** 正常成人每日排便 1 次，为 100~300g，因饮食习惯、食物种类、进食量及消化器官功能状态而异。正常为臭味，恶臭味见于慢性肠炎、胰腺疾病、结肠或直肠癌溃烂，腥臭味见于阿米巴肠炎，酸臭味见于脂肪及糖类消化吸收不良。

2. **颜色与性状** 正常粪便呈黄褐色，婴儿呈金黄色或黄绿色。稀糊状或水样便见于腹泻、假膜性肠炎、副溶血性弧菌食物中毒及出血坏死性肠炎；黏液便见于各类肠炎、痢疾；鲜血便见于痔、肛裂、直肠癌及直肠息肉；脓性及脓血便见于痢疾、溃疡性结肠炎、局限性肠炎、结肠癌或直肠癌；柏油样便见于上消化道出血、服中药、铁剂、活性炭；米泔样便见于重症霍乱、副霍乱；白陶土样便见于胆管阻塞、胆汁缺乏、服用钡剂；细条样便见于直肠癌。

3. **寄生虫体与结石** 有蛔虫、蛲虫、绦虫或钩虫等，正常见不到寄生虫体；有胆石、胰石、胃石或肠石，正常见不到结石。

（二）显微镜检查

1. **食物残渣** 正常为无定形细小颗粒，偶见淀粉颗粒和脂肪小滴。淀粉颗粒增多见于慢性胰腺炎、胰腺功能不全；脂肪小滴增多见于急（慢）性胰腺炎、胰头癌或肠蠕动亢进、肠胃消化不良综合征；结缔组织增多见于胃蛋白酶缺乏；肌肉纤维、植物细胞及植物纤维增多见于小肠端蠕动亢进腹泻。

2. **细胞** ①白细胞：正常粪便中不见或偶见。小肠炎症时白细胞数量一般<15 个/HP；细菌性痢疾时可见大量白细胞、脓细胞；过敏性肠炎、肠道寄生虫病时可见较多嗜酸性粒细胞。②红细胞：正常粪便中无红细胞，当下消化道出血、痢疾、溃疡性结肠炎、结肠癌和直肠癌时，粪便中出现红紫色。③巨噬细胞：见于细菌性痢疾和溃疡性结肠炎。④肠黏膜上皮细胞：正常粪便中见不到，结肠炎、假膜性肠炎时可见增多。⑤肿瘤细胞：乙状结肠癌、直肠癌患者的血性粪便。⑥寄生虫和寄生虫卵：主要有阿米巴、鞭毛虫、孢子虫、纤毛虫、吸虫、绦虫及线虫等。

（三）化学检查

1. **粪便隐血试验** 正常阴性。阳性见于消化性溃疡、消化道肿瘤、急性胃黏膜病变、肠结核、克罗恩病、溃疡性结肠炎、钩虫病及流行性出血热等。

2. **胆色素检查** 正常粪便中无胆红素而有粪胆原与粪胆素。在乳幼儿因正常肠道菌群尚未建立或成人于大量应用抗生素之后，可查见胆红素。当肠蠕动加速、腹泻时，胆红素尚未被肠道菌群所还原，粪便呈深黄色，胆红素定性试验呈强阳性。如胆红素已部分地被氧化（变为胆绿素）则呈黄绿色。粪胆素含量的减少有助于胆道梗阻的诊断，完全梗阻时粪便外观呈白陶土样，粪胆原试验呈阴性反应。粪胆原、粪胆素含量增多，对溶血性疾病的诊断有重要参考价值，此种粪便呈深黄色，留 3 天的粪便做粪胆原定量更有助于诊断。

（四）细菌学检查

霍乱患者可见霍乱弧菌；稀汁样粪便可见八叠球菌、人体酵母菌；假膜性肠炎可见葡萄球菌、假丝酵母菌或梭杆菌；肠结核见结核分枝杆菌，结核菌培养可确诊。

四、肝功能检查

（一）蛋白质代谢功能检查

1. **血清总蛋白（STP）和清蛋白（A）、球蛋白（G）比例**　参考值为血清总蛋白 $60\sim 80g/L$，清蛋白 $40\sim 55g/L$，球蛋白 $20\sim 30g/L$，A/G 为 $(1.5\sim 2.5)$: 1。临床意义：①血清总蛋白及清蛋白增高见于血液浓缩、肾上腺皮质功能减退等；②血清总蛋白及清蛋白降低见于肝细胞损害、营养不良、蛋白丢失过多、消耗增加、血清水分增加；③血清总蛋白及球蛋白增高见于慢性肝疾病、M 球蛋白血症、自身免疫性疾病、慢性炎症与慢性感染；④球蛋白降低见于生理性减少、免疫功能抑制、先天性低球蛋白血症；⑤A/G 倒置见于严重肝功能损伤及 M 蛋白血症。

2. **清蛋白电泳**　参考值为清蛋白 $0.62\sim 0.71$，α_1 球蛋白 $0.03\sim 0.04$；α_2 球蛋白 $0.06\sim 0.10$，β 球蛋白 $0.07\sim 0.11$，γ 球蛋白 $0.09\sim 0.18$。临床意义：①肝疾病时，清蛋白、α_1 球蛋白、α_2 球蛋白、β 球蛋白减少，γ 球蛋白增加；②M 蛋白血症时，清蛋白降低，γ 球蛋白、β 球蛋白升高；③肾病综合征、糖尿病、肾病时，α_2 球蛋白、β 球蛋白增高，清蛋白、γ 球蛋白降低；④结缔组织病时，γ 球蛋白增高；⑤先天性低丙种球蛋白血症时，γ 球蛋白降低而 α_2 球蛋白则增高。

（二）酶学检查

1. **丙氨酸转氨酶（ALT）和天冬氨酸转氨酶（AST）**　卡门法参考值为 ALT $5\sim 25U/L$，AST $8\sim 28U/L$，ALT/AST $\leqslant 1$。急（慢）性病毒性肝炎 ALT 与 AST 均显著升高；酒精性肝炎，药物性肝炎，脂肪肝，肝癌，肝硬化，肝内、外胆汁淤积，急性心肌梗死，骨骼肌疾病，肺梗死，肾梗死，胰梗死，休克均可有轻度升高。

2. **γ-谷氨酰转移酶（GGT）**　γ-谷氨酰-3-羧基-对硝基苯胺法（37℃）参考值为男性 $11\sim 50U/L$，女性 $7\sim 32U/L$。胆道阻塞性疾病、急性和慢性病毒性肝炎、肝硬化、急性和慢性酒精性肝炎、药物性肝炎、脂肪肝、胰腺炎、胰腺肿瘤、前列腺肿瘤等均可增高。

3. **碱性磷酸酶（ALP）**　磷酸对硝基苯酚连续监测法（30℃）参考值为成人 $40\sim 150U/L$，儿童 $<250U/L$。用于肝胆系统疾病、骨骼疾病的诊断和黄疸的鉴别诊断。

（三）乙型病毒性肝炎血清免疫学检查

1. **乙型肝炎病毒表面抗原（HBsAg）**　正常时为阴性。阳性见于急性乙型肝炎、乙型肝炎病毒携带者。因其常与乙型肝炎病毒（HBV）同时存在，常用来作为传染性标志之一。

2. **乙型肝炎病毒表面抗体（抗-HBs）**　正常时为阴性。阳性表明机体对乙型肝炎病毒具有一定的免疫力。

3. **乙型肝炎病毒 e 抗原（HBeAg）**　正常时为阴性。阳性表明乙型肝炎处于活动期，有较强的传染性。持续阳性者，表明肝细胞损害严重，可转为慢性乙型肝炎或肝硬化。

4. 乙型肝炎病毒 e 抗体（抗-HBe） 正常时为阴性。阳性表示大部分乙型肝炎病毒被清除，复制减少，传染性降低，但并非无传染性。

5. 乙型肝炎病毒核心抗体（抗-HBc） 乙型肝炎病毒核心抗体 IgM（抗-HBc IgM），正常时为阴性，阳性见于慢性肝炎、乙型肝炎病毒携带者和肝癌等。乙型肝炎病毒核心抗体 IgG（抗-HBe IgG），正常时为阴性，阳性是乙型肝炎近期感染指标，也是 HBV 在体内持续复制的指标，并提示患者血液有传染性。

五、肾功能检查

1. 血肌酐（Cr） 参考值为全血 Cr 88.4～176.8μmol/L；血清 Cr 男性 53～106μmol/L，女性 44～97μmol/L。急（慢）性肾衰竭和肾血流量减少时血肌酐增高，老年人、肌肉消瘦者可偏低。

2. 血尿素氮（BUN） 参考值为成人 3.2～7.1mmol/L；儿童 1.8～6.5mmol/L。器质性肾功能损害、肾前性少尿、蛋白质分解或摄入过多时 BUN 增高。

3. 血 β_2 微球蛋白 参考值成人血清 1～2mg/L。肾小球滤过功能受损、IgG 肾病、恶性肿瘤、肝炎及类风湿关节炎时，血 β_2 微球蛋白增高。

六、血生化检查

1. 血淀粉酶 碘比色法参考值为 800～1800U/L。增高见于急性胰腺炎、慢性胰腺炎急性发作、胰腺癌、胰腺囊肿、胰管阻塞等。

2. 血尿酸 参考值酶法血清尿酸浓度男性 150～416μmol/L，女性 89～357μmol/L。增高见于痛风、急（慢）性肾炎、三氯甲烷中毒、铅中毒、肾结核、肾盂积水、子痫、急慢性白血病、红细胞增多症、摄入过多含核蛋白食物、尿毒症肾炎、肝疾病、甲状腺功能减退、多发性骨髓瘤、妊娠反应红细胞增多症等；减低见于范科尼综合征，急性重型肝炎，肝豆状核变性，慢性镉中毒，使用磺胺及大剂量糖皮质激素，参与尿酸生成的黄嘌呤氧化酶、嘌呤核苷酸化酶先天性缺陷等。

3. 肌酸激酶 参考值酶偶联法（37℃）为男性 38～174U/L，女性 26～140U/L。增高见于心肌梗死、心肌炎、多发性肌炎、横纹肌溶解症、进行性肌营养不良、重症肌无力、溶栓治疗、心脏手术或非心脏手术后、转复心律、心导管术及冠状动脉成形术；降低见于长期卧床、甲状腺功能亢进症、激素治疗等。

4. 血糖 空腹血糖（FBG）葡萄糖氧化酶法参考值为 3.9～6.1mmol/L，邻甲苯胺法为 3.9～6.4mmol/L。增高见于糖尿病、甲状腺功能亢进症、颅内压增高、急性脑血管病、噻嗪类利尿剂、泼尼松、严重肝病、坏死性胰腺炎、胰腺癌等；降低见于胰岛素用量过大、口服降糖药、生长激素缺乏、急性重型肝炎、急性肝炎、肝癌、肝淤血、急性乙醇中毒、严重营养不良、恶病质等。

5. 血脂 ①血清总胆固醇（TC）：参考值为合适水平＜5.20mmol/L，边缘水平 5.23～5.69mmol/L，升高＞5.72mmol/L。增高见于肾病综合征、动脉粥样硬化、胆总管阻塞、胆石症、胆管癌、糖尿病、黏液性水肿等；降低见于甲状腺功能亢进症、恶性贫血、急性重症肝炎、肝硬化、胆固醇合成减少等。②三酰甘油（即甘油三酯 TG）：参考值为 0.56～1.70mmol/L。增高见于冠心病、原发性高脂血症、动脉粥样硬化症、肥胖症、糖尿病、痛风、甲状旁腺功能减退症、肾病综合征、高脂饮食和阻塞性黄疸等；降低见于低 β-脂蛋白血症、无 β-脂蛋白血症、严重的肝疾病、吸收不良、甲状腺功能亢进症、肾上腺皮质功能减退症等。③高密度脂蛋白胆固醇（HDL-C）：参考值为 $1.03 \sim 2.07 \text{mmol/L}$，$> 1.04 \text{mmol/L}$ 为合适范围，$\leqslant 0.91 \text{mmol/L}$ 为减低。增高见于慢性肝炎、原发性胆汁性肝硬化等；降低见于急性感染、糖尿病、慢性肾衰竭、肾病综合等。④低密度脂蛋白胆固醇（LDL-C）：成人低密度脂蛋白胆固醇的正常范围在 $2.07 \sim 3.37 \text{mmol/L}$，如果处在 $3.37 \sim 4.12 \text{mmol/L}$ 属于轻度的偏高。如果超过 4.14mmol/L 属于较为明显的升高，需要及时的处理。如果低于 2.07mmol/L 被认为是偏低，虽然低密度脂蛋白胆固醇升高以后容易导致动脉粥样硬化，但是偏低也反映出不正常的身体状态，如贫血、过度的营养不良、重度肝病等。

第五节　医学影像及器械检查

一、 X 线检查

X 线检查是指应用 X 线能穿透人体的特性，能在荧光屏或胶片上显示出人体内部结构和器官的影像，通过观察这些影像的形态和功能等改变而诊断疾病。它可以用于身体各部位的检查，是现代医学不可缺少的检查手段。

（一）传统 X 线检查

1. **透视 X 线**　穿透人体被检查部位在荧光屏上形成影像，称为透视。其优点是经济、操作简便，能看到心脏、横膈及胃肠等活动情况，可转动患者体位做多方位观察，多用于胸部及胃肠检查。缺点是荧光影像较暗，对细微病变、头颅、脊椎等看不太清楚。

2. **摄片 X 线**　穿透人体被检查部位在胶片上形成影像，称为摄片。其优点是影像清楚，适用于头颅、脊椎及腹部等部位检查；可长期保留，利于分析对比、集体讨论和复查比较。摄片不能显示脏器活动状态。

3. **造影**　即人体内有些器官与组织缺乏自然对比，必须引入造影剂形成密度差异，借以成像而达到诊断目的。医用硫酸钡主要用于食管、胃肠道造影；泛影葡胺及碘他拉葡胺主要用于心血管造影、静脉尿路造影。

4. **其他**　除上述传统 X 线检查外，体层摄影、软 X 线摄影、放大摄影和荧光摄影等在一定程度上拓展了 X 线检查的应用范围。

（二）计算机 X 线成像（CR）

计算机 X 线成像（CR）是 X 线摄影信息数字化技术。CR 系统使用可记录并由激光读出 X 线成像信息的成像板（P）作为载体，经过 X 线曝光及信息读取处理，形成数字或平片影像。其优点是实现了 X 线摄影信息数字化，提高了摄影图像分辨能力，实现了图像后处理功能，降低了 X 线摄影辐射剂量，实现了图像信息长期保存，实现了远程医学资源共享。主要用于胸部检查。

（三）电子计算机体层扫描（CT）

电子计算机体层扫描（CT）是根据人体不同组织对 X 线吸收与透过的差异，应用高灵敏度仪器对其进行数据测量，相应数据经过电子计算机处理，形成被检部位的断面或立体图像。其优点是快速、安全、无痛苦、定位定性准确，密度分辨率高，能发现早期微小病变。常用设备有普通 CT、螺旋 CT 和电子束 CT 等。检查方法有普通扫描、增强扫描、动态扫描、高分辨率扫描、CT 造影和介入性 CT 等。主要用于颅脑、肝、胰、脾、肾、五官、盆腔、脊柱、四肢、纵隔、肺、消化道等疾病的诊断和鉴别诊断。

（四）数字减影血管造影（DSA）

数字减影血管造影（DSA）是血管造影的影像通过数字化处理，只保留血管影像，其他组织影像予以删除。其特点是图像清晰，分辨率高。主要适用于全身血管性疾病及肿瘤的检查和治疗。

二、磁共振成像（MRI）

磁共振成像（MRI）是利用原子核在磁场内共振所产生的信号经电子计算机重建成像的一种成像技术，具有无创伤性、无放射线辐射、对患者安全可靠等优点。不仅可以获得冠状面、矢状面、横断面及斜面等图像，还可获得 T_1 加权像和 T_2 加权像，也可行造影增强和磁共振血管造影。此外，还可拍摄电影、电视，主要用于心血管疾病的动态观察与诊断。临床主要用于神经系统、纵隔与肺、心脏与大血管、腹部与盆腔、脊髓等疾病的诊断和鉴别诊断。

三、超声检查

超声检查（US）是将超声检测技术应用于人体，通过测量了解生理或组织结构的数据和形态，发现疾病，是做出提示的一种成像技术，具有无创、无痛、方便、直观等优点。主要方法：①B 型法，图形直观而清晰，易发现较小病变，能看到内脏切面图像。对肝、脾、胆囊、胰腺、肾及膀胱等病变能做出早期诊断。②M 型法，是根据体内心脏等结构活动，记录其与胸壁间的回声距离变化曲线，从曲线图上，可识别心壁、室间隔、心腔、瓣膜等特征。对心房黏液瘤等有较高诊断价值；对风湿性瓣膜病、心包积液、心肌病、心房内黏液瘤、心功能测定及先天性心脏病术前诊断和术后随访有较高价值。③扇型法，能获得心脏各种切面图像，对心脏收缩和舒张进行实时观察，可检查肝、胆、胰、颅脑等疾病。④多普勒超声法，用于测定心血管腔内血流速度与方向，诊断四肢动、静脉疾病、大血管转位、动脉导管未闭等疾病，对胎动和胎心也有诊断价值。

四、心电图检查

心脏在机械收缩之前，先产生电激动，心房和心室的电激动经过人体组织传到体表。利用心电图机从体表记录心脏每一心动周期所产生电活动变化的曲线图形，称为心电图（ECG）。心脏的传导系统如图 1-11 所示。

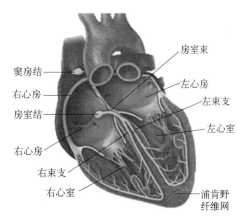

图 1-11　心脏的传导系统

（一）心电图导联

在人体不同部位放置电极，通过导联线与心电图机电流计的正负极相连，这种记录心电图的电路连接方法称为心电图导联。标准十二导联系统可分为：①标准导联（双极肢体导联），Ⅰ导联、Ⅱ导联、Ⅲ导联；②加压单极肢体导联，aVR（加压单极右上肢体导联）、aVL（加压单极左肢体导联）、aVF（加压单极左下肢导联）；③单极胸导联（V），常用的有 V_1 导联、V_2 导联、V_3 导联、V_4 导联、V_5 导联、V_6 导联（图 1-12 和图 1-13）。

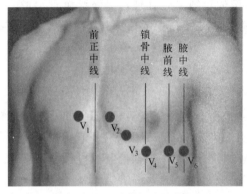

图 1-12　心电图单极胸导联位置

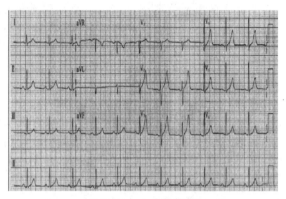

图 1-13　心电图表现

（二）正常心电图波形特点和正常值

1. **P 波**　反映心房除极的电位变化，圆钝平滑；在Ⅰ、Ⅱ、aVF、$V_4 \sim V_6$ 导联均向上，aVR 导联向下，其余导联双向、倒置或低平；时间＜0.12s；振幅在肢体导联＜0.25mV，胸导联＜0.2mV。

2. **PR 间期**　反映心房开始除极至心室开始除极的时间。时间：心率在正常范围时，成年人为 0.12～0.20s；老年人及心动过缓时，PR 间期略延长，但不大于 0.22s。

3. **QRS 波群**　反映心室肌除极的电位变化。①时间：0.06～0.10s。一般小于 0.11s。②波型：V_1、V_2 呈 rS 型，V_5、V_6 呈 qR、qRs、Rs 或 R 型，V_3、V_4 导联 R/S～1，aVR 主波向下，呈 QS、rS、rSr 或 Qr 型，aVL、aVF 呈 qR、RS、R 或 rS 型，Ⅰ、Ⅱ、Ⅲ 在电轴不偏时主波均向上。③振幅：R 波：$V_1 \leqslant 1.0$mV，V_5、$V_6 \leqslant 2.5$mV，aVR $\leqslant 0.5$mV，aVL＜1.2mV，aVF＜2mV，Ⅰ＜1.5mV。④Q 波：除 aVR 外，正常 Q 波振幅＜R/4（同导联），时间＜0.04s。

4. **ST 段**　反映心室缓慢复极过程，正常为一等电位线。下移：应不大于 0.05mV；上抬：$V_1 \sim V_2 \leqslant 0.3$mV，$V_3 \leqslant 0.5$mV，$V_4 \sim V_6 \leqslant 0.1$mV。

5. **T 波**　反映心室快速复极的电位变化。①方向：大多与 QRS 主波的方向一致；Ⅰ、Ⅱ、$V_4 \sim V_6$ 向上，aVR 向下，Ⅲ、aVL、aVF、$V_1 \sim V_3$ 可以向上、双向或向下；若 V_1 的 T 波向上，$V_2 \sim V_6$ 就不应向下。②振幅：应不小于 R/10（同导联）；但Ⅲ、aVL、aVF、$V_1 \sim V_3$ 导联除外，在胸导联高达 1.2～1.5mV 尚属正常。

6. **QT 间期**　反映心室肌除极和复极全过程所需的时间。时间：0.32～0.44s（心率为 60～100 次/min），心率越快，QT 间期越短。

7. **U 波**　T 波之后 0.02～0.04s 出现振幅很低小的波，反映心室后继电位，低钾时 U

波明显增高（图 1-14）。

（三）异常心电图表现及临床意义

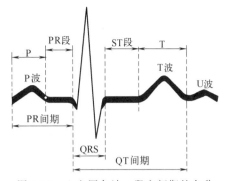

图 1-14　心电图各波、段和间期的名称

1. **心房肥大**　分为左心房肥大、右心房肥大或双心房肥大。心电图特点为 P 波异常。多见于慢性肺源性心脏病、风湿性二尖瓣狭窄或各种病因所致心房肌增厚、房腔扩大。

2. **心室肥大**　分为左心室肥大、右心室肥大或双心室肥大。心电图特点为 QRS 波群异常。多见于风湿性心脏病、慢性肺源性心脏病、先天性心脏病、高血压病或各种病因所致的心室肌增厚、心室腔扩大。

3. **心肌缺血**　心电图特点为 ST 段和 T 波异常，简称 ST-T 改变。见于慢性冠状动脉供血不足、心绞痛发作等。

4. **心肌梗死**　分为急性期和陈旧期，急性心肌梗死的心电图特点为 QRS 波群、ST-T 有显著改变；陈旧性心肌梗死的 ST-T 多恢复正常，仅遗留坏死性 Q 波。

5. **心律失常**　正常人的心律为窦性心律，节律均衡，频率为 60～100 次/min。如果心脏激动的起源窦房结或传导系统出现异常，则发生心律失常。

6. **窦性心律失常**　窦性心率超过 100 次/min 为窦性心动过速，常见于运动或精神紧张、发热、甲状腺功能亢进、贫血和心肌炎等。窦性心率低于 60 次/min 为窦性心动过缓，常见于甲状腺功能减退、颅内高压、老年人和部分药物反应。窦性心律不齐的心电图特点为 PR 间期异常，临床意义不大。

7. **期前收缩**　是指先于正常心动周期出现的心脏搏动，之后常出现长间歇称为代偿间歇，分为房性、交界性和室性三种。心电图表现为 P 波、QRS 波群和 ST-T 改变，有完全性或不完全性代偿间歇。偶发的期前收缩可见于正常人，但频发的室性期前收缩或形成二联律、三联多见于多种心脏疾病。

8. **异位心动过速**　分为阵发性和非阵发性两类，又分为室上性心动过速或室性心动过速，除频率快、节律不齐外，前者心电图形态多正常，后者 QRS 波群宽大畸形，多见于器质性心脏病，非器质性心脏病也可出现。

9. **扑动与颤动**　分为心房和心室两大类。心房扑动与心房颤动为频率在 250～600 次/min 的异位节律，P 波消失，代之以异常的 F 波，多见于老年心脏退行性改变、高血压病、冠心病、肺心病、甲状腺功能亢进等。心室扑动与心室颤动属于恶性心律失常，患者有生命危险，必须争分夺秒地进行抢救。

五、内镜检查

内镜是一种光学仪器，由体外经过人体自然腔道送入体内，对体内疾病进行检查，可以直接观察到脏器内腔病变，确定其部位、范围，并可进行照相、活检或刷片，大大地提高了疾病诊断的准确率，并可进行某些治疗。光导纤维内镜是利用光导纤维传送冷光源，管径小且可弯曲，检查时患者痛苦少。内镜应用广泛，在此重点介绍支气管镜检查、胃镜检查、结肠镜检查和膀胱镜检查的临床应用。

（一）支气管镜检查

支气管镜检查是将细长的支气管镜经口或鼻置入患者的下呼吸道，即经过声门进入气管和支气管以及更远端，直接观察气管和支气管的病变，并根据病变进行相应的检查和治疗。支气管镜检查适应证：①气管、支气管腔内的病变，如支气管癌、中心型肺癌并支气管壁浸润、支气管内结核、支气管淀粉样变、结节病等，可通过支气管镜检查发现病变并进行病灶活检。②肺部弥漫性病变，支气管镜直视下不可见的弥漫性病变，如肺周围型腺癌、弥漫性肺间质病变及各种炎症性病变等，常通过经纤维支气管镜肺活检（TBLB）获得病变组织。③肺内局灶性病变，支气管镜直视不可见的周围型肺肿块或结节、局限性肺浸润性病变，如以周围型肺癌、转移瘤、孤立结节为表现的肺癌、结核球、炎性病变及真菌结节灶等。这些局限性病变需要借助于超细支气管镜或经X线或超声引导等手段进行病灶活检。④支气管腔外病变，一些在气管镜直视下不能窥见或仅表现为外压性表现的支气管腔外病变，如纵隔腔内或肺门区域病变，增大的淋巴结、团块、结节病灶等，可采用经支气管壁针吸术，获取细胞学标本或组织学标本。

（二）胃镜检查

通过胃镜能顺次地、清晰地观察食管、胃、十二指肠球部甚至降部的黏膜状态，并可进行活体的病理学和细胞学检查的过程，称胃镜检查。胃镜检查诊断可靠、安全性高。胃镜检查适应证包括：上消化道症状，上腹不适、胀、痛，胃灼热、反酸、吞咽不适、哽噎、嗳气、呃逆，不明原因的食欲下降、体重下降、贫血等；上消化道钡餐造影检查不能确定病变或症状与钡餐检查结果不符者；原因不明的急（慢）性上消化道出血，前者可行急诊胃镜检查，以确定病因并进行止血治疗；需随访的病变，如消化性溃疡、萎缩性胃炎、癌前病变、术后胃出现症状等；高危人群（食管癌、胃癌高发区）的普查，适用于胃镜下治疗者，如胃内异物、胃息肉、食管贲门狭窄等。

（三）结肠镜检查

通过结肠镜能顺次地、清晰地观察肛管、直肠、乙状结肠、结肠、回盲部黏膜状态，并可进行活体的病理学和细胞学检查的过程，称为结肠镜检查。结肠镜检查适应证包括：原因未明的便血或持续粪便隐血试验阳性者；有下消化道症状，如慢性腹泻、长期进行性便秘、大便习惯改变，腹痛、腹胀等诊断不明确者；X线钡剂灌肠检查疑有回肠末端及结肠病变，或病变不能确定性质者；X线钡剂灌肠检查者阴性，但有明显肠道症状或疑有恶性变者；低位肠梗阻及腹块，不能排除结肠疾病者；不明原因的消瘦、贫血；需行结肠镜治疗者，如结肠息肉切除术、止血、乙状结肠扭转或肠套叠复位等；结肠切除术后，需要检查吻合口情况者；结肠癌术后、息肉切除术后及炎症性肠病治疗后，需定期行结肠镜随访者；肠道疾病手术中需结肠镜协助探查和治疗者；需行大肠疾病普查者。

（四）膀胱镜检查

通过膀胱镜能顺次地、清晰地观察尿道、膀胱黏膜状态，并可进行活体病理学和细胞学检查的过程，称膀胱镜检查。膀胱镜检查适应证包括：反复尿路感染，或难治性尿路感染；不明原因的血尿；尿液失控（尿失禁）或膀胱过度活动症；尿液中发现不寻常的细胞；尿痛，慢性盆腔疼痛；排尿困难、尿阻塞；尿路结石、前列腺增生、膀胱肿瘤；取出膀胱异物；当超声检查、X 线检查、静脉尿路造影检查不能很好显示和诊断尿路病变时。

（五）其他

食管镜检查食管癌，喉镜检查喉癌，鼻咽镜检查鼻咽癌，阴道镜检查宫颈癌、阴道癌等。此外，还有胸腔镜、腹腔镜、盆腔镜等，根据需要选用。

目标测试

一、单项选择题

1. 体格检查的基本方法有（　　　）

A. 视诊、触诊、叩诊、听诊、嗅诊　　　B. 视诊、触诊、叩诊、问诊、切诊

C. 视诊、触诊、问诊、听诊、嗅诊　　　D. 问诊、视诊、听诊、巡诊、嗅诊

2. 视诊的概念是（　　　）

A. 以视觉来观察患者全身或局部表现的一种诊断方法

B. 通过观察病情变化和检查结果来分析病情的方法

C. 通过查看心电图、胸片、CT 等检查了解病情的方法

D. 通过查看病历资料了解患者病情的一种方法

3. 全身视诊的主要内容是观察（　　　）

A. 发育、营养、表情、体位、姿态等

B. 心尖搏动、心界大小、心率快慢、心影位置等

C. 体温、脉搏、呼吸、血压、体位等

D. 病灶的大小、活动度、质地、有无压痛等

4. 触诊（　　　）

A. 可明确视诊所不能明确的体征

B. 仅能触及体表可见的包块，不能触及深部病变

C. 可用于神经系统、呼吸系统、造血系统等系统的检查

D. 将很快被现代化仪器设备所取代

5. 浅部触诊法常用的触及深度为（　　　）

A. 1cm 左右　　　　　　　　　　　　B. 3cm 左右

C. 5cm 左右　　　　　　　　　　　　D. 7cm 左右

6. 深部滑行触诊法常用于（　　　）

A. 胸壁病变的检查

B. 腹壁病变的检查

C. 腹腔深部包块和胃肠病变的检查

D. 肝脾病变的检查

7. 冲击触诊法是否属于触诊法（　　　）

A. 是　　　　　　　　　　　　　　　B. 不是

C. 不清楚　　　　　　　　　　　　　D. 不确定

8. 触诊的方法有（　　　）

A. 浅部触诊法、深部滑行触诊法、双手触诊法、深压触诊法等

B. 双手触诊法、深部触诊法、深压触诊法、局部触诊法等

C. 间接触诊法、局部触诊法、双手触诊法、冲击触诊法等

D. 浅部触诊法、直接触诊法、间接触诊法、深压触诊法等

9. 腹部检查压痛、反跳痛时，常用的方法是（   ）

A. 深部滑行触诊法   B. 双手触诊法

C. 深压触诊法   D. 冲击触诊法

10. 确定胸腹水的有无或多少，最常用的体检方法是（   ）

A. 视诊   B. 触诊   C. 叩诊   D. 听诊

二、多项选择题

1. 气管向健侧移位常见于（   ）

A. 气胸   B. 大量胸腔积液

C. 肺不张   D. 肺炎

E. 肺气肿

2. 语颤减弱的疾病有（   ）

A. 肺气肿   B. 气胸

C. 肺炎实变期   D. 胸腔积液

E. 肺结核空洞

3. 属于客观资料的是（   ）

A. 感到恶心   B. 睡眠不佳，多梦

C. 头痛 3 天   D. 体温 39.5℃

E. 腹部压痛

4. 腹部膨隆可见于（   ）

A. 肥胖   B. 妊娠晚期

C. 大量腹水   D. 胃肠道胀气

E. 严重脱水

5. 红细胞沉降率增快见于（   ）

A. 大手术   B. 慢性肾炎

C. 严重贫血   D. 细菌性炎症

E. 肝硬化

拓展阅读

培养大学生正确的健康观

一、大学生的健康问题

当代大学生无论是在健康观念上还是在健康状况上均存在一些不足。正确的健康观不仅仅包括身体健康，更包括心理健康和社会健康，即良好的心理状态和社会适应能力，大学生只有树立正确的健康观，才能建立起良好的生活方式。目前部分大学生的生活方式并不健康，诸如熬夜、暴饮暴食、过分节食等。大学生对心理健康也缺乏重视，不能充分认识、接纳并提升自我，缺乏抵抗挫折的能力。另外大学生在人际交往方面也存在诸多问题，部分大学生脱离群体，独来独往，惧怕、厌恶或不屑与人交往，长期如此，心理健康问题也逐渐显露。大学生健康存在种种问题，其解决需要其自身树立正确的健康观，也需要家庭、学校和社会的帮助。

二、解决之策

在了解了大学生在健康方面存在的问题后，才可以针对问题提出解决之策。编者通过走访调查，在发现大学生存在的主要的健康问题后，从个人、家庭、学校、社会四个层面提出了解决之策。

（一）个人层面

1. 认识、接纳并提升自我。
2. 树立正确的世界观、人生观和价值观。
3. 改正不良的生活习惯，多进行体育锻炼。
4. 学会自我心理调节。

（二）家庭层面

1. 家长应多与子女进行感情和思想上的沟通，对其进行合理引导而非限制约束。
2. 家长对待子女不要过分溺爱或严厉粗暴。
3. 家长要有意识地培养子女的独立意识和能力，培养其爱护身体、尊重他人的意识和生活习惯。
4. 家长要加强有关家庭教育的学习，学习心理学和教育学的有关知识。

（三）学校层面

1. 充分利用学生会、学校社团等组织，组织大学生参加集体活动，让每个大学生都有机会参与其中。
2. 建立并完善校内的心理咨询机构，与社会心理咨询机构合作，积极主动向大学生提供心理咨询帮助。
3. 完善并严格执行宿舍查寝制度，严查宿舍卫生及熬夜甚至夜不归宿等问题。
4. 开设并重视心理健康课程或讲座，对大学生进行积极引导。

（四）社会层面

1. 完善公共体育设施，让每个大学生在校外都有进行体育锻炼的机会。
2. 大力支持心理咨询机构的发展，健全社会心理服务体系。
3. 积极倡导社会主义核心价值观，提倡正能量，纠正社会中的不良之风。

需要全社会共同关注大学生存在的心理健康问题，培养大学生正确的健康观，促进大学生的健康成长。

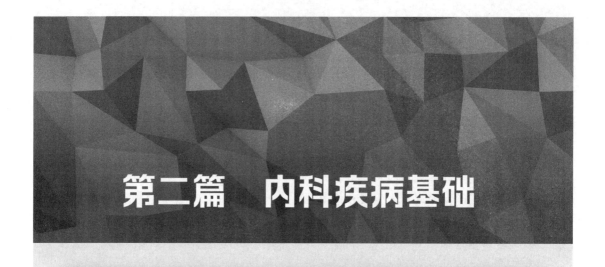

第二篇 内科疾病基础

第二章 呼吸系统疾病

知识目标 掌握呼吸系统常见病诊断和治疗；熟悉其病因；了解其辅助检查。
能力目标 具有对呼吸系统常见病进行诊断及用药能力。
素质目标 养成保护呼吸系统，远离呼吸系统疾病的良好习惯。

案例引入

患者，男性，70岁。因"间断咳嗽、咳痰30余年，加重1周"入院。患者自16岁开始吸烟，20余年间每天出现间断性咳嗽、咳白色黏痰，近5年来活动后感胸闷气短，且逐渐加重，1周前患上呼吸道感染，自行到药店买药口服治疗，具体药物不详。鼻塞、流涕、咽痒等症状好转但仍咳嗽、咳痰、痰液呈黏稠黄色，气喘较以前明显加重。体格检查：体温36.7℃，脉搏100次/分，呼吸30次/分，血压130/86mmHg。意识清楚，体型适中，浅表淋巴结无增大。口唇略发绀，胸廓呈桶状，心脏听诊无杂音，心率106次/分，律齐。肺部叩诊呈过清音，听诊肺散在湿啰音及哮鸣音。腹平软，肝脾肋下未触及，双下肢无水肿和瘀斑。实验室检查：白细胞计数 10.7×10^9/L，中性粒细胞百分率0.82，淋巴细胞百分率0.18，中等大小细胞百分率0.08，血红蛋白110g/L。胸部X线检查示胸廓扩张，两肺肺纹理增粗，透亮度增强。

问题：1. 该患者的初步诊断及诊断依据是什么？
2. 进一步检查及治疗有哪些？

呼吸系统疾病包括上呼吸道疾病和下呼吸道疾病。呼吸系统以环状软骨为界，分为上呼吸道和下呼吸道两部分，上呼吸道包括鼻、鼻旁窦、咽、咽鼓管、会厌、喉，下呼吸道包括气管、支气管、细支气管和肺泡。呼吸系统疾病的发病率高，对人们健康生活影响较大。

本项目主要介绍急性上呼吸道感染、慢性阻塞性肺疾病、支气管哮喘和肺炎等呼吸系统常见病的病因和发病机制、临床表现、诊断、治疗、预后与预防等。

第一节　急性上呼吸道感染

急性上呼吸道感染是鼻腔、咽、喉部急性炎症的总称，是最常见的一组呼吸道传染性疾病。大多数由病毒引起，少数由细菌感染引起。急性上呼吸道感染全年皆可发病，以冬春季好发，多通过含有病毒的飞沫或被污染的手和用具传播。一般病情较轻，预后良好。

一、病因和发病机制

急性上呼吸道感染有 70％～80％ 由病毒引起。主要有鼻病毒、冠状病毒、流感病毒、副流感病毒、呼吸道合胞病毒和柯萨奇病毒等。20％～30％ 由细菌直接导致或继发于病毒感染之后发生，以溶血性链球菌为多见，其次为流感嗜血杆菌、肺炎球菌和葡萄球菌等，偶见革兰氏阴性杆菌。其感染的主要表现为鼻炎、咽喉炎或扁桃体炎。

当有受凉、淋雨、过度疲劳、气候变化等诱发因素，使全身或呼吸道局部防御功能或免疫功能降低时，原已存在于上呼吸道或从外界侵入的病毒或细菌可迅速繁殖，引起发病，尤其是老幼体弱或有慢性呼吸道疾病（如鼻窦炎、扁桃体炎）者，更易患病。

二、临床表现

急性上呼吸道感染有以下五种临床类型，其临床表现各有其特点。

（一）普通感冒

普通感冒简称感冒，俗称"伤风"，是病毒感染中最常见的类型。多由鼻病毒引起，其次为冠状病毒、副流感病毒等。起病急，秋冬季多发。初期有咽干、咽痒或烧灼感，发病同时或数小时后，以打喷嚏、鼻塞、流涕等鼻咽部其他症状为主要表现，部分患者有咳嗽、全身不适、头痛等，严重者可有发热、畏寒、肌肉酸痛等全身表现。体格检查可见鼻腔黏膜充血、水肿、有分泌物，咽部轻度充血等。一般经 5～7 天痊愈，伴并发症者可致病程迁延。

（二）病毒性咽炎和喉炎

病毒性咽炎和喉炎多由鼻病毒、腺病毒、甲型流感病毒、副流感病毒及呼吸道合胞病毒引起。急性病毒性咽炎以咽部发痒和灼热感为主要临床症状，咽痛不明显，咳嗽少见。急性喉炎临床表现为明显声音嘶哑、发音困难、发热、咽痛或咳嗽，咳嗽时咽喉疼痛加重。体格检查可见喉部充血、水肿，局部淋巴结轻度增大和触痛，有时可闻及喉部的喘息声。

（三）疱疹性咽炎

疱疹性咽炎常由柯萨奇病毒 A 引起，表现为明显咽痛、发热，病程约为 1 周。体格检查可见咽充血，软腭、腭垂、咽及扁桃体表面有灰白色疱疹及浅表溃疡，周围有红晕，以后形成疱疹。夏季发病多见，多见于儿童，偶见于成年人。

（四）咽结膜热

咽结膜热主要由腺病毒、柯萨奇病毒等引起，临床表现有发热、咽痛、畏光、流泪。体格检查可见咽部充血，软腭、腭垂、咽及扁桃体表面有灰白色疱疹及浅表溃疡，周围伴红晕。多见于儿童，偶见于成人，夏季发病多见，病程为 7 天左右。

（五）细菌性咽扁桃体炎

多由溶血性链球菌引起，其次为流感嗜血杆菌、肺炎球菌、葡萄球菌等。起病急，咽痛、畏寒、发热、头痛、全身不适等中毒症状明显。体格检查可见咽部明显充血，扁桃体肿大、充血，表面有黄色脓性分泌物，颌下淋巴结增大，有压痛。常见的并发症有鼻窦炎、中耳炎、急性气管-支气管炎，部分患者还可并发风湿性疾病、心肌炎、急性肾炎等。

三、辅助检查

1. **血液检查**　病毒感染时白细胞计数正常或偏低，白细胞分类以淋巴细胞比例增高为主；细菌感染时白细胞计数增高，白细胞分类以中性粒细胞比例增高为主，严重细菌感染时可出现核左移及中毒颗粒。
2. **影像学检查**　胸部 X 线检查可提示肺部并发症情况。
3. **病毒及病毒抗原测定**　可用免疫荧光法、酶联免疫吸附法、血清学诊断法等确定病毒类型。必要时做病毒分离和鉴定。
4. **细菌培养**　根据需要做细菌培养及药物敏感性试验，以判断细菌类型及选用抗生素。

四、诊断

根据病史、流行病学、鼻咽部的症状和体征，结合周围血象和影像学检查可做出临床诊断。特殊情况下可进行细菌培养和病毒分离，或病毒血清学检查等确定病原体。

五、治疗

由于目前尚无特效抗病毒药物，以对症处理为主，同时注意戒烟、休息、多饮水、保持室内空气流通，防止细菌继发感染。

（一）对症治疗

针对患者的症状，给予伪麻黄素口服，以减轻鼻部充血，也可局部滴鼻应用。必要时适当加用解热镇痛类药物，如阿司匹林、对乙酰氨基酚、吲哚美辛等。

（二）抗病毒药物治疗

目前尚无特效的抗病毒药物，尤其对于无发热、免疫状态正常的患者，一般不常规给予抗病毒药物治疗，滥用易造成流感病毒耐药现象。对于免疫缺陷患者，可早期常规使用利巴韦林和奥司他韦。这类药物有较广的抗病毒谱，对流感病毒、副流感病毒和呼吸道合胞病毒等有较强的抑制作用，可缩短病程。

（三）抗生素治疗

目前已明确，单纯的由病毒感染引起的普通感冒无须使用抗生素。除非有白细胞计数升高、咽部脓苔、咳黄脓痰等细菌感染证据，可根据当地流行病学史经验用药，可选口服青霉素类、第一代头孢菌素、大环内酯类或喹诺酮类，必要时根据细菌培养结果选用敏感的抗生素。

（四）中药治疗

具有清热解毒和抗病毒作用的中药，有助于改善症状，缩短病程。

六、预防与预后

避免受凉、淋雨、过劳，避免与感冒患者接触，避免进出人多的公共场所。急性上呼吸道感染流行期间戴口罩。平时注意加强体育锻炼，提高机体免疫力和抗寒力。必要时应用免疫强化剂。因病情较轻、病程短、为自限性疾病，多数预后良好。部分年老、体弱、基础疾病较多患者如伴严重并发症则预后不良。

第二节　慢性阻塞性肺疾病

慢性阻塞性肺疾病（chronic obstructive pulmonary diseases，COPD），简称慢阻肺，是一种具有气流受限特征的肺部疾病，气流受限不完全可逆，呈进行性发展，但可治疗和预防的疾病。确切的病因还不十分清楚，认为与肺对有害气体或有害颗粒的异常炎症反应有关。

COPD 与慢性支气管炎和肺气肿关系密切。当慢性支气管炎或（和）肺气肿患者肺功能检查出现气流受限并且不能完全可逆时，则诊断为 COPD。如患者只有慢性支气管炎或（和）肺气肿，而无气流受限，则不能诊断 COPD，而视为 COPD 的高危期。

支气管哮喘及一些已知病因或具有特征病理表现的气流受限疾病，如支气管扩张症、弥漫性泛细支气管炎、肺囊性纤维化以及闭塞性细支气管炎等均不属于 COPD。

世界卫生组织（WHO）统计，2002 年全球约 274 万人死于 COPD，为世界死亡原因的第四位，目前我国 40 岁以上人群 COPD 患病率为 8.2%，每年致残人数达 500 万～1000万，致死人数达 100 万。

一、病因和发病机制

COPD 确切的病因尚不清楚，但普遍认为 COPD 的发生与下列危险因素有关。

1. **吸烟**　为 COPD 重要发病因素。烟草中含焦油、尼古丁和氢氰酸等化学物质，可损伤气道上皮细胞和纤毛运动，促使支气管黏液腺和杯状细胞增生肥大，黏液分泌增多，使气道净化能力下降；还可使氧自由基产生增多，诱导中性粒细胞释放蛋白酶；破坏肺弹力纤维，诱发肺气肿形成。

2. **职业粉尘和化学物质**　烟雾、变应原、工业废气及室内空气污染等，浓度过高或接触时间过长时，均可产生与吸烟类似的 COPD。

3. **空气污染**　大气中的有害气体（如二氧化硫、二氧化氮、氯气等）可损伤气道黏膜上皮，使纤毛清除功能下降，黏液分泌增加，为细菌入侵创造条件。

4. **感染因素**　呼吸道感染是 COPD 发生、发展的重要因素之一，也是 COPD 急性加重的重要原因，常见的感染源包括细菌、病毒、支原体等。

5. **其他**　机体某些内在因素（如先天性 α_1-抗胰蛋白酶缺乏、气道高反应性）、自主功能紊乱、氧化应激、炎症机制、营养不良，以及气温变化、社会经济地位等，都有可能参与 COPD 发生、发展。COPD 的发病机制尚未完全明了，吸入有害颗粒或气体可引起肺内氧化应激、蛋白酶和抗蛋白酶失衡及肺部炎性反应。COPD 患者肺内炎性细胞以肺泡巨噬细胞、中性粒细胞和 $CD8^+T$ 细胞为主，激活的炎性细胞释放多种炎性介质，包括白三烯 B_4（LTB_4）、白细胞介素-8（IL-8）、肿瘤坏死因子-α（TNF-α）等，这些炎性介质能破坏肺的结构和（或）促进中性粒细胞炎性反应（图 2-1）。自主神经系统功能紊乱（如胆碱能神经受体分布异常）等也在 COPD 的发病中起重要作用。

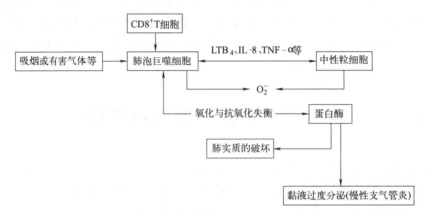

图 2-1　慢性阻塞性肺疾病发病机制示意图
注：蛋白酶包括中性粒细胞弹性蛋白酶、组织蛋白酶、基质金属蛋白酶

二、临床表现

（一）症状

起病缓慢、病程较长。主要症状如下：①慢性咳嗽，随病程发展可终身不愈。常晨间咳嗽明显，白天较轻，夜间有阵咳或排痰。②咳痰，一般为白色黏液或浆液性泡沫样痰，痰稠，不易咳出，偶可痰中带血丝，清晨排痰较多。急性发作期痰量增多，可有脓性痰。③气短或呼吸困难，早期在劳累时出现，后渐加重，以致在日常活动甚至休息时也感到气短，是 COPD 的标志性症状。④喘息和胸闷，部分患者特别是重度患者或急性加重时出现喘息。⑤其他：晚期患者有食欲减退，体重下降等。

（二）体征

早期体征不明显，随疾病进展，视诊可见胸廓形态异常，表现为前后径增大、肋间隙增宽、胸骨下角增宽，称为桶状胸。部分患者呼吸浅快，口唇发绀。叩诊肺部过清音，心浊音界缩小，肺下界和肝浊音界下降。听诊两肺呼吸音减弱，呼气延长，部分患者可闻及湿啰音和（或）干啰音。

（三）分期

急性加重期是指患者短期内咳嗽、咳痰、气短和（或）喘息加重，痰量增多，呈脓性或黏液脓性，可伴发热等症状；稳定期是指患者咳嗽、咳痰、气短等症状稳定或症状较轻。

（四）并发症

可并发慢性呼吸衰竭、自发性气胸、慢性肺源性心脏病、肺部急性感染等。

三、辅助检查

（一）肺功能检查

肺功能检查是判断气流受限的主要客观指标，也是诊断 COPD 的金标准，对 COPD 诊断、严重程度评价、疾病进展、预后及治疗反应等有重要意义。用第一秒用力呼气容量（FEV_1）占用力肺活量（FVC）的百分比（FEV_1/FVC）评价气流受限程度。

（二）胸部 X 线检查和 CT 检查

早期胸部 X 线平片可无变化，以后可出现肺纹理增粗、紊乱等非特异性改变，也可出现肺过度充气、肺容积增大等肺气肿改变，见图 2-2。高分辨 CT 对有疑问病例的鉴别诊断有一定意义，但 CT 不应作为 COPD 的常规检查。

（三）动脉血气分析

可判断是否发生低氧血症、高碳酸血症、酸碱平衡失调以及呼吸衰竭的类型。

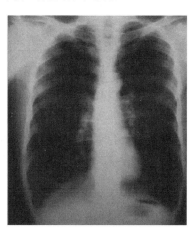

图 2-2　阻塞性肺气肿

（四）血液检查、痰涂片、痰培养等

COPD 合并细菌感染时，外周血白细胞计数增高，痰培养可能查出病原菌，有利于制订下一步治疗方案。

四、诊断

根据吸烟史、临床症状、体征及肺功能检查等综合分析确定。肺功能检查是诊断 COPD 的金标准。吸入支气管舒张药后，$FEV_1/FVC<70\%$，$FEV_1<80\%$预计值，可确定为不完全可逆性气流受限。根据 FEV_1 预计值、FEV_1/FVC 和患者临床症状，可将 COPD 病情严重程度分为四级（表 2-1）。

表 2-1　慢性阻塞性肺疾病临床严重程度分级

肺功能分级	气流受限程度	特征
Ⅰ级	轻度	$FEV_1/FVC<70\%$，$FEV_1\geqslant80\%$预计值，伴或不伴咳嗽、咳痰
Ⅱ级	中度	$FEV_1/FVC<70\%$，$50\%\leqslant FEV_1<80\%$预计值，伴或不伴咳嗽、咳痰
Ⅲ级	重度	$FEV_1/FVC<70\%$，$30\%\leqslant FEV_1<50\%$预计值，伴或不伴咳嗽、咳痰、呼吸困难
Ⅳ级	极重度	$FEV_1/FVC<70\%$，$FEV_1<30\%$预计值；或 $FEV_1<50\%$预计值，伴慢性呼吸衰竭

五、治疗

（一）稳定期治疗

此期治疗目的是减轻症状，阻止病情发展；缓解或阻止肺功能下降；提高生活质量，改善活动能力；降低病死率。此期具体治疗原则是戒烟，教育医务人员及患者提高对 COPD 的认识和自身处理疾病的能力，维持病情稳定，提高生活质量；控制职业性或环境污染，避免有害气体吸入；必要的预防和控制症状的药物治疗，如支气管扩张剂、祛痰剂、家庭氧疗，对有症状并吸入糖皮质激素后肺功能有改善者，可考虑使用糖皮质激素吸入。此外，还应包括呼吸生理、肌肉训练、精神调整、营养支持及教育等多方面的康复治疗。

（二）急性加重期治疗

①确定急性加重期原因及病情严重程度。最多见的急性加重原因是细菌或病毒感染。②根据病情严重程度决定门诊或住院治疗。③支气管舒张药物。例如，β肾上腺素受体激动剂、抗胆碱药、茶碱类或肾上腺皮质激素等。④低流量吸氧。发生低氧血症者可鼻导管吸氧或文丘里（Venturi）面罩吸氧，一般吸入氧浓度为 28%～30%，应避免吸入氧浓度过高引起二氧化碳潴留。⑤抗生素。根据病原体或经验选用有效抗生素。⑥糖皮质激素。对需住院治疗的急性加重期患者可考虑口服泼尼松龙 30～40mg/d，也可静脉给予甲泼尼龙，连续 5～7d。如患者有呼吸衰竭、肺源性心脏病、心力衰竭，具体治疗方法可参阅有关章节治疗内容。

六、预防与预后

COPD 目前尚无特效的治疗方法，患者不能完全治愈，可通过戒烟，控制职业和环境污染，防治呼吸系统感染，注射流感疫苗、卡介菌多糖核酸，加强体育锻炼，对高危人群进行定期肺功能监测等进行预防和控制。

第三节　支气管哮喘

支气管哮喘（bronchial asthma，BA），简称哮喘，是由多种细胞（如嗜酸性粒细胞、T淋巴细胞、肥大细胞、中性粒细胞、气道上皮细胞、平滑肌细胞等）和细胞组分参与的气道慢性炎症性疾病，以气道反应性升高为特征。通常出现广泛多变的可逆性气流受限，并引起反复发作性的喘息、气急、胸闷或咳嗽等症状。常在夜间和（或）清晨发作或加剧，多数患者可自行缓解或经治疗缓解。

哮喘如诊治不及时，随病程的延长可产生气道不可逆性狭窄和气道重塑。因此，合理的治疗非常重要。为此世界各国的哮喘防治专家共同起草，并不断更新全球哮喘防治倡议（GINA）。GINA 目前已成为防治哮喘的重要指南。

全球约有 3 亿哮喘患者，各国患病率不等，我国哮喘患病率为 0.5%～5%。一般认为儿童患病率高于青壮年，老年人群的患病率有增高的趋势，成人男女患病率大致相同。发达国家高于发展中国家，城市高于农村。经过长期规范治疗及管理，80％以上的患者可达到哮喘的临床控制。哮喘死亡多与长期控制不佳、治疗不及时有关。我国已成为全球哮喘病死率最高的国家之一。

一、病因和发病机制

支气管哮喘受遗传和环境因素双重影响。多认为与多基因遗传有关，研究表明存在有与气道高反应性、IgE调节和特异性反应相关的基因。环境因素包括某些激发因素，如尘螨、花粉、真菌、动物毛屑、二氧化硫、氨气等各种特异和非特异性吸入物；感染，如细菌、病毒、原虫寄生虫等；食物，如鱼、虾、蟹、蛋类、牛乳等；药物，如普萘洛尔、阿司匹林等；气候变化、运动、妊娠、情绪激动、紧张不安等都可能是哮喘的激发因素。

哮喘的发病机制比较复杂，目前尚未完全清楚。环境因素、超敏反应、气道炎症、气道反应性增高、神经因素及其相互作用等被认为与哮喘的发病关系密切，其中气道慢性炎症被认为是哮喘的本质，而气道高反应性是哮喘的重要特征（图 2-3）。

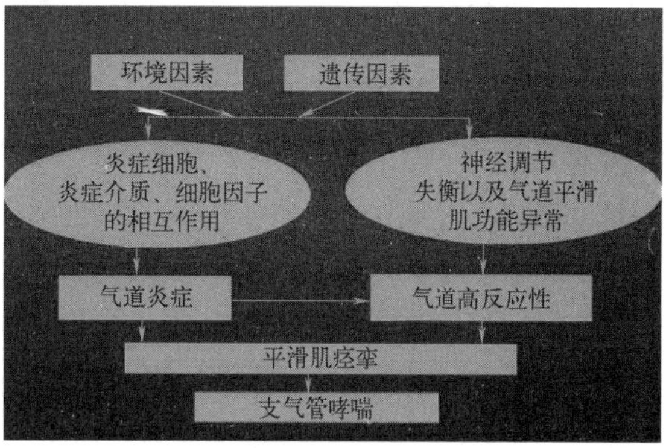

图 2-3 哮喘发病机制示意图

二、临床表现

（一）症状

为发作性伴有哮鸣音的呼气性呼吸困难或发作性胸闷和咳嗽，严重者被迫采取坐位或呈端坐呼吸，干咳或咳大量白色泡沫样痰，甚至出现发绀等。哮喘症状可在数分钟内发作，经数小时至数天，用支气管舒张剂可缓解或自行缓解，某些患者在缓解数小时后可再次发作。以咳嗽为唯一症状的不典型哮喘，称为咳嗽变异型哮喘。以胸闷为唯一症状的不典型哮喘，称为胸闷变异型哮喘。在夜间及凌晨发作和加重常是哮喘的特征之一。

（二）体征

发作时胸部呈过度充气状态，可闻及广泛的哮鸣音，呼气音延长。但在非常严重哮喘发作时哮鸣音反而减弱或消失，称为沉默肺，是病情严重的表现。严重患者还可出现心率增快、奇脉、胸腹反常运动和发绀。非发作期体检可无异常。

（三）并发症

发作时可并发气胸、纵隔气肿、肺不张；长期反复发作和感染可并发慢性支气管炎、肺气肿、支气管扩张、间质性肺炎、肺纤维化和肺源性心脏病等。

三、辅助检查

1. **血液检查** 急性发作时可有嗜酸性粒细胞增高，如并发感染可有白细胞计数增高，中性粒细胞百分比增高。

2. **痰液检查** 痰涂片镜检可见较多嗜酸性粒细胞，也可见尖棱结晶、黏液栓和透明的哮喘珠。

3. **动脉血气分析** 用于判断患者病情的严重程度。轻度哮喘发作，PO_2 和 PCO_2 正常或轻度下降；中度哮喘发作，PO_2 下降而 PCO_2 正常；重度哮喘发作，PO_2 明显下降而 PCO_2 超过正常，出现呼吸性酸中毒和（或）代谢性酸中毒。

4. **呼吸功能检查** 在哮喘发作时呈阻塞性通气功能改变是典型表现，不典型的患者需要进行支气管激发试验、支气管舒张试验、呼气峰流速（PEF）及其变异率测定来判定气道的反应性、可逆性和功能变化。

5. **胸部 X 线检查** 在哮喘发作早期可见两肺透亮度增加，呈过度充气状态；在缓解期多无明显异常。如并发呼吸道感染，可见肺纹理增加及炎性浸润阴影。

6. **变应原检查** 哮喘患者大多数伴有过敏体质。通过变应原检查结合病史有助于对患者的病因进行诊断，了解哮喘发生和加重的危险因素，确定特异性免疫治疗方案。

四、诊断

（一）诊断标准

①反复发作喘息、气急、胸闷或咳嗽，多与接触变应原、冷空气、物理化学性刺激以及病毒性上呼吸道感染、运动等有关；②发作时在双肺可闻及散在或弥漫性、以呼气相为主的哮鸣音，呼气相延长；③上述症状可经治疗缓解或自行缓解；④除外其他疾病所引起的喘息、气急、胸闷和咳嗽。符合以上①～④条者，可诊断为支气管哮喘。

临床表现不典型者（如无明显喘息或体征）应有下列三项中至少一项阳性：支气管激发试验或运动试验阳性；支气管舒张试验阳性；昼夜 PEF 变异率≥20％。

（二）分期

①急性发作期多因接触变应原等刺激物或治疗不当所致，可在数小时或数天内出现，甚至在数分钟内即危及生命，患者气促、咳嗽、胸闷等症状突然发生或症状加重，常有呼吸困难，以呼气流量降低为其特征。②慢性持续期是指每周均不同频度和（或）不同程度地出现症状（喘息、气急、胸闷、咳嗽等）。③临床缓解期是指经过治疗或未经治疗症状、体征消失，肺功能恢复到未发作前水平，并维持 3 个月以上。

（三）分级

按照控制水平分为完全控制、部分控制和未控制三级，该分级方法更容易被临床医师掌握，有助于指导临床治疗，以取得更好的哮喘控制。按照哮喘急性发作时病情严重程度分为轻度、中度、重度和危重四级，该分级方法有助于对病情做出正确评估，以便给予及时有效的紧急治疗。

五、治疗

目前虽无特效的治疗方法，但长期规范化治疗可使哮喘症状得到临床控制。哮喘治疗目标为长期控制症状、预防未来风险发生，即在使用最少量或不用药物能使患者活动不受限制，并能与正常人一样生活、工作和学习。

（一）脱离或减少危险因素接触

部分患者能找到引起哮喘发作的变应原或其他非特异刺激因素，应立即使患者脱离变应原和其他非特异刺激因素。这是针对哮喘最理想的防治措施。

（二）药物治疗

1. 缓解哮喘发作　此类药物主要作用为舒张支气管，故又称支气管舒张药。

（1）β_2 受体激动药　是控制哮喘急性发作的首选药物。常用的短效 β_2 受体激动药有沙丁胺醇和特布他林，作用时间为 4～6 小时。长效 β_2 受体激动药有福莫特罗、沙美特罗及丙卡特罗，作用时间为 10～12 小时。需与吸入激素联合应用，用药方法可采用吸入，也可采用口服或静脉注射。首选吸入法，因药物吸入气道直接作用于呼吸道，局部浓度高且作用迅速，所用剂量较小，全身性不良反应少。干粉吸入方法较易掌握。持续雾化吸入多用于重症和儿童患者，使用方法简单，易于配合。这类药物的主要不良反应为心悸、骨骼肌震颤等。注射用药用于严重哮喘，只在其他疗法无效时使用。

（2）茶碱类　是目前治疗哮喘的有效药物。常用的药物有氨茶碱、茶碱、羟丙茶碱、二羟丙茶碱等。茶碱与糖皮质激素合用具有协同作用。常口服给药用于轻至中度哮喘。静脉注射氨茶碱主要应用于危重症哮喘。茶碱的主要不良反应为胃肠道症状（恶心、呕吐）、心血管症状（心动过速、心律失常、血压下降）及尿多，可兴奋呼吸中枢，严重者可引起抽搐乃至死亡。合用西咪替丁、喹诺酮类、大环内酯类药物等可影响茶碱代谢而使其排泄减慢，导致中毒，有条件时应监测血浆茶碱浓度。

（3）抗胆碱药　抗胆碱药（如异丙托溴铵）与 β_2 受体激动药联合吸入有协同作用，尤其适用于夜间哮喘及多痰的患者。该类药物不良反应少，少数患者有口苦或口干感。

2. 控制或预防哮喘发作　此类药物主要治疗哮喘的气道炎症，又称抗炎药。

（1）糖皮质激素　糖皮质激素吸入治疗是目前推荐长期抗炎治疗哮喘的最常用方法。常用吸入药物有二丙酸倍氯米松、布地奈德、丙酸氟替卡松、莫米松等。吸入治疗药物全身性不良反应少，少数患者可引起口咽假丝酵母菌感染、声音嘶哑或呼吸道不适，吸药后用清水漱口可减轻局部反应和胃肠吸收。长期使用较大剂量者应注意预防全身性不良反应，如肾上腺皮质功能抑制、骨质疏松等。可与长效 β_2 受体激动药、缓（控）释茶碱或白三烯拮抗药联合使用，以减少使用剂量。

（2）白三烯拮抗药　白三烯拮抗药（如孟鲁司特、扎鲁司特）具有抗炎和舒张支气管平滑肌作用。可以作为轻度哮喘的一种控制药物的选择。不良反应较轻微，主要是胃肠道症状，少数有皮疹、血管性水肿、氨基转移酶升高，停药后可恢复正常。

（3）其他药物　酮替酚和新一代组胺 H_1 受体拮抗剂，如阿司咪唑、曲尼斯特、氯雷他定对轻症哮喘和季节性哮喘有一定效果，也可与 β_2 受体激动药联用药。炎症细胞膜稳定药物色甘酸钠的吸入对预防运动性哮喘有效。

（三）急性发作期的治疗

1. 轻度　每天定时吸入糖皮质激素，出现症状时可间断吸入短效 β_2 受体激动药。效果不佳时可加用口服受体激动药控释片或小剂量茶碱控释片，或加用抗胆碱药（如异丙托溴铵）气雾剂吸入。

2. **中度**　增加吸入糖皮质激素剂量，规则吸入 β_2 受体激动药或联合抗胆碱药吸入或口服长效 β_2 受体激动药，也可加用口服白三烯拮抗药，若不能缓解，可持续雾化吸入 β_2 受体激动药（或联合用抗胆碱药吸入），必要时可口服糖皮质激素或静脉注射氨茶碱。

3. **重度至危重度**　持续雾化吸入 β_2 受体激动药，或合并抗胆碱药；或静脉滴注氨茶碱或沙丁胺醇，加用口服白三烯调节剂；静脉滴注糖皮质激素（如氢化可的松、甲泼尼龙、地塞米松），待病情得到控制和缓解后（一般 3～5 天），改为口服给药。注意维持水、电解质平衡，纠正酸碱平衡失调，可给予氧疗。必要时进行无创通气或插管机械通气，注意预防下呼吸道感染等。

（四）非急性发作期的治疗

一般情况下，哮喘经过急性期治疗症状得到控制，但哮喘的慢性炎症病理生理改变仍然存在，必须制订哮喘的长期治疗方案，主要目的是防止哮喘再次急性发作。

六、预防与预后

寻找变应原，避免接触变应原或进行脱敏治疗；戒烟；积极治疗呼吸道感染灶；坚持体育锻炼，增强机体的免疫功能。预后因人而异，与治疗方案有关。儿童哮喘通过积极而规范的治疗，临床控制率可达 95％。轻症容易恢复；病情重者，气道反应性增高明显，或伴有其他过敏性疾病则不易控制。长期发作而并发 COPD、肺源性心脏病者，预后不良。

第四节　肺　炎

肺炎（pneumonia）是指由多种病原引起的肺实质或肺间质的急性渗出性炎症。病原可为病原微生物、理化因素、免疫损伤、过敏及药物等。按解剖学可分为大叶性肺炎、小叶性肺炎和同质性肺炎；按病因可分为细菌性肺炎、病毒性肺炎、真菌性肺炎、非典型病原体（支原体、衣原体、军团菌）肺炎、其他病原体所致肺炎和理化因素所致肺炎；按患病环境可分为社区获得性肺炎和医院获得性肺炎；按病程可分为急性肺炎、迁延性肺炎、慢性肺炎。最常见的是细菌性肺炎，多由肺炎球菌引起。

一、病因和发病机制

肺炎的病因包括：①细菌，如肺炎球菌、甲型溶血性链球菌、金黄色葡萄球菌、肺炎克雷伯菌、流感嗜血杆菌、铜绿假单胞菌、大肠埃希菌等；②病毒，如冠状病毒、腺病毒、流感病毒、巨细胞病毒、单纯疱疹病毒等；③真菌，如白假丝酵母菌、曲霉菌、放射菌等；④非典型病原体，如军团菌、支原体、衣原体、立克次体、弓形虫、原虫等；⑤理化因素，如放射性损伤、吸入性异物、药物等。

病原体通过空气吸入、血行播散、邻近感染部位蔓延、上呼吸道或胃肠道植菌的位移等损害呼吸道局部和全身免疫防御系统。病原体引起肺泡毛细血管充血、水肿，泡内纤维蛋白渗出及细胞浸润。金黄色葡萄球菌、铜绿假单胞菌和肺炎克雷伯菌等还可引起肺组织的坏死性病变，易形成空洞。

二、临床表现

肺炎起病急，常有受凉、淋雨、酗酒、劳累等诱因，1/3 患者有急性上呼吸道感染史。病程为 7～10 天。常见症状为咳嗽、咳痰和发热，或原有呼吸道症状加重，并出现脓性痰或血痰伴胸痛。肺炎病变范围大者可有发绀、呼吸困难、呼吸窘迫，少数有恶心、呕吐、腹胀或腹泻等胃肠道症状，甚至有意识模糊、烦躁、嗜睡、昏迷等。早期肺部体征无明显异常，重症者可有呼吸频率增快、鼻翼扇动、发绀。肺实变时有典型的体征，如叩诊浊音、语颤增强和支气管呼吸音等，也可闻及湿啰音。

1. **血液检查** 细菌感染时患者外周血白细胞计数升高，中性粒细胞计数和比例升高。若是病毒感染，白细胞计数不变或略下降。

2. **胸部 X 线检查** 早期仅见肺纹理增粗，肺实变期可见与肺段、肺叶分布一致的片状均匀致密阴影；消散期阴影密度逐渐减小，3～4 周后可完全消散。右上大叶性肺炎 X 线表现见图 2-4。

3. **病原学检查** 部分患者痰液或血液可培养出致病菌，真菌性肺炎痰涂片时可见真菌菌丝或孢子。

4. **动脉血气分析** 重症肺炎表现为低氧血症，甚至呼吸衰竭。

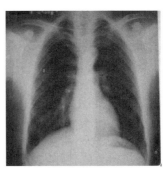

图 2-4 右上大叶性肺炎

三、诊断

根据典型症状与体征（如咳嗽、咳痰、发热、肺部湿啰音、白细胞计数增高），结合胸部影像学结果，易作出初步诊断。年老体弱、继发于其他疾病者，临床表现常不典型，需与肺结核、肺癌、肺脓肿等鉴别。如果确诊肺炎的患者血流动力学不稳定，需要血管活性药物维持，需要呼吸支持，需要加强监护和治疗，应考虑重症肺炎，尽快收入重症监护病房治疗。

四、治疗

（一）社区获得性肺炎

1. **青壮年和无基础疾病者** 常用青霉素类、第一代头孢菌素等，不单独使用大环内酯类抗生素治疗，对耐药肺炎球菌可选用对呼吸系统感染有特效的喹诺酮类（莫西沙星、吉米沙星和左氧氟沙星）。

2. **老年人、有基础疾病者** 常用第二代头孢菌素、β-内酰胺类，可联合大环内酯类或喹诺酮类。

3. **需住院但不必入住重症监护病房者** 静脉注射第二、第三代头孢菌素、β-内酰胺类，可联合大环内酯类；或静脉注射喹诺酮类。

4. **需入住重症监护病房的重症患者** ①若无铜绿假单胞菌感染风险，静脉注射第三代头孢菌素、β-内酰胺类/β-内酰胺酶抑制剂或厄他培南联合大环内酯类；或静脉注射喹诺酮类联合氨基苷类。②若有铜绿假单胞菌感染风险，应静脉注射抗假单胞菌β-内酰胺类联合大环内酯类，必要时还可联合氨基苷类；或静脉注射抗假单胞菌β-内酰胺类联合喹诺酮类；或喹诺酮类联合氨基苷类。

（二）医院获得性肺炎

根据病原菌的不同，常用第二、第三代头孢菌素、β-内酰胺类/β-内酰胺酶抑制剂、喹诺酮类、碳青霉烯类、糖肽类、抗真菌类。重症肺炎的治疗首先应选择广谱的强力抗生素药物，并应足量、联合用药。因为初始经验性治疗不足或不合理，或而后根据病原学结果调整抗生素药物，其病死率均明显高于初始治疗为正确者。当抗炎治疗48～72天后，患者的症状和体征没有明显改善，应考虑药物没有覆盖的病原体，或细菌耐药，或特殊病原体（如真菌、病毒、结核、肺孢子虫等）。注意是否将其他疾病误诊为肺炎以及药物热等。抗生素药物的疗程一般可于体温和症状明显改善后3～5天停药，也应视患者基础情况、不同病原体、病情严重程度而决定。在抗炎治疗的同时，根据患者的不同症状，可给予相应的对症治疗，如祛痰药、镇咳药。一般不主张使用非甾体抗炎药，可以使用物理降温。注意水、电解质平衡，营养支持治疗。

五、预防与预后

避免受凉、淋雨、酗酒、疲劳等诱发因素。加强营养与体育锻炼，提高机体的抵抗力。对易感人群可接种肺炎疫苗。多数预后良好，偶可再发，有时肺部病变和肺功能恢复较慢。偶见并发症，如肺水肿、败血症、感染性休克、支气管扩张、胸腔积液、溶血性贫血、心肌炎、心包积液、脑膜脑炎等。

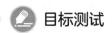

目标测试

一、单项选择题

1. 哪项是支气管肺癌的重要危险因素（　　　）

A. 吸烟　　　　B. 高血压　　　　C. 糖尿病　　　　D. 职业　　　　E. 肥胖

2. 慢性阻塞性肺疾病与下列哪种因素无关（　　　）

A. 吸入有害气体　　　　　　　　B. 吸烟

C. 吸入有害颗粒　　　　　　　　D. 环境污染

E. 性别

3. 肺炎球菌肺炎的好发人群是（　　　）

A. 儿童　　　　B. 老年人　　　　C. 新生儿　　　　D. 青壮年　　　　E. 婴儿

4. 肺炎球菌肺炎典型的痰液为（　　　）

A. 白色黏液样　　B. 鲜血样　　　　C. 脓性　　　　D. 泡沫状　　　　E. 铁锈色

5. 肺炎球菌肺炎的抗感染治疗首选抗生素（　　　）

A. 红霉素　　　　B. 庆大霉素　　　C. 青霉素　　　　D. 磺胺类　　　　E. 异烟肼

6. 支气管哮喘临床表现最突出特点是（　　　）

A. 吸气性呼吸困难　　　　　　　　B. 呼气性呼吸困难

C. 咯血　　　　　　　　　　　　　D. 脓痰

E. 胸痛

7. 急性上呼吸道感染的主要传播途径是（　　　）

A. 消化道　　　B. 血液　　　　C. 医疗器械　　　D. 接触　　　　E. 空气飞沫

8. 支气管肺癌特征性的咳嗽为（　　　）

A. 刺激性干咳　　　　　　　　　　B. 夜间咳嗽加重

C. 阵发性咳嗽　　　　　　　　　　D. 金属音

E. 犬吠样咳嗽

二、多项选择题

1. 慢性阻塞性肺疾病的治疗原则是（　　　）

A. 保证气道通畅　　　　　　　　　B. 维持血氧浓度

C. 控制感染　　　　　　　　　　　D. 祛痰镇咳

E. 解痉平喘

2. 急性呼吸衰竭的典型症状有（　　　）

A. 发绀　　　　　　　　　　　　　B. 精神错乱、狂躁、昏迷、抽搐

C. 心律失常、血压异常上升　　　　D. 智力、定向功能障碍

E. 胃肠道黏膜充血水肿、糜烂渗血

3. 慢性肺源性心脏病的治疗原则是（　　　）

A. 积极控制感染　　　　　　　　　B. 通畅呼吸道

C. 改善呼吸功能　　　　　　　　　D. 纠正缺氧和二氧化碳潴留

E. 控制呼吸和心律，避免心律失常

第三章 循环系统疾病

知识目标 掌握常见循环系统疾病临床表现、诊断和治疗；熟悉其病因；了解其预后。
能力目标 具有对常见循环系统疾病患者的用药能力。
素质目标 培养良好的防治常见循环系统疾病的素养。

案例引入

患者，女性，75岁。已患高血压病13年。昨夜24：00突发阵发性呼吸困难，端坐，面色苍白。口唇发绀，多汗，咳嗽，咳粉红色泡沫样痰。体格检查：体温37℃，脉搏118次/min，呼吸30次/min，血压180/100mmHg。意识清楚，急性病容，端坐呼吸，口唇发绀，鼻翼扇动，两肺满布哮鸣音、湿啰音。

问题：请阐述该患者的诊断及诊断依据，并提出治疗方案。

循环系统由心脏、动脉、微循环和静脉组成。循环系统疾病包括心脏和血管病，合称为心血管病，是对人类健康和生命威胁最大的疾病之一。可分为五大类，即心内膜病、心肌病和（或）心律失常、心包疾病、大血管疾病、各组织结构的先天性畸形。

第一节 高血压病

血管内血液对血管壁的侧压力，称为血压。高血压（hypertension）是以体循环动脉压增高为主要表现的临床综合征，可分为原发性高血压（高血压病，占90%）和继发性高血压（症状性高血压，占10%）。高血压病的发生率在我国成人占20%。

一、病因和发病机制

（一）病因

1. **遗传因素** 高血压具有明显的家族聚集性，父母均有高血压者，其子女的发病概率高达46%，约60%高血压患者可询问到有高血压家族史。高血压的遗传可能存在主要基因显性遗传和多基因关联遗传两种方式。在遗传表型上，不仅血压升高发生率体现遗传性，而且在血压高度、并发症发生以及其他有关因素方面（如肥胖）也有遗传性。

2. **环境因素**

（1）**饮食** 钠盐摄入量与高血压患病率呈显著正相关，摄盐越多，血压水平和高血压患病率越高，但是同一地区人群中个体间血压水平与摄盐量并不相关，摄盐过多导致血压升高主要针对于盐敏感的人群。高蛋白质摄入、饱和脂肪酸或饱和脂肪酸/不饱和脂肪酸比值较高、长期过量饮酒等，都会导致高血压发病率明显增高。钾摄入量与血压呈负相关。新的研究显示，叶酸缺乏会导致血浆同型半胱氨酸水平增高，这与高血压发病正相关，而且增加了高血压脑卒中的风险。

（2）精神应激　城市脑力劳动者高血压患病率超过体力劳动者，从事精神紧张度高的职业者发生高血压的可能性较大，长期生活在噪声环境中听力敏感性减退者患高血压也较多。高血压患者经休息后往往症状和血压可获得一定改善。

（3）吸烟　可使交感神经末梢释放去甲肾上腺素增加，血压升高；同时通过氧化应激损害一氧化氮介导的血管舒张而引起血压升高。

3. **其他**　如超重或肥胖、口服避孕药、睡眠呼吸暂停低通气综合征（SAHS）等。

（二）发病机制

目前高血压的发病机制主要集中在以下五个环节：①交感神经系统活性亢进；②肾性水钠潴留；③肾素-血管紧张素-醛固酮系统（RAAS）激活作用；④细胞膜离子转运异常致血管阻力增加；⑤胰岛素抵抗。

二、临床表现

（一）症状

大多数起病缓慢、渐进，一般缺乏特殊的临床表现。约1/5的患者无症状，仅在测量血压时或发生心、脑、肾等并发症时才被发现。常见症状可有头晕、头痛、眼花、颈项板紧、疲劳、心悸等，呈轻度持续性，多数症状可自行缓解，在紧张或劳累后加重。症状与血压水平有一定的关联，因高血压性血管痉挛或扩张所致。

（二）体征

血压随昼夜、季节以及患者睡眠情况、身体状态、情绪波动等因素有较大波动。高血压时体征一般较少。周围血管搏动、血管杂音、心脏杂音等是重点检查的项目。常见的并应重视的部位是颈部、背部两侧肋脊角、上腹部脐两侧、腰部肋脊处的血管杂音。心脏听诊可有主动脉瓣区第二心音亢进、收缩期杂音或收缩早期喀喇音。

（三）特殊类型高血压

1. **恶性高血压**　少数患者病情急骤发展，舒张压持续≥130mmHg，并有头痛，视力模糊，眼底出血、渗出和视盘水肿，肾脏损害突出，持续蛋白尿、血尿与管型尿。病情进展迅速，预后差，常死于肾衰竭、心力衰竭或脑卒中。病理以肾小动脉纤维样坏死为特征。

2. **高血压危象**　因各种应激情况、突然停服降压药等诱因，造成血压急剧上升，进而影响到重要脏器血供而产生危急症状。危象发生时，出现头痛、眩晕、烦躁、恶心、呕吐、心悸、气急及视力模糊等严重症状，以及伴有痉挛动脉（椎基底动脉、视网膜动脉、颈内动脉、冠状动脉等）累及的靶器官缺血症状。

3. **高血压脑病**　发生在重症高血压患者，由于过高的血压突破了脑血流自动的调节范围，脑组织血流灌注过多引起脑水肿。临床以脑病的症状与体征为特点，表现为弥漫性严重头痛，呕吐，意识障碍、精神错乱，甚至昏迷，局灶性或全身性抽搐。

（四）并发症

有高血压危象、脑血管病、心力衰竭、慢性肾衰竭、主动脉夹层等。主动脉夹层血管造影表现见图 3-1。

三、辅助检查

（一）一般检查

检查的项目有血糖、血脂、肾功能、血尿酸和心电图等。这些检查有助于发现相关的危险因素和靶器官损害。部分患者根据需要和条件可以进一步检查眼底、超声心动图、血电解质等。眼底检查可见视网膜小动脉痉挛、硬化、视网膜渗出、出血，视盘水肿。

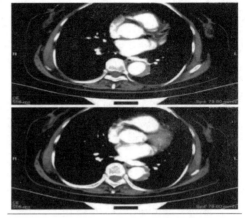

图 3-1　CTA 显示降主动脉夹层水肿

（二）特殊检查

为更进一步了解高血压患者病理生理状况和靶器官情况，可选择一些特殊检查。如 24h 动态血压监测（ABPM）、踝臂血压比值、动脉弹性功能测定等。ABPM 有助于判断血压升高的严重程度，了解血压昼夜节律，指导降压治疗以及评价降压药物的疗效。

四、诊断

高血压诊断主要根据诊室测量的血压值。采用经核准的汞柱（水银柱）或电子血压计，测量安静休息坐位时上臂肱动脉部位血压，需非同日测量三次血压值，收缩压均不低于 140mmHg 和（或）舒张压均不低于 90mmHg 可诊断为高血压。一般来说左右上臂的血压相差不大，右侧稍大于左侧。如果左右上臂血压相差较大，要考虑一侧锁骨下动脉及远端有阻塞性病变。必要时，如疑似直立性低血压的患者还应测量平卧位血压和站立位血压。血压是否升高，不能仅凭一次或两次诊室血压测量值来确定，需要一段时间的随访，观察血压变化和总体水平。血压水平的定义与分类如表 3-1 所示。

表 3-1　血压水平的定义与分类

类别	收缩压/mmHg	舒张压/mmHg
正常血压	<120	<80
正常高值	120～139	80～89
高血压	≥140	≥90
1 级高血压(轻度)	140～159	90～99
2 级高血压(中度)	160～179	100～109
3 级高血压(重度)	≥180	≥110
单纯收缩期高血压	≥140	<90

一旦诊断为高血压，必须鉴别是原发性高血压还是继发性高血压。原发性高血压患者需要做有关实验室检查，评估靶器官损害和相关危险因素。

五、治疗

（一）原则与目的

1. **治疗性生活方式改变**　适用于所有高血压患者。包括减轻体重，减少钠盐摄入，补充钾盐和钙，减少脂肪摄入，戒烟限酒，增加运动，保持心态平衡，减轻精神压力等。

2. **降压药治疗对象**　①高血压2级及以上患者；②高血压合并糖尿病，或者已经有心、脑、肾靶器官损害和并发症患者；③血压持续升高，改善生活方式后血压仍未获得有效控制的患者。从心血管危险分层的角度，高危和极高危患者必须使用降压药物强化治疗。

3. **血压控制目标值**　一般主张血压控制目标值<140/90mmHg。糖尿病或慢性肾病合并高血压患者，血压控制目标值<130/80mmHg。根据临床试验已获得的证据，老年收缩期性高血压的降压目标水平，收缩压<150mmHg，舒张压<90mmHg但不低于65mmHg，舒张压降得过低可能抵消收缩压下降得到的益处。

4. **多重心血管危险因素协同控制**　在血压升高以外的诸多因素中，性别、年龄、吸烟、血胆固醇水平、血肌酐水平、糖尿病和冠心病对心血管危险的影响最明显。因此，必须在心血管危险控制指导下实施降压治疗，控制某一种危险因素时应注意尽可能改善或至少不加重其他心血管危险因素。降压治疗方案除了必须有效控制血压和依从治疗外，还应顾及可能对糖代谢、脂代谢、尿酸代谢等多重危险因素的控制。

（二）降压药物治疗

1. **降压药物种类**　目前常用降压药物可归纳为五大类，即利尿剂、β受体拮抗药、钙通道阻滞剂（CCB）、血管紧张素转换酶抑制剂（ACEI）和血管紧张素Ⅱ受体拮抗药（ARB）。

2. **降压药物作用特点**

（1）利尿剂　有噻嗪类、袢利尿剂和保钾利尿剂三类。各种利尿剂的降压疗效相仿，噻嗪类使用最多，常用的有氢氯噻嗪。降压起效较平稳、缓慢，持续时间相对较长，作用持久，服药2~3周后作用达高峰，适用于轻中度高血压。对盐敏感性高血压、合并肥胖或糖尿病高血压、绝经期女性和老年人高血压有较强降压效应。利尿剂能增强其他降压药的疗效。利尿剂的主要不利作用是低血钾症，像血脂、血糖、血尿酸代谢，往往发生在大剂量时，因此现在推荐使用小剂量。不良反应主要有乏力、尿量增多。痛风患者禁用。保钾利尿剂可引起高血钾，不宜与血管紧张素转换酶抑制剂、血管紧张素Ⅱ受体拮抗药合用。肾功能不全者禁用。袢利尿剂主要用于肾功能不全时。

（2）β受体拮抗药　有选择性（β₁）、非选择性（β₁与β₂）和兼有α受体拮抗三类。常用的有美托洛尔、阿替洛尔、比索洛尔、卡维洛尔、拉贝洛尔。降压起效较迅速、强力，各种β受体拮抗药的持续时间各有差异。适用于各种不同严重程度高血压，尤其是心率较快的中青年患者或合并心绞痛患者，对老年人高血压疗效相对较差。不良反应主要有心动过缓、乏力、四肢发冷。急性心力衰竭、支气管哮喘、病态窦房结综合征、房室传导阻滞和外周血管病患者禁用。

（3）钙通道阻滞剂（CCB）　如硝苯地平、维拉帕米和地尔硫草。根据药物作用持续时间，又可分为短效钙通道阻滞剂和长效钙通道阻滞剂。长效钙通道阻滞剂包括长半衰期药物、脂溶性膜控型药物、缓释或控释制剂。钙通道阻滞剂降压起效迅速，疗效和降压幅度相对较强，短期治疗一般能降低血压 10%～15%，剂量与疗效呈正相关；疗效的个体差异较小，与其他降压药物联合使用能明显增强降压作用。除心力衰竭外较少有治疗禁忌证，对血脂、血糖等代谢无明显影响，长期控制血压的能力和服药依从性较好。相对于其他降压药，钙通道阻滞剂还具有以下优势：对老年患者有较好的降压疗效；高钠摄入不影响降压疗效；非甾体消炎药不干扰降压作用；对酗酒患者也有显著降压作用；可用于合并糖尿病、冠心病或外周血管病患者；长期治疗时还具有抗动脉粥样硬化作用。不良反应主要是开始治疗阶段有反射性交感活性增强，引起心率增快、面部潮红、头痛、下肢水肿等，尤其使用短效制剂时更为明显。

（4）血管紧张素转换酶抑制剂（ACEI） 常用的有卡托普利、依那普利、贝那普利、西拉普利、雷米普利等。降压起效缓慢，逐渐增强，在 3～4 周时达最大作用，限制钠盐摄入或联合使用利尿剂可使起效迅速和作用增强。血管紧张素转换酶抑制剂具有改善胰岛素抵抗和减少尿蛋白作用。对肥胖、糖尿病及心脏、肾靶器官受损的高血压患者具有相对较好的疗效，特别适用于伴有心力衰竭、心肌梗死后、糖耐量减低或糖尿病肾病的高血压患者。不良反应主要有刺激性干咳和血管性水肿。

（5）血管紧张素Ⅱ受体拮抗药（ARB） 常用的有氯沙坦、缬沙坦、奥美沙坦等。降压作用起效缓慢，持久而平稳，一般在 6～8 周时才达最大作用，作用持续时间能达到 24 小时以上。各种不同的血管紧张素Ⅱ受体拮抗药之间在降压强度上存在差异。低盐饮食或与利尿剂联合使用能显著增强疗效。随剂量增大降压作用增强，治疗剂量窗较宽。最大的特点是直接与药物有关不良反应很少，持续治疗的依从性高。

3. **降压治疗方案** 大多数无并发症的患者可以单独或者联合使用噻嗪类利尿剂、β 受体拮抗药、钙通道阻滞剂、血管紧张素转换酶抑制剂和血管紧张素Ⅱ受体拮抗药，治疗应从小剂量开始，逐步递增剂量。临床实际使用时，患者心血管危险因素状况、靶器官损害、并发症、合并症、降压疗效、不良反应以及药物费用等，都可能影响降压药的具体选择。现在认为，2 级高血压患者在开始时就可以采用两种降压药物联合治疗，联合治疗有利于血压在相对较短的时间内达到目标值，也有利于减少不良反应。联合治疗应采用不同降压机制的药物。我国临床主要推荐应用的优化联合治疗方案是血管紧张素转换酶抑制剂/血管紧张素Ⅱ受体拮抗药＋钙通道阻滞剂；血管紧张素Ⅱ受体拮抗药/血管紧张素转换酶抑制剂＋噻嗪类利尿剂；钙通道阻滞剂＋噻嗪类利尿剂；钙通道阻滞剂＋β 受体拮抗药。三种降压药合理的联合治疗方案除有禁忌证外，必须包含利尿剂。采用合理的治疗方案和良好的治疗依从性，一般可使患者在治疗后 3～6 个月内达到血压控制目标值。对于有并发症或合并症的患者，降压药和治疗方案选择应该个体化。因为降压治疗的益处是通过长期控制血压达到的，所以高血压患者需要长期降压治疗。在每个患者确立有效治疗方案并获得血压控制后，仍应继续治疗，不要随意停止治疗或频繁改变治疗方案。

（三）并发症的治疗

1. **脑血管病** 已发生脑卒中患者降压的目的是防止再次发生脑卒中。高血压合并脑血管病患者不能耐受血压下降过快或过大，压力感受器敏感性减退，容易发生直立性低血压，因此降压过程应缓慢、平稳，最好不减少脑血流量。可选择血管紧张素Ⅱ受体拮抗药、长效钙通道阻滞剂、血管紧张素转换酶抑制剂或利尿剂。注意从单种药物小剂量开始，再缓慢递增剂量变联合治疗。

2. **冠心病** 高血压合并稳定型心绞痛的降压治疗应选择 β 受体拮抗药、血管紧张素转换酶抑制剂和长效钙通道阻滞剂；发生心肌梗死的患者应选择血管紧张素转换酶抑制剂和 β 受体拮抗药，预防心室重构。尽可能选用长效制剂，减少血压波动，尤其清晨血压高峰。

3. **心力衰竭** 高血压合并无症状左心室功能不全应选择血管紧张素转换酶抑制剂和 β 受体拮抗药，注意从小剂量开始；有心力衰竭症状的患者应采用利尿剂、血管紧张素转换酶抑制剂或血管紧张素Ⅱ受体拮抗药和 β 受体拮抗药联合治疗。

4. **慢性肾衰竭** 终末期肾病时常有高血压，两者病情呈恶性循环，通常需要三种及以上降压药才能达到目标水平。血管紧张素转换酶抑制剂或血管紧张素Ⅱ受体拮抗药在早中期能延缓肾功能恶化，但要注意在低血容量或病情晚期有可能反而使肾功能恶化。血液透析患者仍需降压治疗。

5. **糖尿病** 与高血压常合并存在，为了达到目标水平，通常在改善生活方式基础上需要两种以上降压药物联合治疗。血管紧张素Ⅱ受体拮抗药或血管紧张素转换酶抑制剂、长效钙通道阻滞剂和小剂量利尿剂是较合理的选择。

六、预防与预后

高血压的预后不仅与血压升高水平有关，而且与其他心血管危险因素存在以及靶器官损害程度有关。因此，从指导治疗和判断预后的角度应对高血压患者做心血管危险度分层，将高血压患者分为低危、中危、高危和极高危。

第二节　冠状动脉粥样硬化性心脏病

冠状动脉粥样硬化性心脏病指冠状动脉粥样硬化使血管腔狭窄或闭塞，导致心肌缺血缺氧或坏死而引起的心脏病，简称冠心病（CHD），亦称缺血性心脏病。冠心病是动脉粥样硬化导致器官病变的最常见类型，也是严重危害人类健康的常见病。本病多发生在 40 岁以上成年人，男性发病早于女性。在欧美发达国家本病常见。我国近年来发病者呈年轻化趋势，已经成为威胁我国人民生命健康的主要疾病之一。1979 年 WHO 根据病理解剖和病理生理变化的不同，将冠心病分为以下五型：①隐匿型或无症状型冠心病；②心绞痛型冠心病；③心肌梗死型冠心病；④缺血性心肌病型冠心病；⑤猝死型冠心病。近年趋向于根据发病特点和治疗原则将本病分为两大类：①急性冠脉综合征（ACS）；②慢性冠脉病（CAD），或称慢性心肌缺血综合征（CIS）。前者包括不稳定型心绞痛（UA）、非 ST 段抬高型心肌梗死（NSTEMI）和 ST 段抬高型心肌梗死（STEMI），也有将冠心病猝死包括在内的。后者包括稳定型心绞痛、缺血性心肌病、隐匿型或无症状型冠心病等。

本节将讨论稳定型心绞痛、不稳定型心绞痛和心肌梗死。

一、稳定型心绞痛

稳定型心绞痛又称稳定型劳力性心绞痛，是在冠状动脉固定性严重狭窄的基础上，由于心肌负荷的增加引起心肌急剧、暂时的缺血与缺氧的临床综合征。其特点为阵发性的前胸压榨性疼痛或憋闷感觉，主要位于胸骨后，可放射至心前区和左上肢尺侧，常发生于劳力负荷增加时，持续数分钟，休息或用硝酸酯制剂后消失。患者男性多于女性，好发在 40 岁以上。

（一）病因和发病机制

冠状动脉病变（如冠状动脉粥样硬化）导致管腔固定性狭窄（75％以上）和（或）冠状动脉痉挛是本病最重要的病因；其他如先天畸形或炎症栓塞。非冠状动脉病变如主动脉瓣狭窄、主动脉瓣关闭不全、严重贫血、甲状腺功能亢进症等；低血压、血液黏滞度增高，或血流缓慢亦可导致心绞痛。当冠状动脉的供血与心肌的需血之间发生矛盾，冠脉血流量不能满足心肌代谢的需要，引起心肌急剧、暂时的缺血缺氧时，即可发生心绞痛。痛感可能是由乳酸等酸性物质或类似激肽的多肽类物质，刺激心脏内自主神经的传入纤维末梢，传至大脑产生。这种痛觉反映在与自主神经进入水平相同脊髓段的脊神经所分布的区域，即胸骨后及两臂的前内侧与小指，尤其是在左侧，而多不在心脏部位。

（二）临床表现

1. **症状** 心绞痛以发作性胸痛为主要临床表现，疼痛特点如下。

（1）部位 主要在胸骨体之后，可波及心前区，范围如手掌大小，甚至横贯前胸。常放射至左臂、左臂内侧达无名指和小指，或至颈、咽或下颌部。

（2）性质 胸痛常为压迫、憋闷或紧缩性，也可有烧灼感，不像针刺或刀扎样锐痛，偶伴濒死的恐惧感觉。发作时，患者往往被迫停止原来的活动，直至症状缓解。

（3）诱因 发作常由体力劳动或情绪激动（如愤怒、焦急、过度兴奋等）所诱发，饱食、寒冷、吸烟、心动过速、休克等亦可诱发。疼痛多发生于劳力或激动的当时，而不是在一天劳累之后。典型的心绞痛常在相似的诱因条件下重复发生。

（4）持续时间 疼痛出现后常逐步加重，达到一定程度后持续一段时间，然后逐渐消失。一般持续数分钟至 10 余分钟，多在 3～5 分钟内逐渐消失，很少超过 30 分钟。

（5）缓解方式 一般在停止原来诱发症状的活动后即可缓解；舌下含用硝酸甘油也能在几分钟内使之缓解。

2. **体征** 平时一般无异常体征。心绞痛发作时常见心率增快、血压升高、焦虑不安、皮肤冷或出汗。可有暂时性心尖部收缩期杂音，是乳头肌缺血以致功能失调引起二尖瓣关闭不全所致。

（三）辅助检查

1. **心脏 X 线检查** 可无异常发现，如已伴发缺血性心肌病可见心影增大、肺充血等。
2. **心电图检查** 是发现心肌缺血、诊断心绞痛最常用的检查方法。

（1）静息心电图 静息时约 50％患者心电图在正常范围，也可能有陈旧性心肌梗死的改变或非特异性 ST 段和 T 波异常，有时出现房室传导阻滞或束支传导阻滞或室性、房性期前收缩等心律失常。

（2）发作心电图 发作时绝大多数患者心电图可出现 ST 段移位，常见的反映心内膜下心肌缺血的 ST 段压低，发作缓解后可恢复。有时出现 T 波倒置。在平时有 T 波持续倒置的患者，发作时可变为直立。T 波改变虽对反映心肌缺血的特异性不如 ST 段，但如与平时心电图比较有明显差别，也有助于诊断。

（3）心电图负荷试验 最常用的是运动负荷试验，增加心脏负荷，以激发心肌缺血。严重心律失常或急性疾病者禁做运动试验。本试验有一定比例的假阳性和假阴性，单纯运动心电图阳性或阴性结果不能作为诊断或排除冠心病的依据。

（4）24h动态心电图监测　常用方法是让患者在正常活动状态下，携带记录装置，连续记录并自动分析24h心电图，胸痛发作时相应时间的缺血性ST-T改变有助于确定心绞痛的诊断。

3. **放射性核素检查**　主要有^{201}Tl（铊）-心肌显像或兼做负荷试验（不能运动的患者可做药物负荷试验）、放射性核素心腔造影和正电子发射断层心肌显像（PET）。

4. **冠状动脉造影**　为诊断稳定型心绞痛的金标准。一般认为，管腔直径减少70%以上会严重影响血供，血管直径减少50%～70%也有一定意义。

5. **其他检查**　二维超声心动图、X线计算机断层显像、冠状动脉造影二维重建或三维重建、磁共振冠状动脉造影等已用于冠状动脉的显像。血管镜检查、冠状动脉内超声显像及多普勒检查有助于指导冠心病介入治疗时采取更恰当治疗措施。

（四）诊断

根据典型发作特点和体征，含服硝酸甘油后缓解，结合年龄和存在冠心病危险因素，除外其他原因所致的心绞痛，一般即可建立诊断。发作时心电图ST-T改变可支持诊断，心电图无改变的患者可考虑做心电图负荷试验。发作不典型者的诊断依靠观察硝酸甘油的疗效和发作时心电图的改变，或做24h的动态心电图连续监测。诊断有困难者如确实有必要，可考虑行选择性冠状动脉造影。

（五）治疗

1. **发作时的治疗**　发作时立刻休息，一般患者在停止活动后症状即可消除。常用硝酸甘油0.3～0.6mg，置于舌下含服，迅速为唾液所溶解而吸收，1～2分钟即开始起作用，约30分钟后作用消失；也可用硝酸异山梨酯5～10mg，舌下含服，2～5分钟见效，作用维持2～3小时。还有供喷雾吸入的制剂；也可用镇静药。

2. **缓解期的治疗**　尽量避免各种诱因。调节饮食，特别是进食不应过饱；禁绝烟酒。日常生活与工作量；减轻精神负担；保持适当的体力活动，但以不致发生疼痛症状为度；一般不需卧床休息。药物治疗主要包括以下五种。①β受体阻滞剂：常用美托洛尔、阿替洛尔、比索洛尔，也可用卡维地洛、阿罗洛尔等。②硝酸酯类药：常用硝酸异山梨酯、单硝酸异山梨酯、长效硝酸甘油。③钙通道阻滞剂：更适用于同时有高血压的患者，常用维拉帕米、硝苯地平、地尔硫䓬等。④中医中药治疗：目前以活血化瘀、芳香温通和祛痰通络法最为常用。此外，针刺或穴位按摩也可能有一定疗效。⑤其他：兼有早期心力衰竭或因心力衰竭而诱发心绞痛者，宜用快速作用的洋地黄类制剂。

3. **介入治疗**　行冠状动脉内支架植入术。

4. **手术治疗**　主要在体外循环下行主动脉-冠状动脉旁路移植手术。

5. **运动疗法**　谨慎安排进度适宜的运动锻炼有助于促进侧支循环的形成，提高体力活动的耐受量从而改善症状。

（六）预防与预后

稳定型心绞痛除用药物防止心绞痛再次发作外，应从阻止或逆转粥样硬化病情进展，预防心肌梗死等综合考虑，以改善预后。稳定型心绞痛患者大多数能生存很多年，但有发生急性心肌梗死或猝死的危险。有室性心律失常或传导阻滞者预后较差，合并糖尿病者预后明显差于无糖尿病者，但决定预后的主要因素为冠状动脉病变范围和心功能。

二、不稳定型心绞痛

目前将劳力性心绞痛以外的所有心绞痛统称为不稳定型心绞痛（UA）。这不仅是基于对不稳定的粥样斑块的深入认识，也表明了这类心绞痛患者临床上的不稳定性，有进展至心肌梗死的高度危险性，必须予以足够的重视。

（一）病因和发病机制

与稳定型劳力性心绞痛的差别主要在于冠脉内不稳定的粥样斑块继发病理改变，使局部心肌血流量明显下降，如斑块内出血、斑块纤维帽出现裂隙、表面上有血小板聚集和（或）冠状动脉痉挛，导致缺血加重。虽然也可因劳力负荷诱发，但劳力负荷中止后胸痛不能缓解。

（二）临床表现

胸痛的性质、部位与稳定型心绞痛相似，但具有以下特点之一。

（1）原为稳定型心绞痛，在 1 个月内疼痛发作的频率增加、时限延长、程度加重、诱因程度降低，服用硝酸酯类药物缓解不明显。

（2）1 个月之内新发生的心绞痛，并因较轻的负荷所诱发。

（3）夜间、休息状态下发作心绞痛或较轻微活动即可诱发，发作时有 ST 段抬高的变异型心绞痛也属此列。此外，由于贫血、感染、甲亢、心律失常等原因诱发的心绞痛称之为继发性不稳定型心绞痛。

由于 UA 患者的严重程度不同，其处理和预后也有很大的差别，在临床上分为低危组、中危组和高危组。低危组指过去 2 周内新发的或是原有劳力性心绞痛加重达 CCSⅢ级或Ⅳ级，持续时间<20min，胸痛期间心电图正常或无变化，肌钙蛋白 T（cTnT）正常；中危组既往心肌梗死或脑血管疾病史，年龄>70 岁，静息心绞痛及梗死后心绞痛持续时间<20min，心电图可见 T 波倒置（>0.2mV），或有病理性 Q 波，cTnT 轻度增高；高危组就诊前 48 小时内恶化，反复发作，年龄>75 岁，静息心绞痛伴一过性 ST 段改变（>0.05mV），新出现束支传导阻滞或持续性室速，持续时间>20min，cTnT（>0.1pg/L）明显增高。

（三）辅助检查

1. **心电图检查**　发作时相应导联 ST 段压低，静息时心电图正常不能除外心肌缺血。

2. **心肌坏死标志物检查**　一般正常，如有升高提示为高危患者。有不稳定型心绞痛患者的肌酸激酶和肌钙蛋白 T 浓度正常时，血清 C 反应蛋白和淀粉样 A 蛋白浓度已升高，是预后较差的标志。

（四）诊断

根据患者典型表现，特别是原有稳定型心绞痛患者近期症状加重、性质恶化、发作频繁、原有缓解方式难以奏效等特点，不稳定型心绞痛的诊断多能成立。

（五）治疗

不稳定型心绞痛病情发展常难以预料，应使患者处于医师的监控之下，疼痛发作频繁或持续不缓解及高危组的患者应立即住院。

1. **一般处理**　卧床休息 1～3 天，床边 24h 心电监测。有呼吸困难、发绀者应给氧吸入，维持血氧饱和度达到 90％以上，烦躁不安、剧烈疼痛者可给以吗啡 5～10mg，皮下注射。如有必要应重复检测心肌坏死标记物。同时积极消除引起心肌耗氧量增加的因素。

2. **缓解疼痛**　本型心绞痛单次含化或喷雾吸入硝酸酯类制剂往往不能缓解症状，一般建议每隔 5 分钟一次，共用 3 次后再用硝酸甘油或硝酸异山梨酯持续静脉滴注或微泵输注，直至症状缓解或出现血压下降。硝酸酯类制剂静脉滴注疗效不佳，而无低血压等禁忌证者，应及早开始用 β 受体拮抗药，剂量应个体化；也可用非二氢吡啶类钙通道阻滞剂拮抗持续静脉滴注，常可控制发作。治疗变异型心绞痛以钙通道阻滞剂的疗效最好，本类药也可与硝酸酯类同服，其中硝苯地平还可与 β 受体拮抗药同服。停用这些药时宜逐渐减量然后停服，以免诱发冠状动脉痉挛。

3. **抗凝（栓）治疗**　阿司匹林和肝素（包括低分子肝素）是不稳定型心绞痛的重要治疗措施，其目的在于防止血栓形成，阻止病情向心肌梗死方向发展。

4. **其他**　对于个别病情极严重者，保守治疗效果不佳，在有条件的医院可行急诊冠脉造影，考虑介入治疗。

（六）预防与预后

预防主要在于防止动脉粥样硬化的发生，治疗已存在的动脉粥样硬化。长期服用阿司匹林和给予有效的降血脂治疗（特别是他汀类药物的应用）可促使粥样斑块稳定，减少血栓形成，降低不稳定型心绞痛和心肌梗死的发生率。不稳定型心绞痛经治疗病情稳定，出院后应继续强调抗凝和调脂治疗。缓解期的进一步检查及长期治疗方案与稳定型劳力性心绞痛相同。

三、心肌梗死

心肌梗死（MI）是心肌缺血性坏死。在冠状动脉病变的基础上，发生冠状动脉血供急剧减少或中断，使相应的心肌严重而持久的急性缺血导致心肌坏死。急性心肌梗死（AMI）临床表现有持久的胸骨后剧烈疼痛、发热、白细胞计数和血清心肌坏死标志物增高、心电图进行性改变；可发生心律失常、休克或心力衰竭，属于急性冠脉综合征的严重类型。

（一）病因和发病机制

基本病因是冠状动脉粥样硬化（偶为冠状动脉炎症、栓塞、先天性畸形、痉挛和冠状动脉口阻塞所致），造成一支或多支血管管腔狭窄和心肌血供不足，而侧支循环未充分建立。在此基础上一旦血供急剧减少或中断，使心肌严重而持久的急性缺血达 20～30 分钟以上，则可发生心肌梗死。大量的研究已证明，绝大多数的心肌梗死是由于不稳定的粥样斑块破溃，继而出血和管腔内血栓形成，而使管腔闭塞。少数情况下粥样斑块内或其下发生出血或血管持续痉挛，也可使冠状动脉完全闭塞。促使斑块破裂出血及血栓形成的诱因有以下几方面。①晨起 6 时至 12 时交感神经活动增加，机体应激反应性增强，心肌收缩力、心率、血压增高，冠状动脉张力增高。②在饱餐特别是进食多量脂肪后，血脂增高，血液黏度增高。③重体力活动、情绪过分激动、血压剧升或用力大便时，致左心室负荷明显加重。④休克、脱水、出血、外科手术或严重心律失常，致心排血量骤降，冠状动脉灌流量锐减。

心肌梗死可发生在不稳定型心绞痛的患者，也可发生在原来从无症状的患者中。心肌梗死后发生的严重心律失常、休克或心力衰竭，均可使冠状动脉灌流量进一步降低，心肌坏死范围扩大。

（二）临床表现

心肌梗死的临床表现与梗死的大小、部位、侧支循环情况密切相关。

1. 先兆 50%～81%患者在发病前数天有乏力、胸部不适、活动时心悸、气急、烦躁、心绞痛等前驱症状，其中以新发生心绞痛或原有心绞痛加重最突出。心绞痛发作较以往频繁，程度较剧，持续较久，硝酸甘油疗效差，诱发因素不明显；同时心电图示 ST 段一时性明显抬高或压低，T 波倒置或增高，即前述不稳定型心绞痛情况。如及时住院处理，可使部分患者避免发生心肌梗死。

2. 症状

（1）疼痛 是最先出现的症状，多发生于清晨，疼痛部位和性质与心绞痛相同，但诱因多不明显，且常发生于安静时，程度较重，持续时间较长，可达数小时或更长，休息和含用硝酸甘油多不能缓解。患者常有烦躁不安、出汗、恐惧、胸闷或有濒死感。少数患者无疼痛，一开始即表现为休克或急性心力衰竭。部分患者疼痛位于上腹部，被误认为胃穿孔、急性胰腺炎等急腹症；部分患者疼痛放射至下颌、颈部、背部上方，被误认为骨关节痛。

（2）全身症状 有发热、心动过速、白细胞计数增高和红细胞沉降率增快等，由坏死物质被吸收所引起。一般在疼痛发生后24～48小时出现，程度与梗死范围常呈正相关。体温一般38℃左右，很少达到39℃，持续约1周。

（3）胃肠道症状 疼痛剧烈时常伴有频繁的恶心、呕吐和上腹胀痛，与迷走神经受坏死心肌刺激和心排血量降低、组织灌注不足等有关。肠胀气也不少见。重症者可发生呃逆。

（4）心律失常 多发生在起病1～2天，而以24小时内最多见，可伴乏力、头晕、晕厥等症状。以室性心律失常最多，尤其是室性期前收缩，如室性期前收缩频发、成对出现或呈短暂性阵发性室性心动过速、多源性或落在前一心搏的易损期时（R 波在 T 波上），常为心室颤动的先兆。心室颤动是急性心肌梗死早期，特别是入院前主要的死因。房室传导阻滞和束支传导阻滞也较多见。

（5）低血压和休克 疼痛时血压下降常见，未必是休克。如疼痛缓解而收缩压仍低于80mmHg，有烦躁不安、面色苍白、皮肤湿冷、脉细而快、大汗淋漓、尿量减少（<20mL/h）、意识迟钝甚至晕厥者，则为休克表现。

（6）心力衰竭 主要是急性左侧心力衰竭，有呼吸困难、咳嗽、发绀、烦躁等症状，严重者可发生肺水肿，随后有颈静脉怒张、肝大、水肿等右侧心力衰竭表现。右心室心肌梗死者可一开始即出现右侧心力衰竭，伴血压下降。

3. 体征

（1）心脏体征 心率可增快或减慢；心尖区第一心音减弱；可出现第四心音（心房性）奔马律或第三心音（心室性）奔马律；心尖区可出现粗糙的收缩期杂音或伴收缩中晚期喀喇音，为二尖瓣乳头肌功能失调或断裂所致。10%～20%患者在起病第2～3天出现心包摩擦音，为反应性纤维性心包炎所致，可有各种心律失常。

（2）血压 除极早期血压可增高外，几乎所有患者都有血压降低。起病前有高血压者，血压可降至正常；起病前无高血压者，血压可降至正常以下，且可能不再恢复到起病前水平。

（3）其他　可有与心律失常、休克或心力衰竭有关的其他体征。

4. **并发症**

主要有乳头肌功能失调或断裂、心脏破裂、栓塞、心室壁瘤、心肌梗死后综合征等。

（三）辅助检查

1. **心电图检查**　心肌梗死的心电图常有进行性的改变。对心肌梗死的诊断、定位、定范围、估计病情演变和预后都有帮助。

（1）特征性改变　ST段抬高型心肌梗死者其心电图表现特点：①ST段抬高，呈弓背向上型，在面向坏死区周围心肌损伤区的导联上出现；②宽而深的Q波（病理性Q波），在面向透壁心肌坏死区的导联上出现；③T波倒置，在面向损伤区周围心肌缺血区导联上出现。在背向心肌梗死区的导联则出现相反的改变，即R波增高、ST段压低和T波直立并增高。

（2）动态性改变　ST段抬高型心肌梗死：①起病数小时内，可尚无异常，或出现异常高大两肢不对称的T波，为超急性期改变。②数小时后，ST段明显抬高，弓背向上，与直立的T波连接，形成单相曲线；数小时至2天内出现病理性Q波，同时R波减低，是为急性期改变。Q波在3～4天内稳定不变，以后70%～80%永久存在。③在早期如不进行治疗干预，ST段持续数天至两周，逐渐回到基线水平，T波则变为平坦或倒置，为亚急性期改变。④数周至数月后，T波呈V形倒置、两肢对称、波谷尖锐，为慢性期改变。T波倒置可永久存在，也可在数月至数年内逐渐恢复。

2. **放射性核素检查**　可观察心室壁的运动和左心室的射血分数，有助于判断心室功能、诊断梗死后造成的室壁运动失调和心室壁瘤。多用单光子发射计算机化体层显像（SPECT）、正电子发射体层显像（PET），可观察心肌的代谢变化，判断心肌损伤程度可能效果更好。

3. **超声心动图检查**　二维和M型超声心动图也有助于了解心室壁的运动和左心室功能，诊断室壁瘤和乳头肌功能失调等。

4. **实验室检查**

（1）起病24～48小时后白细胞计数可增至（10～20）$\times 10^9$/L，中性粒细胞增多，嗜酸性粒细减少或消失；红细胞沉降率增快；C反应蛋白（CRP）增高可持续1～3周。起病数小时至2天内血中非酯化脂肪酸增高。

（2）血心肌坏死标志物增高，心肌损伤标志物增高水平与心肌梗死范围及预后明显相关。①血红蛋白起病后2小时内升高，12小时内达高峰，24～48小时内恢复正常；②肌钙蛋白I（cTnI）或肌钙蛋白T（cTnT）起病3～4小时后升高，cTnI于11～24小时达高峰，7～10天降至正常，cTnT于24～48小时达高峰，10～14天降至正常，两者增高是诊断心肌梗死的敏感指标；③肌酸激酶同工酶（CK-MB）起病后4小时内增高，16～24小时达高峰，3～4天恢复正常，其增高的程度能较准确地反映梗死的范围，其高峰出现时间是否提前有助于判断溶栓治疗是否成功。

（四）诊断

根据典型的临床表现、特征性的心电图改变以及实验室检查，诊断本病并不困难。对老年患者，突然发生严重心律失常、休克、心力衰竭而原因未明，或突然发生较重而持久的胸闷或胸痛者，都应考虑本病的可能。若怀疑为心肌梗死，则宜先按急性心肌梗死来处理，并短期内进行心电图、血清心肌酶测定和肌钙蛋白测定等的动态观察，以确定诊断。对非 ST 段抬高型心肌梗死，血清肌钙蛋白测定的诊断价值更大。

（五）治疗

对 ST 段抬高的急性心肌梗死，强调及早发现、及早住院，并加强住院前的就地处理。治疗原则是尽快恢复心肌的血液灌注（到达医院后 30 分钟内开始溶栓或 90 分钟内开始介入治疗），以挽救濒死的心肌、防止梗死扩大或缩小心肌缺血范围，保护和维持心脏功能，及时处理严重心律失常、泵衰竭和各种并发症，防止猝死，使患者不但能度过急性期，且康复后还能保持尽可能多的有功能的心肌。

1. **监护和一般治疗** 急性期卧床休息，保持环境安静。减少探视，防止不良刺激，解除焦虑。在冠心病监护室进行心电图、血压和呼吸的监测，除颤仪应随时处于备用状态。最初数天间断或持续通过鼻管面罩吸氧。急性期 12 小时卧床休息，若无并发症，24 小时内应鼓励患者在床上行肢体活动，若无低血压，第 3 天就可在病房内走动；梗死后第 4～5 天，逐步增加活动直至每天 3 次步行 100～150m。建立静脉通道，保持给药途径畅通。无禁忌证者即服用水溶性阿司匹林或嚼服肠溶阿司匹林。

2. **解除疼痛** 尽快解除疼痛。①哌替啶 50～100mg 肌内注射或吗啡 5～10mg 皮下注射，必要时，1～2 小时后重复，注意防止对呼吸功能的抑制；②疼痛较轻者可用可待因或罂粟碱 0.03～0.06g 肌内注射或口服；③试用硝酸甘油或硝酸异山梨酯舌下含服或静脉滴注，要注意心率增快和血压降低。心肌再灌注疗法可极有效地解除疼痛。

3. **再灌注心肌** 起病 3～6 小时，最多在 12 小时内，使闭塞的冠状动脉再通，心肌得到再灌注，濒临坏死的心肌可能得以存活或使坏死范围缩小，减轻梗死后心肌重塑，预后改善。再灌注心肌是一种积极的治疗措施。

（1）介入治疗 具备行介入治疗条件的医院在患者抵达急诊室明确诊断之后，对需行直接介入治疗者边给予常规治疗和做术前准备，边将患者送到心导管室。

（2）溶栓疗法 无条件施行介入治疗或因患者就诊延误、转送患者到可行介入治疗的单位将会错过再灌注时机，如无禁忌证，应立即（接诊患者后 30 分钟内）行溶栓治疗。以纤维蛋白溶酶原激活剂激活血栓中纤维蛋白溶酶原，使之转变为纤维蛋白溶酶而溶解冠状动脉内的血栓。国内常用尿激酶、链激酶、重组链激酶、重组组织型纤维蛋白溶酶原激活剂。

（3）紧急主动脉-冠状动脉旁路移植术 介入治疗失败或溶栓治疗无效，有手术指征者，宜争取 6～8 小时内行主动脉-冠状动脉旁路移植术。

4. **消除心律失常** 心律失常必须及时消除，以免演变为严重心律失常甚至猝死。

5. **控制休克** 根据休克纯属心源性，或尚有周围血管舒缩障碍或血容量不足等因素分别处理。

6. **治疗心力衰竭** 主要是治疗急性左侧心力衰竭，以应用吗啡（或哌替啶）和利尿剂为主，也可选用血管扩张剂减轻左心室负荷。

7. **恢复期的处理** 情况稳定后可考虑出院。出院前可做症状限制性运动负荷心电图、放射性核素和（或）超声显像检查，如显示心肌缺血或心功能较差，宜行冠状动脉造影检查，考虑进一步处理。提倡急性心肌梗死恢复后进行康复治疗，逐步做适当的体育锻炼，有利于体力和工作能力的增强。

（六）预防与预后

心肌梗死的预后与梗死范围的大小、侧支循环产生的情况以及治疗是否及时有关。急性期住院病死率过去一般为30%左右，采用监护治疗后降至15%左右，采用溶栓疗法后再降至8%左右，住院90分钟内行介入治疗后进一步降至4%左右。死亡多发生在第1周内，尤其在数小时内，发生严重心律失常、休克或心力衰竭者，病死率尤高。非ST段抬高型心肌梗死近期预后虽佳，但长期预后则较差，可能由于相关冠状动脉进展至完全阻塞或一度再通后再度阻塞，以致再梗死或猝死。预防动脉粥样硬化和冠心病属于一级预防。已有冠心病和心肌梗死病史者还应预防再次梗死和其他心血管事件，称为二级预防。

第三节　心力衰竭

心力衰竭（HF）是各种心脏结构或功能性疾病导致心室充盈和（或）射血功能受损而引起的一组综合征，心排血量不能满足机体代谢需要，器官、组织血液灌注不足，同时出现肺循环和（或）体循环淤血。临床表现主要是呼吸困难、体力活动受限和水肿。心功能不全或心功能障碍理论上是一个广泛的概念，伴有临床症状的心功能不全称为心力衰竭。本章重点讨论慢性心力衰竭和急性心力衰竭。

一、概述

充血性心力衰竭

（一）病因

1. **基本病因**　①原发性心肌损害，如冠心病、病毒性心肌炎、原发性扩张型心肌病、糖尿病心肌病等。②心脏负荷过重，压力负荷（后负荷）过重，如高血压、主动脉瓣狭窄、肺动脉高压、肺动脉瓣狭窄等；容量负荷（前负荷）过重，如主动脉瓣关闭不全、二尖瓣关闭不全等，或先天性房室间隔缺损、动脉导管未闭等。③其他，如甲状腺功能减退等。

2. **诱因**　包括感染、心律失常、血容量增加、过度体力劳累或情绪激动、治疗不当、原有心脏病变加重或并发其他疾病等。

（二）分型、分期和分级

1. **临床分型**　按心力衰竭发生的部位、起病及病程发展速度、心脏收缩和舒张功能，将其依次分为左侧心力衰竭、右侧心力衰竭和全心衰竭，急性心力衰竭和慢性心力衰竭，收缩性心力衰竭和舒张性心力衰竭。

2. **病理分期**　2001年美国的成人慢性心力衰竭诊疗指南将心力衰竭分为A、B、C、D四期。

3. **心功能的分级**　1928年美国纽约心脏病学会（NYHA）将心功能的受损状况分为Ⅰ、Ⅱ、Ⅲ、Ⅳ四级。实际上NYHA分级是对上述C、D期患者症状严重程度的分级。

二、慢性心力衰竭

（一）临床表现

临床上左侧心力衰竭常见，单纯右侧心力衰竭较少见。左侧心力衰竭后继发右侧心力衰竭致全心衰竭者，以及由于严重广泛心肌疾病同时波及左心、右心而发生全心衰竭者临床上更为多见。

1. 左侧心力衰竭　以肺循环淤血及心排血量降低表现为主。

（1）症状　①不同程度的呼吸困难：早期可见劳力性呼吸困难，随着病情进一步发展可出现端坐呼吸，夜间阵发性呼吸困难。主要由于急性或慢性肺淤血和肺活量减低所引起。夜间阵发性呼吸难表现为患者在入睡后突然因憋气而惊醒，被迫采取坐位，咳粉红色泡沫样痰，呼吸急促，甚有哮鸣音，称之为心源性哮喘，进一步发展可导致急性肺水肿，是左心衰呼吸困难最严重的形式。②咳嗽、咳痰、咯血：咳嗽、咳痰常于夜间及活动后发生，坐位或立位时咳嗽可减轻，咳白色浆液性泡沫样痰为其特点，偶可见痰中带血丝。③组织器官灌注不足的表现：乏力、疲倦、运动耐量降低、头晕、心慌、少尿及肾功能损害等。

（2）体征　由于肺毛细血管压增高，液体可渗出到肺泡而出现湿啰音。随着病情由轻到重，啰音可从局限于肺底部直至全肺。心脏体征除基础心脏病的固有体征外，慢性左侧心力衰竭的患者一般均有心脏扩大、肺动脉瓣区第二心音亢进及舒张期奔马律。

2. 右侧心力衰竭　以体静脉淤血表现为主。

（1）症状　胃肠道及肝淤血引起腹胀、食欲下降、恶心、呕吐等是右侧心力衰竭最常见的症状。继发于左侧心力衰竭的右侧心力衰竭呼吸困难已存在。单纯性右侧心力衰竭为分流性先天性心脏病或肺部疾病所致，也有明显的呼吸困难。

（2）体征　体静脉压力升高使皮肤等软组织出现水肿，其特征为首先出现于身体最低垂的部位，常为对称性、可压陷性。颈静脉搏动增强、充盈、怒张是右侧心力衰竭时的主要体征，肝颈静脉回流征阳性则更具特征性。

3. 全心衰竭　右侧心力衰竭继发于左侧心力衰竭而形成的全心衰竭，当右侧心力衰竭出现之后，右心排血量减少，因此阵发性呼吸困难等肺淤血症状有所减轻。扩张型心肌病等表现为左心室、右心室同时衰竭者，肺淤血症状往往不太严重。左侧心力衰竭的表现主要为心排血量减少的相关症状和体征。

（二）辅助检查

1. 利尿钠肽　是心衰诊断、患者管理、临床事件风险评估中的重要指标，在判断心力衰竭预后及排他性诊断中优势独特，临床常用 BNP 和 NT-proBNP 血浆水平来表示。如 BNP＜100ng/L 或 NT-proBNP＜400ng/L，心衰可能性很小，其阴性预测值为 90％；如 BNP＞400ng/L 或 NT-proBNP＞1500ng/L，心衰可能性很大，其阳性预测值为 90％。未经治疗者利尿钠肽水平正常可基本排除心衰诊断，已经接受治疗者利尿钠肽水平升高提示预后差。

2. 超声心动图检查　可以准确地评价各心腔大小以及瓣膜的结构和功能，观察心脏收缩力和室壁运动情况，是诊断心力衰竭最主要的仪器检查。

3. X 线检查　反映心影大小及外形，为心脏病的病因诊断提供重要的参考资料，根据心脏扩大的程度和动态改变也可间接反映心脏功能状态。肺淤血的有无及其程度直接反映心功能状态，Kerley B 线是慢性肺淤血的特征性表现。急性肺泡性水肿时肺门呈蝴蝶状，肺野可见大片融合的阴影。

4. 有创性血流动力学检查　右心漂浮导管和脉搏指示剂连续心排血量监测可以直接反映左心功能，更好地指导容量管理。

5. 心电图检查　可提供既往心肌梗死、左室肥厚、广泛心肌损害及心律失常等信息。

（三）诊断

心力衰竭的诊断是综合病因、病史、症状、体征及辅助检查而做出的。首先应有明确的器质性心脏病的诊断。心力衰竭的症状和体征是诊断心力衰竭的重要依据。左侧心力衰竭的肺淤血引起的不同程度的呼吸困难，右侧心力衰竭的体循环淤血引起的颈静脉怒张、肝大、水肿等是诊断心力衰竭的重要依据。

（四）治疗

1. 病因治疗

（1）基本病因　治疗对所有可能导致心脏功能受损的常见疾病，如高血压、冠心病、糖尿病代谢综合征等，应早期进行有效的治疗，避免造成心脏器质性改变。

（2）消除诱因　感染，特别是呼吸道感染，应积极选用适当的抗生素药物治疗。对于发热持续1周以上者应警惕感染性心内膜炎的可能性；心律失常（特别是心室率很快的心房颤动）应尽快控制心室率，如有可能应及时复律；潜在的甲状腺功能亢进症、贫血等也应注意检查并纠正。

2. 一般治疗

（1）生活方式管理　①患者教育：要针对心衰的预防和管理对患者及其家属进行教育，内容包括健康的生活方式、平稳的情绪、避免诱因、科学规范地服药等。②体重管理：日常体重监测能简便直观地反映患者体液潴留情况以及利尿剂的疗效，帮助指导调整治疗方案。③饮食管理：清淡易消化饮食，控制钠盐摄入有利于减轻体液潴留。

（2）休息与活动　患者急性期和病情不稳时应限制体力活动，卧床休息，以利于心功能的恢复；病情稳定的患者在不诱发加重的前提下，应鼓励主动运动，逐步增加有氧运动。

（3）镇静、吸氧　对焦虑不安或抑郁悲观的患者必要时可予以适量的镇静剂，保证患者充分休息。一般心衰，并不一定需要氧气治疗，但是对有缺氧表现或伴有肺炎、急性肺水肿、急性肺梗死及急性心肌梗死等所致的心衰，应予以氧气吸入治疗。

3. 药物治疗

（1）利尿剂　最常用氢氯噻嗪（双氢克尿噻）、呋塞米（速尿）、螺内酯（安体舒通）、氨苯蝶啶、阿米洛利。

（2）血管紧张素转换酶抑制剂　使用越早效果越好，如卡托普利、贝那普利、培哚普利、咪达普利、赖诺普利等。

（3）血管紧张素Ⅱ受体拮抗药（ARB）　对血管紧张素转换酶抑制剂引起干咳、不能耐受者使用，如氯沙坦、缬沙坦等。

（4）醛固酮受体拮抗药　如螺内酯等保钾利尿药，使用中应注意血钾监测。对近期有肾功能不全、血肌酐升高或高钾血症，以及正在使用胰岛素治疗的糖尿病患者，不宜使用。

（5）β受体拮抗药　如美托洛尔、比索洛尔等选择性β受体拮抗药无血管扩张作用；卡维地洛作为新的非选择性并有扩张血管作用的β受体拮抗药，用于心力衰竭治疗。β受体拮抗药确实具有负性肌力作用，临床应用应慎重。

（6）正性肌力药　洋地黄类正性肌力药，如地高辛、毛花苷丙（西地兰）等，对心腔扩大、舒张期容积明显增加的慢性充血性心力衰竭效果较好。这类患者如同时伴有心房颤动则是应用洋地黄的最好指征。非洋地黄类正性肌力药主要有β受体兴奋剂，如多巴胺、多巴酚丁胺；磷酸二酯酶抑制剂，如米力农、氨力农等，仅限于重症心力衰竭，完善心力衰竭的各项治疗措施后症状仍不能控制时短期应用。

4. 慢性收缩性心力衰竭的治疗药物选择

（1）不同心力衰竭分期　①A 期，积极治疗高血压、糖尿病、脂质代谢紊乱等高危因素；②B 期，除 A 期中的措施外，有适应证的患者使用血管紧张素转换酶抑制剂，或 β 受体拮抗药；③C 期及 D 期，按 NYHA 分级进行相应治疗。

（2）不同心功能 NYHA 分级　①Ⅰ级，控制危险因素，血管紧张素转换酶抑制剂；②Ⅱ级，血管紧张素转换酶抑制剂、利尿剂、β 受体拮抗药，用或不用地高辛；③Ⅲ级，血管紧张素转换酶抑制剂、利尿剂、β 受体拮抗药、地高辛；④Ⅳ级，血管紧张素转换酶抑制剂、利尿剂、地高辛、醛固酮受体拮抗药，稳定后谨慎应用 β 受体拮抗药。

5. 舒张性心力衰竭的治疗　最典型的舒张功能不全见于肥厚型心肌病变。治疗的原则与收缩功能不全有差别。

（1）β 受体拮抗药可改善心肌顺应性，使心室的容量-压力曲线下移，表明舒张功能改善。

（2）钙通道阻滞剂可降低心肌细胞内钙浓度，改善心肌主动舒张功能，主要用于肥厚型心肌病。

（3）血管紧张素转换酶抑制剂可有效控制高血压，从长远来看改善心肌及小血管重构，有利于改善舒张功能，适用于高血压心脏病及冠心病。

（4）尽量维持窦性心律，保持房室顺序传导，保证心室舒张期充分的容量。

（5）对肺淤血症状较明显者，可适量应用静脉扩张剂或利尿剂降低前负荷，但不宜过度，因过分地减少前负荷可使心排血量下降。

（6）在无收缩功能障碍的情况下，禁用正性肌力药物。

（五）预防与预后

心力衰竭的分期对每个患者而言只能是停留在某一期或向前进展而不可能逆转。各种源发病在尚未造成心脏器质性改变前即应早期进行有效治疗，并积极预防诱因才能减少心力衰竭发作。

三、急性心力衰竭

急性心力衰竭（AHF）是指由于各种原因引起心排血量显著、急骤降低导致组织器官灌注不足和急性肺（体）循环淤血的临床综合征。急性心衰可以突然起病或在有慢性心衰基础上急性失代偿，大多数表现为收缩心衰，也可以表现为舒张性心衰。临床上以急性肺水肿为特征的急性左心衰竭最为常见，急性右心衰竭则较少见。

（一）临床表现

急性心力衰竭的临床表现为突发严重呼吸困难，呼吸频率常达每分钟 30～40 次，强迫坐位、面色灰白、发绀、大汗、烦躁，同时频繁咳嗽，咳粉红色泡沫状痰。极重者可因脑缺氧而致意识模糊。发病开始可有一过性血压升高，病情如不缓解，血压可持续下降直至休克。听诊时两肺满布湿啰音和哮鸣音，心尖部第一心音减弱，频率快，同时有舒张早期第三心音而构成奔马律，肺动脉瓣第二心音亢进。

（二）辅助检查

1. 胸部 X 线检查　早期间质性肺水肿时，肺门血管影模糊、小叶间隔增厚；肺泡性肺水肿时表现为蝶形肺门；严重肺水肿时表现为弥漫满肺的大片阴影（图 3-2）。

2. 超声心动图　显示左室增大。

3. 血流动力学监测　重症患者采用漂浮导管行床边血流动力学监测，肺毛细血管楔压（PCWP）随病情加重而增高，心脏指数则相反。

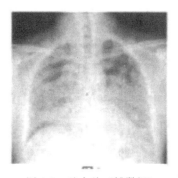

图 3-2　肺水肿（蝶翼征）

（三）诊断

急性心力衰竭根据典型症状与体征一般不难做出诊断。

（四）治疗

急性左侧心力衰竭时的缺氧和高度呼吸困难是致命的威胁，必须尽快使之缓解。

1. 基本措施

（1）体位　患者取坐位或半卧位，双腿下垂，以减少静脉回流。

（2）吸氧　立即高流量鼻管给氧，病情特别严重者应采用面罩呼吸机持续加压或双水平气道正压给氧。

（3）急救准备　开放静脉通道，留置导尿管，行心电监护及血氧饱和度监测等。

（4）镇静　吗啡 3～5mg 静脉注射，必要时每间隔 15 分钟重复 1 次，共 2～3 次。老年患者可酌减剂量或改为肌内注射。

（5）快速利尿　呋塞米 20～40mg 于 2 分钟内静脉注射完，10 分钟内起效，可持续 3～4 小时，4 小时后可重复 1 次。

（6）氨茶碱　解除支气管痉挛，增强心肌收缩，扩张血管。

（7）洋地黄类　毛花苷丙静脉给药，适用于有心房颤动伴有快速心室率并已知有心室扩大伴左心室收缩功能不全者。首剂可给 0.4～0.8mg，2 小时后可酌情再给予 0.2～0.4mg。

2. 血管活性药　血管扩张剂常用硝酸甘油、硝普钠、重组人脑钠肽等。正性肌力药常用多巴胺、多巴酚丁胺、磷酸二酯酶抑制剂等。

3. 机械辅助治疗　对极危重患者，有条件的医院可采用主动脉内球囊反搏和临时心肺辅助系统。

（五）预防与预后

待急性症状缓解后，应着手对诱因及基本病因进行治疗，以减少急性发作。要对心力衰竭的长期性、反复性、复杂性、预后差、影响日常生活和费用需要大等特点有足够的思想准备，注意心理调整，养成良好的生活方式，遵照医嘱服药，避免诱因等。

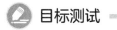

目标测试

一、单项选择题

1. 治疗预激综合征合并房颤不宜用（　　　　）

A. β受体阻滞剂　　　　B. 洋地黄　　　C. 普鲁卡因胺　　　　D. 普罗帕酮

E. 奎尼丁

2. 非同步直流电复律主要适用于（　　　）

A. 心房颤动　　　　　　　　　　B. 心房扑动

C. 阵发性室性心动过速　　　　　D. 心室颤动

E. 预激综合征

3. 为根治折返性室上性心动过速，应首选（　　　）

A. 抗心动过速起搏器　　　　　　B. 外科手术

C. 射频消融术　　　　　　　　　D. 长期服用抗心律失常药物

E. 自动心脏复律除颤器

4. 室性心动过速伴低血压，休克时，终止发作的首选方法是（　　　）

A. 利多卡因　　　　　　　　　　B. 同步电复律

C. 非同步电复律　　　　　　　　D. 人工起搏超速抑制

E. 压迫颈静脉窦

5. 患者，女性，31岁，慢性心房颤动，患者应用洋地黄过程中，心室率突然转为绝对规则，每分钟52次。提示下列哪一种情况发生（　　　）

A. 心房颤动已转变为窦性心律　　B. 已达洋地黄化

C. 为继续使用洋地黄的指征　　　D. 可能为洋地黄中毒

E. 已转复为心房扑动伴2∶1传导

6. 洋地黄治疗中出现室性期前收缩二联律应如何处理（　　　）

A. 利多卡因　　　　　　　　　　B. 体外同步电直流复律

C. 异搏定　　　　　　　　　　　D. 西地兰

E. 苯妥英钠

7. 患者，男性，55岁，诊断冠心病，近2周治疗后心悸，脉律不齐，心电图示窦性心律78次/分，频发房性期前收缩，短阵房速，除哪一药物外，均适用于治疗此心律失常（　　　）

A. 胺碘酮　　　　　　　　　　　B. 利多卡因

C. 心得安　　　　　　　　　　　D. 普罗帕酮

E. 维拉帕米

8. 下列哪项因素，一般不诱发早搏（　　　）

A. 吸烟　　　　　　　　　　　　B. 饮酒

C. 咖啡　　　　　　　　　　　　D. 高脂饮食

E. 情绪激动

9. 窦性心动过速的心率范围通常是多少次/分（　　　）

A. 60～80　　　　　　　　　　　B. 80～100

C. 100～160　　　　　　　　　　D. 180～200

E. 200～220

10. 室早三联律，是指（　　　）

A. 每个窦性搏动后发生一次室早　　B. 每个窦性搏动后发生二次室早

C. 每个窦性搏动后发生三次室早　　D. 每两个窦性搏动后发生一次室早

E. 每三个窦性搏动后发生一次室早

11. 对于房早的治疗，主要采用（　　　）

A. 奎尼丁   B. 普鲁卡因胺

C. 胺碘酮   D. 心律平

E. 针对病因、诱因进行治疗

12. 下列不属于房颤临床特点的是（   ）

A. 仅见于器质性心脏病   B. 心排血量下降 25%

C. S_1 强弱不等   D. 心律绝对不规则

E. 短绌脉

13. 室颤的临床表现，不包括（   ）

A. 意识丧失   B. 面色苍白

C. 血压测不清   D. 脉搏触不到

E. 心音消失

14. 最易引起心房颤动的疾病是（   ）

A. 冠心病   B. 风湿性心脏病二尖瓣狭窄

C. 甲亢性心脏病   D. 高血压性心脏病

E. 缩窄性心包炎

15. 下列哪种心律失常禁用洋地黄（   ）

A. 室性早搏   B. 阵发性室上性心动过速

C. 快速心房颤动   D. 预激综合征伴心房颤动

E. Q-T 延长的扭转型室速

16. 诊断心律失常最有效的无创检查手段是（   ）

A. 心电图   B. 超声心动图

C. 胸部 X 线检查   D. 心脏 CT 检查

E. 冠状动脉造影

17. 具有第一心音强弱不等，心律绝对不规整及短绌脉的心律失常是（   ）

A. 窦性心动过速   B. 室上性心动过速

C. 第一度房室传导阻滞   D. 完全性房室传导阻滞

E. 心房纤颤

18. 引起病毒性心肌炎最常见的病毒是（   ）

A. 柯萨奇病毒   B. 肝炎病毒

C. 流感病毒   D. 单纯疱疹病毒

E. 风疹

19. 急性心肌梗死患者最早、最突出的症状是（   ）

A. 剧烈而持久的胸骨后疼痛   B. 心力衰竭

C. 心律失常   D. 心源性休克

E. 发热

20. 目前诊断冠心病最有价值的是（   ）

A. 心电图   B. 心肌酶谱

C. 冠状动脉造影   D. 冠状动脉 CT

E. 超声心动图

21. 下列哪一项不是我国冠心病主要的易患因素（   ）

A. 糖尿病   B. 甲状腺功能减退

C. 吸烟   D. 高脂血症

E. 高血压

22. 心绞痛发作时首选药物是（   ）

A. 索米痛片   B. 阿托品

C. 哌替啶   D. 硝酸酯制剂

E. β受体阻滞剂

23. 急性心肌梗死 24 小时内的主要死因是（   ）

A. 心律失常   B. 心源性休克

C. 心力衰竭   D. 心脏破裂

E. 室壁瘤

24. 冠心病最重要的危险因素是（   ）

A. 高血压   B. 血脂异常

C. 吸烟   D. 高血糖

E. 饮酒

25. 诊断急性心肌梗死最快捷、最方便的方法是（   ）

A. 心电图   B. 超声心动图

C. 放射性核素检查   D. 心肌酶

E. 冠状动脉造影

26. 急性心肌梗死后 24 小时内宜避免使用（   ）

A. 利尿剂   B. 血管扩张剂

C. 洋地黄制剂   D. 镇静剂

E. 止痛剂

27. 患者，男性，60 岁。左胸部压榨性疼痛伴大汗 3 小时，自含速效救心丸无效，急送入院。查体：脉搏 85 次/分，血压 80/50mmHg。四肢皮肤发凉，双肺未闻及啰音，心律不齐，S_1 低钝。心电图示：窦性心律，偶有房性早搏，Ⅰ、aVL、$V_2 \sim V_6$ 导联 ST 段抬高，T 波倒置。该患者急救措施恰当的是（   ）

A. 积极静脉扩充容量   B. 静脉滴注利多卡因

C. 静脉滴注硝酸甘油   D. 放置主动脉内球囊反搏装置

28. 患者，男性，72 岁。患有高血压 20 年，糖尿病 15 年。近 2 年活动能力明显下降，上 2 层楼即感气喘。查体：双肺底可闻及湿啰音，心率 78 次/分，下肢无水肿。BbAlc 为 7.8%，NT-proBNP 865pg/mL，eGFR 48mL/min·1.75m² 。该患者血压控制的目标值为（   ）

A. 150/90mmHg   B. 140/90mmHg

C. 130/90mmHg   D. 130/80mmHg

29. 患者，女性，60 岁。1 个月以来明显诱因心悸，呈发作性，持续 1～2 小时缓解，半小时前再次发作来院，近半年来自觉消瘦、乏力、出汗，食欲好，睡眠差、血压升高。查体：体温 37.3℃，血压 140/70mmHg。皮肤出汗，颈部未闻及血管杂音。心界不大，心律不齐，手颤（±）。心电图示：心室率 136 次/分，P 波消失，可见形态不等 F 波，QRS 波时限 0.08s，间距不等。该患者最可能的诊断为（   ）

A. 阵发性室上性心动过速   B. 频发性房性早搏

C. 阵发性房颤   D. 阵发性房扑

30. 改善急性左心衰竭症状最有效的药物是（   ）

A. 利尿剂   B. 洋地黄

C. 钙通道阻滞剂   D. β受体阻滞剂

E. 血管紧张素转换酶抑制剂

31. 心力衰竭患者症状加重的最常见诱因是（   ）

A. 过度劳累   B. 摄入液体过多

C. 心肌缺血   D. 室性期前收缩

E. 呼吸道感染

32. 最有助于提示患者左心衰竭的体征是（   ）

A. 心尖部第一心音增强   B. 开瓣音

C. 舒张早期奔马律   D. 心包叩击音

E. 主动脉瓣第二心音亢进

33. 鉴别右心衰竭与肝硬化的要点是（   ）

A. 肺底部湿啰音   B. 全身水肿

C. 腹水   D. 肝大

E. 颈静脉怒张

34. 不是由于容量负荷过重所致心力衰竭的疾病是（   ）

A. 主动脉瓣关闭不全   B. 甲状腺功能亢进症

C. 二尖瓣关闭不全   D. 室间隔缺损

E. 动静脉瘘

35. 左心功能不全最主要的临床表现（   ）

A. 咯血   B. 咳嗽

C. 疲倦乏力   D. 呼吸困难

E. 腹泻

36. 禁忌使用洋地黄的是（   ）

A. 心功能不全   B. 阵发性室上性心动过速

C. 心房颤动   D. 肥厚性梗阻型心肌病

E. 心房扑动

37. 患者从事每天日常活动即出现心悸、气短症状，休息后缓解，其心功能分级应为（   ）

A. 心功能Ⅱ级   B. 心功能Ⅲ级

C. 心功能Ⅰ级   D. 心功能Ⅳ级

E. 代偿期

38. 洋地黄中毒所致的心律失常最常见的是（   ）

A. 心房颤动   B. 房室传导阻滞

C. 房性期前收缩   D. 室上性心动过速

E. 室性期前收缩

39. 右心衰竭体循环淤血的表现是（   ）

A. 端坐呼吸   B. 心源性哮喘

C. 咳嗽、咳痰   D. 阵发性夜间呼吸困难

E. 肝颈静脉回流征阳性

40. β受体阻滞剂的主要副作用（   ）

A. 高尿酸血症   B. 血钾升高

C. 咳嗽   D. 诱发哮喘

E. 降低心率

41. 超声心动图检查评价心脏收缩功能的主要指标是（   ）

A. E/A   B. 左房大小

C. 左室大小   D. 右室大小

E. 左室射血分数

42. 单纯慢性左心衰竭最常见的临床表现（   ）

A. 黄疸   B. 少尿

C. 下肢水肿   D. 劳力性呼吸困难

E. 咳粉红色泡沫样痰

43. 患者，女性，46 岁，劳力性心慌，伴恶心、呕吐，食欲缺乏，水肿，可能还会有下列哪些症状（   ）

A. 急性肺水肿   B. 肝淤血

C. 夜间阵发性呼吸困难   D. 肾衰竭

E. 肺淤血

44. 患者，女性，35 岁，既往风湿性关节炎病史 10 年，劳累后心悸、气促 4 年，近来加重，夜间不能平卧。体格检查：心尖部舒张期隆隆样杂音，肺底可闻及细小水泡音，腹胀，双下肢水肿。该患者心功能不全的类型是（   ）

A. 左心衰竭   B. 右心衰竭

C. 全心衰竭   D. 右心衰竭伴肺感染

E. 左心衰竭伴肾功能不全

45. 患者，男性，68 岁。劳力性呼吸困难 4 年，1 周前着凉后咳嗽，上述症状加重，不能平卧。查体：血压 180/95mmHg，呼吸 32 次/分。端坐位，无颈静脉怒张，双肺可闻及较密集的干湿啰音，心界向左下扩大，心率 107 次/分，腹软，肝脾肋下未触及，双下肢无水肿。该患者的心功能分级为（   ）

A. NYHA Ⅰ级   B. NYHA Ⅱ级

C. NYHA Ⅳ级   D. 全心衰

E. NYHA Ⅲ级

（46～47 题共用题干）某高血压心脏病患者，1 小时前因劳累后出现胸闷，气短加重，咳粉红色泡沫样痰。查体：血压 190/106mmHg，端坐呼吸，心界向左下扩大，心率 120 次/分，双肺底湿啰音，下肢无水肿。

46. 该患者目前的诊断为（   ）

A. 急性支气管炎   B. 急性左心衰

C. 急性右心衰   D. 支气管哮喘

E. 变异型心绞痛

47. 对此患者的处理哪项最佳（   ）

A. 呋塞米、毛花苷、硝普钠   B. 吸氧、氨茶碱、地高辛

C. 吗啡、地塞米松、螺内酯   D. 坐位，多巴酚丁胺、普萘洛尔

E. 哌替啶、呋塞米、美托洛尔

48. 治疗高血压伴变异型心绞痛患者，最佳降压药物为（   ）

A. 利尿剂   B. ACEI

C. 钙通道阻滞剂   D. β受体阻滞剂

E. α受体阻滞剂

49. 对高血压病的降压治疗，下述哪项是错误的 （　　　）

A. 除危重病例外，降压药物从小剂量开始

B. 大多数患者需要长期用药

C. 顽固性高血压可联合用药

D. 血压降至正常时即可停药

E. 根据个体化原则选用降压药物

50. 原发性高血压急症患者，首选的降压药是 （　　　）

A. 硝酸甘油   B. 氢氯噻嗪

C. 硝普钠   D. 阿替洛尔

E. 利舍平

51. 下列各种高血压，哪种最适合β受体阻滞剂治疗 （　　　）

A. 高血压伴心功能不全   B. 高血压伴肾功能不全

C. 高血压伴支气管哮喘   D. 高血压伴心动过缓

E. 高血压伴肥厚梗阻性心肌病

52. 接受降压药物治疗的高血压患者，起床时晕倒，片刻后清醒，首先考虑 （　　　）

A. 心源性休克   B. 高血压危象

C. 高血压脑病   D. 急性左心衰竭

E. 直立性低血压

53. 我国高血压病引起的死亡原因最常见的是 （　　　）

A. 心力衰竭   B. 脑血管意外

C. 尿毒症   D. 高血压危象

E. 伴发冠心病

54. 高血压危象的发生机制可能为 （　　　）

A. 机制尚不清楚

B. 过高血压突破脑血管的自身调节能力，脑灌注过多

C. 交感神经功能亢进和血循环中儿茶酚胺过多

D. 先天性血管畸形

E. 血浆肾素活性明显增高

55. 以下哪项为老年人高血压的最主要特点 （　　　）

A. 多属轻中型，恶性者罕见   B. 以纯收缩压升高为多见

C. 大部分系动脉粥样硬化导致动脉弹性减退

D. 周围血浆肾素活性降低

E. 血压波动明显

56. 高血压3期的临床表现，不包括以下哪项 （　　　）

A. 心绞痛   B. 脑卒中

C. 视网膜出血、渗出   D. 血肌酐 $106\sim177\mu mol/L$

E. 主动脉夹层动脉瘤

57. 高血压分期标准最主要的依据是 （　　　）

A. 病程长短   B. 血压增高速度

C. 症状轻重   D. 器官损伤及功能代偿情况

E. 以上都不是

58. 合并糖尿病、尿蛋白阳性的高血压患者，降压宜首选（　　）

A. 二氢吡啶类钙通道阻滞剂　　　　B. β受体阻滞剂

C. α受体阻滞剂　　　　　　　　　　D. 血管紧张素转换酶抑制剂

E. 中枢交感神经抑制剂

59. 鉴别肾性高血压和原发性高血压的要点是（　　）

A. 血压高低　　　　　　　　　　　　B. 有无血尿

C. 有无肾损害　　　　　　　　　　　D. 有无左心室增大

E. 尿改变和高血压发病的先后

60. 患者，男性，40 岁，近 10 年血压升高，血压最高为 160/110mmHg，尿常规（－），心脏 X 线检查提示左心室肥大，应考虑诊断（　　）

A. 高血压心脏病　　　　　　　　　　B. 高血压肾小动脉硬化症

C. 急进型高血压　　　　　　　　　　D. 高血压危象

E. 高血压脑病

61. 患者，男性，26 岁，上肢血压（180～200）/（100～110）mmHg，下肢血压 140/80mmHg。查体：肩胛间区可闻及血管杂音，伴震颤，17-羟类固醇正常，尿苦杏仁酸正常。其高血压原因应考虑为继发于（　　）

A. 主动脉缩窄　　　　　　　　　　　B. 嗜铬细胞瘤

C. 皮质醇增多症　　　　　　　　　　D. 原发性醛固酮增多症

E. 单侧肾动脉狭窄

62. 以小动脉硬化为主的患者，动脉血压变化特点是（　　）

A. 主要为收缩压升高　　　　　　　　B. 收缩压与舒张压均升高

C. 主要为舒张压升高　　　　　　　　D. 收缩压降低，舒张压升高

E. 收缩压升高，舒张压可降低

63. 长期使用噻嗪类利尿剂治疗高血压可引起（　　）

A. 低钠、低钙、高镁、低尿素血症　　B. 低钠、低钙、低镁、高尿素血症

C. 低钾、低钠、高镁血症　　　　　　D. 低钠、高钾、低镁血症

E. 以上都不是

64. 患者，女性，66 岁，体检时发现血压高，无不适，其父亲于 49 岁时死于急性心肌梗死。查体：血压 155/100mmHg。实验室检查血清总胆固醇 5.90mmol/L，尿蛋白 240mg/24h，对该患者高血压的诊断应为（　　）

A. Ⅰ级，高危　　　　　　　　　　　B. Ⅱ级，高危

C. Ⅱ级，很高危　　　　　　　　　　D. Ⅱ级，中危

E. Ⅰ级，很高危

65. 患者，男性，68 岁。高血压病史 10 余年。查体：脉搏 56 次/分，血压 160/90mmHg。血肌酐 265μmol/L。降压的治疗宜首选（　　）

A. 美托洛尔　　　　　　　　　　　　B. 利血平

C. 维拉帕米　　　　　　　　　　　　D. 氨氯地平

E. 贝那普利

66. 患者，男性，75 岁。高血压病史 16 年，平时血压 170/70mmHg。实验室检查：空腹血糖 5.6mmol/L，血肌酐 180μmol/L，尿蛋白（＋＋）。该患者收缩压至少应控制在（　　）

A. 110mmHg 以下
B. 140mmHg 以下
C. 130mmHg 以下
D. 120mmHg 以下
E. 150mmHg 以下

二、多项选择题

1. 急性左心衰的病因包括（　　　）

A. 慢性心衰急性加重
B. 急性心肌坏死和（或）损伤
C. 急性血流动力学障碍
D. 快速输液
E. 甲亢

2. 急性左心衰竭的药物治疗包括（　　　）

A. 镇静剂
B. 支气管解痉剂
C. 利尿剂
D. 血管扩张药物
E. 正性肌力药物

3. 急性左心衰使用利尿剂的注意事项包括（　　　）

A. 伴低血压、严重低钾、酸中毒者不宜应用

B. 大剂量和较长时间的应用可发生低血容量和低钠、低钾，增加其他降压药物引起低血压的危险

C. 应用过程应监测尿量，根据尿量及症状改善情况调整剂量

D. 伴高血压者不宜应用
E. 糖尿病患者不宜应用

4. 不属于心力衰竭时肺循环淤血表现的是（　　　）

A. 颈静脉怒张
B. 夜间阵发性呼吸困难
C. 下肢水肿
D. 肝大、压痛
E. 以上都不是

5. 良性高血压时可出现以下哪些病变（　　　）

A. 脑软化、出血
B. 原发性颗粒性肾固缩
C. 左心室肥大
D. 细动脉壁广泛性纤维蛋白样坏死
E. 视网膜出血

6. 原发性高血压的严重后果常包括（　　　）

A. 脑出血
B. 糖尿病
C. 下肢坏疽
D. 慢性肾功能不全
E. 左心衰竭

7. 下列哪类人群属于高血压的高危人群（　　　）

A. ＞55 岁男性
B. 高血压患者的直系亲属
C. 长期大量饮酒者
D. 超重人群
E. 体力活动少者

8. 老年男性患者，主诉胸痛，如为心绞痛还要具备（　　　）

A. 劳累时发作
B. 胸骨后闷痛
C. 持续数分钟
D. 持续数小时
E. 心尖区刺痛

9. 冠心病心绞痛的治疗可选用（　　　）

A. 洋地黄
B. 消炎痛
C. 硝酸酯类
D. 心得安
E. 吗啡

第四章　消化系统疾病

知识目标　掌握消化系统常见病的临床表现、诊断和治疗；熟悉其病因及发病机制；了解其治疗方法。

能力目标　具有对胃炎、消化性溃疡、急性胰腺炎等病例进行诊断及用药能力。

素质目标　培养对医学的兴趣和热情，树立从事医学工作的崇高理想和信念。

案例引入

患者，男性，60 岁。反复中上腹隐痛 10 余年，餐后明显，曾行 X 线胃肠钡透发现胃窦部龛影，服用雷尼替丁可缓解。近 1 年来疼痛发作频繁，无规律，经常有排黑便，服用雷尼替丁效果不明显。体格检查示贫血、消瘦外观，中上腹部压痛。粪便隐血试验阳性。

问题：

1. 该患者的初步诊断是什么？
2. 何种检查最有可能获得确诊？
3. 该患者的治疗措施是什么？

消化系统疾病包括食管、胃、肠、肝、胆、胰及腹膜、肠系膜、网膜等脏器、组织的器质性和功能性疾病。患病高峰多在中年时期，发病率达 10%～20%。积极防治消化系统疾病，对改善人们的生活质量、延长寿命具有重要意义。本章主要介绍胃炎、消化性溃疡、肝硬化、胆石症、急性胰腺炎等常见病的病因和发病机制、临床表现、诊断、治疗、预防与预后等。

胃炎

第一节　胃　炎

胃炎指的是任何病因引起的胃黏膜炎症，常伴有上皮损伤和细胞再生。某些病因引起的胃黏膜病变主要表现为上皮损伤和上皮细胞再生，而胃黏膜炎症缺失或很轻，此种胃黏膜病变宜称为胃病，但临床习惯上仍将本属于"胃病"的疾病归入"胃炎"中。胃炎按临床发病的缓急和病程的长短，分为急性胃炎和慢性胃炎。

一、急性胃炎

急性胃炎（AG）是由各种病因引起的胃黏膜的急性炎症性病变。临床上急性发病，常表现为上腹部症状。内镜检查显示黏膜充血、水肿、出血、糜烂（可伴浅表溃疡）等一过性病变。病理组织学特征为胃黏膜固有层见到以中性粒细胞为主的炎症细胞浸润。急性胃炎按病因分类主要包括急性药物性胃炎、急性应激性胃炎、急性酒精性胃炎、急性感染性胃炎和急性食物中毒胃炎等。

（一）病因和发病机制

引起急性糜烂出血性胃炎的常见病因有以下几方面。

1. **药物** 常见的药物有非甾体抗炎药（NSAID）如阿司匹林、吲哚美辛等，某些抗肿瘤药如氟尿嘧啶，口服氯化钾或铁剂等。

2. **应激** 严重创伤、大手术、大面积烧伤、颅内病变、败血症及其他严重脏器病变或多器官衰竭等均可引起胃黏膜糜烂、出血，严重者可发生急性溃疡并大量出血。急性应激引起急性糜烂出血性胃炎的确切机制尚未完全明确，但一般认为应激状态下胃黏膜微循环不能正常运行而造成黏膜缺血、缺氧是发病的重要环节，由此可导致胃黏膜黏液和碳酸氢盐分泌不足、局部前列腺素合成不足、上皮再生能力减弱等改变，胃黏膜屏障因而受损。

3. **乙醇** 乙醇具亲酯性和溶脂能力，高浓度乙醇可直接破坏胃黏膜屏障。

4. **感染及其毒素** 如沙门菌属、副溶血弧菌、金黄色葡萄球菌、幽门螺杆菌等及其毒素均可引起本病。

5. **其他** 不宜食用过冷、过热及粗糙的食物，不宜暴饮暴食及喝浓茶、咖啡等。

（二）临床表现

1. **症状** 多数症状轻微（如上腹不适或隐痛）或无症状，或症状被原发病掩盖，多数患者亦不发生有临床意义的急性上消化道出血。对服用 NSAID（如阿司匹林、吲哚美辛等）患者或进行机械通气的危重患者进行胃镜检查，多数可发现胃黏膜急性糜烂出血性的表现，粪便隐血试验多呈阳性反应。临床上，急性糜烂出血性胃炎患者多以突然发生呕血和（或）黑便的上消化道出血症状而就诊。据统计，在所有上消化道出血病例中由急性糜烂出血性胃炎所致者占 10%～25%，是上消化道出血的常见病因之一。

2. **内镜检查** 内镜可见以弥漫分布的多发性糜烂、出血灶和浅表溃疡为特征的急性胃黏膜病损，一般应激所致的胃黏膜病损以胃体、胃底为主，而 NSAID 或乙醇所致者则以胃窦为主。内镜检查宜在出血发生后 24～48 小时内进行，因病变（特别是 NSAID 或乙醇引起者）可在短期内消失，延迟胃镜检查可能无法确定出血病因。

（三）诊断

根据病前饮食史、服药史、酗酒或急性应激状态等病史，结合本病临床表现，诊断一般不难。少数病例，特别是症状不明显而有上消化道出血者，宜做急诊胃镜检查。一般于出血发生后 24～48 小时内进行。凡有近期服用非甾体消炎药史、严重疾病状态或大量饮酒患者，如发生呕血和（或）黑便，应考虑急性糜烂出血性胃炎的可能。

（四）治疗

1. **一般治疗** 去除病因，卧床休息。病情重者及上消化道大出血者应禁食；病情轻者可进食流质或半流质易消化食物。

2. **对症、补液支持治疗** 腹痛者可给予解痉剂；腹胀者可给予促胃肠动力药；呕吐剧烈者应注意纠正水、电解质紊乱和酸碱平衡失调；伴有肠炎性腹泻者，可选用喹诺酮类及复方磺胺甲噁唑等药物。

3. **其他** 急性糜烂出血性胃炎可采用病因治疗，给予抑酸剂、黏膜保护剂等；对服用非甾体消炎药的患者应视情况应用 H_2 受体拮抗剂、质子泵抑制剂或米索前列醇预防；对已发生上消化道大出血者，按上消化道出血治疗原则采取综合措施进行治疗，质子泵抑制剂或 H_2 受体拮抗药静脉给药有助于止血。

二、慢性胃炎

慢性胃炎（CG）是由各种病因引起的胃黏膜的慢性炎性病变，我国以胃窦胃炎多见，后期以胃黏膜固有腺体萎缩和肠化生为主要病理特点。按照胃镜检查可分为浅表性胃炎和萎缩性胃炎。①浅表性胃炎，是指胃黏膜层见淋巴细胞和浆细胞为主的慢性炎症细胞浸润的胃炎，幽门螺杆菌（Hp）感染是主要病因；②萎缩性胃炎，是指胃黏膜已发生萎缩性改变的胃炎，多伴有肠化生。萎缩性胃炎又分为慢性多灶萎缩性胃炎（B 型胃炎）和自身免疫性胃炎（A 型胃炎）两类。慢性多灶萎缩性胃炎表现为萎缩性改变在胃内呈多灶性分布，以胃窦为主，多由幽门螺杆菌感染引起的浅表性胃炎发展而来。慢性胃炎临床很常见，发病率随年龄增加。

（一）病因和发病机制

1. **幽门螺杆菌感染**　感染幽门螺杆菌为慢性胃炎的最主要病因。幽门螺杆菌具有鞭毛，能在胃内穿过黏液层移向胃黏膜，其释放尿素酶分解尿素产生 NH_3，保持细菌周围中性环境，幽门螺杆菌的这些特点有利于其在胃黏膜表面定植，引起细胞损害；其细胞毒素相关基因蛋白能引起强烈的炎症反应；其菌体胞壁还可作为抗原诱导免疫反应。这些因素的长期存在导致胃黏膜的慢性炎症。

2. **饮食和环境因素**　长期幽门螺杆菌感染，部分患者可发生胃黏膜萎缩和肠化生，即发展为慢性多灶萎缩性胃炎。流行病学研究显示，饮食中高盐和缺乏新鲜蔬菜水果与胃黏膜萎缩、肠化生以及胃癌的发生密切相关。

3. **自身免疫**　自身免疫性胃炎以富含壁细胞的胃体黏膜萎缩为主；患者血液中存在自身抗体如壁细胞抗体，伴恶性贫血者还可查到内因子抗体；本病可伴有其他自身免疫病，如桥本甲状腺炎、白癜风等。上述表现提示本病属自身免疫病。自身抗体攻击壁细胞，使壁细胞总数减少，导致胃酸分泌减少或丧失；内因子抗体与内因子结合，阻碍维生素 B_{12} 吸收，从而导致恶性贫血。

4. **其他因素**　幽门括约肌功能不全时，含胆汁和胰液的十二指肠液反流入胃，可削弱胃黏膜屏障功能。其他可反复损伤胃黏膜的因素，如酗酒、服用 NSAID 等药物、食用某些刺激性食物等。理论上这些因素均可各自或与幽门螺杆菌感染协同作用而引起或加重胃黏膜慢性炎症，但目前尚缺乏系统研究的证据。

（二）临床表现

慢性胃炎病程较长，症状缺乏特异性。约 50％患者表现为上腹痛、腹胀或不适，缺乏规律性，餐后加重；另有食欲减退、早饱、嗳气、反酸、胃灼热、恶心等症状，伴出血者可有黑便。自身免疫性胃炎患者可伴有贫血、消瘦、舌炎、腹泻等。体格检查可有上腹压痛，少数患者有贫血貌。A 型胃炎和 B 型胃炎的区别如表 4-1 所示。

表 4-1　A 型胃炎和 B 型胃炎的区别

特征	A 型胃炎	B 型胃炎
发病率	少见	多见
别称	自身免疫性胃炎、慢性胃体炎	慢性多灶萎缩性胃炎、慢性胃窦炎
累及部位	胃体、胃底	胃窦
基本病理变化	胃体黏膜萎缩、腺体减少	胃窦黏膜萎缩、腺体减少
病因	多由自身免疫性反应引起	幽门螺杆菌感染（90%）
贫血	常伴有,甚至恶性贫血	无
血清维生素 B_{12}	下降（恶性贫血时吸收障碍）	正常
内因子抗体	阳性（占 75%）	无
壁细胞抗体	阳性（占 90%）	阳性（占 30%）
胃酸	下降	正常或偏低
血清促胃液素	升高（恶性贫血时更高）	正常或偏低

（三）辅助检查

1. **胃镜和活组织病理学检查**　是诊断慢性胃炎最可靠的方法。浅表性胃炎可见黏膜充血、水肿、色泽较红，充血区和水肿区相间（红白相间），灰白色、淡黄色分泌物附着，可见小片糜烂、出血点和出血斑。萎缩性胃炎胃黏膜多呈苍白色或灰白色，可有红白相间，但以白色为主，黏膜血管显露、色泽灰暗、皱襞细小，可有上皮增生或肠化生形成的细小颗粒或较大结节，散在糜烂灶，黏膜易出血，黏液量极少或无。浅表性胃炎和萎缩性胃炎均可见胆汁反流。

2. **幽门螺杆菌检测**　活组织病理学检查时可同时检测幽门螺杆菌，并可在内镜检查时再多取 1 块活组织作快速尿素酶检查以增加诊断的可靠性。根除幽门螺杆菌治疗后，可在胃复查时重复上述检查，亦可采用如 ^{13}C 或 ^{14}C 尿素呼气试验等常用方法检测。

3. **自身免疫性胃炎的相关检查**　疑为自身免疫性胃炎者应检测血 PCA 和 IFA，如为该病，PCA 多呈阳性，伴恶性贫血时 IFA 多呈阳性。血清维生素 B_{12} 浓度测定及维生素 B_{12} 吸收试验有助恶性贫血诊断。

4. **血清胃泌素 G17、胃蛋白酶原 Ⅰ 和胃蛋白酶原 Ⅱ 测定**　属于无创性检查，有助判断萎缩是否存在及其分布部位和程度。近年国内已开始在临床试用。胃体萎缩者血清胃泌素 G17 水平显著升高，胃蛋白酶原 Ⅰ 和（或）胃蛋白酶原 Ⅰ/胃蛋白酶原 Ⅱ 比值下降；胃窦萎缩者血清胃泌素 G17 水平下降，胃蛋白酶原 Ⅰ 和胃蛋白酶原 Ⅰ/胃蛋白酶原 Ⅱ 比值正常；全胃萎缩者则两者均低。

（四）诊断

确诊必须依靠胃镜检查及胃黏膜活组织病理学检查。幽门螺杆菌检测有助于病因诊断。怀疑自身免疫性胃炎应检测相关自身抗体及血清胃泌素 G17。

（五）治疗

慢性胃炎目前尚无特效治疗，无症状者无须治疗，对轻中度异型增生除给予积极治疗外，关键在于定期随访。对肯定的重度异型增生则宜予以预防性手术，目前多采用内镜下胃黏膜切除术。

1. **一般治疗**　去除致病因素，戒烟和酒，避免使用对胃黏膜有损害的药物。饮食规律、清淡，细嚼慢咽，避免暴饮暴食及进食粗糙刺激性食物。

2. **对症治疗** 反酸或糜烂、出血者可给予抑酸和胃黏膜保护剂（如硫糖铝兼有黏膜保护及吸附胆汁作用）；腹胀、恶心、呕吐者可给予促胃肠动力药；胃痉挛者可给予解痉药。这些药物除对症治疗作用外，对黏膜上皮修复及炎症也有一定作用。恶性贫血者注射维生素 B_{12} 后贫血可纠正。

3. **根除幽门螺杆菌** 对于幽门螺杆菌阳性的慢性胃炎，根除幽门螺杆菌适用于下列患者：①有明显异常的慢性胃炎（胃黏膜有糜烂、中至重度萎缩及肠化生、异型增生）；②有胃癌家族史；③伴糜烂性十二指肠炎；④消化不良症状经常规治疗疗效差者。

（六）预防与预后

生活规律，心情乐观，戒烟忌酒，不暴饮暴食或饥饱不均；少食多餐，不食咖啡、辛辣食物。胃胀、反酸、嗳气者用促胃动力药；胃痛者用解痉止痛药；有恶变倾向者定期行胃镜复查。浅表性胃炎可治愈，少数发展为糜烂性胃炎或萎缩性胃炎；糜烂性胃炎经适当治疗，多数可治愈，少数发展为胃溃疡；胆汁反流性胃炎必须消除胆汁反流，才有可能治愈；萎缩性胃炎多难以治愈，往往带病终身，极少数发展成胃癌。

第二节　消化性溃疡

消化性溃疡（PU）主要指发生于胃、十二指肠的慢性溃疡，即胃溃疡（GU）和十二指肠溃疡（DU），因溃疡的形成与胃酸和胃蛋白酶的消化作用有关，故称消化性溃疡。消化性溃疡临床常见，其中男性多于女性，以 40 岁以下的青壮年多见。十二指肠溃疡的发病率明显高于胃溃疡，约 3∶1，胃溃疡发病年龄较迟，平均较十二指肠溃疡晚 10 年。

一、病因和发病机制

一般认为，消化性溃疡是胃肠黏膜的防御保护因素和损害侵袭因素失去平衡的结果。当损害因素增强和（或）保护因素减弱时，就可能出现消化性溃疡，这是消化性溃疡发生的基本原理。近年来的研究已经明确，幽门螺杆菌和非甾体消炎药是损害胃十二指肠黏膜屏障，从而导致消化性溃疡发病的最常见原因。

（一）损害因素

1. **胃酸和胃蛋白酶** 在消化性溃疡发病中起决定作用，尤其是胃酸的作用占主导地位。胃蛋白酶的蛋白水解作用在 pH>4 时失去活性，胃酸加胃蛋白酶更具侵袭力。

2. **幽门螺杆菌（Hp）感染** 通过直接或间接（炎症细胞因子）作用导致胃、十二指肠的酸负荷增加。

3. **药物** 如阿司匹林、吲哚美辛、布洛芬等，除直接损伤胃黏膜外，还能抑制前列腺素的合成，从而损伤黏膜的保护作用。

4. **饮食失调** 粗糙和刺激性食物（烈酒、咖啡）可引起黏膜的损伤。不定时的饮食习惯会破坏胃酸分泌规律。饮料、烈酒、咖啡除直接损伤黏膜外，还能促进胃酸分泌，这些因素可能均与消化性溃疡的发生和复发有关。

5. **烟** 可引起消化性溃疡的发生，同时影响消化性溃疡的愈合。

6. **精神因素** 持久和过度精神紧张、情绪激动致胃酸和胃蛋白酶分泌增加易致溃疡形成。

7. **其他** 如遗传因素、全身疾病等。

（二）保护因素

①胃黏液-黏膜屏障；②胃黏膜的血液循环和上皮细胞的更新；③前列腺素，外源及内源性前列腺素。

二、临床表现

（一）症状

1. **腹痛** 是消化性溃疡的主要症状。溃疡部位不同，上腹痛的性质、部位、发作时间、持续时间、疼痛规律不同。胃溃疡和十二指肠溃疡疼痛的特点如表 4-2 所示。

表 4-2　胃溃疡和十二指肠溃疡疼痛的特点

特点	胃溃疡	十二指肠溃疡
疼痛性质	烧灼或者痉挛感	烧灼、胀痛、剧痛、钝痛、饥饿样不适
疼痛部位	剑突下正中或偏左	上腹正中或稍偏右
发作时间	进食后 30～60 分钟	进食后 2～4 小时，午夜或凌晨 3：00，常被疼醒，称为空腹痛、午夜痛或夜间痛
持续时间	1～2 小时，胃排空后缓解	至下次进餐或服抑酸药为止
疼痛规律	进食—疼痛—缓解	疼痛—进食—缓解

2. **其他** 胃肠道症状表现，如反酸、嗳气、恶心、呕吐等消化不良的症状；也可有失眠、多汗、脉缓等自主神经功能紊乱的表现，部分患者还有营养不良，如消瘦、贫血等。

（二）体征

缓解期多无明显体征，发作期于上腹部有轻压痛点。

（三）并发症

1. **出血** 有 10%～25% 的患者以上消化道出血为首发症状，主要表现为呕血和（或）黑便。

2. **穿孔** 表现为突然剧烈腹痛，甚至休克、高度腹肌紧张，伴有压痛和反跳痛、肝浊音界缩小或消失、肠鸣音减弱或消失。X 线检查可见膈下游离气体。

3. **幽门梗阻** 主要由十二指肠溃疡或幽门管溃疡引起。包括功能性梗阻和器质性梗阻。

4. **癌变** 少数胃溃疡可发生癌变。对于溃疡病史长，年龄在 25 岁以上，症状顽固，疼痛持久，失去原有的规律性，短期内明显消瘦、畏食、粪便隐血试验持续阳性，经严格内科治疗无效者均应考虑癌变的可能，需做进一步检查确诊。

三、辅助检查

（一）胃镜与黏膜活检

对消化性溃疡有确诊价值，是确诊消化性溃疡的首选方法。镜下可见溃疡呈圆形或椭圆形、边缘完整，底部充满灰黄色或白色渗出物，周围黏膜充血、水肿，有时可见黏膜向溃疡集中，对溃疡边缘及邻近黏膜多做活组织检查，借以鉴别良、恶性溃疡，并同时检测幽门螺杆菌。

（二） X线钡餐检查

适用于对胃镜检查有禁忌或不愿接受胃镜检查者。溃疡的X线直接征象是龛影，对溃疡有确诊价值。

（三）幽门螺杆菌的检查

已成为消化性溃疡的常规检测项目。有无感染决定治疗方案的选择。

（四）粪便隐血试验

活动性十二指肠溃疡或胃溃疡常有少量渗血，使粪便隐血试验阳性，经治疗1～2周内转为阴性。若胃溃疡患者粪便隐血试验持续2周以上阳性，应怀疑有癌变可能。

四、诊断

根据慢性、周期性、节律性上腹痛史，一般可做出初步诊断。确诊需做胃镜和（或）X线钡餐检查。本病应与慢性肝胆胰疾病、功能性消化不良等相鉴别。

五、治疗

（一）一般治疗

1. **生活要有规律**，工作劳逸结合，避免过度劳累和精神紧张。
2. **合理的饮食治疗** ①定时进餐，少量多餐；②选择营养丰富、易消化食物；③避免粗糙、过冷、过热、过硬、刺激性食物和油煎食物、浓茶、咖啡、辛辣调味品等，戒烟酒；④禁用损害胃黏膜和促进胃酸分泌的药物，如阿司匹林、利血平、糖皮质激素等。

（二）药物治疗

1. **根除幽门螺杆菌治疗** 目前推荐以质子泵抑制剂（PPI）或胶体铋为基础联合两种抗生素（常用的有克拉霉素、阿莫西林、甲硝唑、呋喃唑酮等）的三联治疗方案。幽门螺杆菌根除率可达80％以上。治疗失败后的再治疗比较困难。可换用另外两种抗生素或采用质子泵抑制剂、胶体铋合用两种抗生素的四联疗法。

2. **抑制胃酸分泌的药物** ①H_2受体拮抗剂（H_2RA）：可抑制基础及刺激的胃酸分泌，以前一作用为佳，后一作用不如质子泵抑制剂充分。常用药物有西咪替丁、雷尼替丁、法莫替丁等。②质子泵抑制剂（PPI）：作用于壁细胞胃酸分泌终末步骤中的关键酶 H^+-K^+-ATP 酶，使其不可逆地失活，因此抑酸作用比 H_2RA 更强且作用持久。与 H_2RA 相比，质子泵抑制剂促进溃疡愈合的速度较快、溃疡愈合率较高，因此特别适用于治疗难治性溃疡或溃疡患者不能停用非甾体消炎药时的治疗。常用药物有奥美拉唑、兰索拉唑等。

3. **保护胃黏膜药物** ①硫糖铝不被胃肠吸收，极易黏附在溃疡基底部，形成抗酸、抗蛋白酶的屏障，防止 H^+ 逆弥散。②枸橼酸铋钾沉淀于胃黏膜和溃疡基底部，保护黏膜，杀灭幽门螺杆菌。③米索前列醇能与胃壁细胞和胃黏膜浅表细胞基底侧的前列腺素受体结合，抑制胃壁细胞的胃酸分泌，对胃蛋白酶分泌也有抑制作用；还能改善消化道局部黏膜的血液循环，增强黏膜细胞对损伤因子的抵抗力，帮助胃黏膜受损上皮细胞恢复，从而起到防治消化道溃疡的作用。

4. **其他** 甲氧氯普胺、多潘立酮能促进胃排空和增加胃黏膜血流量，增强幽门括约肌张力，防止胆汁反流，适用于胃溃疡。

（三）手术治疗

适应证：①大量出血经内科紧急处理无效时；②急性穿孔；③瘢痕性幽门梗阻；④内科治疗无效的顽固性溃疡；⑤胃溃疡疑有癌变。

六、预防与预后

积极去除和避免诱发因素；药物治疗后症状缓解，溃疡愈合，应巩固治疗 1～2 年；根除幽门螺杆菌感染是预防复发的重要环节；胃泌素瘤、梅克尔憩室等常伴发溃疡，应予及时治疗。多数患者预后好；高龄患者并发大出血，病情凶险，不恰当处理，病死率高；球后溃疡大出血和穿孔机会多；幽门梗阻、大量出血者再发机会多；胃溃疡极少数可癌变，预后差。

第三节　肝硬化

肝硬化（HC）是各种慢性肝病发展的晚期阶段。病理上以肝脏弥漫性纤维化、再生结节、假小叶形成为特征。临床上，起病隐匿，病程发展缓慢，晚期以肝功能减退和门静脉高压为主要表现，常出现多种并发症。肝硬化是常见病，发病高峰年龄在 35～50 岁，男性多见，出现并发症时死亡率高。

一、病因和发病机制

（一）病因

1. **病毒感染** 在我国以病毒性肝炎为主要病因，占肝硬化病因的 60%～80%。可由乙型肝炎病毒（HBV）、丙型肝炎病毒（HCV）或丁型肝炎病毒（HDV）与 HBV 重叠感染所致的慢性肝炎演变而成，即肝炎后肝硬化。

2. **血吸虫病** 血吸虫虫卵沉积在汇管区可刺激结缔组织增生，主要引起肝纤维化。

3. **酒精中毒** 长期大量饮酒（每天摄入酒精 80g 达 10 年以上）引起酒精性肝炎，继而发展为肝硬化。

4. **胆汁淤积** 持续肝内淤胆或肝外胆管阻塞时，可引起原发性或继发性胆汁性肝硬化。

5. **循环障碍** 慢性右侧心力衰竭、缩窄性心包炎等，使肝长期淤血、缺氧，肝细胞变性坏死，结缔组织增生，发展为心源性肝硬化。

6. 药物或毒物 长期服用甲基多巴、四环素等药物或长期接触四氯化碳、磷、砷等，引起中毒性肝炎，最终发展为肝硬化。

7. 其他 ①代谢疾病和遗传疾病：如肝豆状核变性（铜沉积）、血色病（铁质沉着）、α₁抗胰蛋白酶缺乏症和半乳糖血症等；②营养不良：可降低肝对其他致病因素的抵抗力，可能为肝硬化的间接原因；③原因不明：部分肝硬化未能查出病因，为原因不明性肝硬化。

（二）发病机制

一般认为肝硬化的发生、发展及转归经过以下步骤：①肝炎病毒经过血行等途径入侵到肝细胞；②肝细胞发生炎症、变性、坏死；③肝组织进行修复，发生纤维化；④肝组织经过多次损伤、坏死、修复；⑤最终发生肝硬化；⑥肝被纤维组织隔离成一个个"小岛"，进一步发生癌变。肝硬化发病机制见图4-1。

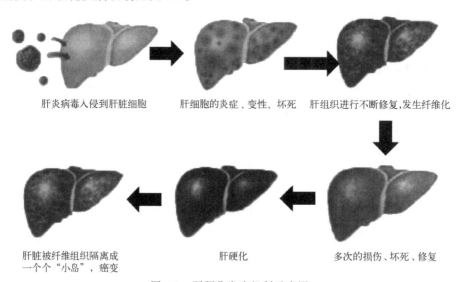

肝炎病毒入侵到肝脏细胞　　　肝细胞的炎症、变性、坏死　　　肝组织进行不断修复,发生纤维化

肝脏被纤维组织隔离成　　　　　　肝硬化　　　　　　多次的损伤、坏死、修复
一个个"小岛"，癌变

图 4-1　肝硬化发病机制示意图

二、临床表现

临床表现分为两期，即肝功能代偿期和肝功能失代偿期。

（一）肝功能代偿期

症状轻，缺乏特异性。常以疲乏无力、食欲减退为主要表现，可伴恶心、腹胀不适、上腹隐痛、轻微腹泻等。症状多呈间歇性，劳累或发生其他疾病时出现，休息或治疗后可缓解。肝轻度增大，质地偏硬，脾轻度增大，肝功能多正常或有轻度异常。

（二）肝功能失代偿期

肝功能失代偿期主要有肝功能减退和门静脉高压两类临床表现。

1. 肝功能减退 ①全身症状：患者一般情况及营养状况差，消瘦乏力，精神不振，皮肤粗糙，面色黝黯无光泽（肝病面容），常有不规则低热、水肿，缺乏维生素所致的舌炎、口角炎、多发性神经炎、夜盲等。②消化道症状：食欲明显减退，甚至畏食，进食后常感上腹饱胀不适、恶心、呕吐，稍进油腻肉食可引起腹泻。50％以上患者有轻度黄疸，少数可有中度或重度黄疸，提示肝细胞有进行性或广泛坏死。③出血倾向和贫血：轻者可有鼻出血、牙龈出血、皮肤紫癜，重者胃肠道出血引起呕血、黑便等，与肝合成凝血因子减少、脾功能亢进有关。患者常有不同程度的贫血，是因营养不良、肠道吸收障碍、胃肠道出血和脾功能亢进等因素所引起。④内分泌功能失调：男性患者表现为乳房发育、毛发脱落、性欲减退、睾丸萎缩等；女性患者有月经失调、闭经、不孕等。此外还可出现蜘蛛痣（以面部、颈、上胸、肩背和上肢区域多见），肝掌（在手掌大鱼际、小鱼际和指端腹侧部位有红斑），色素沉着（患者面部，尤其眼眶周围和其他暴露部位多见）。上述表现与雌激素增多，雄激素、糖皮质激素减少有关。

2. **门静脉高压**　门静脉系统阻力增加和门静脉血流量增多，形成门静脉高压，主要表现为：①脾大，多为轻中度增大。晚期脾大常伴有脾功能亢进，表现为白细胞计数、血小板计数及红细胞计数降低。②侧支循环的建立和开放，由于门静脉高压，门静脉与腔静脉之间的吻合支逐渐扩张，形成侧支循环。临床上有三支重要的侧支开放：其一，食管胃底静脉曲张，常于饮食不当、腹内压升高时发生上消化道出血、呕血、黑便；其二，腹壁静脉曲张，在脐周和腹壁可见迂曲的静脉；其三，痔静脉扩张（形成内痔），破裂时出现便血。③腹水，是肝硬化最突出的表现，肝硬化失代偿期患者75％以上有腹水。腹水出现时常有腹胀，大量腹水使腹部膨隆，腹壁绷紧发亮，状似蛙腹，患者行走困难，有时膈显著抬高，出现端坐呼吸和脐疝。腹水形成与下列因素有关：其一，门静脉压力升高；其二，低白蛋白血症；其三，淋巴液生成过多；其四，继发性醛固酮增多致肾钠重吸收增加；其五，抗利尿激素分泌增多致水的重吸收增加；其六，有效循环血容量不足。

（三）并发症

可并发食管-胃底静脉曲张破裂出血、肝性脑病、肝肾综合征（功能性肾衰竭）、肝肺综合征、原发性肝癌、电解质紊乱和酸碱平衡失调等。

三、辅助检查

1. **血常规**　初期多正常，失代偿时可有轻重程度不等的贫血。感染时白细胞升高，但合并脾功能亢进，要与自身过去白细胞水平相比较。脾功能亢进时白细胞、红细胞和血小板计数减少。

2. **尿常规**　一般正常，有黄疸时可出现胆红素，并有尿胆原增加。失代偿期尿中可出现蛋白、管型及血尿。

3. **粪便常规**　消化道出血时有肉眼可见的黑便，门静脉高压性胃病引起的慢性出血，粪便隐血试验阳性。

4. **肝功能试验**　代偿期的肝功能试验大多正常或轻度异常，失代偿期则多有全面损害，如血浆白蛋白降低、球蛋白升高、凝血酶原时间则有不同程度延长。氨基转移酶常有轻中度增高，血清胆红素有不同程度增高。

5. **血清免疫学检查**　乙、丙、丁病毒性肝炎血清标记物，有助于分析肝硬化病因。甲胎蛋白（AFP）明显升高提示合并原发性肝细胞癌。但注意肝细胞严重坏死时AFP亦可升高，但往往伴有转氨酶明显升高，且随转氨酶下降而下降。自身免疫性肝炎引起的肝硬化可检出相应的自身抗体。

6. **影像学检查** CT 和 MRI 检查可显示早期肝大、晚期肝左、右叶比例失调，右叶枯萎，左叶增大、肝表面不规则、脾大、腹水。超声显像亦可显示肝大小、外形改变和脾大，门静脉高压者门静脉主干内径＞13mm，脾静脉内径＞10mm。食管静脉曲张时行吞钡 X 线检查显示虫蚀样或蚯蚓状充盈缺损，纵行黏膜皱襞增宽；胃底静脉曲张时呈菊花样充盈缺损。

7. **肝穿刺活组织检查** 具确诊价值，尤适用于代偿期肝硬化的早期诊断、肝硬化结节与小肝癌鉴别及鉴别诊断有困难的其他情况者。若见有假小叶形成，可确诊为肝硬化。

8. **腹腔镜检查** 能直接观察肝、脾等腹腔脏器及组织，并可在直视下取活检，对诊断有困难者有价值。

9. **腹水检查** 新近出现腹水者、原有腹水迅速增加原因未明者及疑似合并自发性腹膜炎者应做腹腔穿刺。肝硬化一般为漏出液，并发腹膜炎时则透明度降低，比重升高，白细胞数增多，以中性粒细胞为主，细菌培养可呈阳性；并发结核性腹膜炎时，则以淋巴细胞为主。腹水呈血性时应高度怀疑癌变，宜做细胞学检查。

四、诊断

根据病毒性肝炎史，肝质地坚硬，有肝功能减退和门静脉高压的临床表现，肝活组织检查有假小叶形成等可以诊断为肝硬化。

五、治疗

1. **休息** 代偿期应注意休息，适当减少活动；失代偿期应强调卧床休息。休息是治疗的重要措施之一。

2. **饮食** 以高热量、高蛋白质、高维生素、易消化食物为宜；避免进食粗糙、坚硬食物和刺激性食物；低钾者可食用香蕉、橙子等高钾水果。有肝功能显著损害或有肝性脑病先兆时，应限制蛋白质摄入量或禁食蛋白质；有腹水时应低盐或无盐饮食。

3. **支持治疗** 失代偿期患者食欲缺乏、进食量少，且多有恶心、呕吐，宜静脉输入高渗葡萄糖液，以补充热量。输液中可加入维生素 C、胰岛素、氯化钾等。应特别注意维持水、电解质和酸碱平衡，病情较重者应用复方氨基酸、清蛋白或输注鲜血。

4. **药物治疗** 避免服用对肝有损害的药物。选用适当保肝药物，但不能种类过多，以避免增加肝负担。可用葡醛内酯（肝泰乐）、维生素及助消化药物，也可采用中西药联合治疗。

5. **腹水的治疗** ①限制水、钠摄入：给予无盐或低盐饮食；每天进水量应限制在1000mL 左右；②增加水、钠排出：常用利尿剂螺内酯（安体舒通）和呋塞米（速尿）联合治疗；③提高血浆胶体渗透压：输注血浆、新鲜血、人血清蛋白等；④大量腹水出现压迫症状：可放腹水，但需加输清蛋白治疗，以缓解症状；⑤难治性腹水的治疗：可采用浓缩回输、腹腔-颈静脉引流术，以及近年来开展的颈静脉肝内门体静脉分流术治疗。

6. **手术治疗** 为降低门静脉压力及消除脾功能亢进，可考虑门-腔静脉吻合术和脾切除等。

7. **积极治疗原发性疾病和防治感染** 原发性疾病如病毒感染、血吸虫病、酒精中毒、胆汁淤积、循环障碍、代谢和遗传疾病等。感染如肺炎、胆道感染、革兰阴性菌引起的败血症和原发性腹炎等。

8. **食管、胃底静脉曲张破裂出血的处理** 应采取急救措施，包括禁食、静卧、加强监护、迅速补充有效血容量（静脉输液、输鲜血），以纠正失血性休克，采用有效止血措施（如三腔二囊管压迫止血）及预防肝性脑病等。预防食管曲张静脉出血经止血后再发生出血，可定期通过内镜对曲张静脉注射硬化剂，或静脉套扎术，以及长期服用普萘洛尔、单硝酸异山梨酯等，降低门静脉压力的药物。

9. **肝移植** 晚期肝硬化患者可行肝移植术治疗。

六、预防与预后

注意饮食调护，忌暴饮暴食；合理休息，忌过度劳累；忌发怒忧愁，注意精神调理养护；忌乱用药、多用药，只用必要的药物，以免加重肝负担；忌利尿速度过快。治疗肝硬化腹水时，利尿治疗以每周减轻体重不超过 2kg 为宜，以免诱发肝性脑病。

早期肝硬化的预后相对较好，多数人可使病情长期处于稳定状态，没有特殊不适或并发症者，甚至可以正常工作和生活若干年；但晚期肝硬化预后较差，治疗不及时短期内就会恶化，甚至死亡。

第四节　胆石症

胆石症（cholelithiasis）是指胆囊和胆管内发生结石的疾病，是常见病、多发病。胆囊结石发生率高于胆管结石，胆固醇结石多于胆色素结石。根据胆石的分布可分为胆囊结石、肝外胆管结石和肝内胆管结石。按其组成成分的不同可以分为三类，即 80% 位于胆囊内的胆固醇结石，主要发生于胆管内的胆色素结石，以及 60% 发生在胆囊内、40% 发生在胆管内的混合性结石。

一、胆囊结石

胆囊结石是指胆固醇结石或以胆固醇为主的混合性结石。本病多发于成年人，女性常见。

（一）病因和发病机制

胆囊结石的成因十分复杂，由综合性因素所致。目前认为，其主要原因是胆汁中胆固醇呈过饱和状态，易于沉淀析出和结晶而形成。另外，胆汁中可能存在一种促成核因子，分泌大量的黏液糖蛋白，可促使成核和结石形成。胆囊收缩能力减低，胆囊内胆汁淤滞也有利于结石形成。

（二）临床表现

20%～40% 的胆囊结石患者终身无症状，在手术或体格检查时被偶然发现，称为静止型胆囊结石，也可以表现为胆绞痛或急（慢）性胆囊炎。症状是否出现，与结石所在部位、大小、是否合并感染、梗阻及胆囊功能有关。症状型胆囊结石的主要临床表现包括以下五方面。

1. **胃肠道症状** 大多数患者在进食后特别是进油腻食物后，出现上腹部或右上腹隐痛不适、饱胀，伴嗳气、呃逆等胃肠道症状，就诊时易被误诊为胃病。

2. **胆绞痛** 典型表现为饱餐、进油腻食物后胆囊收缩，或睡眠时体位改变，结石移位并嵌顿于胆囊壶腹部或颈部，使胆囊排空受阻，胆囊内压力升高而发生绞痛。疼痛呈阵发性，以右上腹或上腹部为主，并向肩胛部和背部放射，多伴恶心、呕吐。

3. **米里齐综合征** 持续嵌顿和压迫胆囊壶腹部和颈部的较大结石，可引起肝总管狭窄或胆囊胆管瘘，以及反复发作的胆囊炎、胆管炎及梗阻性黄疸，称米里齐综合征。诊断米里齐综合征的 3 个要点：胆囊结石嵌顿于胆囊颈部；结石压迫和结石本身刺激引起嵌顿部位的炎症纤维化导致肝总管的部分机械性梗阻；反复发作胆管炎或因阻塞引起胆管炎性肝硬化。其临床症状主要是右上腹痛、黄疸、发热等胆管炎的表现。其发病率为 0.7%～1.1%。解剖学变异，尤其是胆囊管与肝总管平行是发生本病的重要条件。

4. **胆囊积液** 胆囊结石长期嵌顿但未合并感染时，胆汁中的胆色素被胆囊黏膜吸收，并分泌黏液性物质，而致胆囊积液。积液呈透明无色，称为"白胆汁"。

5. **其他** ①小结石随胆汁进入并停留于胆总管内成为胆总管结石；②进入胆总管的结石通过奥狄括约肌可引起损伤或嵌顿于壶腹部导致胰腺炎，称为胆源性胰腺炎；③因结石压迫引起胆囊炎症慢性穿孔，可造成胆囊十二指肠瘘或胆囊结肠瘘，大的结石通过瘘管进入肠道偶尔可引起肠梗阻称为胆石性肠梗阻；④结石及炎症的长期刺激可诱发胆囊癌变。

（三）诊断

有急性发作史的胆囊结石，一般根据临床表现不难作出诊断。但如无急性发作史，诊断主要依靠辅助检查，如 B 超检查可显示胆囊内光团及其后方的声影，诊断正确率可达 95%以上。

（四）治疗

胆囊切除术是治疗胆囊结石的首选方法，效果肯定。对有症状和（或）并发症的胆囊结石，应及时行胆囊切除术。对无症状的胆囊结石，暂可不行胆囊切除术，只需随诊和观察，必要时行手术治疗。行胆囊切除术时，如有下列情况应考虑行胆总管探查：①高度怀疑有胆总管结石或术中证实有胆总管结石；②胆总管扩张，直径>1cm，管壁明显增厚，有胰腺炎表现；③胆管穿刺抽出脓性或血性胆汁，或泥沙样胆色素颗粒。胆囊结石小，可通过胆囊管进入胆总管。有条件时可行术中胆管造影，以减少不必要的胆总管探查和提高探查阳性率。

二、肝外胆管结石

（一）病因和发病机制

肝外胆管结石分为原发性结石和继发性结石，指发生于左、右肝管汇合部以下的胆管结石。原发性结石是指在胆管内（包括肝内、外胆管）形成的结石，多为胆色素结石或混合性结石；继发性结石是胆囊结石排至胆总管的结石，多为胆固醇结石，也有混合性结石。胆管结石多见于胆总管下方，多数会引起胆管炎，极少数单纯肝外胆管结石也可以无症状。

（二）临床表现

肝外胆管结石的临床表现主要取决于有无感染和梗阻及程度。肝胆管结石一般无症状。胆管结石嵌顿在胆总管下端也可不引起腹痛，仅出现明显的黄疸、大便颜色变浅。当胆管结石合并急性胆管炎时，主要表现为 Charcot 三联征：腹痛、寒战高热、黄疸。

1. **症状** ①腹痛：多为剑突下及右上腹阵发性绞痛，或持续性疼痛阵发性加剧，可向右肩背部放射，伴恶心、呕吐。②寒战高热：约 2/3 的患者可出现寒战高热，一般表现为弛张热，体温可达 39～40℃，为感染循胆道逆行扩散，细菌及毒素经肝静脉进入人体循环而引起全身性感染。③黄疸：胆管梗阻后可出现黄疸，其轻重取决于胆管梗阻的程度、部位、是否合并感染等因素。如为部分或间歇性梗阻，其黄疸轻且呈波动性；如为完全性梗阻，特别是合并感染时，则黄疸明显并呈进行性加重。

2. **体征** 腹部查体可触及胆囊肿大，有触痛，右上腹不同程度压痛、肌紧张和反跳痛等腹膜炎体征，肝区叩击痛。

（三）辅助检查

白细胞计数及中性粒细胞百分率升高。血清胆红素值升高，血清氨基转移酶和（或）碱性磷酸酶升高。尿中胆红素升高，尿胆原降低或消失，粪便中尿胆原减少。B 超为诊断肝外胆管结石的首选方法，其可发现胆管内结石及胆管扩张影像。必要时可加行经皮肝穿刺胆管造影（PTC）、经内镜逆行胰胆管造影（ERCP），可提供结石的部位、数量、大小、胆管梗阻的部位和程度。CT 一般只在上述检查结果有疑问或不成功时才考虑使用。

（四）诊断

有典型 Charcot 三联征者，一般可诊断肝外胆管结石。如仅有 Charcot 三联征中 1～2 项表现，则需借助实验室检查和影像学检查以明确诊断，但需与肾绞痛、肠绞痛及壶腹癌和胰头癌等疾病鉴别。

（五）治疗

肝外胆管结石的治疗方法主要以手术治疗为主，手术原则是取尽结石、去除结石和感染的病灶，解除胆道狭窄并保持胆汁通畅引流。但一般来说，宜行择期手术。如合并感染则应先用非手术治疗。

1. **非手术治疗** 禁食，如有呕吐、明显腹胀等可放置胃管；纠正水、电解质和酸碱平衡失调；解痉止痛，使用有效抗生素及利胆药物。也可同时应用简单有效的非手术引流，如超声引导下的经皮胆管穿刺引流术、经内镜从十二指肠乳头插管的鼻胆管引流术。待症状控制后再行择期手术治疗。

2. **手术治疗** 如感染不能控制，病情继续恶化，也应及时手术。有胆总管切开取石术、T 管引流术、胆肠吻合术、奥狄括约肌成形术、内镜治疗。

三、肝内胆管结石

（一）病因和发病机制

肝内胆管结石是指发生在肝内胆管的结石，成因复杂，与肝内感染、胆汁淤滞、胆管蛔虫等因素有关。结石可弥漫分布于肝内胆管系统，也可局限于某肝叶或肝段胆管内。肝左叶胆管结石多于肝右叶胆管结石，后者又以肝右后叶胆管结石多见。肝内胆管结石多合并肝外胆管结石，除具有肝外胆管结石病理改变外，还有肝内胆管狭窄、胆管炎和肝胆管癌变等病理改变。

（二）临床表现

单纯性肝内胆管结石可多年无症状或仅有肝区和胸背部胀痛不适。合并肝外胆管结石时，其临床表现与肝外胆管结石相似，除非双侧胆管均有梗阻或胆汁性肝硬化晚期，一般不会发生明显黄疸。如发生梗阻或继发感染，则出现寒战、高热，甚至出现急性梗阻性化脓性胆管炎表现。肝内胆管结石合并感染时易引起胆源性肝脓肿，进一步穿破膈肌和肺可形成胆管支气管瘘。晚期发生胆汁性肝硬化，可引起门静脉高压。体格检查主要表现为肝呈不对称性增大，肝区有压痛及叩击痛。合并感染和并发症时，则出现相应体征。

（三）辅助检查

影像学检查有助于诊断及鉴别诊断。B超、PTC等检查可显示肝内胆管结石的分布和肝内胆管的狭窄和扩张情况，对确定诊断和指导治疗有重要意义。

（四）诊断

根据病史、症状和体征及影像学检查可以确定诊断。未合并感染或其他并发症的单纯性肝内胆管结石，容易被误诊为胃病、肝炎等，应注意鉴别。

（五）治疗

肝内胆管结石的治疗宜采用以手术方法为主的综合疗法。

1. **手术治疗** 同肝外胆管结石，其中解除狭窄是手术治疗的关键。手术术式有高位胆管切开取石术、胆肠内引流术、去除肝内感染性病灶。

2. **中西医结合治疗** 配合使用针灸，口服消炎利胆类中药。

3. **残石处理** 术后T管造影发现胆管残留结石时，可在窦道形成后拔除T管，经其窦道插入纤维胆管镜，用取石钳、网篮等直视下取石，如结石过大可将结石碎裂成小块后分别取出。

（六）预防与预后

要注意饮食和饮水卫生，养成不喝生水、喝开水的良好习惯；要多食用富含维生素的食物；用植物油炒菜；要常食用瘦肉、鸡、鱼、核桃、黑木耳、海带、紫菜等；要多食用能促进胆汁分泌、松弛胆管括约肌、有利胆作用的食物；要吃早餐，空腹的时间不可太长。忌食含胆固醇较高的食物；忌暴饮暴食；忌食辛辣刺激的调味品；忌烟、酒、咖啡等。胆结石一般预后良好，由于医疗水平的提高，手术引起的并发症少见。

第五节　急性胰腺炎

急性胰腺炎（AP）是多种病因导致胰酶在胰腺内激活后引起胰腺组织自身消化的化学

性炎症。其临床特征为急性上腹痛、恶心、呕吐、发热和血胰酶增高等。轻者以胰腺水肿为主，临床多见，病情常呈自发性，预后好。重者发生胰腺出血坏死，常继发感染、腹膜炎和休克等多种并发症，病死率高。

一、病因和发病机制

（一）病因

急性胰腺炎的病因较多，常见的病因有胆石症、大量饮酒、暴饮暴食。

1. **胆管疾病** 胆石症、胆管感染或胆管蛔虫等均可引起急性胰腺炎，其中胆石症最为常见。当结石嵌顿、蛔虫堵塞或胆管感染所致奥狄括约肌痉挛时，可导致胆总管壶腹部出口处梗阻，当胆管内压力高于胰管内压时，造成胆汁逆流入胰管，引起急性胰腺炎。另外，当胆结石移行损伤胆总管壶腹部，或因胆管炎症引起奥狄括约肌松弛时，致十二指肠液反流入胰管，引起急性胰腺炎。

2. **大量饮酒和暴饮暴食** 乙醇通过刺激胃酸分泌，促使胰腺外分泌增加，且刺激 Oddi 括约肌痉挛和十二指肠乳头水肿，胰液排出受阻，使胰管内压增加，引起急性胰腺炎。此外，长期酗酒者胰液内蛋白含量增高，易沉淀而形成蛋白栓，致胰液排出不畅。暴饮暴食使短时间内大量食糜进入十二指肠，引起十二指肠乳头水肿和奥狄括约肌痉挛，同时刺激大量胰液与胆汁分泌，由于胰液和胆汁排泄不畅，引发急性胰腺炎。

3. **胰管阻塞** 胰管结石或蛔虫、胰管痉挛、胰管狭窄、肿瘤等均可引起胰管阻塞。当胰液分泌旺盛时，胰管内压增高，使胰管小分支和胰腺泡破裂，胰液与消化酶渗入间质，引起急性胰腺炎。

4. **其他** 胰胆或胃手术、腹部钝挫伤、ERCP 检查、高钙血症、急性腮腺炎、传染性单核细胞增多症、柯萨奇病毒感染、肺炎衣原体感染、应用某些药物（如噻嗪类利尿药、糖皮质激素、四环素、磺胺类）等，均可引起急性胰腺炎。

（二）发病机制

急性胰腺炎的病理变化分为两型。

1. **急性水肿型** 大体检查可见胰腺水肿、肿大、分叶模糊，质脆，胰腺周围有少量脂肪坏死，病变累及部分或整个胰腺。镜下可见间质水肿、充血、散在点状脂肪坏死和炎症细胞浸润，无明显胰实质坏死和出血。

2. **急性坏死型** 大体检查可见胰腺呈红褐色或灰褐色，分叶结构消失，并有新鲜出血区。较大范围的脂肪坏死灶散落在胰腺及胰腺周围组织，称为钙皂斑。病程较长者可并发囊肿、脓肿或瘘管形成。组织学检查示胰腺组织的坏死主要为凝固性坏死，细胞结构消失，坏死灶被炎性细胞浸润包绕，常见淋巴管炎、静脉炎、血栓形成及出血坏死；因胰液外溢和血管损害，部分病例可有心包积液、化学性腹水和胸腔积液，易继发细菌感染；发生急性呼吸窘迫综合征时可见肺水肿、肺出血和肺透明膜形成，及肾小管坏死、肾小球病变、脂肪栓塞和弥散性血管内凝血等病理变化。急性胰腺炎的发病机制如图 4-2 所示。

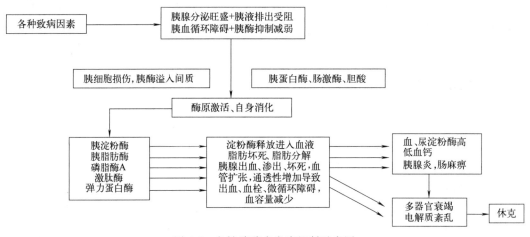

图 4-2　急性胰腺炎发病机制示意图

二、临床表现

急性胰腺炎常在饱食、脂餐或饮酒后发生。部分患者无诱因可查。其临床表现和病情轻重取决于病因、病理类型和诊治是否及时。

（一）症状

1. **腹痛**　为本病的主要表现和首发症状，突然起病，程度轻重不一，可为钝痛、刀割样痛、钻痛或绞痛，呈持续性，可有阵发性加剧，不能为一般胃肠解痉药缓解，进食可加剧。疼痛部位多在中上腹，可向腰背部呈带状放射，取弯腰抱膝位可减轻疼痛。急性水肿型胰腺炎腹痛 3~5 天即缓解。急性坏死型胰腺炎病情发展较快，腹部剧痛延续时间较长，由于渗液扩散，可引起全腹痛。极少数年老体弱患者可无腹痛或仅有轻微腹痛。

2. **恶心、呕吐及腹胀**　多在起病后出现，有时呕吐频繁，吐出食物和胆汁，呕吐后腹痛并不减轻。同时有腹胀，甚至出现麻痹性肠梗阻。

3. **发热**　多数患者有中度以上发热，持续 3~5 天。持续发热一周以上不退或逐日升高、白细胞计数升高者，应怀疑有继发感染，如胰腺脓肿或胆道感染等。

4. **低血压或休克**　重症胰腺炎常发生。患者烦躁不安、皮肤苍白、湿冷等；有极少数休克可突然发生，甚至发生猝死。主要原因为有效血容量不足，缓激肽类物质致周围血管扩张，并发消化道出血。

5. **水、电解质、酸碱平衡及代谢紊乱**　多有轻重不等的脱水，低血钾、呕吐频繁可有代谢性碱中毒。重症者尚有明显脱水与代谢性酸中毒，低钙血症、部分伴血糖增高，偶可发生糖尿病酮症酸中毒或高渗性昏迷。

6. **黄疸**　当胆总管或壶腹部结石、胰头炎性水肿压迫胆总管时，可出现黄疸。后期出现黄疸，应考虑并发胰腺脓肿或假性囊肿压迫胆总管，或由肝细胞损害所致。

（二）体征

急性水肿型胰腺炎腹部体征较轻，多有上腹压痛，往往与主诉的腹痛程度不十分相符；可有腹胀和肠鸣音减弱，无腹肌紧张和反跳痛。急性坏死型胰腺炎上腹或全腹压痛明显，并有腹肌紧张和反跳痛；肠鸣音减弱或消失，可出现移动性浊音；伴麻痹性肠梗阻者有明显腹胀，腹水多呈血性，其中淀粉酶明显升高；少数患者因胰酶、坏死组织及出血沿腹膜间隙与肌层渗入腹壁下，致两侧胁腹部皮肤呈暗灰蓝色，称 Grey·Turner 征；若致脐周皮肤青紫，称 Cullen 征。

（三）并发症

1. **局部并发症**　①胰腺脓肿：重症胰腺炎起病2～3周后，因胰腺及胰周坏死继发感染而形成脓肿，此时高热、腹痛，出现上腹肿块和中毒症状。②假性囊肿：常在病后3～4周形成，系由胰液和液化的坏死组织在胰腺内或其周围包裹所致，多位于胰体尾部，大小为几毫米至几十厘米。

2. **全身并发症**　重症胰腺炎常并发不同程度的多器官功能衰竭。①急性呼吸衰竭：急性呼吸窘迫综合征，突然发作、进行性呼吸窘迫、发绀等，常规氧疗不能缓解。②急性肾衰竭：表现为少尿、蛋白尿和进行性血尿素氮、肌酐增高等。③心力衰竭与心律失常：心包积液、心律失常和心力衰竭。④消化道出血：上消化道出血多由于应激性溃疡或黏膜糜烂所致，下消化道出血可由胰腺坏死穿透横结肠所致。⑤胰性脑病：表现为精神异常（幻想、幻觉、躁狂状态）和定向力障碍等。⑥败血症及真菌感染：早期以革兰氏阴性杆菌为主，后期常为混合菌，且败血症常与胰腺脓肿同时存在；严重病例机体的抵抗力极低，加上大量使用抗生素，极易产生真菌感染。⑦高血糖：多为暂时性。⑧慢性胰腺炎：少数演变为慢性胰腺炎。

三、辅助检查

1. **血液检查**　多有白细胞计数增高，中性粒细胞增多及核左移现象。
2. **血、尿淀粉酶测定**　①血清淀粉酶：在起病后6～12小时开始升高，48小时开始下降，持续3～5天。血清淀粉酶超过正常值3倍可确诊为本病。淀粉酶的高低不一定反映病情轻重，坏死型胰腺炎淀粉酶值可正常或低于正常。其他急腹症（如消化性溃疡穿孔、胆石症、胆囊炎、肠梗阻等）都可有血清淀粉酶升高，但一般不超过正常值的2倍。②尿淀粉酶：升高较晚，在发病后12～14小时开始升高，下降缓慢，持续1～2周。尿淀粉酶值受患者尿量的影响。
3. **血清脂肪酶测定**　在起病后24～72小时开始升高，持续7～10天。对病后就诊较晚的慢性胰腺炎患者有诊断价值，且特异性也较高。
4. **其他**　如 C 反应蛋白（CRP）测定、生化检查、腹部 X 线检查、B 超检查、CT 检查等。

四、诊断

根据典型的临床表现和实验室检查，常可做出诊断。轻症的患者有剧烈而持续的上腹部疼痛，恶心、呕吐、轻度发热、上腹部压痛，但无腹肌紧张；同时有血清淀粉酶和（或）尿淀粉酶显著升高，排除其他急腹症者，即可以确诊。重症除具备轻症急性胰腺炎的诊断标准，且具有局部并发症（胰腺坏死、假性囊肿、脓肿）和（或）器官衰竭。应与消化性溃疡急性穿孔、胆石症、急性胆囊炎、急性肠梗阻、心肌梗死等疾病鉴别。

五、治疗

1. **急性水肿型胰腺炎**　经 3～5 天积极治疗多可治愈。治疗措施包括：①卧床休息；②禁食、胃肠减压；③静脉输液，积极补足血容量，维持水、电解质和酸碱平衡，注意维持热量供应；④止痛治疗，腹痛剧烈者可给予哌替啶；⑤抑酸治疗，静脉给予 H_2 受体拮抗剂或质子泵抑制剂，有预防应激性溃疡的作用；⑥抗生素，常选用氧氟沙星、环丙沙星、氨苄西林、头孢菌素等。

2. **急性坏死型胰腺炎**　须采取综合性措施，积极抢救治疗，除上述治疗措施外，还可采取以下治疗。

（1）监护　针对器官功能衰竭及代谢紊乱采取相应的措施，如密切监测血压、血氧、尿量等。

（2）抗生素应用　有预防胰腺坏死合并感染的作用。抗生素多选用亚胺培南或喹诺酮类等，并联合应用对厌氧菌有效的药物（如甲硝唑）。第二、第三代头孢菌素也可考虑应用。

（3）抑制胰液分泌　生长抑素具有抑制胰液和胰酶分泌，抑制胰酶合成的作用。生长抑素和其类似物八肽（奥曲肽）疗效较好，它还能减轻腹痛，减少局部并发症，缩短住院时间。

（4）抑制胰酶活性　仅用于重症胰腺炎的早期。氟尿嘧啶可抑制 DNA 和 RNA 合成，减少胰液分泌，对磷脂酶 A_2 和胰蛋白酶有抑制作用；加贝酯可抑制蛋白酶、血管舒缓素、凝血酶原、弹力纤维酶等的活性。

（5）维持水、电解质平衡　应积极补充液体及电解质（钾、钠、钙、镁等离子），维持有效血容量。有休克者，应给予清蛋白、鲜血或血浆代用品。

（6）营养支持　早期一般采用全胃肠外营养；如无肠梗阻，应尽早进行空肠插管，并过渡到肠内营养（EN）。营养支持可增强肠道黏膜屏障，防止肠内细菌移位而引起胰腺坏死合并感染。

（7）内镜治疗　对急性胆源性胰腺炎，现多主张内镜下奥狄括约肌切开术（EST），用于胆管紧急减压、引流和去除胆石梗阻。内镜治疗作为一种非手术疗法，起到治疗和预防胰腺炎发展的作用。适用于老年人及不宜手术者。

（8）防治并发症　对出现的消化道出血、肾衰竭、急性呼吸窘迫综合征及弥散性血管内凝血等，应予以及时和恰当的处理。

（9）手术治疗　适应证：①诊断未明确，与其他急腹症，如胃肠穿孔难以鉴别者；②重症胰腺炎经内科治疗无效者；③胰腺炎并发脓肿、假性囊肿、弥漫性腹膜炎、肠麻痹坏死者；④胆源性胰腺炎处于急性状态，需外科手术解除梗阻者。

六、预防与预后

积极预防和治疗胆管疾病，戒酒及避免暴饮暴食。急性胰腺炎的病死率约 10%，几乎所有死亡病例均为首次发作。出现呼吸功能不全或低钙血症提示预后不良。重症坏死性胰腺炎的病死率达 50% 或更高，手术治疗可使其降至 20% 左右。

病例分析

患者，男性，38岁。上腹部持续饱胀不适感半年，餐后症状加重，但食欲及体重无明显变化，近3天出现黑便，每天1次，大便成形且有光泽。体格检查：上腹部轻压痛，剑突下明显，肝脾肋下未及，无明显贫血面容。

问题：

1. 该患者的初步诊断是什么？

2. 该患者的诊断依据是什么？

3. 为进一步明确诊断，首选的检查是什么？

第五章 泌尿系统疾病

知识目标 掌握泌尿系统常见病临床表现、诊断和治疗；熟悉其病因；了解辅助检查。
能力目标 能对泌尿系统常见病、多发病病例进行诊断及用药治疗。
素质目标 对泌尿系统常见病、多发病有较好的认识。

案例引入

患者，女性，32岁，干部。因"3年来颜面及下肢间断水肿，1周来加重"入院。患者3年前无诱因出现面部水肿，以晨起明显，伴双下肢轻度水肿、尿少、乏力、食欲下降。曾到医院就诊时血压高（150/96mmHg），检验尿蛋白（＋）～（＋＋），尿红细胞和尿白细胞情况不清，间断服过中药，病情时好时差。1周前着凉后出现咽痛，水肿加重，尿少，尿色较红，无发热和咳嗽，无尿频、尿急和尿痛，进食和睡眠稍差，无恶心和呕吐。实验室检查：血红蛋白100g/L，白细胞计数8.8×10^9/L，中性粒细胞百分率72％，淋巴细胞百分率28％，血小板计数240×10^9/L；尿蛋白（＋＋）；镜检尿白细胞0～1个/HP，尿红细胞10～20个/HP，颗粒管型0～1个/HP；尿蛋白定量3.0g/24h；血尿素氮8.3mmol/L，血中肌酐156μmol/L，谷丙转氨酶36g/L。

问题：

1. 该患者的初步诊断是什么？
2. 为明确诊断，需进一步做哪些检查？
3. 治疗原则有哪些？

泌尿系统由肾、输尿管、膀胱、尿道以及相关的血管、神经、淋巴等组成，具有生成和排出尿液的功能。肾既是人体的排泄器官，又是重要的内分泌器官，其主要生理功能是生成和排出尿液，调节机体水、电解质和酸碱平衡，维持机体内环境的相对稳定。本部分主要介绍肾小球疾病、肾病综合征、泌尿系统感染等临床上常见的多发的泌尿系统疾病。

第一节 肾小球疾病

肾小球疾病是主要累及双肾肾小球，而病因、发病机制、病理改变、临床表现、病程和预后不尽相同的一组疾病。可分为原发性、继发性和遗传性。原发性肾小球疾病常病因不明，继发性肾小球疾病是指全身性疾病造成的肾小球损害，遗传性肾小球疾病由遗传所致。原发性肾小球疾病占肾小球疾病的大多数，是引起慢性肾衰竭的最主要原因，应引起重视。本章重点介绍急性肾小球肾炎和慢性肾小球肾炎。

一、急性肾小球肾炎

急性肾小球肾炎（AGN），简称急性肾炎，是以急性肾炎综合征为主要临床表现的一组疾病。其特点是急性起病，病程短，患者多出现血尿、蛋白尿、高血压、水肿和肾小球滤过率下降，并可出现一过性的氮质血症。任何年龄均可发病，以儿童及青少年多见。男女发病率约为 2∶1。冬春季发病多见。多数患者可获得临床痊愈；部分患者遗留少量镜下血尿与少量尿蛋白，迁延 1～2 年消失；重症患者可发生心力衰竭、脑病、急性肾衰竭。

（一）病因和发病机制

1. **病因** 急性肾小球肾炎多出现在上呼吸道感染（多见扁桃体炎）或皮肤感染（多为脓疱疮）等链球菌感染后，常由 β 溶血性链球菌 A 组等致肾炎菌株感染所致，其他细菌感染、病毒感染和原虫感染也可引起急性肾小球肾炎。感染的严重程度与急性肾小球肾炎的发生和病变轻重并不完全一致。

2. **发病机制** 多数急性肾小球肾炎是免疫介导性炎症疾病。一般认为免疫机制是始发机制，而非免疫、非炎症机制是参与机制。发病主要是由于感染后所诱发的免疫反应。当链球菌致病抗原进入人体 1～3 周后，刺激机体产生抗体，抗原-抗体结合形成循环免疫复合物沉积；也可能是链球菌抗原先种植在肾小球，再结合循环中相应抗体形成原位免疫复合物，免疫复合物沉积于肾小球基膜，引起双肾弥漫性炎症。肾小球毛细血管的免疫性炎症使毛细血管腔变窄甚至闭塞，并损害肾小球滤过膜，出现血尿、蛋白尿及管型尿等。肾小球滤过率下降，对水和各种溶质（包括含氮代谢产物、无机盐）的排泄减少，发生水钠潴留，继而引起细胞外液容量增加，因此临床上有水肿、尿少、全身循环充血状态，如呼吸困难、肝大、静脉压增高等（图 5-1）。

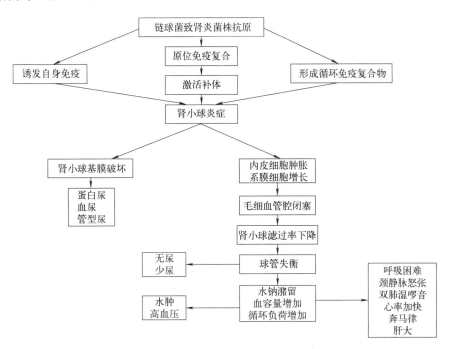

图 5-1　急性链球菌感染后肾炎发病机制示意图

（二）临床表现

急性肾小球肾炎通常于前驱感染后 1～3 周（平均 10 天左右）起病，潜伏期相当于致病抗原初次免疫后诱导机体产生免疫复合物所需的时间，呼吸道感染引起者为 10 天（6～14 天），皮肤感染引起者为 20 天（14～28 天）。急性肾小球肾炎起病较急，病情轻重不一，轻者呈亚临床型（仅有尿液检查及血清 C3 异常），全身症状有疲乏、畏食、恶心、呕吐等。典型者呈急性肾炎综合征表现，重症者可发生急性肾衰竭。

1. 典型表现

（1）血尿　常为起病首发症状和患者就诊原因。肉眼血尿占 1/3，镜下血尿见于所有患者。可伴有轻中度蛋白尿，约 1/4 患者的尿蛋白定量＞3.5g/d。尿沉渣除红细胞外，早期还可见白细胞和上皮细胞稍增多，也可有颗粒管型和红细胞管型等。

（2）水肿　4/5 以上患者病初出现水肿，多为晨起眼睑水肿，可伴有下肢轻度凹陷性水肿，少数严重患者可波及全身。

（3）高血压　见于 3/5 以上的患者，多为一过性轻度高血压，与其水钠潴留有关，经利尿后血压逐渐恢复正常；偶见严重高血压，甚至发生高血压脑病。眼底检查可见视网膜小动脉痉挛，偶有火焰状出血及视盘水肿。

（4）肾功能异常　部分患者发病早期可因尿量减少出现一过性轻度氮质血症，多于 1～2 周后随尿量增加而逐渐恢复正常，有少数患者出现急性肾衰竭。

（5）心力衰竭　于起病后 1～2 周出现，起病缓急轻重不一。少数严重者可有气急、呼吸困难、心脏扩大及奔马律。X 线检查可见心影增大，胸腔及心包积液。病情危重，但经抢救后可迅速好转，心影可恢复正常。儿童及老年人发生率高。

2. 并发症

（1）高血压脑病　于起病后 12 周内发生，起病较急，发生抽搐、头痛、恶心、呕吐、意识不清、视力障碍。部分重症患者有脑疝征象，如瞳孔变化、呼吸节律紊乱等。

（2）急性肾衰竭　由于无尿或者尿少会导致蛋白质分解产物大量积聚，重者可出现急性肾衰竭。

（三）辅助检查

1. 尿液检查　血尿几乎见于所有患者，尿红细胞呈多形性，常伴有肾小管上皮细胞、白细胞、透明管型或颗粒管型，尿蛋白通常为（＋）～（＋＋）。约 1/4 患者的尿蛋白定量大于 3.5g/d，尿纤维蛋白降解产物（FDP）增加。尿液检查一般在 4～8 周大致恢复正常。残余镜下血尿或少量蛋白尿可持续半年或更长。

2. 血液检查　红细胞计数及血红蛋白可稍低，由血容量增加、血液稀释所致。白细胞计数可正常或增高，这与原发感染灶是否继续存在有关。急性期红细胞沉降率常增快，2～3 个月恢复正常。

3. 肾功能检查　多数患者急性期有轻度肾小球滤过率下降，血肌酐、血尿素氮浓度在正常上限。少数肾小球滤过率严重下降，血肌酐、血尿素氮明显升高。

4. 血清补体及免疫球蛋白测定　一过性血清补体降低是本病重要特征之一，疾病早期血清总补体浓度、C3、C4 下降，其后逐渐恢复，6～8 周恢复正常。

5. 细菌培养及血清学试验　咽拭子或皮肤培养常见 A 组 β 溶血性链球菌；血清抗链球菌溶血素 O（ASO）抗体常在链球菌感染后 2～3 周出现，3～5 周滴度达高峰后逐渐下降；在感染后 4 个月可检测到抗链球菌胞壁 M 蛋白体。

6. B 超检查　双肾大小正常或增大。

7. **肾活组织检查** 以下两种情况应进行肾活检：少尿 3 天以上或进行性尿量减少，肾小球滤过功能呈进行性损害，疑为急进性肾小球肾炎者；病程 1 个月以上，临床表现无好转趋势，考虑其他原发或继发肾小球疾病者。

（四）诊断

急性肾小球肾炎发病急，于前驱感染后 1～3 周起病。尿量减少，水肿，中等度血压升高，一般为（150～180）/（90～100）mmHg。实验室检查：镜下血尿伴红细胞管型及轻中度蛋白尿；短暂氮质血症；尿纤维蛋白降解产物升高；补体 C3 降低；抗链球菌溶血素 O 抗体增高。肾活检病理检查显示毛细血管内增生性肾小球肾炎。

（五）治疗

本病以休息和对症治疗为主，应注意预防并发症。因本病为自限性疾病，不宜使用糖皮质激素和细胞毒性药物。发生急性肾衰竭者可行透析治疗。

1. **一般治疗** 急性期应注意休息、保暖，待肉眼血尿消失、水肿消退及血压恢复正常后逐步增加活动量。应给予低盐（<3g/d）饮食，尤其有水肿及高血压时。肾功能正常者蛋白质摄入量应保持正常 [1g/（kg·d）]，氮质血症时应限制蛋白质摄入，并给予高质量蛋白（富含必需氨基酸的动物蛋白）。仅明显少尿的急性肾衰竭患者才限制液体摄入量。

2. **对症治疗** 包括利尿消肿、降血压，预防心脑并发症的发生。休息、低盐和利尿后血压控制仍不满意时，可加用降压药物。常用噻嗪类利尿剂，如氢氯噻嗪或环戊噻嗪。效果不佳时改用髓袢类利尿剂，如呋塞米。一般不用保钾性利尿剂和渗透性利尿剂。利尿后高血压仍未得到有效控制，可加用 β 受体阻滞剂（如阿替洛尔），可配合钙通道阻滞剂（如硝苯地平）。无少尿和血钾不高者可使用血管紧张素转换酶抑制剂如卡托普利和依那普利。若发生高血压脑病需紧急降压者，可选用硝普钠，对伴肺水肿者尤宜。

3. **控制感染灶** 以往主张发病初期使用青霉素，对青霉素过敏者选用大环内酯类抗生素，疗程为 10～14 天，现对其必要性存有争议。反复发作的慢性扁桃体炎，待病情稳定后 [尿蛋白少于（+），尿沉渣红细胞少于 10 个/HP] 可考虑做扁桃体摘除术，术前、术后两周需注射青霉素。

4. **中医药治疗** 本病多属实证。根据辨证可分为风寒、风热、湿热，分别予以宣肺利尿、凉血解毒等疗法。本病恢复期脉证表现不很明确，辨证不易掌握，仍以清热利湿为主，佐以养阴，但不可温补。

5. **透析治疗** 少数发生急性肾衰竭而有透析指征时，应及时给予透析治疗，以帮助患者度过急性期。由于本病具有自愈倾向，肾功能多可逐渐恢复，一般不需要长期维持透析。

（六）预防与预后

保证充足营养，注意个人卫生，适当参加运动是预防各种感染的重要环节。注意避免或减少上呼吸道感染及皮肤感染是预防的主要措施。患急性肾炎后减少感染，可降低演变为慢性肾炎的发病率。绝大多数患者于 1～4 周内水肿消退，血压下降，尿检验有关指标随之好转。血清补体 C3 在 4～8 周内恢复正常。病理检查大部分恢复正常或仅遗留系膜细胞增生。少量镜下血尿及微量白蛋白尿有时可迁延半年至 1 年才消失。小于 1% 的患者因急性肾衰竭救治不当死亡，多为高龄患者。多数患者远期预后良好，可完全治愈。6%～18% 患者遗留尿异常和（或）高血压而转为慢性肾炎，或于临床痊愈多年后又出现肾小球肾炎表现。一般认为，老年患者、持续性高血压、大量蛋白尿或肾功能损害者预后较差；散发者较流行者预后差；肾组织增生病变重，伴有较多新月体形成者预后差。

二、慢性肾小球肾炎

慢性肾小球肾炎（CGN），简称慢性肾炎，是由多种不同病因、不同病理类型组成的一组原发性肾小球疾病。病程长，呈缓慢进展。尿液检查有不同程度的蛋白尿和血尿；大多数患者出现程度不等的高血压和肾功能损害；后期出现贫血、视网膜病变、固缩肾和尿毒症。病程中可因呼吸道感染等原因诱发急性发作，出现类似急性肾炎的表现，部分病例可有自动缓解期。国内资料表明，在引起终末期肾衰竭的各种病因中，慢性肾炎占 64.1%，居于首位。

（一）病因和发病机制

大多数患者的病因尚不明确，由多种病因、不同病理类型的原发性肾小球疾病发展而来，仅少数由急性肾炎发展所致（直接迁延或临床痊愈若干年后再现）。其发病机制主要与发病免疫炎症损伤有关；此外，其慢性进程还与大量蛋白尿、高血压、高血脂等非免疫因素有关。

（二）临床表现

本病可发生于任何年龄，以青中年男性较多见。一般起病缓慢、起病隐匿，起病患者可无明显的临床症状，偶有轻度的浮肿，血压也可是正常或者轻度的升高，一般往往要通过体检才能发现本病；但临床表现呈多样性，如系膜毛细血管性肾炎及系膜增生性肾炎有前驱感染时常起病急，甚至呈急性肾炎综合征。主要表现有以下几点。

1. **水肿**　在慢性肾炎的整个疾病过程中多数患者有不同程度的水肿，轻者仅见于面部、眼睑等组织疏松部位，晨起比较明显，进而发展至足踝、下肢；重者全身水肿，并可有胸腔积液和腹水。

2. **高血压**　部分患者以高血压为首发症状，高血压的程度差异较大，轻者仅（140～160)/(90～100)mmHg，重者达到或超过 180/110mmHg。持续高血压容易导致心功能受损，加速肾功能恶化，其程度与预后关系密切。高血压在临床上常表现为头胀、头痛、眩晕、目眩、耳鸣、失眠多梦、记忆力减退等症状。

3. **尿异常改变**　尿异常改变是慢性肾炎的基本标志。水肿期间尿量减少，无水肿者尿量接近正常；常有夜尿及低比重尿，尿比重（禁水 1～2 小时）不超过 1.020。尿毒症期可出现少尿（<400mL/d）或无尿（<100mL/d）；有不同程度的尿蛋白（1～3g/d），也可呈大量蛋白尿（>3.5g/d），蛋白尿多呈非选择性；尿沉渣可见颗粒管型和透明管型；不同程度的血尿，急性发作期可出现镜下血尿甚至肉眼血尿。

4. **贫血**　患者呈现中度以上贫血，表明肾单位损坏及功能损害已很严重。发展到终末期出现严重贫血。如果患者无明显营养不良，其贫血多属正细胞正色素型。患者可有头晕、乏力、心悸、面色苍白、唇甲色淡等征象。

5. **肾功能不全**　主要表现为肾小球滤过率下降，内生肌酐清除率降低。轻中度肾功能受损患者可无任何临床食欲下降症状，当内生肌酐清除率低于 10mL/min 时，临床上可见少尿、无尿、恶心、呕吐、乏力、嗜睡、皮肤瘙痒等征象。在感染、劳累、脱水、妊娠或使用肾毒性药物的情况下，肾功能多急剧恶化。

6. **其他** 慢性肾衰竭患者常出现贫血。长期高血压者可出现心脑血管的并发症。

（三）辅助检查

1. **尿液检查** 患者早期有不同程度的蛋白尿和（或）血尿。尿沉渣镜检红细胞可增多，可见管型。

2. **血常规检查** 早期多数患者血常规正常或轻度贫血，白细胞和血小板计数多正常。

3. **肾功能检查** 早期肾功能变化不明显。晚期肾小球功能受损，血肌酐与血尿素氮升高。内生肌酐清除率下降。

4. **肾穿刺活体组织检查** 肾穿刺取活组织进行光镜、电镜及免疫荧光检查，可明确慢性肾炎的病变类型及病理类型，对于指导治疗、判断预后均有重要作用。

（四）诊断

起病缓慢，病情迁延，时轻时重，肾功能逐步减退，后期出现贫血、电解质紊乱、血尿素氮和血肌酐升高等。有不同程度的水肿、蛋白尿、血尿、管型尿、贫血及高血压等表现。病程中可因呼吸道感染等原因诱发急性发作，出现类似急性肾炎的表现。确立诊断应排除继发性肾小球疾病（如系统性红斑狼疮、糖尿病肾病和高血压肾损害等）。

（五）治疗

治疗的主要目的是防止或延缓肾功能的进行性恶化，改善或缓解临床症状及防治心脑血管并发症，而不以消除尿红细胞和尿蛋白为目标。可采用综合治疗措施。

1. **积极控制高血压和减少尿蛋白** 高血压和尿蛋白是加速肾小球硬化、促进肾功能恶化的重要因素，积极控制高血压和减少尿蛋白是两个重要的环节。高血压的治疗目标：力争把血压控制在理想水平（<130/80mmHg）。尿蛋白的治疗目标：争取将尿蛋白减少至<1g/d。

2. **限制食物中蛋白及磷摄入量** 肾功能不全患者应限制蛋白及磷的摄入量，采用优质低蛋白饮食（<0.6g/kg）。

3. **糖皮质激素和细胞毒性药物** 肾炎为一临床综合征，其病因、病理类型及其程度、肾功能等变异较大，故此类药物是否应用宜区别对待。一般不主张积极应用，但如果患者肾功能正常或仅轻度受损，肾脏体积正常，病理类型较轻（如早期膜性肾病、轻度系膜增生性肾炎等），尿蛋白较多，如无禁忌者可慎用，无效者逐渐撤去。

4. **避免加重肾脏损害的因素** 感染、劳累、妊娠及应用肾毒性药物均能损害肾脏，应当避免使用。

（六）预防与预后

注意休息，注意个人卫生，预防呼吸道感染和泌尿道感染，如果出现感染症状时，应及时治疗。慢性肾炎病情发展快慢与病因、病理类型、机体的反应性及医疗监护等条件有关。慢性肾炎可因医疗监护不当，反复急性发作，经2～3年即进入肾衰竭期，有些患者的病情较稳定，历经20～30年后才发展成肾衰竭。

第二节　肾病综合征

肾病综合征（NS）是指由多种病因引起的，以大量蛋白尿（尿蛋白＞3.5g/d）、低蛋白血症（血浆清蛋白＜30g/L）、高脂血症、水肿为主要临床表现的一组综合征。可分为原发性、继发性和先天性三大类，原发性占90％以上。原发性肾病综合征由肾本身疾病引起，包括微小病变型（单纯性肾病综合征）和非微小病变型（系膜增生性肾小球肾炎、膜增生性肾小球肾炎、局灶节段性肾小球硬化症、膜性肾病）两大类，微小病变型占80％。继发性肾病综合征由肾以外的疾病引起，包括肾淀粉样变性、系统性红斑狼疮、多发性骨髓瘤、糖尿病、药物及感染等。先天性肾病综合征多与遗传疾病有关。本部分重点介绍原发性肾病综合征。

一、病因和发病机制

原发性肾病综合征是由多种病因引起肾小球毛细血管通透性增高，导致血浆中大量蛋白自尿中丢失而出现的临床综合征。以大量蛋白尿、低蛋白血症、全身高度水肿和高胆固醇血症为特征。原发性肾病综合征分为单纯性肾病、肾炎性肾病，以单纯性肾病多见。

（一）病因

引起肾病综合征的病因很多，可分为原发性及继发性两大类。原发性与遗传、过敏及免疫等有关；继发性与某些细菌（链球菌感染后肾炎、细菌性心内膜炎），病毒（乙型肝炎、疫苗后肾炎）及寄生虫（三日疟）感染，药物中毒、过敏，恶性肿瘤（实体瘤、淋巴瘤、白血病、多发性骨髓瘤），免疫性疾病（系统性红斑狼疮、类风湿关节炎、过敏性紫癜、淀粉样变），代谢性疾病（糖尿病、黏液性水肿），遗传性疾病（先天性肾病综合征、家族性肾病综合征、镰状细胞贫血）等有关。

（二）发病机制

一般认为，原发性肾病综合征的发病机制主要与 T 细胞免疫功能紊乱有关。蛋白尿的产生主要是电荷屏障和孔径屏障发生变化，尤其是电荷屏障受损后，肾小球滤过膜对血浆蛋白的通透性增加，致使原尿中蛋白含量增加，当远超过近曲小管回收量时，形成大量蛋白尿。尿中丢失大量蛋白，原尿中部分清蛋白在近曲小管上皮细胞中被分解，胃肠道水肿时，蛋白质的摄入和吸收能力下降，肝合成的清蛋白不足以代偿尿蛋白的丢失，形成低蛋白血症。大量蛋白从尿中漏出导致血浆胶体渗透压下降，水和电解质由血管内向组织间隙渗透，有效血容量减少，醛固酮分泌增加，抗利尿激素分泌增多，利尿因子减少等作用下，形成全身性水肿。由于肝合成蛋白增加，大分子脂蛋白不易自肾排出而在体内蓄积，形成高胆固醇血症。肾病综合征发病机制如图 5-2 所示。

二、临床表现

原发性肾病综合征的发病年龄、起病缓急与病理类型有关。微小病变型肾病儿童多见；系膜增生性肾小球肾炎多发于青少年，部分起病急骤，部分为隐匿性；膜增生性肾小球肾炎

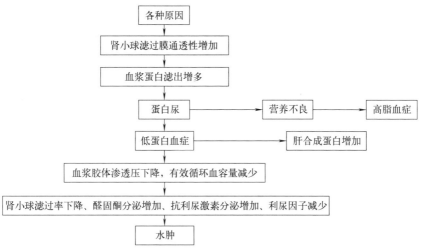

图 5-2 肾病综合征发病机制示意图

多见于青少年，大多起病急骤；局灶性节段性肾小球硬化症多发于青少年，多隐匿起病；膜性肾病多见于中老年人，通常起病隐匿。原发性肾病综合征的临床表现如下。

（一）全身水肿

几乎均出现程度不同的水肿，水肿以面部、下肢、阴囊部最明显。严重时可伴胸腔积液、腹水及心包积液，易发生心悸及呼吸困难。水肿可持续数周或数月，或于整个病程中时肿时消。在感染（特别是链球菌感染）后，水肿常复发或加重，甚至可出现氮质血症。

（二）消化道症状

因胃肠道水肿，常有不思饮食、恶心、呕吐、腹胀等消化道功能紊乱症状。有氮质血症时，上述症状加重。

（三）高血压

非肾病综合征的重要临床表现，但有水钠潴留，血容量增多，可出现一过性高血压。Ⅱ型原发性肾病综合征可伴有高血压。

（四）大量蛋白尿

指尿蛋白排出量＞3.5g/d，是原发性肾病综合征主要的临床表现。当肾小球滤过膜的分子屏障及电荷屏障受损时，肾小球滤过膜对血浆蛋白（清蛋白）的通透性增加，致使原尿中蛋白含量增多，当远超过肾小管的重吸收量时，形成大量蛋白尿。

（五）低蛋白血症

主要是血浆蛋白下降，其程度与蛋白尿的程度有明显关系，一般血浆清蛋白＜30g/L，多数为 15～26g/L。大量清蛋白从尿中丢失，肝代偿性合成清蛋白不足，胃肠道黏膜水肿导致蛋白质摄入不足、吸收降低等因素，可进一步加重低蛋白血症。除血浆清蛋白减少外，血浆中免疫球蛋白、抗凝及纤溶因子、金属结合蛋白等结合蛋白也减少。

（六）高脂血症

肾病综合征常伴有高胆固醇或高甘油三酯血症，其中以高胆固醇血症最常见。血清中高密度脂蛋白胆固醇、极低密度脂蛋白胆固醇也常可增加，常与低蛋白血症并存。其发生机制与肝合成脂蛋白增加及脂蛋白分解减弱有关。

（七）并发症

1. **感染**　是肾病综合征的常见并发症，也是导致肾病综合征复发和疗效不佳的主要原因。其发生与蛋白质营养不良、免疫功能紊乱及应用糖皮质激素治疗有关。常发生呼吸道感染、泌尿道感染、皮肤感染等，严重感染时可威胁生命，应予以高度重视。

2. **血栓及栓塞**　是直接影响肾病综合征治疗效果和预后的重要原因。其形成原因包括：①由于血液浓缩及高脂血症造成血液黏稠度增加；②因某些蛋白质从尿中丢失，及肝代偿性合成蛋白增加，引起机体凝血、抗凝和纤溶系统失衡；③血小板功能亢进、应用利尿剂和糖皮质激素等进一步加重高凝状态等。以肾静脉血栓最常见，肺血管血栓、栓塞及下肢静脉、下腔静脉、冠状血管血栓和脑血管血栓也可发生。

3. **急性肾衰竭**　肾病综合征患者可因有效血容量不足而致肾血流量下降，诱发肾前性氮质血症，经扩容、利尿后可得到恢复。少数病例可出现急性肾衰竭，尤以微小病变型肾病者居多，发生多无明显诱因，表现为少尿甚至无尿，扩容利尿无效。肾活检病理检查显示肾小球病变轻微，肾间质弥漫重度水肿，肾小管可为正常或部分细胞变性、坏死，肾小管腔内有大量蛋白管型。该类急性肾衰竭的机制不明，推测与肾间质高度水肿压迫肾小管、大量管型堵塞肾小管有关，即上述变化形成肾小管腔内高压，引起肾小球滤过率骤然下降，又可诱发肾小管上皮细胞损伤、坏死，从而导致急性肾衰竭。

4. **蛋白质及脂肪代谢紊乱**　长期低蛋白血症可导致营养不良、小儿生长发育迟缓；免疫球蛋白减少造成机体免疫力低下，易致感染；金属结合蛋白丢失可使微量元素（铁、铜、锌等）缺乏；内分泌素结合蛋白不足可诱发内分泌紊乱；药物结合蛋白减少可能影响某些药物的药代动力学，影响药物疗效。

三、辅助检查

1. **尿液检查**　尿蛋白定性多为（＋＋＋）～（＋＋＋＋），尿蛋白定量＞3.5g/d，尿沉渣镜检可见透明管型、颗粒管型、卵圆脂肪小体及红细胞等。

2. **血液检查**　血浆清蛋白＜30g/L，血中胆固醇、三酰甘油、低密度脂蛋白胆固醇及极低密度蛋白胆固醇均可增高，高密度脂蛋白胆固醇多正常，血免疫球蛋白 G 可降低。

3. **肾功能检查**　内生肌酐清除率正常或降低，血肌酐、血尿素氮可正常或升高。

4. **B 超检查**　发病早期两肾正常，晚期两肾缩小。

5. **肾活组织检查**　可明确肾小球病变的病理类型，对指导治疗和估计预后有价值。

四、诊断

肾病综合征诊断包括三方面，即确诊肾病综合征、确认病因、判定有无并发症。根据大量蛋白尿、低蛋白血症、高脂血症、水肿等临床表现，排除继发性肾病综合征即可确定诊断，其中尿蛋白＞3.5g/d、血浆清蛋白＜30g/L 为诊断的必备条件。肾病综合征的病理类型必须进行活组织检查，以确定病理诊断。

五、治疗

肾病综合征的治疗目的为控制症状，防止复发及加重，延缓肾功能的损害，维持正常生活和工作能力。

（一）一般治疗

凡有严重水肿、低蛋白血症者需卧床休息。水肿消失、一般情况好转后，可起床活动。给予正常量 0.8～1.0g/(kg·d) 的优质蛋白（富含必需氨基酸的动物蛋白）饮食。热量要保证充分，每日每公斤体重不应少于 126～147kJ(30～35kcal)。尽管患者丢失大量尿蛋白，但由于高蛋白饮食增加肾小球高滤过，可加重蛋白尿并促进肾脏病变进展，故目前一般不再主张应用。水肿时应低盐（<3g/d）饮食。为减轻高脂血症，应少进富含饱和脂肪酸（动物油脂）的饮食，而多吃富含多聚不饱和脂肪酸（如植物油、鱼油）及富含可溶性纤维（如燕麦、米糠及豆类）的饮食。

（二）对症治疗

1. **利尿消肿** 可选用噻嗪类、保钾利尿剂或袢利尿剂，必要时可使用渗透性利尿剂或适当补充胶体，以提高血浆胶体渗透压。但在输入血浆或清蛋白时要特别慎重，严格掌握适应证，以防蛋白质的肾毒性作用。

2. **减少尿蛋白** 应用血管紧张素转换酶抑制剂、血管紧张素 II 受体阻滞剂和长效钙通道阻滞剂，均可有效地减少蛋白尿。激素和许多细胞毒性药物也可较为有效地减少尿蛋白。

（三）主要治疗

抑制炎症与免疫反应，是肾病综合征的主要治疗方法。

1. **糖皮质激素** 可通过抑制炎症反应、免疫反应，抑制醛固酮和抗利尿激素分泌，影响肾小球基膜通透性等综合作用，发挥其利尿、消蛋白的治疗作用。①用法：足量起步，常用泼尼松 1mg/(kg·d)，一般采取晨起顿服，共 8～12 周，作为诱导缓解治疗；缓慢减药，经足量治疗后，每 1～2 周减药 10%，当减至 20mg/d 时，应延缓减药速度；维持要久，最后以最小有效量（10～15mg/d）维持约半年。②治疗反应：激素敏感型，用药 8～12 周肾病综合征缓解；激素依赖型，即激素减量到一定程度时即复发；激素抵抗型，即经足量激素治疗 8～12 周无效。③长期应用激素的不良反应：感染、类固醇性糖尿病、骨质疏松症等，少数患者还可发生股骨头无菌性缺血性坏死。

2. **细胞毒性药物** 环磷酰胺是最常用的细胞毒性药物，用于激素依赖型或激素抵抗型肾病综合征患者，配合激素治疗有可能提高缓解率。若非激素禁忌，一般不首选及单独用细胞毒性药物。也可使用盐酸氮芥、苯丁酸氮芥等。此外，长春新碱及塞替哌亦有使用报道，疗效均较弱。

3. **环孢素** 用于治疗激素和细胞毒性药物均无效的难治性肾病综合征。

（四）并发症防治

肾病综合征的并发症是影响患者长期预后的重要因素，应积极防治。

1. **感染** 通常在激素治疗时不预防性使用抗生素抗感染，因为这种方法有可能诱发真菌感染。免疫增强剂是否能预防感染目前尚不能肯定。一旦发生感染应及时选用对致病菌敏感、强效且无肾毒性的抗生素积极治疗。

2. **血栓及栓塞** 可给予肝素、华法林或其他双香豆素类药物及双嘧达莫；一旦发生血栓或栓塞，应尽早应用尿激酶或链激酶溶栓治疗，同时配合抗凝治疗，抗凝药物一般持续应用半年以上。但要注意，抗凝药物应用不当可能引起出血。

3. **急性肾衰竭** 首先使用袢利尿剂，剂量应较大，以冲刷阻塞的肾小管管型；若利尿剂无效，应适时进行透析（血液透析或腹膜透析），并适当地补充血液制品，以缓解肾间质水肿；积极治疗基础肾病，碱化尿液，以防管型形成。

4. **蛋白质及脂肪代谢紊乱** 低脂饮食并根据血脂紊乱的情况选择降脂药物，如以胆固醇升高为主者应首选他汀类，而以三酰甘油升高为主应首选贝特类。一般肾病综合征缓解则脂代谢紊乱也随之缓解，无须再持续进行药物治疗。

5. **中医药治疗** 单纯中医中药治疗肾病综合征疗效出现较缓慢，一般主张与激素及细胞毒性药物联合应用。常用雷公藤总苷，该药具有抑制免疫、抑制肾小球系膜细胞增生的作用，并能改善肾小球滤过膜通透性而有降尿蛋白的作用。

六、预防与预后

积极预防感染，加强营养，合理饮食，注意休息，保持个人卫生。坚持按时按量服药。定期随访复查。复查是避免复发的重要环节。避免感染和过劳同样重要。

肾病综合征预后个体差异较大，决定预后的主要因素有病理类型、有无并发症、是否复发及用药疗效。局灶性节段性肾小球硬化症、膜增生性肾小球肾炎、重度系膜增生性肾小球肾炎预后不良。

第三节 尿路感染

尿路感染

尿路感染（urinary tract infection，UTI），简称尿感，是指各种病原微生物在尿路中生长繁殖而引起的炎症性疾病。多见于育龄期妇女、老年人、免疫力低下及尿路畸形者。本部分主要讲解由细菌感染所引起的尿路感染。

根据感染发生部位可分为上尿路感染和下尿路感染，前者系指肾盂肾炎，后者主要指膀胱炎。肾盂肾炎、膀胱炎又有急性和慢性之分。根据有无尿路功能或结构的异常，又可分为复杂性、非复杂性尿感。复杂性尿感是指伴有尿路引流不畅、结石、畸形、膀胱输尿管反流等结构功能的异常，或在慢性实质性疾病基础上发生的尿路感染。不伴有上述情况者称为非复杂性尿感。

一、病因和发病机制

（一）病因

革兰氏阴性杆菌占 80%～90%，以大肠埃希菌最常见，变形杆菌、克雷伯菌次之。革兰阳性球菌占 5%～10%，主要有链球菌、柠檬色葡萄球菌和白色葡萄球菌。无症状性细菌尿、复杂性尿路感染、首次发生的尿路感染，多由大肠埃希菌引起。医院内感染、复杂性或复发性尿路感染、尿路器械检查后发生的尿路感染，多由肠球菌、变形杆菌、克雷伯菌和铜绿假单胞菌引起。变形杆菌常见于伴有尿路结石者，铜绿假单胞菌多见于尿路器械检查后，金黄色葡萄球菌常见于血源性尿路感染。腺病毒可以在儿童和年轻人中引起急性出血性膀胱炎，甚至引起流行。此外，结核分枝杆菌、衣原体、真菌等也可导致尿路感染。

（二）发病机制

1. 感染途径

（1）上行感染　最常见。致病菌由尿道上行至膀胱、输尿管乃至肾引起感染。正常情况下，前尿道和尿道口周围定居少量细菌，如链球菌、乳酸菌、葡萄球菌和类白喉杆菌等，但不致病。某些因素（如性生活、尿路梗阻、医源性操作、生殖器感染等）可导致上行感染的发生。

（2）血行感染　较少见。致病菌从体内感染灶侵入血流，到达肾和尿路其他部位引起感染。多发生于患有慢性疾病或接受免疫抑制剂治疗的患者。多由金黄色葡萄球菌、沙门菌属、假单胞菌属和白假丝酵母菌属等引起。

（3）淋巴道感染　少见。多因腹腔或盆腔的器官、组织发生感染时，致病菌经相应的淋巴管及淋巴管交通支感染泌尿系统。

（4）直接感染　更少见。泌尿系统周围器官、组织发生感染时，偶见致病菌直接侵入到泌尿系统导致感染。

2. 易感因素

（1）尿路梗阻　是最主要的易感因素，尿路结石、异物、前列腺增生、狭窄、肿瘤等均可导致尿液积聚，细菌不易被冲洗清除，在局部大量繁殖而引起感染。尿路梗阻合并感染可使肾组织结构迅速破坏。及时解除梗阻至关重要。

（2）膀胱输尿管反流　输尿管壁内段及膀胱开口处的黏膜形成可阻止尿液从膀胱输尿管口反流至输尿管的屏障，当其功能或结构异常时，可使尿液从膀胱逆流到输尿管甚至肾盂，导致细菌在局部定植，发生感染。

（3）性别和生理结构　女性尿道较短而宽，距离肛门较近，开口于阴唇下方是女性容易发生尿路感染的重要因素。性生活时可将尿道口周围的细菌挤压入膀胱而引起尿路感染。前列腺增生导致的尿路梗阻是中老年男性尿路感染的一个重要原因。包茎、包皮过长是男性尿路感染的诱发因素。

（4）人体免疫力下降　长期使用激素和免疫抑制剂、糖尿病、肝病、肾病、营养不良、晚期肿瘤和艾滋病等。

（5）其他　肾发育不良、肾盂及输尿管畸形、移植肾、多囊肾、马蹄肾、妊娠与分娩、神经源性膀胱、医源性因素等。

二、临床表现

（一）膀胱炎

占尿路感染的 60% 以上，突然发生或缓慢发生，排尿时尿道有烧灼痛、尿频，往往伴尿急，严重时类似尿失禁，尿频、尿急常特别明显，每小时可达 5 次以上，每次尿量不多，甚至只有几滴，排尿终末可有下腹部疼痛。尿液混浊，有腐败臭味，有脓细胞，有时出现血尿，常在终末期明显。耻骨上膀胱区有轻度压痛。部分患者可见轻度腰痛。炎症病变局限于膀胱黏膜时，常无发热，血中白细胞计数正常，全身症状轻微或缺如，部分患者有疲乏感。急性膀胱炎病程较短，如及时治疗，症状多在 1 周左右消失。

（二）肾盂肾炎

1. **急性肾盂肾炎**　可发生于各年龄段，育龄妇女最多见。临床表现与感染程度有关，通常起病较急。①全身症状：发热、寒战、头痛、全身酸痛、恶心、呕吐等，体温多在38.0℃以上，多为弛张热，也可呈稽留热或间歇热。部分患者出现革兰氏阴性杆菌败血症。儿童患者常有惊厥抽搐发作。②泌尿系症状：尿频、尿急、尿痛、排尿困难、下腹部疼痛、腰痛等。腰痛程度不一，多为钝痛或酸痛。部分患者下尿路症状不典型或缺如。③体格检查：除发热、心动过速和全身肌肉压痛外，还可见一侧或两侧肋脊角或输尿管点压痛和（或）肾区叩击痛。

2. **慢性肾盂肾炎**　临床表现复杂，全身及泌尿系统局部表现均不典型。50％以上患者可有急性肾盂肾炎病史，后出现程度不同的低热、间歇性尿频、排尿不适、腰部酸痛及肾小管功能受损表现，如夜尿增多、低比重尿等。病情持续可发展为慢性肾衰竭。急性发作时患者症状明显，类似急性肾盂肾炎。

慢性肾盂肾炎易反复发作，其原因为易感因素未能得到有效解除；肾盂肾盏黏膜、肾乳头瘢痕形成，有利于致病菌长期潜伏；长期使用抗生素，细菌产生抗药性；在体液免疫、抗生素作用下，细菌以原浆菌株存在，一旦条件适宜，则重新生长繁殖。

3. **无症状细菌尿**　是指患者有真性细菌尿，而无尿路感染的症状。可由症状性尿路感染演变而来，即症状性尿路感染自然缓解或经治疗后症状消失，而仅留有细菌尿，并可持续多年。有些无症状性细菌尿者可无急性尿路感染的病史。此外，在尿路器械检查后发生或在慢性病的基础上发生的尿路感染，常无明显症状。致病菌多为大肠埃希菌，患者可长期无症状，尿液检查可无明显异常，但尿培养提示有真性菌尿，也可在病程中出现急性尿路感染症状。无症状细菌尿多见于 60 岁以上的老年女性。

三、辅助检查

（一）尿液一般检查

尿沉渣镜检白细胞＞5 个/HP 称为白细胞尿，对尿路感染诊断意义较大；部分尿路感染者有镜下血尿，尿沉渣镜检红细胞数多为 3～10 个/HP，均呈一过性红细胞尿，极少数急性膀胱炎患者可出现肉眼血尿；蛋白尿多为阴性至微量。部分肾盂肾炎患者尿中可见白细胞管型。

（二）尿细菌学检查

1. **尿标本收集**　膀胱穿刺尿做细菌定期培养，结果很可靠。如能做尿细菌定期培养，则中段尿即可，不必做导尿培养。

2. **尿涂片镜检细菌**　尿涂片镜检细菌是一种快速诊断有意义菌尿的方法。可采用未经沉淀清洁中段尿 1 滴，涂片做革兰染色，用油镜寻找细菌，如平均每个视野不少于 1 个细菌，即为有意义的细菌尿。其符合率可达 90％以上。可根据检查结果选用适当的抗生素。

3. **尿细菌定量培养**　尿路感染的确诊只能确立在尿细菌定量培养的基础上，尿含菌量≥10^5/mL 为有意义的菌尿；$10^4 \sim 10^5$/mL 者为可疑阳性，需要复查；如尿含菌量＜10^4/mL，则可能是尿道污染。如果两次中段尿培养均为 10^5/mL，且为同一菌种，即使全无感染症状，也应诊断为尿路感染。细菌学检查存在假阳性和假阴性。假阳性主要见于：①中段尿收集不规范，标本被污染；②尿标本在室温下存放超过 1 小时才进行接种；③检验技术错误等。假阴性主要原因：①近 7 天内使用过抗生素；②尿液在膀胱内停留时间不足 6 小时；③收集中段尿时，消毒药混入尿标本内；④饮水过多，尿液被稀释；⑤感染灶排菌呈间歇性等。

（三）血液检查

急性肾盂肾炎有白细胞计数增高和中性粒细胞增多，重者见中性粒细胞核左移现象。慢性肾盂肾炎晚期出现红细胞计数下降和血红蛋白减少。

（四）肾功能检查

急性肾盂肾炎偶见肾浓缩功能障碍，治疗后多可恢复；慢性肾盂肾炎可出现肾功能持续性损害，出现肾浓缩、酸化和滤过功能减退。

（五）影像学检查

腹部平片可因肾周围脓肿而肾外形不清。静脉尿路造影显示肾盏显影延缓和肾盂显影减弱，可有尿路梗阻、畸形、结石、异物及肿瘤等原发病变。B 超显示肾皮质、髓质境界不清，有比正常回声偏低的区域，可确定有无梗阻、结石等。CT 显示患侧肾外形肿大，可见楔形强化降低区，从集合系统向肾包膜放射，病灶可单发或多发。

四、诊断

典型的尿路感染有尿路刺激征、感染中毒症状、腰部不适等，结合尿液改变和尿液细菌学检查，易诊断。凡是有真性细菌尿者，均可诊断为尿路感染。无症状性细菌尿的诊断主要依靠尿细菌学检查，要求两次细菌培养均为同一菌种的真性菌尿。当女性有明显尿频、尿急、尿痛，尿白细胞增多，尿细菌定量培养≥10^2/mL，并为常见致病菌时，可拟诊为尿路感染。

五、治疗

（一）一般治疗

急性期注意休息，多饮水，勤排尿。发热者给予易消化、高热量、富含维生素饮食。膀胱刺激征和血尿明显者，可口服碳酸氢钠片 1g，每日 3 次，碱化尿液，缓解症状，抑制细菌生长，应用磺胺类抗生素还可以增强药物的抗菌活性并避免尿路结晶形成。尿路感染反复发作者应积极寻找病因，及时去除诱发因素。

（二）抗菌药物治疗

用药原则：①选用致病菌敏感的抗生素。无病原学结果前，一般首选对革兰氏阴性杆菌有效的抗生素，尤其是首发的尿路感染，治疗 3 天症状无改善应按药敏结果调整用药。②抗生素在尿和肾内的浓度要高。③选用肾毒性小，不良反应少的抗生素。④单一药物治疗失败、严重感染、混合感染、耐药菌株出现时应联合用药。⑤不同类型的尿路感染治疗时间不同。

1. 急性膀胱炎

（1）单剂量疗法　常用磺胺甲基异噁唑、甲氧苄啶、碳酸氢钠，也可用氧氟沙星或阿莫西林，一次顿服。

（2）短疗程疗法　任选磺胺类、喹诺酮类、半合成青霉素或头孢类等抗生素中的一种，使用 3 天，大多数可治愈，该法推荐使用。

（3）长疗程疗法　适用于不宜使用单剂量及短程疗法的患者，如妊娠妇女、老年患者、糖尿病患者、机体免疫力低下患者及男性患者。

2. 肾盂肾炎　首次发生的急性肾盂肾炎的致病菌多为大肠埃希菌，在留取尿细菌检查标本后应立即开始治疗，首选对革兰氏阴性杆菌有效的药物。3 天显效者无需换药，否则应按药物敏感性试验结果更改抗生素。

（1）病情较轻者　门诊治疗，口服给药，如喹诺酮类、环丙沙星、半合成青霉素类、头孢菌素类等，疗程为 10～14 天，90％患者可治愈。否则，应参考药物敏感性试验选用有效抗生素治疗 4～6 周。

（2）严重感染全身中毒症状明显者　住院治疗，静脉给药，如氨苄西林、头孢噻肟钠、头孢曲松钠、左氧氟沙星等，可联合用药，热退后用药 3 天改为口服抗生素，疗程需 2 周。

六、预防与预后

坚持多饮水、勤排尿是最有效的预防方法；注意会阴部清洁；尽量避免尿路器械的使用，必须应用时，严格无菌操作；如必须留置导尿管，前 3 天给予抗生素可延迟尿路感染的发生；与性生活有关的尿路感染，应于性交后立即排尿，并口服一次常用量抗生素；膀胱输尿管反流者，要二次排尿，即每次排尿后数分钟，再排尿一次。急性单纯性尿路感染经抗生素治疗后，多数可治愈，少数可转为持续性细菌尿或反复发作。尿路感染患者无高血压或肾功能损害，无症状性菌尿、无高血压、无尿路梗阻或无肾损害等并发症。复杂性尿路感染因感染反复发作可转为慢性肾盂肾炎，少数患者死于由此引发的尿毒症。儿童患慢性肾盂肾炎比成人更易并发高血压、慢性肾衰竭。重症肾盂肾炎引起的革兰氏阴性杆菌败血症等严重并发症，偶可致患者死亡。

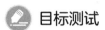 目标测试

一、单项选择题

1. 与急性肾炎发病有关的细菌是（　　　　）

A. 金黄色葡萄球菌　　　　　　　　　B. 大肠埃希菌

C. 链球菌   D. 肺炎球菌

E. 流感嗜血杆菌

2. 慢性肾小球肾炎治疗中能够减少蛋白尿并延缓肾功能进展的药物是（　　　）

A. 激素   B. 环磷酰胺

C. 青霉素   D. 依那普利

E. 呋塞米

3. 慢性肾炎患者适宜的饮食是（　　　）

A. 高热量、优质低蛋白饮食   B. 高磷饮食

C. 多补水和钾   D. 高脂饮食

4. 在我国慢性肾衰竭最常见的病因是（　　　）

A. 结石   B. 慢性肾小球肾炎

C. 高血压肾病   D. 糖尿病肾病

5. 关于急性肾小球肾炎的叙述，正确的是（　　　）

A. 女性多见   B. 蛋白尿多见

C. 镜下血尿多见   D. 血压明显升高

6. 肾盂肾炎具有诊断意义的实验室检查是（　　　）

A. 尿常规   B. 尿细菌定量培养

C. 尿蛋白定量   D. 血肌酐、尿素氮

7. 尿沉渣显微镜检查中，对肾盂肾炎的诊断最有价值的是（　　　）

A. 蜡样管型   B. 大量蛋白尿

C. 白细胞管型   D. 红细胞增多

8. 患者，男性，44 岁。有慢性肾衰竭病史 5 年，近日查血红蛋白 48g/L，血肌酐 660μmol/L。该患者发生贫血的主要原因是（　　　）

A. 骨髓抑制   B. 肾产生促红细胞生成素减少

C. 透析过程失血   D. 红细胞寿命缩短

9. 老年男性急性尿潴留最常见的病因是（　　　）

A. 尿道结石   B. 尿道肿瘤

C. 前列腺增生   D. 膀胱异物

10. 引起急性肾炎最常见的病因是（　　　）

A. 肺炎链球菌感染   B. 草绿色链球菌感染

C. 葡萄球菌感染   D. 溶血性链球菌感染

11. 前列腺增生最典型的症状是（　　　）

A. 进行性排尿困难   B. 尿滴沥

C. 尿失禁   D. 急性尿潴留

12. 患者，女性，26 岁，已婚。因发热、腰痛、尿频、尿急 2 天入院。诊断为"急性肾盂肾炎"。该疾病最常见的致病菌是（　　　）

A. 大肠埃希菌   B. 溶血性链球菌

C. 幽门螺杆菌   D. 阴沟肠杆菌

二、多项选择题

1. 患者，女性，43 岁。3 天前受凉后，出现颜面部水肿，测血压 170/110mmHg，可见肉眼血尿，1 天前尿量减少，双下肢中度水肿。下列措施中正确的是（　　　）

A. 注意休息 　　　B. 保证饮食总热量 　　　C. 控制盐的摄入 　　　D. 限制蛋白质摄入

2. 患者，男性，55岁。患慢性肾小球肾炎8年。近因感冒发热，出现恶心、呕吐，诊断为"慢性肾衰竭"。该患者的饮食应该是（　　　）

A. 保证饮食足够热量 　　　　　　　　B. 优质低蛋白饮食

C. 低盐饮食 　　　　　　　　　　　　D. 含钾丰富的食物

3. 下列关于慢性肾衰竭常见的水电解质紊乱包括（　　　）

A. 血钙下降 　　　B. 血磷下降 　　　C. 血钾升高 　　　D. 血镁升高

4. 患者，女性，25岁。因发热伴尿频、尿急、腰痛1天入院。诊断为"急性肾盂肾炎"。下列治疗要点正确的是（　　　）

A. 多饮水、勤排尿 　　　　　　　　　B. 优质低蛋白饮食

C. 积极抗感染 　　　　　　　　　　　D. 低盐饮食

5. 导致前列腺增生患者急性尿潴留常见的诱因包括（　　　）

A. 气候变化 　　　B. 劳累 　　　C. 酗酒 　　　D. 运动

第六章 血液系统疾病

知识目标 掌握血液系统常见病、多发病的临床表现、诊断等；熟悉其病因；了解其辅助检查。

能力目标 具有对血液系统常见病、多发病例进行诊断及用药治疗的能力。

素质目标 有对血液系统常见病、多发病例进行"问病荐药"等防治措施较好的认识。

案例引入

患者，男性，28岁，个体制鞋工工作5年。出现无力，反复鼻出血2年，加重1周。近2年来经常无力，反复鼻出血，牙龈出血，双下肢散在瘀点，服中药及抗贫血药治疗无效。半年前感冒，体温38.2℃，头痛、咽痛、咳嗽，服感冒冲剂及琥乙红霉素胶囊（利菌沙）3天后体温下降，症状消失。近1周无力、出血症状加重，来医院就诊，以全血细胞减少收入院。病来无黑便，无深色尿及尿血。既往健康，无肝炎病史，近5年来有苯接触史。体格检查：体温36.6℃，脉搏100次/min，呼吸24次/min，血压120/80mmHg。中度贫血貌，结膜苍白，巩膜无黄染，浅表淋巴结不增大，双扁桃体Ⅰ度肿大。胸骨无压痛，双肺呼吸音正常，心率100次/min，节律规整，心尖区可闻及Ⅱ/6级收缩期杂音。腹软，肝、脾肋下未触及，双下肢散在瘀点。

问题：

1. 为进一步确诊，应做哪些检查？
2. 慢性再生障碍性贫血的诊断标准是什么？
3. 该患者的治疗原则是什么？

血液系统由血液和造血器官组成。血液由血浆及血细胞（红细胞、白细胞及血小板）组成。液态的血浆中含有蛋白质、非蛋白质含氮物质、脂类、糖、其他有机物（包括维生素、酶、凝血与凝血因子等），还有无机物，以适应机体的需要。血细胞对体内的气体运输、清除异物与废物、防止感染与出血等方面，有极其重要的作用。出生后机体主要造血器官包括骨髓、胸腺、淋巴结和脾，其负责血细胞的生成、调节、破坏。每一种血细胞的过多、过少或结构异常，均可导致对机体产生严重危害的疾病。本部分主要介绍缺铁性贫血、巨幼细胞贫血、再生障碍性贫血、急性白血病、特发性血小板减少性紫癜、过敏性紫癜等临床上常见的多发的血液系统疾病。

第一节 缺铁性贫血

铁是合成血红蛋白的必需元素，当摄入不足、需求增加、利用受损或损失过多时，会导致血红蛋白合成减少，形成小细胞低色素性贫血及相关的缺铁异常，即缺铁性贫血（IDA），是最常见的贫血。其发病率在婴幼儿、育龄妇女明显增高。

一、病因和发病机制

（一）病因

1. **摄入不足** 多见于婴幼儿、青少年、妊娠和哺乳期妇女。婴幼儿需铁量较大，女性月经过多、妊娠或哺乳，需铁量增加，若不补充蛋类、肉类等含铁量较高的食物，易造成缺铁。青少年偏食易缺铁。长期食物缺铁也可引起缺铁性贫血。

2. **吸收障碍** 胃大部切除术后，胃酸分泌不足且食物快速进入空肠而绕过铁的主要吸收部位（十二指肠），使铁吸收减少。此外，多种原因造成的胃肠道功能紊乱，如长期不明原因的腹泻、慢性肠炎、克罗恩病等均可因铁吸收障碍而发生缺铁性贫血。

3. **丢失过多** 见于各种慢性失血，尤其是慢性胃肠道失血，如食管或胃底静脉曲张破裂、胃十二指肠溃疡、消化道息肉、肿瘤、寄生虫感染和痔等；咯血，如肺结核、支气管扩张和肺癌等；月经过多，如宫内放置节育环、子宫肌瘤及月经失调等；血红蛋白尿，如阵发性睡眠性血红蛋白尿病、自身免疫性溶血性贫血等。

（二）发病机制

1. **缺铁对铁代谢的影响** 当体内贮铁减少到不足以补偿功能状态铁时，铁蛋白、含铁血黄素、血清铁减少，转铁蛋白饱和度减低，总铁结合力和未结合铁的转铁蛋白升高，导致红细胞内缺铁。血清可溶性转铁蛋白受体升高。

2. **红细胞内缺铁对造血系统的影响** 血红素合成障碍，大量原卟啉不能与铁结合成为血红素，以游离原卟啉的形式积累在红细胞内或与锌原子结合成为锌原卟啉，血红蛋白生成减少，红细胞体积小，发生小细胞低色素性贫血。

3. **组织缺铁对组织细胞代谢的影响** 细胞中含铁酶和铁依赖酶的活性降低，进而影响患者的精神、行为、体力、免疫功能，影响患儿的生长发育和智力；缺铁可引起黏膜组织病变和外胚叶组织营养障碍。

二、临床表现

1. **贫血表现** 常见乏力、易疲倦、头晕、头痛、耳鸣、心悸、气促、食欲下降等，伴皮肤苍白、心率增快。

2. **组织缺铁表现** 包括精神行为异常，如烦躁、易怒、注意力不集中、异食癖；体力、耐力下降；易感染；儿童生长发育迟缓、智力下降；口腔炎、舌炎、舌乳头萎缩、口角炎、缺铁性吞咽困难综合征（称 Plummer-Vinsion syndrome）；毛发干枯、脱落；皮肤干燥、皱缩；指（趾）甲缺乏光泽、脆薄易裂，重者有指（趾）甲变平，甚至凹下呈勺状（匙状甲）。

3. **缺铁原发性表现** 如消化性溃疡、肿瘤，或痔导致的黑便，或腹部不适；肠道寄生虫感染导致的腹痛或大便性状改变；妇女月经过多；肿瘤性疾病所致的消瘦；血管内溶血所致的血红蛋白尿等。

三、辅助检查

1. **血液检查** 呈小细胞低色素性贫血，平均红细胞比容（MCV）低于 80fL，平均红细胞血红蛋白（MCH）小于 27pg，平均红细胞血红蛋白浓度（MCHC）小于 32％。网织红细胞计数正常或轻度增高。白细胞和血小板计数正常或减低。血涂片中可见红细胞体积小、中央染区扩大。

2. **骨髓象** 增生活跃或明显活跃，以红系增生为主，粒系、巨核系无明显异常。红系中以中晚幼红细胞为主，其体积小、核染色质致密、胞质少且偏蓝色、边缘不整齐，血红蛋白形成不良。

3. **铁代谢** 血清铁低于 8.95pmol/L；总铁结合力升高，大于 64.44pmol/L；转铁蛋白饱和度降低，小于 15％；可溶性转铁蛋白受体浓度超过 8mg/L。血清铁蛋白低于 12pmol/L。骨髓涂片用亚铁氰化钾染色（普鲁士蓝反应）后，在骨髓小粒中无深蓝色的含铁血黄素颗粒；幼红细胞内铁小粒减少或消失，铁粒幼红细胞少于 15％。

4. **红细胞内卟啉代谢** 游离原卟啉＞0.9pmol/L（全血），锌原卟啉＞0.96pmol/L（全血），游离原卟啉/血红蛋白＞4.5pg/gHb。

四、诊断

1. **贫血为小细胞低色素性** 男性 Hb＜120g/L，女性 Hb＜110g/L，孕妇 Hb＜100g/L；MCV＜80fL，MCH＜27pg，MCHC＜32％。

2. **有缺铁的依据** 符合贮铁耗尽或缺铁性红细胞生成的诊断。

（1）贮铁耗尽的诊断 符合下列一条即可：①血清铁蛋白＜12μg/L；②骨髓铁染色显示骨髓小粒可染铁消失，铁粒幼红细胞少于 15％。

（2）缺铁性红细胞生成的诊断 ①符合贮铁耗尽诊断标准；②血清铁＜8.95μmol/L，总铁结合力＞64.44μmol/L，转铁蛋白饱和度＜15％；③游离原卟啉/血红蛋白＞4.5μg/gHb。

3. **存在铁缺乏的病因，铁剂治疗有效。**

五、治疗

（一）病因治疗

如婴幼儿、青少年和妊娠妇女营养不足引起的缺铁性贫血，应改善饮食；胃十二指肠溃疡伴慢性失血或胃癌术后残胃癌所致的缺铁性贫血，应多次检查粪便隐血，做胃肠道 X 线检查或内镜检查，必要时行手术根治。月经过多引起的缺铁性贫血应调理月经。寄生虫感染者应行驱虫治疗等。

（二）补铁治疗

首选口服铁剂，如琥珀酸亚铁 0.1g，每天 3 次。餐后服用胃肠道反应小且易耐受。应注意的是，进食谷类、乳类和茶等会抑制铁剂的吸收，鱼、肉类、维生素 C 可加强铁剂的吸收。口服铁剂后，先是外周血网织红细胞增多，高峰在开始服药后 5～10 天，2 周后血红蛋白浓度上升，一般 2 个月左右恢复正常。铁剂治疗在血红蛋白恢复正常后至少持续 4～6 个月，待铁蛋白正常后停药。若口服铁剂不能耐受或吸收障碍，可用右旋糖酐铁肌内注射，每次 50mg，每天或隔天 1 次，缓慢注射，注意过敏反应。注射用铁的总需量（mg）为：

(需达到的血红蛋白浓度－患者的血红蛋白浓度)×0.33×患者体重（kg）。

六、预防与预后

对婴幼儿及时添加富含铁的食品，如蛋类、肝等；对青少年纠正偏食，定期查、治寄生虫感染；对孕妇、哺乳期妇女可补充铁剂；对月经期妇女应防治月经过多。做好肿瘤性疾病和慢性出血性疾病的人群防治。单纯营养不足者，易恢复正常。继发于其他疾病者，取决于原发病能否根治。

第二节　巨幼细胞贫血

巨幼细胞贫血（MA）是指由于叶酸、维生素 B_{12} 缺乏或某些药物影响核苷酸代谢，导致细胞脱氧核糖核酸（DNA）合成障碍所致的贫血。在我国，叶酸缺乏者多见于陕西、山西、河南等地进食新鲜蔬菜、肉类较少的人群。在欧美，维生素 B_{12} 缺乏或有内因子抗体者多见。

一、病因和发病机制

（一）病因

1. 叶酸代谢、生理作用及叶酸缺乏的原因

（1）叶酸代谢和生理作用　叶酸属于 B 族维生素，富含于新鲜水果、蔬菜、肉类食物中。食物中的叶酸经长时间烹煮，可损失 $50\%\sim90\%$。叶酸主要在十二指肠及近端空肠吸收。每天需从食物中摄取叶酸 $200\mu g$。

（2）叶酸缺乏的原因　包括摄入减少、需要量增加、吸收障碍、利用障碍、叶酸排出增加等。

2. 维生素 B_{12} 代谢、生理作用及维生素 B_{12} 缺乏的原因

（1）维生素 B_{12} 代谢和生理作用　正常人每天需维生素 $B_{12}1\mu g$，主要来源于动物肝脏、动物肾脏、肉、鱼、蛋及乳品类食品。食物中的维生素 B_{12} 与来自胃黏膜上皮细胞的内因子（IF）结合形成 IF-B_{12} 复合物，到达回肠末端与该处肠黏膜上皮细胞刷状缘的 IF-B_{12} 受体结合并进入肠上皮细胞，继而经门静脉入肝。

（2）维生素 B_{12} 缺乏的原因　包括摄入减少，吸收障碍（内因子缺乏、胃酸和胃蛋白酶缺乏、胰蛋白酶缺乏、肠道疾病、先天性内因子缺乏或维生素 B_{12} 吸收障碍、药物影响、肠道寄生虫或细菌大量繁殖消耗维生素 B_{12}），利用障碍（先天性 TC Ⅱ 缺乏引起维生素 B_{12} 输送障碍、麻醉用氧化亚氮可将钴胺氧化而抑制甲硫氨酸合成酶）。

（二）发病机制

由于叶酸缺乏，dTTP 形成减少，DNA 合成障碍，DNA 复制延迟。因 RNA 合成受影响不大，细胞内 RNA/DNA 比值增大，造成细胞体积增大，核发育滞后于胞质，形成巨幼变。骨髓中红系、粒系和巨核系细胞均可发生巨幼变，导致全血细胞减少。维生素 B_{12} 缺乏

导致甲硫氨酸合成酶催化高半胱氨酸转变为甲硫氨酸障碍，这一反应由 N^5-FH_4 提供甲基。因此 N^5-FH_4 转化为甲基 FH_4 障碍，继而引起 N^5, N^{10}-甲基烯 FH_4 合成减少。N^5, N^{10}-甲基烯 FH_4 是 dUMP 形成 dTTP 的甲基供体，故 dTTP 和 DNA 合成障碍。维生素 B_{12} 缺乏还可引起神经精神异常。

二、临床表现

1. **血液系统表现** 起病缓慢，有面色苍白、乏力、耐力下降、头晕、心悸等贫血症状。重者全血细胞减少，反复出现感染和出血，少数患者可出现轻度黄疸。

2. **消化系统表现** 口腔黏膜、舌乳头萎缩，舌面呈牛肉样舌，可伴舌痛。胃肠道黏膜萎缩，可引起食欲下降、恶心、腹胀、腹泻或便秘。

3. **神经系统表现和精神症状** 可出现对称性远端肢体麻木，深感觉障碍（如振动感和运动感）消失；共济失调或步态不稳；锥体束征阳性、肌张力增加、腱反射亢进。患者味觉、嗅觉降低，视力下降，黑矇征；重者可有大小便失禁。叶酸缺乏者有易怒、妄想等精神症状。维生素 B_{12} 缺乏者有抑郁、失眠、记忆力下降、谵妄甚至精神错乱、人格变态等。

三、辅助检查

1. **血液检查** 大细胞性贫血，MCV、MCH 均增高，MCHC 正常。网织红细胞计数可正常。重者全血细胞减少。血涂片可见红细胞大小不等、中央淡染区消失，有大椭圆形红细胞、点彩红细胞等；中性粒细胞核分叶过多（5 叶核占 5% 以上或出现 6 叶以上的细胞核），也可见巨杆状核粒细胞。

2. **骨髓象** 增生活跃或明显活跃，骨髓铁染色常增多。造血细胞出现巨幼变：红系增生显著，细胞体积大，核大，核染色质疏松细致，细胞质较细胞核成熟，呈核幼浆老；粒系可见巨中、晚幼粒细胞，巨杆状核粒细胞，成熟粒细胞分叶过多；巨核细胞体积增大，分叶过多。

3. **血清维生素 B_{12}、叶酸及红细胞叶酸含量测定** 血清维生素 B_{12} 缺乏，低于 74pmol/L（100ng/mL）。血清叶酸缺乏，低于 6.8nmol/L（3ng/mL），红细胞叶酸低于 227nmol/L（100ng/mL）。

4. **其他** ①胃酸降低、恶性贫血时，内因子抗体阳性；②维生素 B_{12} 缺乏时，伴尿高半胱氨 24h 排泄量增加；③血清未结合胆红素可稍增高。

四、诊断

根据营养史或特殊用药史、贫血表现、消化道及神经系统症状、体征，结合特征性血象和骨髓象，血清维生素 B_{12} 及叶酸水平测定等可做出诊断。若无条件测血清维生素 B_{12} 和叶酸水平，可予以诊断性治疗。叶酸或维生素 B_{12} 治疗 1 周左右网织红细胞上升者，应考虑叶酸或维生素 B_{12} 缺乏的可能。

五、治疗

（一）原发病的治疗

有原发病（如胃肠道疾病、自身免疫病等）的巨幼细胞贫血，应积极治疗原发病；用药后继发的巨幼细胞贫血，应酌情停药。

（二）补充缺乏的营养物质

1. **叶酸缺乏**　口服叶酸，每次 5～10mg，每天 2～3 次，用至贫血表现完全消失。若无原发病，不需维持治疗；如同时有维生素 B_{12} 缺乏，则需同时注射维生素 B_{12}，否则可加重神经系统损伤。

2. **维生素 B_{12} 缺乏**　肌内注射维生素 B_{12}，每次 500μg，每周 2 次；无维生素 B_{12} 吸收障碍可口服维生素 B_{12} 片剂，每次 500μg，每天 1 次；若有神经系统表现，治疗维持半年到 1 年；恶性贫血患者，治疗维持终身。

六、预防与预后

纠正偏食及不良烹调习惯。对高危人群可予以适当干预措施。例如，婴幼儿及时添加辅食；青少年和妊娠妇女多补充新鲜蔬菜，亦可口服小剂量叶酸或维生素 B_{12} 预防；应用干扰核苷酸合成药物治疗的患者，应同时补充叶酸和维生素 B_{12}。病因不同，疗程不一。多数患者预后良好。

第三节　再生障碍性贫血

再生障碍性贫血（AA），简称再障，通常指原发性骨髓造血功能衰竭综合征，病因不明。主要表现为骨髓造血功能低下、全血细胞减少和贫血、出血、感染。免疫抑制治疗有效。根据患者的病情、血象、骨髓象及预后，可分为重型再生障碍性贫血（SAA）和非重型再生障碍性贫血（NSAA）。

一、病因和发病机制

（一）病因

约半数以上找不到明显的病因，称为原发性再障；能查明原因者称为继发性再障，其发病与下列因素有关。

1. **化学因素**

（1）药物　一类是与药物剂量有关，剂量过大时任何人均能发生再障，如氮芥、环磷酰胺、巯嘌呤、白消安等抗肿瘤药物；另一类是与个人敏感性有关而与药物剂量无关，如氯霉素、保泰松、磺胺类等药物，其中氯霉素是药物引起再障最多见的病因。

（2）化学毒物　长期接触苯、染发剂可引起骨髓抑制，长期与苯接触比一次大剂量接触的危险性更大。

2. **物理因素**　骨髓是对放射线最敏感的组织，如各种电离辐射如 X 线、放射性同位素等。由电离辐射诱发的骨髓衰竭呈剂量依赖性，全身照射 1～1.5Gy，即可引起骨髓增生不良，抑制骨髓造血。

3. **生物因素**　目前已知多种病毒与再障的发生有关，如肝炎病毒、EB 病毒、巨细胞病毒等。各种严重感染也可能影响骨髓造血。

（二）发病机制

1. **造血干/祖细胞缺陷** 包括量和质的异常。再生障碍性贫血患者骨髓 CD34 细胞较正常人明显减少，减少程度与病情相关。再生障碍性贫血造血干/祖细胞集落形成能力显著降低，体外对造血生长因子反应差，免疫抑制治疗后恢复造血不完整。

2. **造血微环境异常** 再生障碍性贫血患者骨髓活组织检查除发现造血细胞减少外，还有骨髓脂肪化，静脉窦壁水肿、出血，毛细血管坏死；部分再生障碍性贫血病人骨髓基质细胞体外培养生长情况差，其分泌的各类造血调控因子明显不同于正常人，骨髓基质细胞受损的再生障碍性贫血患者做造血干细胞移植不易成功。

3. **免疫异常** T 细胞功能异常亢进，细胞毒性 T 细胞直接杀害和淋巴因子介导的造血干细胞过度凋亡引起的骨髓衰竭是再生障碍性贫血的主要发病机制。造血微环境与造血干/祖细胞量的改变是异常免疫损伤的结果。

二、临床表现

（一）重型再生障碍性贫血

起病急，进展快，病情重，少数可由非重型再生障碍性贫血进展而来。有贫血、感染、出血等表现。

1. **贫血** 苍白、乏力、头晕、心悸和气短等症状进行性加重。

2. **感染** 多数患者有发热，体温在 39℃ 以上，个别患者自发病到死亡均处于难以控制的高热之中。以呼吸道感染最常见，其次有消化道、泌尿生殖道、皮肤、黏膜感染等。感染菌种以革兰氏阴性杆菌、金黄色葡萄球菌和真菌为主，常合并败血症。

3. **出血** 皮肤可有大片瘀斑，口腔黏膜有血疱，有鼻出血、牙龈出血、眼结膜出血等。深部脏器出血时可见呕血、咯血、便血、血尿、阴道出血、眼底出血和颅内出血，后者常危及患者生命。

（二）非重型再生障碍性贫血

起病和进展较缓慢，贫血、感染和出血的程度较重型再生障碍性贫血轻，也较易控制。久治无效者可发生颅内出血。

三、辅助检查

1. **血液检查** 呈全血细胞减少。

2. **骨髓象检查** 多部位骨髓增生减低，粒红系及巨核细胞明显减少且形态大致正常，淋巴细胞、网状细胞及浆细胞等非造血细胞比例明显增高。骨髓小粒无造血细胞，呈空虚状。可见较多脂肪滴。骨髓活检显示造血组织均匀减少，脂肪组织增加。

3. **其他检查** $CD4^+/CD8^+$ 细胞比值减低，Th1/Th2 型细胞比值增高，$CD8^+$ T 抑制细胞 $CD25^+$ T 细胞和 γδT 细胞比例增高，血清 IFN-TNF 水平增高；骨髓细胞染色体核型正常，骨髓铁染色显示贮铁增多，中性粒细胞碱性磷酸酶染色强阳性；溶血检查阴性。

四、诊断

（一）再生障碍性贫血的诊断标准

①全血细胞减少，网织红细胞百分数<1%，淋巴细胞比例增高。②一般无肝大、脾肿大。③骨髓多部位增生减低，造血细胞减少，非造血细胞比例增高，骨髓小粒空虚。有条件者做骨髓活组织检查，可见造血组织均匀减少。④除外引起全血细胞减少的其他疾病，如阵发性睡眠性血红蛋白尿症、范科尼贫血、伊文思综合征等。⑤一般抗贫血治疗无效。

（二）再生障碍性贫血的分型诊断标准

血象具备下述三项中两项的患者为重型再生障碍性贫血：①网织红细胞绝对值<15×10^9/L；②中性粒细胞<0.5×10^9/L；③血小板计数<20×10^9/L。血象不具备上述两项的患者为非重型再生障碍性贫血。

五、治疗

（一）支持治疗

1. 保护措施 预防感染，注意饮食环境卫生，重型再生障碍性贫血需保护性隔离，避免出血，防止外伤及剧烈活动，不用对骨髓有损伤作用和抑制血小板功能的药物；进行必要的心理护理。

2. 对症治疗

（1）纠正贫血 通常认为血红蛋白低于60g/L，且患者对贫血耐受较差时，可输注红细胞，但应防止输血过多。

（2）控制出血 可用酚磺乙胺、氨基乙酸（泌尿生殖系统出血患者禁用）。女性子宫出血可肌内注射丙酸睾酮。输注浓缩血小板对血小板减少引起的严重出血有效。当血小板输注无效时，可输人类白细胞抗原配型相配的血小板。

（3）控制感染 及时采用经验性广谱抗生素治疗，同时取感染部位的分泌物或尿、便、血液等做细菌培养和药物敏感性试验，药物敏感性试验有结果后应换用敏感的抗生素。长期应用广谱抗生素治疗可诱发真菌感染和肠道菌群失调。真菌感染可用两性霉素B等抗真菌药物。

（4）护肝治疗 再生障碍性贫血常合并肝功能损害，应酌情选用护肝药物。

（二）针对发病机制的治疗

1. 免疫抑制治疗

（1）抗淋巴细胞球蛋白或胸腺细胞球蛋白（ALG或ATG） 用于重型再生障碍性贫血。马抗淋巴细胞球蛋白（ALG）10～15mg/(kg·d)连用5天，或兔胸腺细胞球蛋白（ATG）3～5mg/(kg·d)连用5天。用药前需做过敏试验，静脉滴注ATG不宜过快，用药过程中用糖皮质激素防治过敏反应和血清病。可与环孢素组成强化免疫抑制方案。

（2）环孢素 6mg/(kg·d)左右，疗程一般长于1年。应参照患者的血药浓度，造血功能，T 细胞免疫恢复情况，药物不良反应（如肝肾功能损害、牙龈增生及消化道反应）等调整用药剂量和疗程。

（3）其他　CD3 单克隆抗体、吗替麦考酚酯（骁悉）、环磷酰胺、甲泼尼龙等治疗重型再生障碍性贫血。

2. 促造血治疗

（1）雄激素　①司坦唑醇（康力龙）2mg，每天 3 次；②十一酸睾酮（安雄）40～80mg，每天 3 次；③达那唑 0.2g，每天 3 次；④丙酸睾酮 100mg/d，肌内注射。应视药物的作用效果和不良反应，如男性化、肝功能损害等，调整疗程及剂量。

（2）造血生长因子　特别适用于重型再生障碍性贫血。重组人粒系集落刺激因子（6-CSF）剂量为 $5\mu g/(kg \cdot d)$；重组人红细胞生成素（EPO）常用剂量为 $50～100U/(kg \cdot d)$。一般在免疫抑制治疗重型再生障碍性贫血后使用，剂量可酌减，维持 3 个月以上为宜。

3. 造血干细胞移植　对年龄 40 岁以下、无感染及其他并发症、有合适供体的重型再生障碍性贫血患者，可考虑行造血干细胞移植（HSCT）。

六、预防与预后

加强劳动和生活环境保护。如治疗得当，非重型再生障碍性贫血患者多数可缓解甚至治愈，仅少数进展为重型再生障碍性贫血。重型再生障碍性贫血发病急，病情重，以往病死率极高（＞90％）。近 10 年来，随着治疗方法的改进，重型再生障碍性贫血的预后明显改善，但仍有约 1/3 的患者死于感染和出血。

第四节　急性白血病

急性白血病

急性白血病（AL），造血干细胞的恶性克隆性疾病。发病时骨髓中异常的原始细胞及幼稚细胞（白血病细胞）大量增殖并抑制正常造血，广泛浸润肝、脾、淋巴结等各种脏器。临床表现为贫血、出血、感染和浸润等征象。

一、病因和发病机制

1. 生物因素　主要是病毒和免疫功能异常。

2. 物理因素　包括 X 射线、γ 射线等电离辐射。研究表明，大面积和大剂量照射可使骨髓抑制和机体免疫力下降，DNA 突变、断裂和重组，导致白血病的发生。

3. 化学因素　多年接触苯以及含有苯的有机溶剂与白血病发生有关。有些药物可损伤造血细胞引起白血病，如氯霉素、保泰松、乙双吗啉。抗肿瘤药物中烷化剂和拓扑异构酶Ⅱ抑制剂被公认为有致白血病的作用。化学物质所致的白血病以急性髓系白血病为多。

4. 遗传因素　家族性白血病占白血病的 7/1000。单卵孪生子，如果一个人发生白血病，另一个人的发病率为 1/5，比双卵孪生者高 12 倍。先天性再生障碍性贫血（范科尼贫血）、布卢姆综合征（面部红斑侏儒综合征）、共济失调-毛细血管扩张症、先天性免疫球蛋白缺乏症等白血病发病率均较高，表明白血病与遗传因素有关。

5. 其他　某些血液病最终可能发展为白血病，如骨髓增生异常综合征、淋巴瘤、多发性骨髓瘤、阵发性睡眠性血红蛋白尿症等。

二、临床表现

多数患者起病急，进展快。有以突然高热，类似"感冒"为首发症状，也有些以严重出血为首发症状。少数患者起病较缓，表现为进行性贫血、低热。

（一）正常骨髓造血功能受抑制表现

1. **贫血** 部分患者因起病急，病程短，可无贫血表现。半数患者就诊时已有重度贫血，呈进行性发展。

2. **发热** 50%患者以发热为最早表现。热型不定，可呈低热，亦可高达39～40℃以上。白血病本身可有发热症状，但高热多为继发感染引起。感染可发生在各个部位，口腔炎、牙眼炎、咽炎最常见，肺部感染、肛周炎、肛旁脓肿常见，严重时可致败血症。最常见致病菌为革兰氏阴性杆菌，如肺炎克雷伯菌、铜绿假单胞菌、大肠埃希菌、产气杆菌等；革兰氏阳性球菌的发病率有所上升，如金黄色葡萄球菌、表皮葡萄球菌、粪链球菌等。长期应用抗生素者，可出现真菌感染，如念珠菌、曲霉菌、隐球菌等。因伴免疫功能缺陷，可有病毒感染，如带状疱疹病毒、单纯型疱疹病毒感染等。

3. **出血** 以出血为早期表现者近40%。出血可发生在全身各个部位，以皮肤瘀点、瘀斑、牙龈出血、鼻出血、月经量多为常见。严重者可有内脏出血，如咯血、呕血、便血和尿血等。颅内出血最为严重，多突然出现剧烈头痛、呕吐、昏迷、瞳孔不等大，成为ALL主要死亡原因。出血主要原因是大量白血病细胞在血管中淤滞及浸润、血小板减少、凝血异常及感染等。

（二）白血病细胞增殖浸润的表现

1. **淋巴结和肝脾大** 淋巴结增大以急性淋巴细胞性白血病（ALL）较多见。纵隔淋巴结增大常见于T-ALL。白血病患者可有肝脾肿大，多为轻至中度，除慢性髓细胞性白血病（CML）急性变外，巨脾罕见。

2. **骨骼和关节** 常有胸骨下段局部压痛。可出现关节、骨骼疼痛，尤以儿童多见。

3. **眼部** 粒细胞白血病形成的粒细胞肉瘤或绿色瘤，常累及骨膜，以眼眶部位最常见，可引起眼球突出、复视或失明。

4. **口腔和皮肤** 急性白血病尤其是M_4和M_5，由于白血病细胞浸润可使牙龈增生、肿胀；皮肤可出现蓝灰色斑丘疹，局部皮肤隆起、变硬，呈紫蓝色结节。

5. **中枢神经系统白血病**（CNSL） 可发生在疾病各个时期，但常发生在治疗后缓解期，这是由于化疗药物难以通过血-脑屏障，隐藏在中枢神经系统的白血病细胞不能被有效杀灭，因而引起中枢神经系统白血病。以ALL最常见，儿童尤甚，其次为M_4、M_5和M_2。临床上轻者表现头痛、头晕，重者有呕吐、颈项强直，甚至抽搐、昏迷。

6. **睾丸** 出现无痛性肿大，见于ALL化疗缓解后的幼儿和青年，是仅次于中枢神经系统白血病的白血病髓外复发的根源。

三、辅助检查

1. **血液检查** 大多数患者白细胞增多，超过10×10^9/L以上者，称为白细胞增多性白血病。血涂片分类检查可见数量不等的原始和幼稚细胞。患者常有不同程度的正常细胞性贫血，可找到幼红细胞。约50%的患者血小板低于$60×10^9$/L，晚期血小板往往极度减少。

2. 骨髓象检查　是诊断急性白血病的依据和必做检查。FAB协作组提出原始细胞多于骨髓有核细胞（ANC）的30%是急性白血病的诊断标准。WHO分类将骨髓原始细胞大于20%定为急性白血病的诊断标准。多数病例骨髓象有核细胞显著增生，以原始细胞为主。M_3以多颗粒的异常早幼粒细胞为主，此类患者的原始细胞也可能小于30%，正常的巨核细胞和红细胞减少。

3. 细胞化学检查　主要用于协助形态鉴别各类白血病。

4. 免疫学检查　根据白血病细胞表达的系列相关抗原，确定其系列来源。

5. 染色体和基因改变　白血病常伴有特异的染色体和基因改变。例如，90%的M_3有t（15∶17）（q22∶q21），该易位使15号染色体上的早幼粒白血病基因（PML）与17号染色体上维A酸受体基因（RAR_α）形成PML-RAR_α融合基因。这是M_3发病及用全反式维A酸治疗有效的分子基础。

6. 血液生化改变　血清尿酸浓度增高，特别在化疗期间。尿酸排泄量增加，甚至出现尿酸结晶。患者发生弥散性血管内凝血时可出现凝血功能异常。

四、诊断

根据临床表现、血象和骨髓象特点，诊断白血病一般不难。初诊患者应尽力获得全面MICM资料，以便评价预后，指导治疗。

五、治疗

白血病确诊后，医师应权衡患者知情权和保护性医疗制度，以适当的方式告知患者和家属。根据患者的MICM结果及临床特点，进行预后危险分层，按照患方意愿、经济能力，选择设计最佳完整、系统的方案治疗。

（一）一般治疗

1. 紧急处理高白细胞血症　当循环血液中白细胞数>$100×10^9$/L，称为高白细胞血症；>$200×10^9$/L可发生"白细胞淤滞"，表现为呼吸困难、低氧血症、反应迟钝、言语不清、颅内出血等，是患者早期死亡的常见原因之一。高白细胞血症还可增加髓外白血病的发病率和复发率。处理措施：①使用血细胞分离机，单采清除过高的白细胞（M_3型不首选）；②同时给以化疗和水化。

2. 防治感染　白血病患者常伴有粒细胞减少，特别在化疗、放疗期间出现的粒细胞缺乏持续相当长时间。因而在化疗过程中必须强调无菌操作，有条件时患者应安置在无菌层流病房进行治疗。加强口咽、鼻腔、皮肤及肛门周围的清洁卫生。化疗前局灶性感染要予以根除。在化疗同时可服用肠道不吸收的抗生素，以净化肠道细菌。接触患者和进行操作时，医护人员要勤洗手，加强无菌概念。在病原菌及感染部位尚未明确前，可试以抗生素经验治疗，待细菌培养和药敏试验报告后，再行调整治疗方案。

3. 成分输血支持　严重贫血可吸氧、输浓缩红细胞维持Hb>80g/L，但白细胞淤滞时，不宜急输红细胞以免进一步增加血黏度。如果因血小板计数过低而引起出血，需输注单采血小板悬液。在输血时，为防止异体免疫反应所致的无效输注和发热反应，可以采用白细胞滤器去除成分血中的白细胞。为预防输血相关移植物抗宿主病，须在输注前将含细胞成分的血液照射 25～30Gy，以灭活其中的淋巴细胞。

4. 防治高尿酸血症肾病　由于白血病细胞大量破坏，特别在化疗时更甚，血清和尿中浓度增高，积聚在肾小管，引起阻塞而发生高尿酸血症肾病。应鼓励患者多饮水，给予碳酸氢钠碱化尿液，抑制尿酸生成。用别嘌醇 100mg/次，每日 3 次口服。当患者出现少尿和无尿时，应按急性肾衰竭处理。

5. 维持营养　白血病系严重消耗性疾病，特别是化疗、放疗的副作用引起消化道功能紊乱。应注意补充营养，维持水、电解质平衡，给患者高蛋白、高热量、易消化食物，必要时静脉补充营养。

（二）抗白血病治疗

第一阶段是诱导缓解治疗，主要方法是化学药物治疗。目标是使患者迅速获得完全缓解，完全缓解即白血病的症状和体征消失，外周血中性粒细胞绝对值≥$1.5×10^9$/L，血小板计数≥$100×10^9$/L，白细胞分类中无白血病细胞；骨髓中原始粒＋早幼粒（原单＋幼单或原淋）≤5％，M_3 型原粒＋早幼粒≤5％，无 Auer 小体，红细胞及巨核细胞系列正常，无髓外白血病细胞。达到完全缓解后进入抗白血病治疗的第二阶段，即缓解后治疗，主要方式为化学药物治疗和造血干细胞移植。

1. ALL 治疗　成人 ALL 的完全缓解率可达到80％～90％。

（1）诱导缓解治疗　长春新碱（VCR）和泼尼松（P）组成的 VP 方案是 ALL 诱导缓解的基本方案。VP 方案能使50％的成人 ALL 获完全缓解，完全缓解期为3～8个月。VP 加蒽环类药物，如天红露素（DNR）组成 DVP 方案，完全缓解率可提高至70％以上。DVP 再加左旋门冬酰胺酶（L-ASP）即为 DVLP 方案，L-ASP 提高患者无病生存期（DFS），是大多数 ALL 采用的诱导方案。

（2）缓解后治疗　缓解后强化巩固、维持治疗和中枢神经系统白血病（CNSL）防治十分必要。如未行异基因造血干细胞移植（HSCT），ALL 巩固维持治疗一般需 3 年。对于 ALL，即使经过强烈诱导和巩固治疗，仍需维持治疗。巯嘌呤（6-MP）和 MTX 联合是普遍采用的有效维持治疗方案。复发指完全缓解后在身体任何部位出现可检出的白血病细胞，多在完全缓解后两年内发生，以骨髓复发最常见。此时可选择原诱导化疗方案再诱导，如 DVP 方案，完全缓解率可达29％～69％。如复发在首次完全缓解期 18 个月后，再次诱导化疗缓解概率相对高。HSCT 治愈成人 ALL 至关重要。异基因 HSCT 可使40％～65％的患者长期存活。主要适应证：①复发难治 ALL；②完全缓解 2 期 ALL；③完全缓解 1 期高危 ALL；白细胞计数＞$30×10^9$/L 的前 B-ALL＞$100×10^9$/L 的 T-ALL；获完全缓解时间＞4～6周，完全缓解后 MRD 偏高，在巩固维持期持续存在或仍不断增加。

2. 急性髓系白血病（AML）治疗　近年来，由于强烈化疗 HSCT 及有力的支持治疗，60 岁以下 AML 患者的预后有很大改善，30％～50％的患者可望长期生存。

（1）诱导缓解治疗　①DA（3＋7）方案：DNR 45mg/(m^2·d) 静脉注射第 1～3 天；阿糖胞苷（Ara-C）100mg/(m^2·d)，持续静脉滴注，第 1～7 天。60 岁以下患者，总完全缓解率为63％（50％～80％）。用米托蒽醌（NVT）8～12mg/(m^2·d）替代 DNR，效果相等，但有心脏毒性。用伊达比星（IDA）12mg/(m^2·d）代替 DNR，年轻患者中完全缓解率增加。②APL 患者采用维 A 酸 25～45mg/（m² · d）口服治疗直至缓解。对高白细胞的 APL，也可将麻醉剂作为一线药物。

（2）缓解后治疗　AML 缓解后治疗的特点：①AML 的中枢神经系统白血病（CNSL）发生率仅 2%；②AML 比 ALL 治疗时间明显缩短，APL 用 ATRA 获得 CR 后采用化疗与 ATRA 或砷剂交替维持治疗 2～3 年。大剂量 Ara-C 方案巩固强化，每剂 Ara-C 静脉滴注 3 小时，连用 6～12 个剂量，可单用或与安吖啶、NVT、DNR、IDA 等联合使用。AML 用大剂量 Ara-C 巩固强化至少 4 个疗程，或者一次大剂量 Ara-C 后行自身造血干细胞移植，长期维持治疗已无必要。因贫困，年龄＞55 岁以上或有并发症不能采用上述治疗者，也可用常规剂量的不同药物组成化疗方案，每 1～2 个月轮换巩固维持 2 年，但仅 10%～15% 的患者能够长期生存。

（3）复发和难治 AML 的治疗　①大剂量 Ara-C 联合化疗：对年龄 55 岁以下，支持条件较好者，可选用之。②新方案：如氟达拉滨、Ara-C 和粒细胞集落刺激因子（G-CSF）± 去甲柔红霉素（IDA）（FLAG±1）。③对于年龄偏大或继发性 AML，可采用小剂量预激化疗。④HSCT：除 HLA 相合的 HSCT 外，还包括 HLA 部分相合或半相合的移植。

（三）骨髓移植

同基因骨髓移植，供者为单卵孪生子；同种异基因骨髓移植，供者为患者的兄弟姐妹；自体骨髓移植，不需选择供者，易推广。

六、预防与预后

增强体质，预防上呼吸道感染，避免滥用药物和接触毒物，做好对放射线的防护。急性白血病若不经特殊治疗，平均生存期仅 3 个月左右，生存期短者甚至在诊断数天后死亡。

第五节　特发性血小板减少性紫癜

特发性血小板减少性紫癜（ITP）是一组免疫介导的血小板过度破坏导致的出血性疾病。以广泛皮肤、黏膜及内脏出血、血小板减少、骨髓巨核细胞发育成熟障碍、血小板生存时间缩短及血小板膜糖蛋白特异性自身抗体出现等为特征。

根据患者的发病年龄、临床表现、血小板计数、病程长短及预后分为急性型和慢性型，前者好发于儿童，后者多见于成人。

一、病因和发病机制

ITP 的病因迄今未明。与发病相关的因素如下。

1. **感染**　细菌或病毒感染与 ITP 的发病有密切关系：①急性 ITP 患者在发病前 2 周左右常有上呼吸道感染史；②慢性 ITP 患者常因感染而致病情加重。

2. **免疫因素**　50%～70% 的 ITP 患者血浆和血小板表面可检测到血小板膜糖蛋白特异性自身抗体。目前认为，自身抗体致敏的血小板被单核-巨噬细胞系统过度吞噬破坏是 ITP 发病的主要机制。

3. **脾** 是自身抗体产生的主要部位，也是血小板破坏的重要场所。

4. **其他** 鉴于ITP在女性多见，且多发于40岁以前，推测本病发病可能与雌激素有关。现已发现，雌激素可能有抑制血小板生成和（或）增强单核巨噬细胞系统对与抗体结合的血小板吞噬的作用。

二、临床表现

（一）急性型

1. **起病方式** 多数在发病前1～2周有感染史，以上呼吸道感染常见，尤其以病毒感染居多。起病急骤，部分患者可有畏寒、寒战、发热。

2. **出血** ①皮肤、黏膜出血：全身皮肤呈瘀点、瘀斑、紫癜，严重时可有血泡及血肿形成，出血部位分布不均，以四肢为多。黏膜出血有鼻出血、口腔黏膜及舌出血。损伤及注射部位可渗血不止或形成大小不等的瘀斑。②内脏出血：当血小板低于$20 \times 10^9 / L$时，可有内脏出血，如呕血、咯血、便血、尿血、阴道出血等。颅内出血可致意识障碍、瘫痪及抽搐，是本病致死的主要原因。③其他：出血量过大，范围过于广泛者，可出现失血性贫血，甚至失血性休克。

（二）慢性型

1. **起病方式** 起病隐匿，一般无前驱症状。

2. **出血倾向** 多为皮肤、黏膜出血，如瘀点、瘀斑及外伤后出血不止等，鼻出血、牙龈出血亦常见。严重内脏出血较少见，但月经过多甚常见，在部分患者可为唯一临床症状。部分患者病情可因感染等而骤然加重，出现广泛、严重内脏出血。

3. **其他** 长期月经过多者，可出现失血性贫血。部分病程长达数年者，可有轻度脾大。

三、辅助检查

（一）血小板

①血小板计数减少。②血小板平均体积偏大。③出血时间延长。④血块收缩不良。血小板的功能一般正常。

（二）骨髓象

①急性型骨髓巨核细胞数量轻度增加或正常，慢性型骨髓象中巨核细胞显著增加。②巨核细胞发育成熟障碍，急性型者尤为明显，表现为巨核细胞体积变小，胞质内颗粒减少，幼稚巨核细胞增加。③有血小板形成的巨核细胞显著减少（＜30％）。④红系及粒、单核系正常。

（三）其他

可有程度不等的正常细胞或小细胞低色素性贫血。

四、诊断

根据广泛出血累及皮肤、黏膜及内脏；多次检验血小板计数减少；脾不大；骨髓巨核细胞增多或正常，有成熟障碍；泼尼松或脾切除治疗有效；排除其他继发性血小板减少症，即可诊断。

五、治疗

1. **一般治疗**　出血严重者应注意休息。血小板计数低于 $20×10^9/L$ 者，应严格卧床，避免外伤。应用止血药及局部止血。

2. **糖皮质激素**　一般情况下为首选治疗，近期有效率约为 80%。常用泼尼松 1mg/（kg·d），分次或顿服，病情严重者用等效量地塞米松或甲泼尼龙静脉滴注，好转后改为口服。待血小板升至正常或接近正常后逐步减量（每周减 5mg），最后以 $5\sim10mg/d$ 维持治疗，持续 $3\sim6$ 个月。国外学者多认为，ITP 患者如无明显出血倾向，血小板计数 $>30×10^9/L$，可不予以治疗。

3. **脾切除**

（1）适应证　①正规糖皮质激素治疗无效，病程迁延 $3\sim6$ 个月；②糖皮质激素维持量需大于 30mg/d；③有糖皮质激素使用禁忌证；④^{51}Cr 扫描脾区放射指数增高。

（2）禁忌证　①年龄小于 2 岁；②妊娠期；③因其他疾病不能耐受手术。脾切除治疗的有效率为 $70\%\sim90\%$，无效者对糖皮质激素的需要量亦可减少。

4. **免疫抑制剂治疗**　不宜作为首选。适应证包括：①糖皮质激素或脾切除疗效不佳者；②有使用糖皮质激素或脾切除禁忌证；③与糖皮质激素合用，以提高疗效及减少糖皮质激素的用量。主要药物包括长春新碱、环磷酰胺、硫唑嘌呤、环孢素、吗替麦考酚酯（骁悉）、利妥昔单克隆抗体等。

5. **其他**　如达那唑 $300\sim600mg/d$，口服，与糖皮质激素有协同作用。作用机制与免疫调节及抗雌激素有关。氨肽素 1g/d，分次口服。

6. **急症的处理**　适用于：①血小板计数低于 $20×10^9/L$ 者；②出血严重、广泛者；③疑有或已发生颅内出血者；④近期将实施手术或分娩者。处理包括血小板输注、静脉注射免疫球蛋白、大剂量甲泼尼龙、血浆置换等。

第六节　过敏性紫癜

过敏性紫癜（AP）是一种常见的血管超敏反应性疾病，因机体对某些致敏物质产生超敏反应，导致毛细血管脆性及通透性增加，血液外渗，产生紫癜、黏膜及某些器官出血。可同时伴发血管神经性水肿、荨麻疹等其他过敏表现。本病多见于青少年，男性发病略多于女性，春秋季发病较多。

一、病因和发病机制

（一）病因

1. **感染**　细菌主要为 β 溶血性链球菌，以呼吸道感染最为多见；病毒多见于发疹性病毒感染，如麻疹、水痘、风疹等；其他如寄生虫感染。

2. **食物** 人体对异性蛋白过敏，如鱼、虾、蟹、蛋、鸡、牛奶等。

3. **药物** 抗生素类，如青霉素（包括半合成青霉素如氨苄西林等）及头孢菌素类抗生素等；解热镇痛药，如水杨酸类、保泰松、吲哚美辛及奎宁类等；其他药物，如磺胺类、阿托品、异烟肼及噻嗪类利尿药等。

4. **其他** 如花粉、尘埃、菌苗或疫苗接种、虫咬、受凉及寒冷刺激等。

（二）发病机制

目前认为，过敏性紫癜是免疫因素介导的一种全身血管炎症。①蛋白质及其他大分子变应原作为抗原，刺激人体产生抗体（主要为 IgG），后者与抗原结合成抗原-抗体复合物，沉积于血管内膜，激活补体，导致中性粒细胞的游走、趋化及一系列炎症介质的释放，引起血管炎症反应。此种炎症反应除见于皮肤、黏膜小动脉及毛细血管外，还可累及肠道、肾及关节腔等部位小血管。②小分子变应原作为半抗原，与人体内某些蛋白质结合构成抗原，刺激机体产生抗体，此类抗体吸附于血管及周围的肥大细胞，当上述半抗原再进入体内时，即与肥大细胞上的抗体产生免疫反应，致肥大细胞释放一系列炎症介质，引起血管炎性反应。

二、临床表现

多数患者发病前 1～3 周有全身不适、低热、乏力及上呼吸道感染等前驱症状，随之出现典型临床表现。

1. **单纯型**（紫癜型） 为最常见的类型。主要表现为皮肤紫癜，局限于四肢，尤其是下肢及臀部，躯干极少累及。紫癜常成批反复发生、对称分布，可同时伴发皮肤水肿、荨麻疹。紫癜大小不等，初呈深红色，按之不褪色，可融合成片形成瘀斑，数天内渐变成紫色、黄褐色、淡黄色，经 7～14 天逐渐消退。

2. **腹型**（Henoch 型） 除皮肤紫癜外，因消化道黏膜及腹膜脏层毛细血管受累而产生一系列消化道症状及体征，如恶心、呕吐、呕血、腹泻、黏液便、便血等，其中以腹痛最为常见，常为阵发性绞痛，多位于脐周、下腹或全腹，发作时可因腹肌紧张及明显压痛、肠鸣音亢进而误诊为外科急腹症。在幼儿可因肠壁水肿、蠕动增强等而致肠套叠。腹部症状、体征多与皮肤紫癜同时出现，偶可发生于紫癜之前。

3. **关节型**（Schonlein 型） 除皮肤紫癜外，因关节部位血管受累出现关节肿胀、疼痛、压痛及功能障碍等表现。多发生于膝、踝、肘、腕等大关节，呈游走性、反复性发作，经数天而愈，不遗留关节畸形。

4. **肾型** 过敏性紫癜肾炎的病情最为严重，发生率为 12%～40%。在皮肤紫癜的基础上，因肾小球毛细血管袢炎症反应而出现血尿、蛋白尿及管型尿，偶见水肿、高血压及肾衰竭等表现。肾损害多发生于紫癜出现后 1 周，也可延迟出现，多在 3～4 周内恢复，少数病例因反复发作而演变为慢性肾炎或肾病综合征。

5. **混合型** 皮肤紫癜合并上述两种以上临床表现。

6. **其他** 少数本病患者还可因病变累及眼部、脑及脑膜血管而出现视神经萎缩、虹膜炎、视网膜出血及水肿，以及中枢神经系统相关症状、体征。

三、辅助检查

1. **毛细血管脆性试验** 50%以上阳性，毛细血管镜可见毛细血管扩张、扭曲及渗出性炎症反应。

2. **尿液检查**　肾型或混合型可有血尿、蛋白尿、管型尿。

3. **血小板计数、功能及凝血相关检查**　除出血时间可能延长外，其他均为正常。

4. **肾功能检查**　肾型及合并肾型表现的混合型，可有程度不等的肾功能受损，如血尿素氮升高、内生肌酐清除率下降等。

四、诊断

根据发病前 1～3 周有低热、咽痛、全身乏力或上呼吸道感染史；典型四肢皮肤紫癜，可伴腹痛、关节肿痛及血尿；血小板计数功能及凝血相关检查正常；排除其他原因所致的血管炎及紫癜，即可诊断。

五、治疗

（一）病因治疗

消除致病因素，防治感染，清除局部病灶（如扁桃体炎等），驱除肠道寄生虫，避免可能致敏的食物及药物等。

（二）对症治疗

腹痛较重者可予以阿托品或山莨菪碱口服或皮下注射；关节痛可酌情用止痛药；呕吐严重者可用止吐药；伴发呕血、血便者，可用奥美拉唑等治疗。

（三）药物治疗

1. **抗组胺药**　异丙嗪、氯苯那敏（扑尔敏）、阿司咪唑（息斯敏）、去氯羟嗪（克敏嗪）、西咪替丁及静脉注射钙剂等。

2. **改善血管通透性药物**　维生素 C、曲克芦丁、卡巴克络等。维生素 C 以大剂量（5～10g/d）静脉注射疗效较好，持续用药 5～7 天。

3. **糖皮质激素**　有抑制抗原-抗体反应、减轻炎症渗出、改善血管通透性等作用。一般用泼尼松 30mg/d，顿服或分次口服。重症者可用氢化可的松 100～200mg/d，或地塞米松 5～15mg/d，静脉滴注，症状减轻后改为口服。糖皮质激素疗程一般不超过 30 天，肾型者可酌情延长。

4. **其他**　如上述治疗效果不佳或近期内反复发作者，可酌情使用。①免疫抑制剂：如硫唑嘌呤、环孢素、环磷酰胺等。②抗凝疗法：适用于肾型患者，初以肝素 100～200U/（kg·d）静脉滴注或低分子肝素皮下注射，4 周后改为 4～15mg/d，2 周后改为维持量 2～5mg/d，2～3 个月。

六、预防与预后

增强体质，预防急性上呼吸道感染，注意控制使用易过敏的食物和药物，避免接触花粉、尘埃等。本病病程一般为 2 周左右。多数预后良好，少数肾型患者预后较差，可转为慢性肾炎或肾病综合征。

单项选择题

1. 正常人体每天排出铁的量平均为（　　　）

A. 1g　　　　　B. 10g　　　　　C. 5mg　　　　　D. 5g　　　　　E. 1mg

2. 成人缺铁性贫血的主要原因是（　　　）

A. 铁吸收不良　　　　　　　　　B. 需铁量增加

C. 骨髓造血障碍　　　　　　　　D. 铁摄入量不足

E. 慢性失血

3. 小细胞低色素性贫血最常见于（　　　）

A. 巨幼红细胞性贫血　　　　　　B. 缺铁性贫血

C. 骨髓病性贫血　　　　　　　　D. 再生障碍性贫血

E. 铁粒幼细胞性贫血

4. 口服铁剂治疗缺铁性贫血有效者，Hb恢复正常后仍需继续治疗（　　　）

A. 半个月以上　　　　　　　　　B. 1个月以上

C. 1年以上　　　　　　　　　　D. 3～6个月

E. 2个月以上

5. 贫血最常见的类型是（　　　）

A. 再生障碍性贫血　　　　　　　B. 铁粒幼细胞性贫血

C. 缺铁性贫血　　　　　　　　　D. 慢性炎症性贫血

E. 珠蛋白合成障碍性贫血

6. 治疗缺铁性贫血最重要的是（　　　）

A. 口服铁剂　　　　　　　　　　B. 输红细胞悬液

C. 治疗病因　　　　　　　　　　D. 进食富含铁的食物

E. 肌内注射铁剂

7. 用铁剂治疗缺铁性贫血，疗效表现最早的为（　　　）

A. 红细胞体积增大　　　　　　　B. 血红蛋白增加

C. 红细胞计数增多　　　　　　　D. 红细胞平均血红蛋白量增多

E. 网织红细胞增加

8. 注射铁剂治疗缺铁性贫血最严重的副反应是（　　　）

A. 过敏性休克　　　　　　　　　B. 头痛、发热

C. 淋巴结炎　　　　　　　　　　D. 局部疼痛

E. 关节疼痛、面部潮红

9. 根据国内标准，血红蛋白测定值为下列哪项时可诊断为贫血（　　　）

A. 成年男性低于130g/L　　　　　B. 成年女性低于110g/L

C. 妊娠期低于105g/L　　　　　　D. 哺乳期低于115g/L

E. 初生儿至3个月低于150g/L

10. 诊断急性白血病的最主要依据是（　　　）

A. 发热　　　　　　　　　　　　B. 白细胞总数升高

C. 胸骨压痛

D. 骨髓中原始细胞增多

E. 出血

11. 根据病因及发病机制贫血可分为（　　　）

A. 红细胞生成减少、造血功能不良两类

B. 红细胞生成减少、造血功能不良及红细胞破坏过多三类

C. 红细胞生成减少、红细胞破坏过多及失血三类

D. 红细胞生成减少、溶血、失血、再障及缺铁五类

E. 红细胞生成减少、红细胞过度破坏、失血及造血功能不良四类

12. 贫血最常见的类型是（　　　）

A. 巨幼细胞贫血

B. 缺铁性贫血

C. 再生障碍性贫血

D. 溶血性贫血

E. 失血性贫血

13. 急性白血病患者出现贫血的最重要的原因是（　　　）

A. 骨髓中红系增殖受白血病干扰

B. 造血原料缺乏

C. 红细胞破坏增加

D. 皮肤黏膜出血增加

E. 出现红细胞抗体

14. 正常人消化道内铁吸收率最高的是（　　　）

A. 胃

B. 十二指肠及空肠上部

C. 空肠

D. 回肠

E. 回盲部

15. 缺铁性贫血红细胞形态学改变为（　　　）

A. 小细胞正色素性贫血

B. 小细胞低色素性贫血

C. 正常细胞性贫血

D. 大细胞性贫血

E. 以上均不是

16. 关于缺铁性贫血患者的表现，下列哪项不正确（　　　）

A. 感染发生率较高

B. 口角炎、舌炎、舌乳头萎缩较常见

C. 胃酸缺乏及胃肠功能障碍

D. 毛发无光泽、易断、易脱

E. 指甲扁平，甚至反甲

17. 下列哪项对诊断缺铁性贫血最有意义（　　　）

A. 红细胞平均体积降低

B. 红细胞平均血红蛋白浓度降低

C. 红细胞平均直径变小

D. 血清铁降低

E. 骨髓象幼红细胞增生活跃

18. 治疗缺铁性贫血的主要目的是（　　　）

A. 血红蛋白恢复正常

B. 血清铁水平恢复正常

C. 补足贮存铁

D. 红细胞水平恢复正常

E. 血清铁和总铁结合力恢复正常

19. 若缺铁性贫血铁剂治疗有效，其疗效指标最早出现的是（　　　）

A. 血红蛋白上升

B. 红细胞数上升

C. 白细胞数上升

D. 红细胞体积增大

E. 网织红细胞数上升

20. 下列哪项不符合缺铁性贫血（　　　）

A. 血清铁蛋白降低 B. 血清铁降低

C. 总铁结合力降低 D. 运铁蛋白饱和度减低

E. 骨髓有核红细胞内铁减低

21. 缺铁性贫血患者,治疗首选( )

A. 饮食治疗 B. 口服硫酸亚铁

C. 注射铁剂 D. 中医中药

E. 以上都不对

22. 患者,女性,20岁。月经过多7个月,现感头晕、乏力、心悸、纳差、腹胀。查体:皮肤黏膜苍白,匙状甲。其最可能的诊断是( )

A. 再生障碍性贫血 B. 巨幼细胞贫血

C. 缺铁性贫血 D. 白血病

E. 自身免疫性溶血性贫血

23. 关于特发性血小板减少性紫癜(ITP),正确的是( )

A. 患病的孕妇均生下血小板减少的婴儿

B. 将ITP患者血清输给正常人会导致ITP

C. ITP患者肝脏中可产生抗血小板抗体

D. ITP患者的血小板存活期减少

E. ITP患者骨髓巨细胞减少

24. 儿童(急性)ITP和成人(慢性)ITP都具有的特征是( )

A. 常见于病毒性疾病之后 B. 伴有淋巴增殖性疾病的患者其发病率升高

C. 通常需要脾切除 D. 大多数病人对大剂量皮质激素治疗有效

E. 严重的血小板减少,小于 $20 \times 10^9 / L$

25. 皮质激素治疗最有效的是( )

A. 再生障碍性贫血 B. 淋巴瘤

C. 地中海贫血 D. 特发性血小板减少性紫癜

E. 蚕豆病

26. 诊断特发性血小板减少性紫癜最有意义的是( )

A. 出血时间延长 B. 血块回缩不佳

C. 毛细血管脆性增加 D. 血小板功能异常

E. 骨髓巨核细胞增加

27. 特发性血小板减少性紫癜的首选治疗是( )

A. 输新鲜血液 B. 糖皮质激素

C. 雄激素 D. 免疫抑制剂

E. 脾切除术

28. 符合特发性血小板减少性紫癜的实验室检查结果是( )

A. 出血时间正常 B. 凝血酶原时间延长

C. 血块回缩不佳 D. 产板型巨核细胞增多

E. 凝血酶原消耗时间延长

29. 应用糖皮质激素治疗特发性血小板减少性紫癜,正确的是( )

A. 仅适用于慢性期 B. 主要作用是抑制抗原、抗体生成

C. 能使血小板数迅速上升 D. 近期有效率高

E. 血小板正常后应立即停药

30. 减少 ITP 母亲所生新生儿颅内出血,最有效的是 (　　)

A. 使用强的松　　　　　　　　　B. 使用 CsA

C. 输入血小板　　　　　　　　　D. 输入丙种球蛋白

E. 脾切除术

31. 与急性特发性血小板减少性紫癜发病最相关的原因是 (　　)

A. 病毒感染　　　　　　　　　　B. 酗酒

C. 阿司匹林　　　　　　　　　　D. 安痛定

E. SLE

32. 特发性血小板减少性紫癜时,做骨髓穿刺的目的是 (　　)

A. 证明有无血小板减少　　　　　B. 了解骨髓增生程度

C. 了解有无合并缺铁性贫血　　　D. 了解巨核细胞数量及有无生成熟障碍

E. 证明有无血小板抗体存在

第七章　内分泌系统及代谢性疾病

知识目标　掌握内分泌系统及代谢性疾病的临床表现和诊断；熟悉其病因；了解其检查。

能力目标　具有对常见内分泌系统及代谢性疾病进行诊断及用药能力。

素质目标　具有对常见内分泌系统及代谢性疾病进行防治的素养。

案例引入

患者，女性，15 岁。烦躁怕热多汗，体重减轻 2 个月。体格检查：血压 120/60mmHg。体形偏瘦，皮肤潮湿，手有震颤，轻微突眼。甲状腺弥漫 I 度肿大，质地软，无触痛，可闻及轻度血管杂音。心率 108 次/min。

问题：

1. 该患者的初步诊断是什么？

2. 首选的治疗方法是什么？

人体为适应不断变化的内外界环境及保持内环境的相对稳定，需依赖于神经、内分泌和免疫系统的互相配合和调控，使各器官系统功能协调一致，维持人体的各生命现象。新陈代谢是人体生命活动的基础，为人体各生命活动提供物质和能量，营养不足、过多或比例不当，都可引起代谢性疾病。本部分主要介绍糖尿病、甲状腺功能亢进症、痛风、高脂血症等临床上常见的多发的内分泌及代谢性疾病。

第一节　糖尿病

糖尿病（DM）是一组受遗传和环境因素影响，由胰岛素缺乏和（或）作用缺陷引起的以糖、脂肪、蛋白质、水和电解质代谢紊乱为主要临床表现的临床综合征。长期代谢紊乱可引起糖尿病。急性并发症有糖尿病酮症酸中毒（DKA）、高血糖高渗状态及乳酸性酸中毒等；慢性并发症很多，并发生器官系统的慢性损害、功能减退甚至衰竭。近来糖尿病的患病率迅速增加，尤以发展中国家明显，因该病使患者生活质量下降、寿命缩短，目前已成为临床上主要的内分泌系统及代谢性疾病。

一、病因和发病机制

糖尿病的病因与发病机制迄今未明确，发病机制复杂。总的来说，糖尿病的发生与遗传素及环境因素有关。

（一）1型糖尿病

多为自身免疫性疾病，是由于胰岛 β 细胞破坏和胰岛素绝对缺乏引起的糖尿病。在多基因遗传因素的基础上，受病毒感染、化学毒性药物、饮食因素等外在因素的影响，激活 T 淋巴细胞介导的一系列体内自身免疫反应，产生胰岛素细胞抗体、胰岛素自身抗体、谷氨酸脱羧酶自身抗体等，破坏胰岛 β 细胞，使胰岛细胞功能衰竭，最终发展成为糖尿病。因该病具有遗传异质性，遗传背景不同，其亚型的病因与临床表现也存在差异。

（二）2型糖尿病

是复杂的遗传因素（多个基因参与）及环境因素（人口老龄化、现代生活方式、运动量不足、营养过剩、肥胖、化学毒物等）共同作用的结果。胰岛素抵抗和胰岛素分泌不足是发生 2 型糖尿病的两个重要因素，主要表现为胰岛素抵抗为主伴胰岛素相对分泌不足和胰岛素分泌不足为主伴胰岛素抵抗。①胰岛素抵抗：遗传缺陷、肥胖、老龄化等因素，可引起胰岛素受体不敏感、数量少或受体后低效应，造成胰岛素抵抗，胰岛代偿性分泌过多的胰岛素，最终引起 β 细胞功能减退，对胰岛素抵抗无法代偿时，就会发生 2 型糖尿病；②胰岛素分泌缺陷：表现为胰岛素分泌量的不足和胰岛素分泌模式的异常。遗传因素、各种原因引起的 β 细胞数量不足、胰岛淀粉样沉积物等因素均可导致 β 细胞功能缺陷造成胰岛素分泌不足。

二、临床表现

（一）代谢紊乱症状群

糖尿病的患者通常有"三多一少"的典型症状，即多饮、多食、多尿及体重减轻。因血糖升高后渗透性利尿出现多尿，继而口渴、多饮；外周组织对葡萄糖利用障碍，脂肪分解增多，蛋白质供应不足，可见乏力、消瘦、儿童生长发育迟缓；为了补充糖缺失，维持机体活动，患者易饥、多食。血糖升高较快时可使眼房水、晶体渗透压改变，影响屈光度，导致视物模糊。患者可有皮肤敏感度增高，瘙痒，以外阴多见。部分患者无任何症状，仅于健康检查或因其他疾病就诊时检验发现血糖升高。

（二）并发症表现

1. **慢性并发症** 糖尿病的慢性并发症可遍布全身各重要器官，其发生机制复杂，认为可能与遗传、易感性、高血糖、胰岛素抵抗、氧化应激等多因素相互作用有关。另外，多种激素水平异常、脂肪细胞及血管内皮细胞的功能紊乱、脂代谢异常、低炎状态、凝血机制异常等因素也直接或间接参与慢性并发症的发生和发展。部分患者在诊断为糖尿病之前先发现并发症，并为诊断糖尿病的线索。

（1）大血管病变 糖尿病人群中因肥胖、高血压、脂代谢异常的发生率较高，故动脉粥样硬化的发生率也很高。病变常累及主动脉、冠状动脉、大脑动脉、肾动脉和肢体外周动脉等，引起冠心病、脑供血不足、出血性脑血管病、肾动脉硬化和肢体动脉硬化等。外周动脉病变多以下肢病变为主，出现下肢疼痛、间歇性跛行、感觉异常，严重者供血不足可导致肢体坏疽。

（2）微血管病变　是糖尿病的特异性并发症，专指微小动脉与微小静脉之间、管腔直径在100μm以下的毛细血管及微血管网发生的血管病变。长期的血糖代谢紊乱可导致微循环障碍、微血管瘤形成、微血管基膜增厚、玻璃样变性，这是糖尿病微血管病变的典型表现。微血管病变多累及视网膜、肾、神经及心肌组织，尤其重要的是糖尿病肾病和糖尿病性视网膜病变。①糖尿病肾病：多发于10年以上糖尿病病史者，为1型糖尿病患者的主要死亡原因，对于2型糖尿病其严重性仅次于心、脑血管疾病。糖尿病肾损害的发生和发展先后经历五个时期。Ⅰ期，肾小球内压增加，肾血浆流量增多，肾小球滤过率明显增加；Ⅱ期，肾小球毛细血管基膜增厚，肾小球滤过率轻度升高；Ⅲ期，早期肾病，出现微量蛋白尿；Ⅳ期，尿蛋白逐渐增加，肾小球滤过率下降，并伴有水肿和高血压，肾功能逐渐减退；Ⅴ期，尿毒症。②糖尿病性视网膜病变：有10年以上糖尿病病史者，多数合并视网膜病变，是失明的主要原因之一。眼底改变经历六期。Ⅰ期，微血管瘤、小出血点；Ⅱ期，出现硬性渗出；Ⅲ期，出现棉絮状软性渗出；Ⅳ期，新生血管形成，玻璃体积血；Ⅴ期，纤维血管增殖，玻璃体机化；Ⅵ期，视网膜牵拉性脱离、失明。前三期为背景性视网膜病变，后三期为增殖性视网膜病变。进入后三期时，多合并糖尿病肾病及神经病变。③神经系统病变：可累及神经系统任一部分，但以周围神经病变最为常见，多为对称性，下肢较上肢严重，病情进展缓慢。早期表现肢端感觉异常，伴麻木、刺痛或烧灼样痛，腱反射亢进。后期可累及运动神经，表现为肌张力下降、肌力减退甚至肌萎缩和瘫痪，腱反射减弱或消失；也可出现自主神经改变，尿失禁或尿潴留，勃起功能障碍或胃肠功能失调表现。④糖尿病足：因下肢远端神经异常及周围血管病变引起的足部溃疡、感染或组织破坏。可表现为足痛、溃疡、坏疽等，是

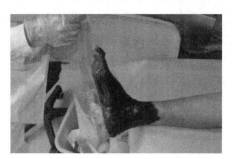

图7-1　糖尿病足坏疽（干性）

截肢、致残的主要原因（图7-1）。⑤其他：糖尿病可引起的其他病变，如视网膜黄斑病、青光眼、白内障等。

2. 急性并发症　糖尿病酮症酸中毒和高血糖高渗状态是本病的急性并发症，部分患者常以此为首发症状就诊。

3. 感染性并发症　本病患者常反复发生疖、痈等皮肤化脓性感染，甚至可引起败血症或脓毒血症；还常易患足癣、甲癣、体癣等皮肤真菌感染及女性生殖器炎症（如外阴阴道假丝酵母菌病）。尿路感染及合并肺结核的概率较非糖尿病者要高。

三、辅助检查

1. 尿糖测定　尿糖阳性是诊断糖尿病的重要线索。老年人、肾疾病者肾糖阈升高，妊娠时肾糖阈降低，还有少数先天性异常使糖阈降低，均可影响尿糖测定结果的准确性，故该项目可作为参考指标，不能作为糖尿病的诊断依据。

2. 血糖测定　空腹、餐后以及随机血糖升高是目前诊断糖尿病的主要依据，也是评估糖尿病病情和疗效的重要指标，此测定的结果反映的是瞬间血糖值。

3. 葡萄糖耐量试验（OGTT）　对于血糖高于正常范围但又未达到糖尿病诊断标准者，需行口服葡萄糖耐量试验。空腹时口服75g葡萄糖（儿童1.75g/kg），分别测定空腹及开始服用葡萄糖后2小时静脉血浆葡萄糖值。

4. 糖化血红蛋白（GHb）测定　GHb量与糖浓度呈正相关，可反映过去 8～12 周总的血糖水平，成为糖尿病控制情况的监测指标之一。正常参考值为 3%～6%。

5. 胰岛素释放试验　可反映空腹葡萄糖介导后胰岛素的释放功能。测定空腹时及口服 75g 葡萄糖后，血浆胰岛素的释放水平。正常人空腹时血浆胰岛素值为 5～20mU/L，口服 75g 葡萄糖后，该值在 30～60 分钟内上升到高峰，达基础值的 5～10 倍。

6. 并发症的检查　根据病情需要选用其他的相关检查，如急性严重代谢紊乱时的电解质酸碱平衡及酮体检查，血脂、心、肝、肾、脑、眼科以及神经系统的各项辅助检查等。

四、诊断

（一）一般诊断

1. 诊断标准　2010 年美国糖尿病协会（ADA）2 型糖尿病诊断标准为满足以下四点中的任何一点。①糖化血红蛋白（GHb）≥6.5%。②空腹血糖（FPG）≥7.0mmol/L。空腹定义为至少 8 小时内无热量摄入。③口服糖耐量试验时 2 小时血糖≥11.1mmol/L。④伴有典型的高血糖或高血糖危象症状的患者，随机血糖≥11.1mmol/L。在无明确高血糖时，应通过重复检测证实标准①～③。该诊断标准与过去相比有两个方面的进步：①增加了糖化血红蛋白指标；②弱化了症状指标，使更多人纳入糖尿病范畴，得到早期诊治。目前，中国也采用上述标准。

2. 诊断要求说明

（1）确诊为糖尿病　①具有典型症状，空腹血糖≥7.0mmol/L 或餐后血糖≥11.1mmol/L；②没有典型症状，仅空腹血糖≥7.0mmol/L，或餐后血糖≥11.1mmol/L，应再重复一次，仍达以上值者，可以确诊为糖尿病；③没有典型症状，仅空腹血糖≥7.0mmol/L，或餐后血糖≥11.1mmol/L，而糖耐量试验 2 小时血糖≥11.1mmol/L 者，可以确诊为糖尿病。

（2）可排除糖尿病　①如糖耐量试验 2 小时血糖在 7.8～11.1mmol/L，为糖耐量减低；如空腹血糖为 6.1～7.0mmol/L，为空腹血糖受损，均不诊断为糖尿病。②若餐后血糖＜7.8mmol/L 及空腹血糖＜5.6mmol/L，可以排除糖尿病。

（二）鉴别诊断

1. 其他疾病所致的尿糖阳性　肾病时因肾糖阈降低引起尿糖阳性，但血糖及口服糖耐量试验正常。甲亢、胃空肠吻合术后，因糖类在肠道吸收快，可引起进食后短时间内血糖过高，出现尿糖，但空腹和餐后 2 小时血糖正常。弥漫性肝病患者，葡萄糖转化为肝糖原能力减弱，进食后 0.5～1.0 小时有血糖过高及糖尿，但空腹血糖偏低，餐后 2～3 小时血糖正常或低于正常。

2. 药物对糖耐量的影响　某些药物（如噻嗪类利尿剂、呋塞米、糖皮质激素、口服避孕药、阿司匹林、三环类抗抑郁药等）可抑制胰岛素释放或拮抗胰岛素的作用，引起糖耐量降低，血糖升高，尿糖呈现阳性。

五、治疗

糖尿病治疗的目的是控制血糖在正常或接近正常水平，纠正代谢紊乱，消除症状，预防或减少并发症，维持良好的学习与劳动能力，提高生活质量，延长寿命，降低死亡率。糖尿病综合防治主要包括五个方面，即糖尿病健康教育、饮食治疗、体育锻炼、药物治疗（口服降糖药和胰岛素）及血糖监测。

（一）糖尿病健康教育

健康教育为糖尿病重要的基本治疗措施之一，可使患者和家属认识到糖尿病的终身性，治疗需持之以恒；了解糖尿病的基本知识和生活中应注意的事项，降糖药物的使用方法及不良反应的预防处理等；学会简单的血糖、尿糖测定方法及胰岛素注射技术。以此调动患者积极性，配合治疗，利于疾病的控制和治疗，预防并发症的发生。

（二）饮食治疗

饮食治疗是另一项重要的糖尿病基础治疗措施，应长期坚持、严格执行。其目的是使糖尿病患者在合理均衡饮食基础上，配合胰岛素治疗而有效控制血糖。对 2 型糖尿病患者，可减轻胰岛素负荷，维持理想体重，保障营养均衡，改善代谢紊乱，预防并发症。治疗方案有以下三个方面。

1. 控制总热量　参照标准体重、生理需要及体力活动，计算每天所需热量。

标准体重（kg）＝身高（cm）－105；或标准体重（kg）＝［身高（cm）－100］×0.9。

2. 营养合理搭配　糖类占总热量的 50%～60%，提倡用粗制米、面和一定量杂粮，忌食葡萄糖、蔗糖、蜜糖及其含糖量较高的食品；脂肪占总热量的 30%；蛋白质含量一般不超过总热量的 15%。糖尿病患者应采用植物油为主。

3. 三餐能量　合理分配。每天三餐的能量分配为 1/5、2/5、2/5 或 1/3、1/3、1/3，每天四餐的能量分配可为 1/7、2/7、2/7、2/7，同时配合好药物治疗。

（三）运动疗法

适度运动可改善机体对胰岛素的敏感性，降低体重，减少身体脂肪量，增强体力，提高工作能力和生活质量。可根据年龄、性别、体力、病情及有无并发症等不同条件选择适宜的、长期的规律运动。1 型糖尿病患者，运动宜在餐后进行，运动强度不宜过大，持续时间不宜过长。2 型糖尿病患者，适宜运动可减轻体重、提高胰岛素敏感性。

（四）药物治疗

1. 降糖药物

（1）促胰岛素分泌剂　①磺脲类：适用于非肥胖、用饮食和运动控制不理想的 2 型糖尿病，凡有明显胰岛功能缺陷者（反复出现酮症）、有严重并发症、1 型糖尿病、儿童、孕妇、哺乳期、大手术围术期、全胰腺切除术后及对磺脲类药物过敏者不适用。一般餐前 30 分钟服用效果最佳，据病情从小剂量开始，根据血糖调整剂量，剂量较大时改为早晚餐前两次服药，注意与其他药物的相互作用。不良反应主要是低血糖反应、体重增加、消化道症状、皮肤过敏反应、心血管系统损害、肝损害、造血系统损害。②格列奈类：模拟胰岛素生理性分泌，降糖作用快而短，主要用于控制餐后高血糖。

（2）双胍类　为肥胖或超重，伴有高血压、高血脂、高胰岛素血症的 2 型糖尿病患者的首选药物。禁忌证：严重肝、肾、心、肺疾病，消耗性疾病，营养不良，缺氧性疾病。糖尿病酮症酸中毒，伴有严重感染、手术、创伤等应激状态时应停用双胍类药物，改用胰岛素治疗。应用较多的是二甲双胍，500～1000mg/d，分2～3次口服，每天最大剂量不超过2g。最常见的不良反应是胃肠道症状，表现为恶心、呕吐、食欲下降、腹痛、腹泻、过敏反应、乳酸性酸中毒（二甲双胍少见）。

（3）α-葡萄糖苷酶抑制剂　是2型糖尿病的第一线治疗药物，尤其适用于空腹血糖正常（或不太高）而餐后血糖明显升高者；也可与胰岛素联合应用降低餐后高血糖，治疗1型糖尿病。可单独用药或与磺脲类、双胍类合用。不良反应为胃肠道反应，如腹痛、腹胀、腹泻、排气增多。①阿卡波糖：每次50～100mg，每天3次；②伏格列波糖：每次0.2mg，每天3次。注意α-葡萄糖苷酶抑制剂应在进食第一口食物后服用，否则不能发挥作用。

（4）噻唑烷二酮类　称为胰岛素增敏剂，可明显降低胰岛素抵抗，刺激外周组织葡萄糖代谢，降低血糖。可单独或联合其他口服降糖药物治疗2型糖尿病，尤其是肥胖、胰岛素抵抗明显者。不适用于1型糖尿病、儿童、孕妇、哺乳期妇女、有肝病或心功能不全者。不良反应为水肿、体重增加，有心脏病、心力衰竭、肝病者禁用或慎用。①罗格列酮：4～8mg/d，每天1次或分2次口服；②吡格列酮：15～30mg/d，每天1次口服。

2. 胰岛素治疗

（1）适应证　①1型糖尿病者；②糖尿病酮症酸中毒、高血糖高渗状态和乳酸性酸中毒伴高血糖者；③各种严重的糖尿病急性或慢性并发症；④手术、妊娠和分娩；⑤2型糖尿病B细胞功能明显衰退者；⑥某些特殊类型糖尿病。

（2）药物制剂　按作用起效快慢与维持时间长短，可分为短效、中效与长效三类。短效发生作用快，但持续时间短，主要控制一餐饭后血糖，因其可经静脉注射，故可用于糖尿病酮症酸中毒的抢救。中效胰岛素有低精蛋白胰岛素和慢胰岛素锌混悬液，主要控制两餐饭后高血糖，以第二餐为主。长效制剂有精蛋白锌胰岛素注射液和特慢胰岛素锌混悬液，无明显作用高峰，主要提供基础水平胰岛素。

（3）治疗原则和方法　应在综合治疗基础上进行，剂量的选择依据血糖水平、β细胞功能受损程度、胰岛素抵抗程度、饮食和运动状况等，多从小剂量开始，随血糖情况每3～5天调整剂量一次，直到取得最佳效果。具体用法如下：①1型糖尿病，对于病情稳定、无明显消瘦者，初始剂量0.5～1.0U/(kg·d)，其中40%～50%用于维持昼夜胰岛素水平，其余部分每餐前应用，以控制餐后高血糖。主要采用皮下注射，目前普遍采用的是餐前多次注射速效胰岛素加睡前注射中效或长效胰岛素。②2型糖尿病，多用于饮食及口服降糖药治疗未达到良好效果时，胰岛素作为补充治疗。多为白天口服降糖药，睡前注射中效胰岛素或每天注射1～2次长效胰岛素。

（4）不良反应　主要为低血糖反应，其次为治疗初期出现轻度水肿，部分患者有过敏反应和视物模糊。

（五）自我监测血糖

自我监测血糖是近阶段对于糖尿病患者管理方法的主要进展之一，为糖尿病患者和临床医疗提供一种动态数据，为调整药物剂量提供依据。

六、预防与预后

应在各级政府和卫生部门领导下，发动社会支持，共同参与糖尿病的预防、保健计划、治疗、教育，做好糖尿病高危人群的筛查。提倡健康生活，合理膳食，经常运动，防止肥胖。

第二节　甲状腺功能亢进症

甲状腺功能亢进症（hyperthyroidism），简称甲亢，指甲状腺腺体异常分泌过多的甲状腺素，引起以代谢亢进和多系统兴奋性增加及甲状腺弥漫性肿大为主要表现的临床综合征。临床分为毒性弥漫性甲状腺肿（Graves 病）、多结节性甲状腺肿及甲状腺自主高功能腺瘤（Plummer 病），本章主要讨论 Graves 病（简称 GD）。Graves 病为引起功能亢进症状最常见的病因，临床表现主要为甲状腺毒症、弥漫性甲状腺肿、眼征、胫前黏液性水肿。多发于20～50 岁，以女性多见。

一、病因和发病机制

目前公认本病的发生与自身免疫有关，属于器官特异性自身免疫病，甲状腺的自身免疫炎症导致甲状腺滤泡细胞增生肥大，甲状腺激素合成分泌增加。甲亢患者体内存在多种抗甲状腺的抗体，主要有 TSH 受体抗体（TRAb）、甲状腺球蛋白抗体（TGAb）、甲状腺细胞微粒体抗体（TMAb）或甲状腺过氧化酶抗体（TPOAb）等。TRAb 存在刺激型（TSAb）和抑制型（TBAb）两种亚型，在 Graves 病和慢性淋巴细胞浸润性甲状腺炎（桥本甲状腺炎）均可检出。Graves 病以 TSAb 为主，与促甲状腺激素（TSH）作用相似，刺激甲状腺滤泡细胞的增生和甲状腺激素的合成，桥本甲状腺炎以 TBAb 为主，封闭 TSH 受体，阻断 TSH 作用于 TSHR。自身抗体的产生与自身免疫活度有关，不受垂体-甲状腺轴的影响，但是 Graves 病时由于 TSAb 的作用，甲状腺分泌大量的甲状腺激素，致使循环中甲状腺激素增高，抑制垂体产生 TSH。而桥本甲状腺炎时循环中甲状腺激素减少，甲状腺激素对垂体的抑制减弱，分泌 TSH 增加。两型抗体的比例可随 Graves 病的病程延长或治疗发生改变。此外，遗传、感染、精神创伤和应激等可能参与了 Graves 病的发生和发展。

二、临床表现

（一）甲状腺毒症

1. **高代谢综合征**　甲状腺激素分泌过多导致交感神经兴奋性增高和新陈代谢加速，患者常有疲乏无力、怕热多汗、皮肤潮湿、多食易饥、体重显著下降等。

2. **精神神经系统**　表现为多言好动、焦躁易怒、紧张焦虑、失眠不安、记忆力减退、思想不集中、手和眼睑震颤。

3. **心血管系统**　心悸气短、心动过速、第一心音亢进，脉压差增大。合并甲状腺功能亢进性心脏病时，出现心律失常、心脏增大和心力衰竭。

4. **消化系统**　表现为稀便，重者会有肝大、肝功能异常，偶有黄疸。

5. **肌肉骨骼系统**　主要是甲亢性周期性瘫痪。

6. **造血系统**　周围血淋巴细胞比例增加，单核细胞增加，但是白细胞总数降低，可伴发血小板减少性紫癜。

7. **生殖系统**　女性月经减少或闭经，男性阳痿。

（二）甲状腺肿

大多数患者有程度不等的甲状腺肿大。甲状腺肿为弥漫性、对称性，质地不等，无压痛。甲状腺上下极可触及震颤，闻及血管杂音。

（三）眼征

眼部表现为突眼，有两种表现，单纯性突眼（图7-2）和浸润性突眼。单纯性突眼由甲状腺激素分泌过多，交感神经兴奋而引起；浸润性突眼如Graves病眼病，由眶周组织的自身免疫性炎症反应有关。

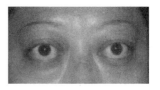

图7-2　甲亢单纯性突眼

三、辅助检查

（一）甲状腺功能检查

1. **血清总甲状腺素（TT$_4$）测定**　甲状腺素（T$_4$）由甲状腺分泌，主要以与甲状腺结合球蛋白（TBG）结合的形式存在于人体内。测定血清中结合于蛋白的激素，可了解甲状腺的分泌水平。结果可受TBG含量、蛋白与激素结合力改变的影响。妊娠期、激素治疗、急性病毒性肝炎、先天因素、肾病综合征、低蛋白血症时，均可影响TBG含量与TT$_4$值，诊断时应注意对其加以排除。

2. **血清总三碘甲状腺原氨酸（TT$_3$）测定**　人体内的三碘甲状腺原氨酸（T$_3$）少数产生于甲状腺，绝大多数在外周组织由T$_4$转换产生。血清中T$_3$主要以与蛋白结合的形式存在，测定该值是诊断甲亢较为敏感的指标，但该值同样受到TBG含量的影响。正常情况下，TT$_3$值与TT$_4$值相平行，甲亢时两者均升高，但T$_3$型甲亢中，仅有TT$_3$增高，TT$_4$正常。

3. **血清游离甲状腺素（FT）测定与游离三碘甲状腺原氨酸（FT$_3$）测定**　FT$_4$和FT$_3$可直接反映甲状腺功能，是临床诊断甲亢的首选指标。因两者血清中含量较少、测定方法受限等，不利于该方法推广应用。

4. **促甲状腺激素（TSH）测定**　血清中TSH浓度的改变可敏感反映甲状腺功能，目前常用TSH检测作为筛查甲亢的首要指标，且有助于诊断仅有TSH水平改变的亚临床甲亢。

5. **TSH受体抗体（TRAb）测定**　新确定诊断为Graves病的患者有75%～96%TSH受体抗体呈阳性，呈阳性者不仅可鉴别甲亢的病因、诊断Graves病，且有助于鉴别诊断、观察疗效及判断预后。

6. **TSH受体刺激抗体（TSAb）测定**　TSH受体刺激抗体测定是诊断Graves病的一项重要指标，新确定诊断为Graves患者85%～100%呈阳性。

（二）影像学检查

1. **CT和MRI检查**　可以清楚地显示甲状腺的解剖结构，判断甲状腺病变对邻近器官的影响，明确肿瘤是否产生及有没有邻近的淋巴结或血管的侵犯转移。

2. 甲状腺摄^{99}锝 Graves 病时甲状腺摄^{99}锝发射单光子计算机层扫描（ECT）呈现弥漫性摄^{99}锝增强。

3. 甲状腺^{131}碘摄取率（ECT）检查 测定前 1～2 个月禁止食用含碘食物或药物（含碘药物、抗甲状腺药物、肾上腺皮质激素、类固醇激素）。孕妇及哺乳期妇女禁止做该项检查。正常情况下，3 小时及 24 小时分别为 5％～25％和 20％～45％，高峰在 24 小时，Graves 病时 3 小时＞25％、24 小时＞45％，且高峰前移。

四、诊断

（一）甲亢的诊断

甲亢患者具备：①高代谢综合征；②甲状腺肿大；③血清 TT_4、FT_4 升高，TSH 值下降，即可确诊。诊断时注意，淡漠型甲亢临床表现不明显，仅有体重的明显下降及心房颤动；T_3 型甲亢仅表现为血清 T_3 和 FT_3 值增高；少数患者无甲状腺肿大。

（二）Graves 病的诊断

①确诊为甲亢者；②触诊或 B 超证实甲状腺弥漫性肿大者（少数病例无甲状腺肿大）；③眼球突出及其他浸润性眼征；④胫前黏液性水肿；⑤TRAb、TSAb 阳性。前两项为诊断必备条件，后三项为诊断辅助条件。诊断时应注意与单纯性甲状腺肿伴神经症相鉴别。

五、治疗

目前针对甲亢有抗甲状腺药物治疗、放射性碘治疗和手术治疗三种方法。

（一）抗甲状腺药物治疗

治疗原理是抑制甲状腺合成甲状腺激素，为甲亢诊断后初次治疗的首选方案。

1. 适应证 轻中度甲亢患者；甲状腺轻中度肿大者；年龄小于 20 岁、高龄孕妇及因其他病症不适宜手术者；放射碘与手术的操作前治疗者；手术治疗后复发或不适宜行放射碘治疗者。

2. 药用方法 临床普遍应用的是硫脲类药物丙硫氧嘧啶（PTU）和咪唑类药物甲巯咪唑（MMI）。PTU 的药用剂量与方法（MMI 剂量为 PTU 的 1/10）：①急性期：300～450mg/d，每天 3 次口服，连服 6～8 周，因抗甲状腺药物发挥作用多在 4 周以上，故应每 4 周检查血清甲状腺激素水平；②缓解期：每隔 2～4 周减量一次，每次减量 50～100mg/d，服用 3～4 个月后减到维持量；③维持期：50～100mg/d，治疗 1～1.5 年后可以停药。近年提倡少量服用 MMI 治疗甲亢，即每天服 MMI 15～30mg，可得到 PTU 剂量为 40mg/d 相同的治疗效果。

3. 不良反应 药物治疗可引起的不良反应，最严重的是粒细胞减少，多发生在用药后 3 个月内。因甲亢也可引起白细胞减少，故应注意区别白细胞减少的原因，治疗前及治疗后应定期复查白细胞水平，一般每周检查一次。少数病例还可出现皮肤过敏样反应、肝功能不全、关节疼痛及血管炎不良反应。

（二）放射性碘治疗（¹³¹I治疗）

1. 治疗机制 主要利用甲状腺摄取^{131}I后可释放β射线，损坏甲状腺组织细胞。该治疗的安全性和有效性已得到证实，如安全简便、经济、有效率高，不增加患甲状腺癌、白血病及遗传缺陷的概率，不影响生育能力，对甲状腺以外脏器不造成辐射损伤。

2. 适应证和禁忌证 适应证：①甲状腺中重度肿大；②药物治疗失败或过敏不耐受；③甲亢手术后复发；④甲亢合并粒细胞减少；⑤甲状腺毒症心脏病或合并其他原因的心脏病；⑥甲亢合并自主功能甲状腺结节；⑦甲亢合并糖尿病。禁忌证：妊娠及哺乳期妇女禁用。

3. 并发症 甲状腺功能减退是治疗的主要并发症，是治疗中难以避免的结果。因引发功能减退的概率较高，故治疗前应权衡甲亢与引发甲状腺功能减退的利弊关系。

（三）手术治疗

1. 适应证 ①中重度甲亢，长期服药无效，或不能继续服药，或停药后复发者；②甲状腺重度肿大，压迫气管引起呼吸困难者；③胸骨后出现甲状腺肿者；④甲亢合并多结节性甲状腺肿大者。

2. 禁忌证 ①合并严重的Graves病眼病者；②合并严重心脏病、肝病、肾病，不可耐受手术者；③妊娠期前3个月及妊娠6个月后者。

3. 手术操作 多采用甲状腺次全切除术，在两侧保留2～3g甲状腺组织。

4. 并发症 可引起甲状旁腺功能减退症及喉返神经损伤，发生率与医师操作有关。

（四）其他治疗

1. 减少碘摄入 为甲亢的基础治疗手段之一。因过量摄入碘可加重病情，增加复发的概率，故应限制碘的摄入，忌用含碘药物。

2. 应用β受体阻滞剂 该药可阻断外周组织T_4转化为T_3，并阻断甲状腺激素对心脏的兴奋作用；在疾病早期应用，可较快控制临床症状。应用较多的是普萘洛尔，每次10～40mg，每天3～4次。

第三节　痛　风

痛风

痛风（gout）是嘌呤核苷酸的代谢障碍性疾病，表现为血尿酸浓度增高、急（慢）性关节炎、痛风石、慢性间质性肾炎、尿酸性尿路结石。临床上血尿酸浓度增高引发的痛风，分为原发性和继发性两种，原发性通常由先天性嘌呤核苷酸代谢障碍引起，多与肥胖、高血压、动脉硬化、冠心病、糖及脂类代谢紊乱等合并发生。继发性则多因某种系统性疾病或药物引起。

一、病因和发病机制

痛风的病因及发病机制不明。当尿酸排泄障碍及尿酸生成增多时，可引起血尿酸浓度增高。当血尿酸浓度增高和（或）在酸性环境下，尿酸可析出结晶，沉积于骨关节、肾及皮下组织，引起痛风性急（慢）性关节炎、痛风肾和痛风石等。痛风患者多有阳性家族史，属多基因遗传缺陷。原发性血尿酸增高引发痛风多因尿酸排泄减少引起，少数由尿酸生成增多引发。继发性血尿酸浓度增高引发痛风则主要因肾疾病使尿酸排泄减少，继发性尿酸生成增多，或药物抑制尿酸排泄引起的。

二、临床表现

痛风多发于 40 岁男性患者及更年期后的女性患者。经历以下四个阶段。

（一）无症状期

此期无临床症状，仅有血尿酸增高，可历时数年至十年后才出现症状，甚至终身无症状，但潜伏发生痛风性关节炎与尿路结石的危机。

（二）急性关节炎期

劳累、受寒、饮酒、食用高蛋白高嘌呤食物、外伤、手术、感染可诱发该病发作。多在清晨或午夜突然起病，最初表现为受累关节剧痛，数小时内出现红、肿、热、痛及活动受限，可自行缓解，继之受累关节局部皮肤出现脱屑和瘙痒，可伴有发热。关节腔滑囊液偏光显微镜检查可见双折光的针形尿酸盐结晶是确诊本病的依据。秋水仙碱治疗后，症状可迅速缓解。

（三）痛风石及慢性关节炎期

痛风石是痛风慢性关节炎期的特征性临床表现，常多关节受累。表现为关节肿大、畸形、僵硬、活动障碍及周围组织纤维化变性。病变严重时，局部皮肤变薄、发亮、破溃，有豆渣样白色物质排出。

（四）痛风性肾病及尿酸性肾石病

1. **痛风性肾病** 起病隐匿，早期仅有间歇性蛋白尿，病变进展出现持续性蛋白尿和夜尿增多，晚期可有肾功能不全的表现，如高血压、水肿、血尿素氮和肌酐增高。少数患者出现急性肾衰竭。

2. **尿酸性肾石病** $10\% \sim 25\%$ 痛风患者有肾的泥沙样尿酸结石，多无症状。结石较大者可伴有肾绞痛、血尿。结石引起梗阻时可引起肾盂肾炎、肾盂积水、肾积脓等。

三、辅助检查

（一）尿酸测定

1. **血尿酸测定** 参考值男性 $150 \sim 380 \mu mol/L$；女性 $100 \sim 300 \mu mol/L$，更年期后接近男性。该值波动大，应反复监测。

2. **尿酸测定** 限制嘌呤饮食 5 天后，测定尿酸值，如超过 $300 \mu mol/L$，认定尿酸生成增多。

（二）滑囊液或痛风石镜下检查

关节腔滑囊液或痛风石于偏光显微镜下观察，可见双折光的针形尿酸盐结晶。

（三）X 线检查

X 线平片通常作为了解痛风有无骨关节受累的首选影像学检查方法。在急性关节炎期可见非特征性软组织肿胀；慢性关节炎期可见软骨缘及关节面呈穿凿样、虫蚀样圆形或弧形样缺损（图 7-3）。

（四）CT 与 MRI 检查

CT 扫描可见受累部位有不均匀的斑点状高密度痛风石影像；MRI 检查在 T_1、T_2 的加权图像显示斑点状低信号。

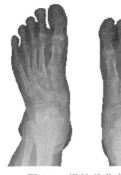

图 7-3　慢性关节炎期
关节受损

四、诊断

男性和绝经后女性有血尿酸浓度过高，且出现特征性关节炎表现，尿路结石或肾绞痛者，应考虑为痛风。关节液穿刺或痛风石活体组织检查明确有尿酸盐结晶，即可确定诊断。其他辅助检查，如 X 线平片、CT 与 MRI 检查对明确诊断均具有一定价值。急性关节炎期如诊断困难时，给予秋水仙碱有助于诊断。诊断时应注意与继发性痛风、其他关节炎相鉴别。

五、治疗

目的是控制血尿酸浓度，预防尿酸盐沉积及肾功能受损，控制急性关节炎的发作。

（一）一般治疗

限制高嘌呤食物的摄入；限制饮酒；慎用抑制尿酸排泄的药物；积极治疗相关疾病；每天大量饮水，以增加尿酸排泄。

（二）控制血尿酸增高

1. **加速尿酸排泄**　不适用于肾功能不全，已有尿酸盐形成及每天尿酸盐排出过多者。常用药物：①苯溴马隆 $25\sim100$mg/d，不良反应轻，且多不影响肝肾功能；②丙磺舒 0.25g，每天 2 次，两周后逐渐增大剂量，但不超过 2g/d，偶有皮疹、发热、胃肠道刺激反应。

2. **抑制尿酸生成**　适用于尿酸生成过多或不适合应用排尿酸药物者。常用别嘌醇每次 100mg，每天 2～4 次，待血尿酸控制平衡后减至最小剂量。可见胃肠道反应、皮疹、发热、肝功能受损及骨髓抑制等不良反应。

3. **抑制尿酸盐结晶**　使用碱性药物碳酸氢钠，成人口服 3～6g/d。不宜长期大量应用，防止发生代谢性碱中毒及钠负荷过高引起水肿。

（三）控制急性痛风性关节炎

对于急性关节炎期应注意及早给药，绝对卧床，抬高患肢，避免负重。

1. **秋水仙碱**　秋水仙碱是治疗急性痛风性关节炎的特效药物，起效迅速。初始口服剂量为 1mg，之后 0.5mg/h 直至症状缓解。通常用药后 48 小时内疼痛缓解。缓解后每次 0.5mg，每天 2～3 次，数天后停药。部分可出现胃肠反应症状，偶有白细胞减少、血小板减少及脱发等不良反应。

2. **非甾体消炎药**　有消化道出血及活动性消化性溃疡患者禁用。常用的药物：①吲哚美辛：初始剂量 75～100mg，之后每次 50mg，6～8 小时 1 次；②双氯芬酸：每天 2～3 次口服，每次 50mg；③布洛芬：每天 2 次口服，每次 0.3～0.6g；④罗非昔布：25mg/d，症状缓解后减量，服用 5～7 天后停药。不可重复合并应用非甾体抗炎药。

3. **糖皮质激素**　适用于以上两种药物治疗无效，或不能应用者。可用泼尼松 0.5～1.0mg/(kg·d)，使用 3～7 天后迅速减量或停药，治疗时间不能超 2 周。

六、预防与预后

40 岁以上人群应定期健康检查，检测血尿酸值，预防痛风。若血尿酸值过高时，应积极服用降尿酸药物，控制尿酸水平。还应从生活与饮食方面避免一切痛风诱因，减少进食高嘌呤食物，避免过量饮酒。因血尿酸过高，多同时伴有代谢综合征，故应控制血压、血脂、体重，以及改善胰岛素抵抗等。

第四节　高脂血症

血脂是血浆中的中性脂肪（三酰甘油和胆固醇）和类脂（磷脂、糖脂、固醇、类固醇）的总称。血浆脂蛋白是由蛋白质和三酰甘油、胆固醇、磷脂等组成的球形大分子复合物，可分为五大类，即乳糜微粒（CM）、极低密度脂蛋白（VLDL）、中间密度脂蛋白（IDL）、低密度脂蛋白（LDL）和高密度脂蛋白（HDL）。高脂血症是中老年人的常见疾病之一，是指血液中一种或多种脂质成分异常增高，如高胆固醇血症、高甘油三酯血症。高脂血症是动脉粥样硬化的主要发病因素之一，可分为原发性高脂血症和继发性高脂血症两类。

一、病因和发病机制

脂蛋白代谢过程极为复杂，不论何种病因，若引起脂质来源、脂蛋白合成、代谢过程关键酶异常或降解过程受体通路障碍等，均可能导致血脂异常。

（一）原发性高脂血症

大多数原发性高脂血症原因不明，呈散发性，认为是由多个基因与环境因素综合作用的结果。临床上高脂血症常与肥胖症、高血压、糖耐量异常或糖尿病等疾病同时发生，并伴有高胰岛素血症，这些被认为均与胰岛素抵抗有关，称为代谢综合征。高脂血症可能参与上述疾病的发生，至少是其危险因素，与上述疾病有共同的遗传或环境发病基础。有关的环境因素包括不良的饮食习惯、体力活动不足、肥胖、年龄增加以及吸烟、酗酒等。家族性脂蛋白异常血症是由基因缺陷所致。

（二）继发性高脂血症

1. **全身系统性疾病** 如糖尿病、甲状腺功能减退症、库欣综合征、肝肾疾病、系统性红斑狼疮、骨髓瘤等可引起继发性血脂异常。

2. **药物** 如噻嗪类利尿剂、β受体阻滞剂等。长期大量使用糖皮质激素可促进脂肪分解，血浆总胆固醇（TC）和三酰甘油（TG）水平升高。

二、临床表现

高脂血症可见于不同年龄、性别的人群，某些家族性高脂血症可发生于婴幼儿。多数患者无任何症状和异常体征，而于常规血液生化检查时被发现。

1. **黄色瘤、早发性角膜环和高脂血症眼底改变** 由脂质局部沉积所引起，其中以黄色瘤较为常见。黄色瘤是一种异常的局限性皮肤隆起，颜色可为黄色、橘黄色或棕红色，多呈结节、斑块或丘疹形状，质地一般柔软，最常见的是眼睑周围扁平黄色瘤。角膜环是指人眼角膜边缘出现一圈白色或者灰白色圆环，宽度一般为 1.0～1.5mm，早发性角膜环出现于40 岁以下，多伴有血脂异常。严重的高甘油三酯血症可产生高脂血症眼底改变。

2. **动脉粥样硬化** 脂质在血管内皮沉积引起动脉粥样硬化，引起早发性和进展迅速的心脑血管和周围血管病变。某些家族性血脂异常可于青春期前发生冠心病，甚至心肌梗死。

三、辅助检查

测定空腹状态下（禁食 12～14 小时）血浆或血清 TC、TG、LDL-C 和 HDL-C 是最常用的实验室检查方法。TC 是所有脂蛋白中胆固醇的总和，TG 是所有脂蛋白中三酰甘油的总和。LDL-C 和 HDL-C 分别指 LDL 和 HDL 中的胆固醇含量。决定治疗前，至少有两次血脂检查结果。

四、诊断

血脂异常是通过实验室生化检查而发现、诊断及分型的（表 7-1）。

表 7-1　高脂血症诊断标准　　　　　　　　　　　　　　　　　　单位：mmol/L

项目	TC	LDL-C	HDL-C	TG
合适范围	＜5.18	＜3.37	≥1.04	＜1.70
边缘升高	5.18～6.19	3.77～4.12	—	1.70～2.25
升高	≥6.22	≥4.14	≥1.55	≥2.26
降低	—	—	＜1.04	—

五、治疗

高脂血症与动脉粥样硬化密切相关，TC、LDL-C、TG 和 VLDL-C 增高是冠心病的危险因素，其中以 LDL-C 最为重要，而 HDL-C 则被认为是冠心病的保护因素。纠正血脂异常的目的在于降低缺血性心血管病（冠心病和缺血性脑卒中）的患病率和死亡率。

（一）治疗原则

① 继发性高脂血症应以治疗原发病为主。原发性高脂血症和继发性高脂血症可能同时

存在，如原发病经治疗正常一段时间后，血脂异常仍然存在，应考虑同时有原发性高脂血症，需给予相应治疗。

②治疗措施应是综合性的，治疗性生活方式改变（TLC）为首要的基本的治疗措施，药物治疗需严格掌握指征，必要时考虑血浆净化疗法或外科治疗，基因治疗尚在探索之中。

③确定目标水平。治疗血脂异常最主要的目的在于防治缺血性心血管疾病。《中国血脂管理指南（2023年）》建议首先综合评估心血管病的发病危险，将人群进行血脂异常危险分群。危险性越高，则调脂治疗越积极。再根据血脂异常患者心血管病危险等级，指导临床治疗措施及确定 TC 和 LDL-C 的目标水平。此外，血清 TG 的理想水平是 1.70mmol/L 以下，HDL-C 的理想水平是 1.04mmol/L 或以上。

（二）治疗性生活方式改变（TLC）

1. **医学营养治疗**　医学营养治疗为治疗高脂血症的基础，需长期坚持。根据患者血脂异常的程度、分型、性别、年龄和劳动强度等制订食谱。高胆固醇血症要求采用低饱和脂肪酸、低胆固醇饮食，增加不饱和脂肪酸；外源性高甘油三酯血症要求改为严格的低脂肪饮食，脂肪摄入量<30%总热量；内源性高甘油三酯血症要注意限制总热量及糖类摄入，减轻体重，并增加不饱和脂肪酸。

2. **增加有规律的体力活动**　控制体重；保持合适的体重指数（BMI）。

3. **其他**　戒烟、限盐、限制饮酒、禁烈性酒。

（三）药物治疗

1. **常用调脂药物**　①羟甲基戊二酰辅酶 A（HMG-CoA）还原酶抑制剂（他汀类）：适应证为高胆固醇血症和以胆固醇升高为主的混合性高脂血症。他汀类是目前临床上最重要的应用最广的降脂药。主要制剂为洛伐他汀、辛伐他汀、普伐他汀、氟伐他汀等。②苯氧芳酸类（贝特类）：适应证为高甘油三酯血症和以三酰甘油升高为主的混合性高脂血症。主要制剂为非诺贝特、苯扎贝特等。③烟酸类：烟酸属于 B 族维生素，其用量超过作为维生素作用的剂量时，有调脂作用。适应证为高甘油三酯血症和以三酰甘油升高为主的混合性高脂血症。主要制剂有烟酸、阿昔莫司。④胆酸螯合剂（树脂类）：适应证为高胆固醇血症和以胆固醇升高为主的混合性高脂血症。主要制剂有考来烯胺（消胆胺）、考来替泊（降胆宁）等。⑤肠道胆固醇吸收制剂——依折麦布的适应证为高胆固醇血症和以胆固醇升高为主的混合性高脂血症，单用或与他汀类联合治疗。⑥普罗布考：适应证为高胆固醇血症，尤其是纯合子型家族性高胆固醇血症。⑦ ω-3 脂肪酸制剂：适应证为高甘油三酯血症和以三酰甘油升高为主的混合性高脂血症。

2. **调脂药物的选择**　需根据患者血脂异常分型、药物调脂作用机制以及药物的其他作用特点等进行选择。①高胆固醇血症：首选他汀类，如单用他汀类不能使血脂达到治疗目标值可加用依折麦布。②高三酰甘油血症：首选贝特类和烟酸类，也可选用 ω-3 脂肪酸制剂。③混合型高脂血症：如以 TC 与 LDL-C 增高为主，首选他汀类；如以 TG 增高为主则选用贝特类；如 TC、LDL-C 与 TG 均显著升高，可考虑联合用药。他汀类与依折麦布合用可强化降脂作用而不增加不良反应。他汀类与贝特类或烟酸类联合使用可明显改善血脂谱，但增加肌病和肝毒性的可能性，应予以高度重视。轻型混合性高脂血症可联合应用他汀类与 ω-3 脂肪酸制剂。

（四）其他治疗措施

1. **血液净化治疗** 通过滤过、吸附和沉淀等方法选择性去除血清 LDL。为有创治疗并需每周重复，价格高，仅用于极个别对他汀类药物过敏或不能耐受的严重难治性高胆固醇血症者。

2. **手术治疗** 在少数情况下，对非常严重的高胆固醇血症，如纯合子家族性高胆固醇血症或对药物无法耐受的严重高胆固醇血症患者，可考虑手术治疗，包括部分回肠末段切除术、门-腔静脉分流术和肝移植术等。

3. **基因治疗** 可能成为未来根治基因缺陷所致血脂异常的方法。

调脂治疗一般是长期的，甚至是终身的。不同个体对同一治疗措施或药物的疗效和不良反应差异很大，监测血脂水平，以指导治疗。在药物治疗时，必须监测不良反应，定期检查肌酶、肝功能、肾功能和血细胞计数等。

六、预防与预后

提倡均衡营养，增加体育锻炼，改善肥胖，并与肥胖症、糖尿病等慢性病的防治工作的健康教育有机结合，降低高脂血症的发病率。经积极综合治疗，预后良好。

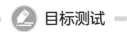目标测试

单项选择题

1. 下列描述不符合甲状腺功能亢进症临床表现的是（　　）

A. 易发生房性心律失常　　　　　　　B. 可发生低钾性麻痹

C. 老年患者可不出现高代谢综合征　　D. 可伴有心肌病

E. 活动时心率加快，休息则心率正常

2. 下列甲状腺功能亢进症治疗方法哪种最易引起甲状腺功能减退（　　）

A. 甲基硫氧嘧啶　　　　　　　　　　B. 甲巯咪唑

C. 放射性碘治疗　　　　　　　　　　D. 手术切除甲状腺

E. 以上都不是

3. Graves 病中，最明显的免疫特征是血液中可检测出（　　）

A. TSH 受体抗体（TRAb）　　　　　　B. 甲状腺刺激性抗体（TSAb）

C. TSH 结合抑制免疫球蛋白（TBI）　　D. 甲状腺生长免疫球蛋白（TGI）

E. 甲状腺生长抑制免疫球蛋白（TC）

4. 在引起甲状腺功能亢进症的最常见病因是（　　）

A. 自主高功能甲状腺结节　　　　　　B. Graves 病

C. 甲状腺癌　　　　　　　　　　　　D. 多结节性甲状腺肿伴甲状腺功能亢进症

E. 亚急性甲状腺炎伴甲状腺功能亢进症

5. 下列引起 1 型糖尿病的病因是（　　）

A. 老年人肾小球排糖少　　　　　　　B. 肝糖原快速释放糖

C. 吃糖过多，短期内无法排出　　　　D. 胰岛素分泌绝对不足

E. 老年人肾小管重吸收糖多

6. 下列哪项是抗甲状腺药物最常见的不良反应 （　　　）

A. 甲状腺功能减退　　　　　　　B. 白细胞计数减少

C. 出血、感染　　　　　　　　　D. 肝功能损害

E. 发热

7. 治疗痛风性关节炎急性发作的特效药物是 （　　　）

A. 秋水仙碱　　　　　　　　　　B. 吲哚美辛

C. 皮质类固醇　　　　　　　　　D. 丙磺舒

E. 别嘌呤醇

8. 对可疑糖尿病患者，最有诊断价值的检查是 （　　　）

A. 尿糖定性测定　　　　　　　　B. 尿糖定量测定

C. 空腹血糖测定　　　　　　　　D. 口服葡萄糖耐量试验

E. 胰岛细胞抗体测定

9. 糖尿病饮食治疗中，碳水化合物应占每天总热量的 （　　　）

A. 25％～30％　　　　　　　　　B. 35％～40％

C. 45％～50％　　　　　　　　　D. 55％～60％

E. 65％～70％

10. 糖尿病的典型症状是 （　　　）

A. 多尿、多饮、多食及体重减轻　　B. 少尿、多饮、多食及体重减轻

C. 多尿、多饮、少食及体重减轻　　D. 多尿、多饮、多食及体重增加

E. 少尿、多饮、多食及体重增加

11. 下列哪项可诊断为甲状腺功能亢进症 （　　　）

A. 血 FT_3、FT_4↑，血 TSH 正常　　　　B. 血 FT_3、FT_4↑，血 TSH↓

C. 血 FT_3、FT_4 正常，血 TSH↓　　　　D. 血 FT_3、FT_4 正常，血 TSH↑

E. 血 FT_3、FT_4↓，血 TSH↓

12. 诊断糖尿病应选择哪项检查 （　　　）

A. 尿糖　　　　　　　　　　　　B. 空腹静脉血浆葡萄糖

C. 糖化血红蛋白　　　　　　　　D. 口服葡萄糖耐量试验

E. 空腹胰岛素测定

13. 糖尿病的诊断标准是症状＋静脉血浆葡萄糖值 （　　　）

A. 随机≥11.1mmol/L 或空腹≥7.0mmol/L 或 OGTT 中 2h≥11.1mmol/L

B. 随机≥7.8mmol/L 或空腹≥7.0mmol/L

C. 随机≥6.1mmol/L 或空腹≥7.0mmol/L

D. 随机≥11.1mmol/L 或空腹≥7.8mmol/L

E. 随机≥6.1mmol/L 或空腹≥7.8mmol/L

14. 正常空腹血糖值的范围是 （　　　）

A. 2.8～4.4mmol/L　　　　　　　B. 4.4～6.1mmol/L

C. 3.9～6.0mmol/L　　　　　　　D. 7.0～7.8mmol/L

E. 6.1～7.0mmol/L

15. 下列哪项为诊断糖尿病所必需的条件 （　　　）

A. "三多一少" 表现　　　　　　　B. 尿糖阳性

C. 有冠心病史

D. 有糖尿病家族史

E. 静脉血浆葡萄糖水平达到诊断标准

16. 由代谢异常引起的风湿性疾病是 （　　　）

A. 类风湿关节炎

B. 大骨节病

C. 肢端肥大症

D. 痛风

E. 乙型肝炎病毒所致的关节炎

17. 痛风最常见的首发症状是 （　　　）

A. 痛风石

B. 肾脏病变

C. 高脂血症

D. 急性关节炎

E. 龋齿

18. 关于痛风的描述不正确的是 （　　　）

A. 痛风患者血尿酸常增高

B. 初期尿酸钠沉积于关节内，刺激滑膜，导致滑膜增生，肉芽组织形成

C. 尿酸盐沉积于关节周围组织可导致痛风石形成

D. 男性发病明显多于女性，有家族遗传倾向

E. 常累及膝、踝等大关节

第八章　自身免疫性疾病

知识目标　掌握常见自身免疫性疾病临床表现、诊断；熟悉其病因；了解其预后。
能力目标　具有对常见自身免疫性疾病患者用药的能力。
素质目标　对常见自身免疫性疾病的防治有较深认识。

案例引入

患者，女性，29 岁。发热，体温 39℃，乏力。既往面部日晒后出现红斑，近日加重，急诊入院。辅助检查：血红蛋白 82g/L，红细胞计数 $2.5×10^{12}/L$，尿蛋白（＋＋＋）。

问题：

1. 该患者的诊断是什么？

2. 该患者的诊断依据是什么？

3. 请给出治疗原则。

自身免疫性疾病（AD）是指机体对自身抗原发生免疫反应而导致自身组织损害所引起的疾病。许多疾病相继被列为自身免疫性疾病，分为：①器官特异性自身免疫病：指组织器官的病理损害和功能障碍仅限于抗体或致敏淋巴细胞所针对的某一器官。主要有慢性淋巴性甲状腺炎、甲亢、胰岛素依赖型糖尿病、重症肌无力、慢性溃疡性结肠炎、恶性贫血伴慢性萎缩性胃炎等，常见于各系统疾病中。②系统性自身免疫病：是由于抗原-抗体复合物广泛沉积于血管壁等导致全身多器官损害，习惯上称为结缔组织病。常见的自身免疫性疾病有系统性红斑狼疮、类风湿关节炎等。

第一节　类风湿关节炎

类风湿关节炎

类风湿关节炎（RA）是以致残性关节滑膜炎为主要特征的自身免疫性疾病。本病临床表现为慢性、对称性、破坏性多关节炎，其以双手、腕、膝和足关节受累最常见，还可伴有发热、贫血、皮下结节和淋巴结肿大等关节外表现。若不进行正规治疗，病情逐渐加重，严重者导致关节残缺畸形，丧失劳动能力。本病发病年龄 30～50 岁，女性约是男性的 3 倍。

一、病因和发病机制

（一）病因

发病原因尚不明确，一般认为与以下因素密切相关。

1. **遗传因素**　类风湿关节炎患者一级亲属患病的风险较普通人群高 1.5 倍。孪生子研究结果显示，单卵双胞胎同时患类风湿关节炎的概率为 12%～30%，而异卵双胞胎同患的概率只有 4%。与之相关的易感基因有 HLA-DR4 等。

2. 感染因素 某些病毒和细菌感染，包括 EB 病毒、细小病毒 B19、流感病毒及结核分枝杆菌等，可能作为类风湿关节炎的启动因子，启动携带易感基因的个体发生免疫反应，进而导致类风湿关节炎。

3. 性激素 类风湿关节炎男女发病率有明显差异，女性分娩后 1～3 个月易复发，提示孕激素水平下降或雌孕激素失调可能与类风湿关节炎的发生有关。

4. 其他因素 吸烟、寒冷、外伤及精神刺激等因素。

（二）发病机制

免疫紊乱是类风湿关节炎主要的发病机制，活化的 $CD4^+T$ 细胞和 MHC-Ⅱ型阳性的抗原递呈细胞（APC）浸润关节滑膜。滑膜关节组织的某些特殊成分或体内产生的内源性物质也可能作为自身抗原被 APC 递呈给活化的 $CD4^+T$ 细胞，启动特异性免疫应答，导致相应的关节炎症。另外，B 细胞活化为浆细胞，分泌大量免疫球蛋白包括类风湿因子（RF）等，免疫球蛋白和抗体形成免疫复合物，经补体激活后可以诱发炎症。

二、临床表现

流行病学资料显示，类风湿关节炎可发生于任何年龄，临床个体差异大，从短暂、轻微的少关节炎到急剧、进行性多关节炎及全身性血管炎表现均可出现，常伴晨僵。多缓慢隐匿起病，先有数周的低热，部分可有高热、乏力等症状，之后逐渐出现典型关节炎症状。少数急性起病，数天出现多个关节症状。

（一）关节表现

可分滑膜炎症状和关节结构破坏的表现，前者经治疗后有一定可逆性，但后者一经出现很难逆转。RA 病情和病程有个体差异，从短

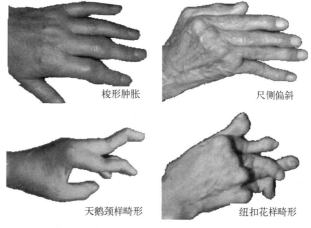

图 8-1 类风湿关节炎晚期手关节畸形改变

暂、轻微的少关节炎到急剧进行性多关节炎均可出现。

1. 疼痛与压痛 是最早出现的症状，部位为指间关节、掌指关节、腕关节，其次是足趾、膝、踝、肘、肩等全身任何关节。多呈对称性、持续性，疼痛的同时伴有压痛。

2. 肿胀 多因关节腔内积液、滑膜增生、组织水肿所致。凡受累的关节均可肿胀，常见的部位为腕关节、掌指关节、近端指间关节、膝关节，亦多呈对称性肿胀。

3. 晨僵 关节僵硬和胶黏感，晨起明显，活动后减轻。持续时间至少 1 小时者意义较大。其他病因的关节炎也可出现晨僵，但不如本病明显和持久。

4. 关节畸形 病变晚期由于滑膜炎、软骨破坏、关节周围肌肉的萎缩、挛缩致使关节

脱位和半脱位，导致关节破坏和畸形。常见的晚期关节畸形是腕和肘关节强直，掌指关节的半脱位，手指向尺侧偏斜和呈"天鹅颈"样及"纽扣花"样表现。类风湿关节炎晚期手关节畸形改变见图8-1。本病也常见骨质疏松。

（二）关节外表现

1. **类风湿结节** 是本病较常见的关节外表现，可见于5%～15%的患者，多位于关节隆突部位及受压部位的皮下，如肘关节尺骨鹰嘴下方、膝关节及跟腱附近。其大小不一，直径由数毫米至数厘米、质硬、无压痛、对称性分布。亦可见于胸膜、肺、心包、心内膜。

2. **血管炎** 重症类风湿、RF阳性的患者可出现血管炎。临床出现指（趾）坏疽，皮肤溃疡，紫癜，巩膜炎，角膜炎，视网膜血管炎，肝、脾、淋巴结肿大，等等。

3. **呼吸系统** 肺间质纤维化和胸膜炎为常见症状。

4. **循环系统** 心脏受累多见于RF阳性、有类风湿结节的患者，可出现心包炎、心内膜炎和心肌炎。

5. **神经系统** 损害多，引起血管炎、神经末梢变性及脱髓鞘病变。

6. **其他** 关节外症状，患者可伴有血管炎和淀粉样变引起的胃肠、脾、胰腺、肾脏损害及干燥症。

三、 辅助检查

1. **血液检查** 有轻至中度贫血，活动期血小板可增高，白细胞及分类多正常。

2. **炎性标志物检查** 红细胞沉降率（ESR）和C反应蛋白（CRP）常增高，且和疾病活动相关。

3. **自身抗体检查** 70%以上患者类风湿因子（RF）阳性，滴度一般与类风湿关节炎的活动性和严重性成正比。RF并非类风湿关节炎的特异性抗体，阴性者并不能排除类风湿关节炎。另外，抗角蛋白抗体谱也在临床诊断中使用。

4. **关节滑液检查** 正常关节腔内滑液不超过3.5mL，有炎症时增多，其中的白细胞明显增多，达$(2\sim75)\times10^9$/L，以中性粒细胞为主，黏度差，含葡萄糖量低于血糖。

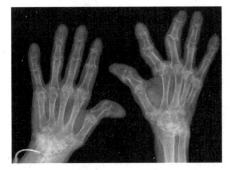

图8-2 双手类风湿关节炎的X线表现

5. **关节X线检查** 以手指和腕关节的X线片最有价值。早期可见关节周围软组织的肿胀阴影，关节端的骨质疏松（Ⅰ期）；进而关节间隙变窄（Ⅱ期）；关节面出现虫蚀样改变（Ⅲ期）；晚期可见关节半脱位和关节破坏后的纤维性强直和骨性强直（Ⅳ期）。X线检查对该病的诊断、分期、病情变化均很重要。双手类风湿关节炎的X线表现见图8-2。

6. **类风湿结节的活检** 典型的病理改变有助于诊断。

四、诊断

目前类风湿关节炎的诊断仍然沿用美国风湿病协会的标准。①关节内或周围晨僵持续至少1小时。②至少同时有3个关节区软组织肿胀或积液。③腕关节、掌指关节或近端指间关节，至少1个关节区肿胀。④对称性关节炎。⑤有类风湿结节。⑥X线改变（至少有骨质疏松和关节间隙狭窄）。⑦血清类风湿因子阳性（所用方法正常人群中不超过5%阳性）。该标准符合四项可做出类风湿关节炎诊断（要求第①～④项病程至少持续6周）。

五、治疗

治疗原则：早期治疗、联合用药治疗、个体化治疗、功能锻炼，以药物治疗最为重要。

（一）一般性治疗

包括休息、关节制动（急性期）、关节功能锻炼（恢复期）、物理疗法等。

（二）药物治疗

根据药物性能，治疗RA药物分四大类，即非甾体消炎药（NSAID）、改变病情抗风湿药（DMARD）、糖皮质激素和植物药制剂等。

1. **非甾体消炎药** 具镇痛消肿作用，是改善关节炎症状的常用药，但不能控制病情，必须与改变病情抗风湿药同服。常用NSAID的剂量如下：①布洛芬，每日剂量为0.6～2.4g，分3～4次服用；②双氯芬酸，每日剂量为75～150mg，分2次服用；③萘丁美酮，长效抗风湿药，胃肠道反应轻，每日剂量1.0g；④美洛昔康，为倾向性COX-2抑制剂，每日剂量7.5～22.5mg，分1～2次服用；⑤塞来昔布，为选择性COX-2抑制剂，每日剂量200～400mg，分1～2次服用，过敏者禁用。无论选择何种NSAID，都会出现胃肠道不良反应，使用中必须加以注意，剂量都应个体化；只有在一种NSAID足量使用1～2周后无效才更改为另一种；应避免两种或两种以上NSAID同时服用；老年人宜选用半衰期短的NSAID药物，对有溃疡病史的老年人，宜服用选择性COX-2抑制剂以减少胃肠道的不良反应。

2. **改变病情抗风湿药** 一般认为RA诊断明确都应使用，药物的选择和应用的方案要根据患者的病情活动性、严重性和进展而定。从临床研究疗效和费用等综合考虑，一般首选甲氨蝶呤（MTX），并将其作为联合用药的基本药物。受累关节超过20个，起病两年内就出现关节骨质破坏，RF滴度持续很高，有关节外症状者应尽早采用DMARD联合治疗方案。各个DMARD有其不同的作用机制及不良反应，在应用时需谨慎监测。现将本类药物中常用者详述如下。

（1）MTX 本药抑制细胞内二氢叶酸还原酶，使嘌呤合成受抑制，同时具有抗炎作用。每周剂量为7.5～20mg，以口服为主（1日之内服完），亦可静脉滴注或肌内注射。4～6周起效，疗程至少半年。不良反应有肝损害、胃肠道反应、骨髓受抑制和口角糜烂等，停药后多能恢复。

（2）柳氮磺吡啶 剂量为每日2～3g，分两次服用，由小剂量开始，会减少不良反应，对磺胺过敏者禁用。

（3）来氟米特 主要抑制合成嘧啶的二氢乳清酸脱氢酶，使活化淋巴细胞的生长受抑。剂量为10～20mg/d。

（4）羟氯喹和氯喹 前者每日0.2～0.4g，分两次服。后者每日0.25g，1次服。长期服用可出现视物盲点，眼底有"牛眼"样改变，因此每6～12个月宜作眼底检测，少数患者服用氯喹后出现心肌损害。

3. **糖皮质激素**　本药有强大的抗炎作用，在关节炎急性发作期可给予短效激素，其剂量依病情严重程度而调整，泼尼松一般应不超过每日 10mg，可使关节炎症状得到迅速而明显的缓解，改善关节功能。有系统症状如伴有心、肺、眼和神经系统等器官受累的重症患者，可予泼尼松每日量为 30～40mg，症状控制后递减，以每日 10mg 或低于 10mg 维持。停药后症状会复发。

4. **植物药制剂**　常用的植物药制剂：①雷公藤多苷，有抑制淋巴、单核细胞及抗炎作用；②青藤碱；③白芍总苷，等等。

（三）外科手术治疗

包括关节置换和滑膜切除手术，前者适用于较晚期有畸形并失去功能的关节。滑膜切除术可以使病情得到一定的缓解，但当滑膜再次增生时病情又趋复发，故须同时应用 DMARD。

六、预防与预后

类风湿关节炎无有效的预防方法，重在早期诊断、早期治疗以免延误病情。一旦诊断为类风湿关节炎，应减少或避免加重病情的因素。类风湿关节炎患者的预后与病程长短、病情程度及治疗有关。随着对类风湿关节炎的认识加深和以肿瘤坏死因子 α 拮抗剂为代表的生物制剂的出现，预后明显改善，经积极正确治疗，80％以上能达到缓解，只有少数致残。死亡率低，死亡主要原因为感染、肺间质纤维化等。

第二节　系统性红斑狼疮

系统性红斑狼疮（SLE）是一种以多系统或器官病变和血清中出现多种自身抗体为特征的自身免疫性疾病。本病患病率因人群而异，我国为（30.13～70.41）/10 万，女性多见，尤其是 20～40 岁的育龄期女性。在全世界的种族中，汉族人系统性红斑狼疮的发病率位居第二。

一、病因和发病机制

（一）病因

1. **遗传因素**　流行病学资料显示，系统性红斑狼疮患者第一代亲属患该病的概率是无此病患者家庭的 8 倍，单卵双生儿患系统性红斑狼疮的概率是异卵双生儿的 5～10 倍。多年研究亦证明，系统性红斑狼疮为多基因相关疾病。

2. **环境因素**　阳光中的紫外线使皮肤上皮细胞出现凋亡，新抗原暴露而成为自身抗原。药物、化学制剂、微生物等也可能诱发该病。

3. **雌激素**　女性发病率显著高于男性。更年期前阶段女性和男性发病率之比为 9∶1，儿童及老年人发病率之比为 3∶1。

（二）发病机制

尚不清楚，目前认为在各种病因的作用下，易感机体丧失正常免疫耐受性，继而出现自身免疫反应，产生以抗核抗体（ANA）为代表的多种自身抗体，体液和细胞免疫紊乱，导致组织炎症性损伤。

二、临床表现

系统性红斑狼疮病程迁延，反复发作。起病可呈暴发性、急性或隐匿性。开始可单一器官受累，也可多个系统同时受累。

（一）全身表现

活动期患者多有全身症状，可出现发热，无一定热型，初期仅有低热，急性活动期可有高热，同时常伴有乏力、疲倦、轻度淋巴结增大等症状。

（二）皮肤黏膜损害

80％的患者有皮肤黏膜损害，常见暴露部位出现对称的皮疹，典型者在双面颊和鼻梁部有深红色或紫红色蝶形红斑，表面光滑，有时可见鳞屑，病情缓解时红斑可消退，留有棕黑色色素。在手掌的大小鱼际、指端及甲周也可出现，这些都是血管炎的表现。活动期患者还有脱发、口腔溃疡等表现。

（三）关节与肌肉表现

关节痛是常见症状之一，出现在指、腕、膝关节，很少伴有红肿。常出现对称性多关节疼痛。可出现肌痛和肌无力。小部分患者出现股骨头坏死，目前不能肯定是由于本病所致，还是皮质激素的不良反应。

（四）脏器损害

多数系统性红斑狼疮患者均有肾损害，约50％患者有狼疮性肾炎，表现为肾小球肾炎或肾病综合征，可见不同程度的水肿、血尿、蛋白尿、管型尿、高血压及肾功能损害，一旦发展为尿毒症，则成为患者死亡的常见原因。部分患者有肺部感染、体温升高，听诊有湿啰音。少数可发生各种急腹症，消化系统表现有腹泻、消化道出血、急性腹膜炎、肝大、黄疸等。20％的患者有神经系统损伤，又称狼疮脑病，表现为抽搐、偏瘫、昏迷等，出现中枢神经损害常预示病变活动、病情危重、预后不良。血液系统损害最常见的是正细胞正色素性贫血。

三、辅助检查

1. **血液检查**　多数患者有轻至中度贫血，病情活动时红细胞沉降率多增快，1/3的患者血小板减少、白细胞计数减少。

2. **免疫学检查**　抗核抗体（ANA）成为主要的筛选指标。系统性红斑狼疮患者ANA阳性率达95％，但特异度不高，抗核抗体阳性不能作为系统性红斑狼疮与其他结缔组织病的鉴别依据。抗 Sm 抗体特异度高达 99%，但敏感度低，仅为 25%，一般认为抗 Sm 抗体是系统性红斑狼疮的标志性抗体之一，有助于早期和不典型患者的诊断或回顾性诊断。抗双链 DNA 抗体特异度高达 95%，敏感度仅为 70%，对确诊系统性红斑狼疮和判断狼疮的活动性参考价值大。总补体（CH50）、C3、C4 降低，有助于系统性红斑狼疮的诊断，并提示狼疮活动。

3. **免疫病理检验** 肾穿刺活体组织检查对诊断、治疗狼疮性肾炎和估计预后有价值。

四、诊断

目前普遍采用 2019EULAR/ACR 最新系统性红斑狼疮（SLE）分类标准，传统诊断是采用美国风湿病学会（ACR）1997 年修订的系统性红斑狼疮分类标准。①颊部红斑：扁平或高起，在两颧突出部位，固定红斑。②盘状红斑：片状高起于皮肤的红斑，黏附有角质脱屑和毛囊栓，陈旧性病变可发生萎缩性瘢痕。③光过敏：对日光有明显的反应，引起皮疹，从病史中或医师观察得知。④口腔溃疡：经医师观察到的口腔或鼻咽部溃疡，一般为无痛性。⑤关节炎：非侵蚀性关节炎，累及两个或更多的外周关节，有压痛、肿胀或积液。⑥浆膜炎：胸膜炎或心包炎。⑦肾病变：尿蛋白＞0.5g/24h 或（＋＋＋），或管型（红细胞、血红蛋白、颗粒管型或混合管型）。⑧神经病变：癫痫发作或精神病，除外药物或已知的代谢紊乱。⑨血液疾病：溶血性贫血或白细胞减少，或淋巴细胞减少，或血小板减少。⑩免疫学异常：抗 dsDNA 抗体阳性，或抗 Sm 抗体阳性，或抗磷脂抗体阳性（包括抗心磷脂抗体或狼疮抗凝物或至少持续 6 个月的梅毒血清试验假阳性，三者中具备一项阳性）。⑪抗核抗体：在任何时间和未用药物诱发"药物性狼疮"情况下，抗核抗体滴度异常。该分类标准中，符合四项及以上者，在除外感染、肿瘤和其他结缔组织病后，可诊断为系统性红斑狼疮，其敏感度和特异度分别为 95% 和 85%。

五、治疗

系统性红斑狼疮目前无法根治，治疗原则是急性期积极用药诱导缓解，尽快控制病情活动；缓解后调整用药，维持治疗，以使其保持缓解状态，保护重要脏器功能并减少药物不良反应。要重视包括动脉粥样硬化、高血压、糖尿病等伴发病的预防及治疗。加强对患者及家属的健康教育也非常重要。

（一）一般治疗

活动期患者应注意卧床休息，慢性期或病情稳定者可适当活动，但要注意劳逸结合；注意预防感染，一旦感染应积极治疗；夏天穿长袖衣服、戴帽子，减少暴露部位，避免日晒。保持乐观向上情绪也非常重要。

（二）药物治疗

1. **糖皮质激素** 是目前治疗系统性红斑狼疮的首选药，用于急性暴发性狼疮、脏器受损、急性溶血性贫血、血小板减少性紫癜等。通常采用泼尼松 1mg/(kg·d)，根据病情调整剂量；4～6 周病情好转后缓慢逐渐减量，防止反跳。

2. **非甾体消炎药** 主要用于发热、关节肌肉疼痛，而无明显血液病变的轻症患者，常用的非甾体消炎药有阿司匹林、吲哚美辛、布洛芬等。

3. **免疫抑制剂**　大多数系统性红斑狼疮患者，尤其病情活动时需用免疫抑制剂联合治疗。在有重要脏器受累的患者中，诱导缓解期建议首选环磷酰胺、吗替麦考酚酯治疗至少 6 个月。在维持治疗中可根据病情选择 1～2 种免疫抑制剂。目前认为，羟氯喹应作为系统性红斑狼疮的背景治疗，在诱导缓解和维持治疗中长期应用。

六、预防与预后

目前系统性红斑狼疮的 5 年生存率为 95％，10 年生存率为 90％，15 年生存率提高至 80％。早期正确诊断、早期正规治疗是预后好坏的关键所在。系统性红斑狼疮的主要死因是感染和脏器功能衰竭。

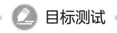

目标测试

单项选择题

1. 类风湿关节炎的好发年龄是（　　　）

A. 5～15 岁 　　　　　　　　　B. 15～20 岁

C. 20～35 岁 　　　　　　　　　D. 35～50 岁

E. 50～70 岁

2. SLE 最可能的病因是（　　　）

A. 遗传因素 　　　　　　　　　B. 雌激素

C. 环境因素如日光、感染和食物等 　　D. 某些药物

E. 以上都是

3. 与类风湿关节炎活动无关的是（　　　）

A. C 反应蛋白 　　　　　　　　B. 血沉

C. 类风湿因子 　　　　　　　　D. 晨僵

E. 关节骨性强直

4. 系统性红斑狼疮多见于（　　　）

A. 婴儿 　　　　　　　　　　　B. 儿童

C. 育龄妇女 　　　　　　　　　D. 中年男性

E. 老年人

5. 下列哪个系统几乎在 SLE 患者均可出现免疫病理学变化（　　　）

A. 肌肉骨骼系统 　　　　　　　B. 皮肤、黏膜

C. 肾脏 　　　　　　　　　　　D. 心血管

E. 神经系统

6. SLE 的标记性抗体是（　　　）

A. ANA 抗体 　　　　　　　　　B. 抗单链 DNA 抗体

C. 抗双链 DNA 抗体 　　　　　　D. 抗 SSA 抗体

E. 抗 RNP 抗体

第九章　神经系统疾病

知识目标　掌握神经系统常见病的临床表现、诊断和治疗；熟悉其病因；了解其检查。
能力目标　具有对常见神经系统疾病病例进行诊断及用药的能力。
素质目标　具有对常见神经系统疾病病例防治制订合理的用药方案的素质。

案例引入

患者，男性，65 岁。3 年前出现手指发抖，动作迟缓，小步走路且不稳。体格检查：血压 130/90mmHg，心肺正常。面具脸，慌张步态，步态不稳，指端震颤，肌张力增高，左侧肌体肌张力呈齿轮样增高。头颅 MRI 检查未显示异常，实验室检查未见异常。

问题：

1. 该患者的初步诊断及诊断依据是什么？
2. 该患者需进一步做哪些检查？

神经系统是人体最精细也是最重要的系统，它接受身体内外环境变化的信息，经综合分析再通过神经和体液对全身各系统进行调整，协调人体内部各器官的功能，以适应外界环境的变化。凡是能够损伤和破坏神经系统的因素，如感染、血管病变、外伤、肿瘤、中毒、变性、遗传、免疫障碍、代谢障碍、营养缺乏等均可引起神经系统疾病。主要临床表现是感觉与运动障碍、反射异常等，大脑受损也可出现意识障碍。本部分主要介绍脑血管疾病、帕金森病、阿尔茨海默病等临床上常见的、多发的神经系统疾病。

第一节　脑血管疾病

脑血管疾病（CVD）是指由多种原因引发的急（慢）性脑血管供血障碍性病变。脑卒中（stroke）是指由急性脑循环障碍所致的局限或全面性脑功能缺损综合征，又称急性脑血管病事件。脑血管疾病的发病率及死亡率均居神经科各类疾病之首，与心血管疾病和癌症成为当今人类死亡率最高的三大疾病。高血压、心脏病、糖尿病、动脉硬化是高危险因素，遗传、吸烟、饮酒、高盐饮食对此病的发生也有一定的作用。故控制高危因素，加强人口尤其是 50 岁以上人口的普查普治，是降低本病发生率及死亡率的关键措施。

一、短暂性脑缺血发作

短暂性脑缺血发作（TIA）是指因脑血管病变引起的短暂性、局限性功能缺失或视网膜功能障碍，临床症状一般持续 10～20 分钟，多在 1 小时内缓解，最长不超过 24 小时，不遗留有神经功能缺损症状，结构性影像学检查无责任病灶。

（一）病因和发病机制

1. 微栓塞 主动脉-颅脑动脉粥样硬化斑块及发生溃疡时的管壁上血栓凝块的碎屑，散落在血流中成为微栓子，循血流进入视网膜或脑小动脉，造成微栓塞，引起局部缺血症状。

2. 小动脉痉挛 脑动脉粥样硬化可使小动脉管腔狭窄，形成血流涡流，刺激脑小动脉血管壁痉挛；高血压或交感神经兴奋时，也会使脑小动脉发生痉挛，引起神经组织缺血、缺氧。

3. 血液成分的改变 各种血液成分的异常改变（严重贫血、红细胞增多症、白血病、血小板增多症及高脂蛋白血症等）均可诱发短暂性脑缺血发作。心律失常、急性血压过低也可触发短暂性脑缺血发作。

4. 头部血流的改变 当进行急剧的头部转动和颈部屈伸时，因脑血流量的改变而发生头晕和无法控制平衡，甚至发生短暂性脑缺血发作，常伴有动脉粥样硬化、颈部动脉扭曲、颈椎病、枕骨大孔区畸形、颈动脉窦过敏等。

5. 心功能障碍 可引起血流动力学的改变，引起一过性短暂脑缺血发作。通常见于心瓣膜病、心律失常、心肌梗死、心肌炎、细菌性心内膜炎、心血管手术操作等情况引发的空气或脂肪栓子、心脏内肿瘤发生的瘤栓、心力衰竭引发的肺静脉淤血、血栓等。

（二）临床表现

本病多发于50~70岁，男性多见。多数患者同时伴有高血压、糖尿病、心脏病和高脂血症等。起病急骤，迅速出现局限性神经功能缺失症状及体征，数分钟达到高峰，持续数分钟或10分钟后即缓解，最长不超过24小时。发作时大多意识清楚，能自述病情，恢复后不遗留后遗症；常反复发作，每次发作症状相似。

1. 颈内动脉系统缺血性发作 ①常见症状：对侧单肢和面部的发作性轻瘫。②特征性症状：眼动脉交叉瘫［病变侧单眼一过性黑矇、失明和（或）对侧偏瘫及感觉障碍］和霍纳交叉瘫（病变侧霍纳综合征、对侧偏瘫）；主侧半球颈动脉缺血可出现失语症。③可能出现的症状：病变对侧偏身感觉障碍及同向偏盲。

2. 椎-基底动脉系统缺血性发作 ①常见症状：眩晕，同时可伴有平衡障碍、眼球运动异常、恶心、呕吐。②特征性症状：枕后痛，突然跌倒发作，提示椎-基底动脉系统供血不足、颈动脉窦过敏、颈椎病（增生骨刺压迫椎动脉）、锁骨下动脉盗血症等存在的可能；短暂性全面遗忘症，可能由椎-基底动脉或大脑后动脉的颞支供血不足，累及边缘系统中支配近记忆及短时记忆的组织所致；双眼视力障碍，如复视、偏盲、幻视等。③可能出现的症状：构音障碍、吞咽困难、共济失调、交叉瘫或双侧肢体瘫痪。

（三）辅助检查

1. 血流动力学检查 可有多项指标的变化，以全血高切比黏度、低切比黏度及血浆纤维蛋白原含量增高明显。

2. CT 或 MRI 检查 多数无明显异常，部分病例（发作时间大于60分钟者）于弥散MRI可见片状缺血灶。

3. 数字减影血管造影（DSA）检查 严重的血管狭窄或阻塞时能显示动脉粥样硬化及

血管狭窄的部位和程度，并为手术治疗提供依据。此外，还可显示侧支循环的情况。

4. 彩色经颅多普勒（TCD）脑血流检查 可显示血管狭窄、动脉粥样硬化斑块及病变血管的血流方向。发作频繁的短暂性脑缺血发作患者可行微栓子监测。

5. 单光子发射计算机断层扫描（SPECT）检查 可显示局部脑血流量减少的部位及程度，正电子发射断层扫描（PET）还可显示病灶区氧代谢增加及葡萄糖代谢障碍。

（四）诊断

因该病发病急，病程短，多数患者就诊时已无症状及体征，故诊断主要是依据患者和家属提供的病史。诊断依据为 50 岁以上老年人，有动脉粥样硬化病史；突然的、短暂的局灶性神经功能缺失发作，24 小时内恢复正常；常反复发作，发作时症状相似；发作间歇期无神经系统体征，无颅内压增高。可根据具体情况选择性应用辅助检查方法，如血流动力学测定、颈椎 X 线平片、多普勒超声、头部 CT 或 MRI 检查。诊断时应注意与晕厥、低血糖、梅尼埃病、局限性癫痫等相鉴别。

（五）治疗

短暂性脑缺血发作的治疗原则是消除病因、减少及预防复发、保护脑功能。

TIA 治疗目的是消除病因、减少及预防复发、保护脑功能。对短时间内反复发作的病例应采取有效治疗措施，防止脑梗死发生。

1. 病因治疗 病因明确应尽可能针对病因进行治疗，控制脑卒中危险因素，如动脉粥样硬化、高血压、糖尿病、高脂血症和颈椎病等；消除微栓子来源和血流动力学障碍；戒除烟酒，坚持体育锻炼等。

2. 药物治疗 预防进展或复发，防治 TIA 后再灌注损伤，保护脑组织。

（1）抗血小板聚集剂 减少微栓子及 TIA 复发。①阿司匹林，75～150mg/d，餐后服用，仍有 TIA 时可加大剂量；②盐酸噻氯匹定，125～250mg，1～2 次/d，口服；③氯吡格雷：75mg/d，口服；④双嘧达莫，25～50mg，3 次/d，口服。

（2）抗凝药物 用于心源性栓子引起的 TIA，预防 TIA 复发和一过性黑矇发展为卒中。可用肝素和口服华法林等。

（3）血管扩张药 尼克占替诺 600～900mg 静脉滴注；扩容药低分子右旋糖酐 500mL 静脉滴注，可扩充血容量、稀释血液和改善微循环。

（4）降纤治疗 针对有高纤维蛋白血症的 TIA 患者。

（5）脑保护治疗 缺血再灌注使钙离子大量内流引起细胞内钙超载，可加重脑组织损伤，可用钙通道拮抗剂如尼莫地平、氟桂利嗪等治疗。

（6）其他 包括中医中药如丹参、川芎、红花等。

3. 外科治疗 对有颈动脉或椎-基底动脉严重狭窄（＞70%）的短暂性脑缺血发作患者，经抗血小板聚集治疗和（或）抗凝治疗效果不佳或病情有恶化趋势者，可酌情选择血管内介入治疗、颈动脉内膜剥脱术或动脉旁路移植术治疗。

（1）颈动脉内膜剥脱术（CEA） 可减少因颈动脉狭窄引发脑卒中的概率，成为目前缺血性脑血管病的主要治疗手段之一。CEA 的并发症主要是脑卒中，死亡和再狭窄，术后过度灌注综合征，脑神经损伤和创口血肿等。

（2）血管成形及支架置入术（CAS） 此种治疗被认为是一种替代的疗法，可弥补 CEA

治疗的不足，适用于高危患者，而且脑卒中发生率和病死率较 CEA 低。

（六）预防与预后

据统计，短暂性脑缺血发作患者有 10%～35% 发生脑梗死。未经治疗或治疗无效的病例，发生脑梗死的可能性较大。应从预防出发，对所有诊断明确的患者进行适当治疗和严密地随访观察。预防短暂性脑缺血发作复发应重视高血压、糖尿病、高脂血症和心脏病等致病因素的治疗，纠正吸烟和过量饮酒等不良生活习惯，适当运动。已发生短暂性脑缺血发作的患者或高危人群可长期服用抗血小板药，阿司匹林是目前预防短暂性脑缺血发作和缺血性卒中的常用药物。

二、脑血栓形成

脑血栓形成（cerebral thrombosis，CT）是脑梗死最常见的类型，约占全部脑梗死的 60%。是在各种原因引起的血管壁病变基础上，脑动脉主干或分支动脉管腔狭窄、闭塞或血栓形成，引起脑局部血流减少或供血中断，脑组织缺血、缺氧性坏死，出现局灶性神经系统症状和体征。

脑梗死（CI）又称"缺血性脑卒中"，包括脑血栓形成、腔隙性脑梗死和脑栓塞等，约占全部脑卒中的 70%，是脑血液供应障碍引起缺血、缺氧，导致局限性脑组织缺血性坏死或脑软化。

（一）病因和发病机制

1. 病因

（1）动脉粥样硬化　是本病最常见的病因，常伴有高血压病，糖尿病和高脂血症也可加速动脉粥样硬化的进程。粥样硬化斑块可使血管壁受损、管腔狭窄、闭塞，或在狭窄的基础上形成血栓，造成脑局部组织急性缺血、缺氧，导致其软化、坏死。

（2）动脉炎　由结缔组织疾病，细菌、病毒及螺旋体等感染，药源性（可卡因、苯丙胺、垂体后叶素等）所致。

（3）血管痉挛　可见于蛛网膜下腔出血、偏头痛、子痫和头颅外伤等患者。

（4）其他　如先天性脑血管畸形、红细胞增多症、血小板增多症、血栓栓塞性血小板减少性紫癜、弥散性血管内凝血、镰状细胞贫血等。

2. 发病机制　脑组织对缺血、缺氧损伤极其敏感，血流阻断 30 秒后脑代谢即发生改变，1 分钟后神经元功能活动停止，脑动脉闭塞使脑组织缺血达 5 分钟就可发生脑梗死。脑梗死发生在颈内动脉系统多见。梗死病灶由缺血中心区和周围的缺血半暗带组成。缺血中心区由于脑血流量严重不足或完全缺血致脑细胞死亡。而缺血半暗带内，因侧支循环存在，可获得部分血液供给，尚有大量的神经细胞存活，如能在有效时间内及时恢复血液供应，则脑代谢得以恢复，神经细胞可以存活并可恢复功能。如超过再灌注时间窗（一般为 3～6 小时），则脑损伤继续加剧，称为再灌注损伤。

（二）临床表现

脑血栓形成多发生于 50 岁以上、有动脉粥样硬化的老年人，多有高血压、冠心病、糖尿病。中青年发病者多由动脉炎所致，但较少见。约 1/4 患者有短暂性脑缺血发作病史，或头晕、头疼、肢体无力、麻木等前驱症状。常在休息或睡眠静息状态时发生，少数在活动时发作。多数症状经数小时至 2 天达高峰。多数意识清楚，生命体征无异常改变，偏瘫、失语等神经系统局灶体征明显。但大面积梗死有意识不清，生命体征异常改变甚至出现脑疝，导致死亡。临床可分为三类：①完全性卒中，神经功能缺失和体征表现较重，进展迅速，常于 6 小时内达到高峰；②进展性卒中，症状较轻，呈进行性加重，在 48 小时内不断进展，至出现较重的神经功能受损；③可逆性缺血性神经功能缺失，症状较轻，但持续存在，可在 3 周内恢复。

1. 颈内动脉闭塞综合征 ①病变对侧偏瘫、偏身感觉障碍，优势半球病变有失语；②同侧一过性视力障碍和霍纳综合征。检查可见患侧颈动脉搏动减弱或消失，单眼一过性黑矇，眼眶部或颈部可闻及血管杂音。多普勒超声除提示颈内动脉狭窄或闭塞外，还可见颞浅动脉血流是逆向运动，脑血管造影可明确显示颈内动脉狭窄或闭塞。

2. 大脑中动脉闭塞综合征 ①主干闭塞：起病急，病情重，出现对侧偏瘫、偏身感觉障碍和同向性偏盲，可有不同程度的意识障碍，优势半球受累还可出现失语，梗死面积大、症状严重者可引起颅内压增高、昏迷，甚至死亡。②皮质支闭塞：上分支闭塞可出现病灶对侧偏瘫和感觉缺失，面部及上肢重于下肢，主侧半球闭塞可出现运动性失语，非主侧半球闭塞时可出现体象障碍；下分支闭塞时常出现感觉性失语、命名性失语和行为障碍等，而无偏瘫。③深穿支（中央支）闭塞：对侧中枢性偏瘫，偏瘫程度上下肢均等，可伴有面舌瘫、对侧同向性偏盲；对侧偏身感觉障碍，但程度较轻；近主侧半球病变可出现失语。

3. 大脑前动脉闭塞综合征 ①主干闭塞：有对侧中枢性面舌瘫及偏瘫，以下肢瘫为重，可伴轻度感觉障碍；因旁中央小叶受累可有小便障碍；额极与胼胝体受累可有精神障碍，如表情淡漠、反应迟钝、欣快、缄默等；额叶受累时常有强握与吸吮反射；主侧半球病变可出现布罗卡失语症。②深穿支闭塞：内囊前肢和尾状核缺血，出现对侧中枢性面舌瘫及上肢近端瘫。③双侧大脑前动脉闭塞：可出现表情淡漠、欣快等精神症状及双侧脑性瘫痪。

4. 大脑后动脉闭塞综合征 ①对侧偏瘫、偏身感觉障碍、同向性偏盲及一过性视力障碍如黑矇等，优势半球受累除皮质感觉障碍外，还可出现失语、失读、失认、失写等症状。②深穿支主要累及丘脑和上部脑干，可见丘脑综合征，表现为对侧偏身感觉障碍，如感觉异常、感觉过度、丘脑性疼痛；可有锥体外系症状（如手足徐动、舞蹈症、震颤等）；还可出现动眼神经麻痹、小脑性共济失调。

5. 椎-基底动脉闭塞综合征 ①眩晕、恶心、呕吐、耳鸣、眼颤、复视、构音障碍、吞咽困难、共济失调、交叉瘫痪症状。②基底动脉主干闭塞时，出现四肢瘫、延髓麻痹、意识障碍，常因病情危重而死亡。③脑桥基底部梗死时，出现闭锁综合征，患者虽意识清楚，但因四肢瘫痪、双侧面瘫、延髓麻痹，不能言语，不能进食，不能做各种动作，仅能睁眼、闭眼及做眼球的上下运动。

（三）辅助检查

1. 一般检查 血液分析、尿液分析、血糖测定、血脂测定、血流动力学检查、心电图检查等。

2. CT 检查 发病 24～48 小时后梗死区出现低密度灶。梗死灶体积较大者可有占位性改变。出血性脑梗死呈混杂密度改变，如病灶较小，或脑干、小脑梗死，CT 检查显示不明显。

3. **MRI 检查**　发病 6～12 小时后可显示梗死灶，较 CT 能早期显示病灶，且能发现脑干、小脑区病灶或 CT 不能显示的小病灶。

4. **脑血管造影**　可显示血栓形成的部位、大小及侧支循环情况。

5. **经颅多普勒检查**　可发现血管狭窄和闭塞、血流异常。

6. **正电子发射体层摄影（PET）和单光子发射计算机体层摄影（SPECT）**　SPECT 能显示局部脑血流减少区，较早地显示脑梗死的部位和程度；PET 能显示脑梗死区的血流量减少，还可反映脑梗死区和缺血区的氧代谢增加和代谢障碍。

7. **脑脊液检查（CSF）**　脑脊液检查多正常，大面积脑梗死压力可增高，出血性脑梗死脑脊液可见红细胞。

（四）诊断

脑血栓形成的诊断标准：中老年人多见，多有动脉粥样硬化、高血压及糖尿病、心脏病等；发病前可有短暂性脑缺血发作病史，多在静息状态下发病，常在睡醒后发现症状，少数在活动中发生；症状多在几小时或更长时间内逐渐加重；多数患者意识清楚，而偏瘫、失语等神经系统局灶性体征明显；脑脊液多正常；CT 检查早期多正常，在 24～48 小时后出现低密度病灶显影；头颅 CT 或 MRI 检查发现梗死灶，并排除脑出血、脑肿瘤和炎症性疾病等。诊断脑血栓形成时，应注意与颅内占位病变相鉴别，还应注意与脑栓塞及脑出血相鉴别，见表 9-1。

表 9-1　脑血栓形成、脑栓塞、脑出血的鉴别

项目	脑血栓形成	脑栓塞	脑出血
发病年龄	多见于 60 岁以上	青壮年多见	多见于 60 岁以下
常见病因	动脉粥样硬化	风湿性心脏病	高血压、动脉粥样硬化
起病状态	安静或睡眠中	不定	活动中
起病缓急	较缓	最急	急
短暂性脑缺血发作病史	常有	可有	多无
偏瘫	不见	多见	多见
CT 检查	脑内低密度病灶	脑内低密度病灶	脑内高密度病灶
脑脊液	多正常	多正常	血性

（五）治疗

治疗脑血栓形成时要遵从超早期治疗、个体化治疗及整体化治疗的原则。争取超早期溶栓，针对个体情况选择最适当的治疗方案，以及考虑脑、心脏及其他器官功能的相互影响，积极防治并发症，整体对症治疗。

1. **急性期治疗**

（1）**一般处理**　患者需卧床，注意防治压疮及呼吸道感染，维持水、电解质平衡及心肾功能，起病 24～48 小时后仍不能自行进食者，应鼻饲，以保证营养供给。

（2）**调整血压**　脑血栓患者急性期的血压应维持在发病前水平或患者年龄应有的稍高水平。一般不使用降血压药物，以免减少脑血流灌注量而加重梗死。

（3）**超早期溶栓治疗**　包括静脉溶栓疗法和动脉溶栓疗法两种。静脉溶栓疗法应在起病 6 小时内进行，6 小时后疗效不佳，并有较大的出血危险性。常用药物：尿激酶 50 万～150

万 U，溶入 5％葡萄糖或生理盐水中静脉滴注，1 小时内滴注完毕；重组组织型纤溶酶原激活剂治疗，应在发病后 3 小时内进行，每次用量 0.9mg/kg，最大剂量不超 90mg，先予以 10％的剂量静脉注射，其余剂量在 1 小时内滴注完毕；巴曲酶（东菱克栓酶）最小剂量每次 5BU，以后每次 10BU，加入生理盐水 250mL 中静脉滴注，隔天 1 次，共用 4 次，或最大剂量首次 20BU，连用 7 天。动脉溶栓疗法在 DSA 直视下行超声选择介入动脉溶栓，可作为卒中紧急治疗。尿素酶动脉溶栓合用小剂量肝素静脉滴注，对出现症状 6 小时内大脑中动脉卒中患者有益。

（4）抗凝治疗　可用于进展性卒中；溶栓治疗后短期应用，防止血栓扩展和新血栓形成再闭塞。常用抗凝药物有肝素和华法林。

（5）抗血小板治疗　发病后 48 小时内给予口服阿司匹林，每天 100～300mg，可降低死亡率和复发率，但不可于溶栓及抗凝治疗时应用，以免增加出血风险。

（6）降纤治疗　疗效尚不明确。药物有降纤酶、巴曲酶和安克洛酶等。

（7）防治脑水肿　用于梗死面积大，病情严重时。常用 20％甘露醇，每次 125～250mL，快速静脉滴注，每天 2～4 次，连用 7～10 天。

（8）脑保护治疗　无公认的可行实施方案，可用的制剂有钙通道阻滞剂、镁离子、抗兴奋性氨基酸递质、自由基清除剂。常用药物有尼莫地平、芦贝鲁唑、过氧化物歧化酶、维生素 E、维生素 C 等。

（9）外科手术治疗　大面积脑梗死或小脑梗死致颅内高压、脑疝，危及生命时可行颅减压术。

（10）中医药治疗　一般采取活血化瘀、通经活络治疗原则，可用丹参、川芎、红花、鸡血藤、地龙等。

2. **恢复期治疗**　早期对瘫痪肢体进行康复训练，避免出现关节挛缩、肌肉萎缩和骨质疏松，对失语患者需加强言语康复训练，以促进神经功能恢复。同时用针灸、理疗，服用促神经代谢药物（如三磷腺苷、吡硫醇等），服用血管扩张剂、钙通道阻滞剂、抗血小板聚集剂，以防复发。

（六）预防与预后

对有明确的缺血性卒中危险因素，如高血压、糖尿病、心房颤动和颈动脉狭窄等应尽早进行预防性治疗。抗血小板药阿司匹林每天 50～100mg、噻氯匹定每天 250mg，对脑卒中二级预防有肯定效果，推荐应用。长期用药要有间断期，出血倾向者慎用。

三、腔隙性脑梗死

（一）概述

腔隙性脑梗死（lacunar infarction）是在高血压、动脉粥样硬化的基础上，脑深部白质和脑干穿支动脉发生闭塞，引起脑组织缺血性软化病变。腔隙性脑梗死是脑梗死的一种特殊类型，占脑梗死的 20％。临床上患者多无明显症状，约有 3/4 的患者无病灶性神经损害症状，或仅有轻微注意力不集中、记忆力下降、轻度头痛、头晕、眩晕、反应迟钝等症状。该病的诊断主要靠 CT 检查。广泛性、多灶性的腔隙性脑梗死可影响脑功能，导致智力进行性衰退，最后导致脑血管性痴呆。

（二）临床表现

腔隙性脑梗死的临床特点是症状较轻，体征单一，预后较好。除少数外，大多发病缓慢，12～72小时达到高峰，部分患者有短暂性脑缺血发作史。临床症状与腔梗灶的大小和部位有关，常见有下列五种类型。

1. **纯运动性卒中**　表现为面、舌、肢体不同程度瘫痪，而无感觉障碍、视野缺失、失语等。病灶位于放射冠、内囊、基底核、脑桥、延髓等。

2. **纯感觉性卒中**　患者主诉半身麻木，受到牵拉、发冷、发热、针刺、疼痛、肿胀、变大、变小或沉重感。检查可见一侧肢体、身躯感觉减退或消失。感觉障碍偶可见越过中线影响双侧鼻、舌、阴茎、肛门等，说明为丘脑性病灶。

3. **感觉运动性卒中**　多以偏身感觉障碍，继而出现轻偏瘫，为丘脑腹后核并累及内囊后肢的腔隙性梗死所致。

4. **共济失调性轻偏瘫**　表现为病变对侧的纯运动性轻偏瘫和小脑性共济失调，以下肢为重，也可有构音不全和眼震，由基底动脉的旁正中动脉闭塞而使脑桥基底部上 1/3 与下 2/3 交界处，内囊后肢及偏上处（影响颞、枕桥束及锥体束），放射冠及半卵圆中心（影响皮质脑桥束和部分锥体束）病变所致。

5. **构音障碍-手笨拙综合征**　起病突然，症状迅速达高峰。患者严重构音障碍，吞咽困难，一侧中枢性面舌瘫，该侧手轻度无力，伴有动作缓慢、笨拙（尤以精细动作如书写更为困难），指鼻试验不准，步态不稳，腱反射亢进和病理反射阳性。病灶位于脑桥基底部上 1/3 和下 2/3 交界处，也可能有同侧共济失调。

（三）辅助检查

1. **脑电图和脑血管造影**　由于病灶小，一般均显示正常。
2. **神经电生理检查**　听觉或体感通路受累时，脑干听觉和体感诱发电位可有异常。
3. **头颅 CT 检查**　在病后 8～11 天检查较适宜，可为单个或多个低密度病灶，直径在 2～15mm。
4. **MRI 检查**　三维平面扫描，脑干腔隙梗死灶清晰可见。

（四）诊断

腔隙性脑梗死的诊断标准：中老年发病；有高血压或短暂性脑缺血发作病史；有一侧面、肢体的感觉障碍、轻偏瘫、共济失调等不同症状；脑脊液检查无异常；头颅 CT 或 MRI 发现缺血性、陈旧缺血性病源。本病应与脑血栓形成、脑栓塞和脑实质小出血灶相鉴别。脑实质小出血灶临床表现与本病相同，占脑出血的 10%，出血量为 0.3～10mL，仅能依靠 CT 或 MRI 检查明确诊断。

（五）治疗

腔隙性脑梗死的治疗包括积极治疗高血压，应注意降压不能过快、过低，治疗措施与脑血栓形成基本相同。

1. **急性期治疗**　以尽早改善脑缺血区的血液循环、促进神经功能恢复为原则。
（1）**溶栓治疗**　力争在 6 小时以内进行溶栓治疗。①尿激酶：50 万～150 万 U 加入生理盐水 100mL 中，1 小时内静脉滴注完毕；也可以采用 DSA 监视下超声选择介入动脉溶栓。②重组组织型纤溶酶原激活剂（rt-PA）：可与血栓中纤维蛋白形成复合体，增强与纤溶酶原的亲和力，使纤溶作用局限于血栓形成的部位；每次用量为 0.9mg/kg，总量小于90mg；有较高的安全性和有效性。

（2）抗凝治疗 用于防止血栓扩展和新血栓形成。常用药物有肝素及华法林等。可用于进展性卒中、溶栓治疗后短期应用防止再闭塞。应检测凝血时间和凝血酶时间，防止可能的出血并发症。

（3）抗血小板聚集治疗 可降低死亡率和复发率，发病后 48 小时内给予阿司匹林100～300mg/d，但不可与溶栓或抗凝治疗同时进行。

（4）降纤治疗 降解血中纤维蛋白原，增强纤溶系统活性，抑制血栓继续形成。常用药物有降纤酶、巴曲酶、安克洛酶和蚓激酶等。

（5）脑保护治疗 可采用钙通道阻滞剂、镁离子、兴奋性氨基酸拮抗剂、自由基清除剂（过氧化物歧化酶、维生素 E、维生素 C、甘露醇、激素、巴比妥类等）和亚低温治疗。

（6）一般治疗 保持呼吸道通畅、控制抽搐发作；进行心电监护，以预防致死性心律失常和猝死；发病后 24～48 小时血压大于 200/120mmHg 者宜给予降血压治疗；血糖水平宜控制在 6～9mmol/L；维持水、电解质的平衡；控制颅内压和脑水肿。

（7）外科治疗 大面积脑梗死和小脑梗死，有脑疝征象者，宜行开颅减压治疗。

2. 恢复期治疗 继续加强瘫痪肢体功能锻炼和言语功能训练，除药物外，可配合使用理疗、体疗和针灸等。

（六）预防与预后

高血压患者应坚持长期药物治疗，定期测血压，使血压控制在正常范围；糖尿病患者要严格控制饮食，坚持降糖治疗，使血糖控制在正常范围；定期查血脂，高血脂患者应进行降脂治疗；定期进行血流动力学检查，血稠度过高者，需口服小剂量阿司匹林；定期行心脏检查，特别注意心功能变化及心律失常，改善心脏供血，防治冠心病；对突然发生的头痛、头晕、记忆力减退、反应迟钝、遗忘、视物不清、面部发麻等症状，应提高警觉，尽早到医院进行 CT 检查，以便早发现、早治疗。预后多数良好，病后 2～3 个月明显恢复，死亡率和致残率较低，但复发率较高。影响预后的主要因素取决于病灶的部位、大小、数量和并发症。

四、脑栓塞

脑栓塞是各种栓子随血流进入颅内动脉使血管腔急性闭塞，引起相应供血区脑组织缺血性坏死及功能障碍，占脑梗死的 15%～20%。

（一）病因和发病机制

1. 病因 根据栓子来源可分为：①心源性，占脑栓塞的 60%～75%，常见病因为慢性心房纤颤，栓子主要来源是风湿性心脏病、心内膜炎赘生物及附壁血栓脱落等，以及心肌梗死、心房黏液瘤、心脏手术（如瓣膜置换）、心脏导管二尖瓣脱垂和钙化、先天性房室间隔缺损来自静脉的反常栓子等。②非心源性，如动脉粥样硬化斑块脱落、肺静脉血栓或血凝块、骨折或手术时脂肪栓和气栓、血管内治疗时血凝块或血栓脱落等；颈动脉纤维肌肉发育不良是节段性非动脉硬化性血管病变，可发生脑栓塞，女性多见；肺感染、败血症、肾病综合征的高凝状态等可引起脑栓塞。③原因不明，约30％的脑栓塞不能明确原因。

2. 发病机制 成人脑血流量约占心输出量的20％，脑栓塞发病率约占全身动脉栓塞的50％，估计约90％的心源性栓子停留于脑部，脑栓塞常为全身动脉栓塞性疾病自发表现，两侧脑半球发生栓塞的机会基本相等。如不消除栓子来源，脑栓塞可反复发生，约2/3的复发脑栓塞发生在首次脑栓塞后1年内。

（二）临床表现

① 脑栓塞可发生于任何年龄，以青壮年多见。多在活动中急骤发病，无前驱症状，局灶性神经体征在数秒至数分钟达到高峰，多表现完全性卒中，意识清楚或轻度意识模糊。颈内动脉或大脑中动脉主干栓塞导致大面积脑梗死，可发生严重脑水肿、颅内压增高，甚至脑疝和昏迷；椎-基底动脉系统栓塞常发生昏迷。个别病例局灶性体征稳定或一度好转后又出现加重，提示栓塞再发或继发出血。

② 约4/5的脑栓塞发生于前循环，特别是大脑中动脉，出现偏瘫、偏身感觉障碍、失语或局灶性癫痫发作等，偏瘫以面部和上肢较重。椎-基底动脉系统受累约占1/5，表现眩晕、复视、交叉瘫或四肢瘫、共济失调、饮水呛咳、吞咽困难及构音障碍等。

③ 大多数患者伴有风湿性心脏病、冠心病和严重心律失常等，或心脏手术、长骨骨折、血管内介入治疗等栓子来源病史及肺栓塞（气急、发绀、胸痛、咯血和胸膜摩擦音等）、肾栓塞（腰痛、血尿等）、肠系膜栓塞（腹痛、便血等）、皮肤栓塞（出血点或瘀斑）等体征。

（三）辅助检查

1. CT 和 MRI 检查 可显示缺血性梗死或出血性梗死改变，显示出血性梗死高度支持脑栓塞的诊断。许多患者继发出血性梗死临床症状并未加重，发病3～5天内复查CT可显现。

2. 脑脊液检查 一般压力正常，压力增高提示大面积脑梗死。出血性梗死时脑脊液可呈血性或有镜下红细胞；感染性脑栓塞（如亚急性细菌性心内膜炎）脑脊液细胞数增高，早期中性粒细胞为主，晚期淋巴细胞为主；脂肪栓塞脑脊液可见脂肪球。

3. 心电图检查 应作为常规检查，了解有无心肌梗死、风湿性心脏病、心律失常等。

4. 超声检查 超声心动图检查可证实有无心源性栓子的存在，显示二尖瓣脱垂。颈动脉超声检查可评价颈动脉管腔狭窄程度及动脉斑块，对证实颈动脉源性栓塞有提示意义。

（四）诊断

根据起病急骤，有栓子来源或其他末梢栓塞，出现偏瘫、失语等神经系统局灶性体征，可伴癫痫性发作，数秒至数分钟达到高峰，有心源性等栓子来源，可做出临床诊断，如合并其他脏器栓塞更支持诊断，CT和MRI检查可见低密度梗死灶或出血性梗死灶即可做出诊断，还可确定栓塞部位、数目及是否伴发出血等。病情发展稍慢时需与脑血栓进行鉴别。脑脊液含血时应与脑出血鉴别。极迅速的起病过程和栓子来源可提供脑栓塞的诊断证据。昏迷者需排除可引起昏迷的其他全身性或颅内疾病。局限性抽搐亦需与其他病因所致的症状性癫痫相鉴别。

（五）治疗

1. 脑栓塞治疗 治疗原则是改善循环，减轻脑水肿，减小梗死范围，防止出血。注意在合并出血性梗死时，应停用溶栓、抗凝和抗血小板聚集药，防止加重出血。

（1）急性期控制脑水肿 可给予20％甘露醇250mL，6～8小时1次，静脉滴注。

（2）抗凝和抗血小板聚集治疗 心房颤动或有再栓塞风险的心源性疾病、动脉夹层或高度狭窄的患者可用肝素预防再栓塞或栓塞继发血栓形成。脑栓塞的梗死区极易出血，故抗凝治疗必须慎用。常用抗凝药物有肝素、低分子肝素。抗血小板聚集剂可用脉络宁20～30mL加入5％葡萄糖或生理盐水250mL溶液中静脉滴注，每天一次，连续应用14天为一个疗程。行溶栓及抗凝治疗不要同时使用，以免增加出血的风险。

2. 原发病治疗 针对性治疗原发病有利于消除栓子、控制脑栓塞病情和防止复发。对感染性栓塞应使用抗生素，并禁用溶栓和抗凝治疗，防止感染扩散；对脂肪栓塞，可给予小剂量肝素10～50mg，缓慢静脉注射，每隔6～8小时1次；或5％碳酸氢钠注射液250mL静脉滴注，每天2次，有助于脂肪颗粒的溶解。有心律失常者，予以纠正。对空气性栓塞，应采取头低位和高压氧舱治疗。

3. 恢复期的治疗 恢复期可给予神经细胞营养剂，如腺苷三磷酸、细胞色素C、胞磷胆碱、辅酶A、脑活素等。

（六）预防与预后

脑栓塞急性期病死率较高，多死于严重脑水肿、脑疝、肺部感染和心力衰竭。心肌梗死所致脑栓塞预后较差，存活的脑栓塞患者多遗留严重后遗症。故应针对可能的病因，及时消除栓子来源，早期诊断，早期治疗，积极预防。

五、脑出血

脑出血（ICH）指非外伤性脑实质内出血，发病率为（60～80)/10万，在我国占全部卒中的20％～30％，急性期病死率为30％～40％。脑出血可发生于脑内动脉、静脉或毛细血管，动脉出血最为多见。发生部位多在基底核区，其余依次为脑叶、脑干和小脑。

（一）病因和发病机制

高血压合并小动脉硬化是脑出血的最常见的病因。其可能机制如下：①高血压使脑小动脉中形成微动脉瘤，血压骤升时微动脉瘤可能破裂而引起脑出血；②高血压可引起脑小动脉玻璃样变或纤维样坏死，血压骤升可使这种有病变的小动脉内膜破裂形成夹层动脉瘤，继而破裂出血；③脑动脉壁薄弱，缺乏外弹力层，随年龄增长及病变加重，脑小动脉弯曲成螺旋状，深穿支动脉成为出血主要部位；④高血压引起脑小动脉痉挛，可造成其远端脑组织缺氧、坏死，发生点状出血和脑水肿。高血压脑出血最常发生在大脑基底核处，占脑出血的2/3。出血后有血肿形成，引起脑水肿，脑组织受压、软化、坏死等。血肿周围软组织受压，致出血侧大脑半球肿胀明显，甚至该侧脑室明显变形及向对侧推移而形成脑疝。脑疝是脑出血最常见的直接致死原因。急性期后，血块溶解，周围组织水肿消失，吞噬细胞清除含铁血黄素和坏死的脑组织，胶质细胞增生，小出血灶形成胶质瘢痕，大出血灶形成脑卒中囊。

（二）临床表现

1. **一般表现** 多伴有高血压和动脉硬化，好发年龄为 50~70 岁，男性略多。冬春季节易发。通常是在情绪激动、过度兴奋、排便过度用力等情况下发病，在休息或睡眠中也偶有发生。脑出血发作前常无前驱症状，个别病例在出血前数小时或数天有瞬时或短暂意识模糊、手和脚活动不便或说话含糊不清等症状。常突然发病，起病急骤，往往在数分钟到数小时内病情发展到高峰。发病时常突然出现剧烈头痛、呕吐、意识障碍、大小便失禁、血压升高、呼吸深沉带有鼾声，重者合并胃肠道出血而使呕吐物呈咖啡色。

2. **神经定位征** 临床症状因出血部位及血量不同而异。

（1）**基底节区出血** 最常发生于壳核和丘脑。除脑出血一般症状外，还可出现以下表现。①"三偏"体征，即偏瘫、偏身感觉障碍和偏盲：偏瘫表现为出血灶对侧的肢体发生瘫痪，偏身感觉障碍主要为出血灶对侧偏身的感觉缺失，偏盲为内囊的视辐射受累所致。②失语：主要为主侧大脑半球病变，可呈运动性、感觉性或混合性。③特征性眼征：壳核出血可有双眼球向病灶对侧同向凝视障碍，丘脑出血可有上视障碍或凝视鼻尖、眼球偏斜或分离性斜视、眼球会聚障碍和无反应性小瞳孔等。④重症者可出现脑疝、病侧瞳孔散大、生命体征异常、深昏迷、去大脑强直。

（2）**脑桥出血** ①常突然起病，剧烈头痛、呕吐、复视及一侧面部发麻等症状。小量出血表现交叉性瘫痪（出血侧面部瘫痪和对侧上下肢弛缓性瘫痪）或共济失调性轻偏瘫；两眼向病灶对侧凝视，可无意识障碍。大量出血可于数秒至数分钟内进入深昏迷、四肢瘫痪、去大脑强直发作。②中枢性高热，脑桥出血常阻断下丘脑对体温的正常调节而使体温严重上升。③双侧病理反射阳性，约 1/3 脑桥出血患者有两侧瞳孔极度缩小，称针尖样瞳孔，是由脑桥内交感神经纤维受损所致。④中枢性呼吸困难和眼球浮动，脉搏和血压失调，体温不断上升或突然下降，通常 48 小时内死亡。

（3）**小脑出血** ①多发生在一侧小脑半球，多数患者起病时意识清楚，数分钟内出现一侧后枕部剧烈头痛、眩晕、频繁呕吐、发音困难、无肢体瘫痪。②大量出血者在 12~24 小时内因急性颅内压增高，脑干受压，甚至发生枕骨大孔疝。短时间内深度昏迷，甚至呼吸停止。③轻症表现为病变侧肢体动作共济失调，肌张力减低，腱反射减弱，但瘫痪可不明显。可有两眼球向病灶对侧凝视、眼球震颤及病侧周围性面瘫等。

（4）**原发性脑室出血** ①小量出血：表现为头痛、呕吐、脑膜刺激征和血性脑脊液，常有意识清醒或一过性障碍，可完全恢复。②大量出血：迅速昏迷、频繁呕吐、四肢弛缓性瘫痪、所有腱反射消失、强直性痉挛或去大脑强直状态、双侧病理反射阳性、针尖样瞳孔，可有皮肤苍白、发绀或充血、呕吐、多汗等，呼吸不规则，血压不稳，病势危重，多迅速死亡。

（三）辅助检查

1. **头部 CT 检查** 为首选辅助检查方法，显示圆形或卵圆形均匀高密度血肿，边界清楚，周围脑组织受压出现水肿时，则可显示出低密度的水肿带，后期血肿吸收后可呈低密度或囊性变。CT 检查还可确定血肿部位、大小、形态，以及是否破入脑室、血肿周围水肿带和占位效应等。

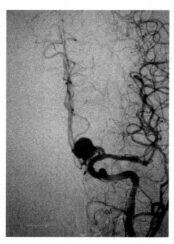

图 9-1 动脉瘤 DSA 检查表现

2. MRI 检查 可发现 CT 不能确定的脑干或小脑小量出血，能分辨病程 4～5 周后 CT 不能辨认的脑出血，区别陈旧性脑出血与脑梗死，显示血管畸形流空现象。

3. 脑脊液检查 脑出血患者一般无须进行腰椎穿刺检查，以免诱发脑疝形成，如需要排除颅内感染和蛛网膜下腔出血，可谨慎进行。如出血破入脑室可呈血性脑脊液。

4. 数字减影血管造影（DSA）检查 脑出血一般不需要进行 DSA 检查，怀疑有血管畸形、动脉瘤又需要外科手术或血管介入治疗时才考虑行 DSA 检查（图 9-1）。

（四）诊断

典型病例多为 50 岁以上，有高血压病史；情绪激动及体力活动时发病，起病急，进展快；有不同程度的意识障碍及头痛、呕吐等颅内压增高症状；有偏瘫、失语等脑局灶体征；结合头颅 CT 检查可迅速明确诊断。诊断时应注意与脑梗死、蛛网膜下腔出血、脑栓塞和外伤性脑出血相鉴别。

（五）治疗

积极合理地治疗可挽救患者生命、减少神经功能残疾程度和降低复发率。

1. 内科治疗 急性期的治疗原则：保持安静，防止继续出血；积极控制脑水肿，减低颅内压；调整血压；加强护理，防治并发症。

（1）控制水肿，降低颅内压 脑出血后，脑水肿逐步加重，常在 3～5 天内达高峰，引起脑疝，危及生命。常用甘露醇 125～250mL 静脉滴注，每 6～8 小时 1 次。为防止反跳性颅内压增高，可间隔加用利尿剂。有冠心病、心肌梗死、肾功能不全者慎用。胶体脱水剂如血浆白蛋白 50～100mL 静脉滴注，每日 1 次，作用较持久。地塞米松对防治脑水肿及清除自由基有益，但有效证据不充分，不可长期使用。

（2）调整血压 急性期对高血压脑出血，降压不可过速、过低，舒张压较低，脉压过大者不宜用降压药。对伴有视乳头水肿、视网膜出血的恶性高血压患者，使舒张压降到 100mmHg 左右。急性期后常规用药控制血压。

（3）止血治疗 止血药物如氨基己酸、氨甲苯酸、立血止等对高血压动脉硬化性出血的作用不大。如果有凝血功能障碍，可针对性给予止血药物治疗，如肝素治疗并发的脑出血可用鱼精蛋白中和，华法林治疗并发的脑出血可用维生素 K_1 拮抗。

（4）抗感染治疗 脑出血发病初期除非有并发感染，一般不常规应用抗菌药物。如昏迷时间较长，虽已重视护理但仍难免有部分患者并发肺部、泌尿系统感染，应及时发现并尽可能查明致病菌以利于抗菌药物的正确选用。

（5）保证营养和维持水、电解质平衡 每日液体输入量按尿量加 500mL 计算，高热、多汗、呕吐或腹泻的患者还需适当增加入液量。注意防止低钠血症，以免加重脑水肿。

（6）防治并发症 有抽搐发作时，可给安定 10mg 肌内注射或静脉注射，必要时可重复给药。对中枢性高热应予退热药和物理降温；防治下肢深静脉血栓形成。

2. 外科治疗 一般来说，当 ICH 病情危重致颅内压过高，内科保守治疗效果不佳时，应及时进行外科手术治疗。

（1）手术适应证　①脑出血患者颅内压增高伴脑干受压体征，如脉缓、血压升高、呼吸节律变慢、意识水平下降等；②小脑半球血肿≥10mL，血肿破入第四脑室或脑池受压消失，出现脑干受压症状或急性阻塞性脑积水征象者；③重症脑室出血导致梗阻性脑积水；④脑叶出血，特别是脑动静脉畸形所致和占位效应明显者。

（2）手术禁忌证　脑干出血、大脑深部出血、淀粉样血管病导致脑叶出血不宜于手术。多数脑深部出血病例可破入脑室而自发性减压，且手术会造成正常脑组织损伤。

3. **康复治疗**　脑出血患者病情稳定后，宜尽早进行康复治疗，对神经功能恢复，提高生活质量有益。

（六）预防与预后

应早期发现并及时治疗高血压，坚持服药，以稳定血压。调节心情，避免过于激动。戒除烟酒，尤其有高血压病、冠心病、脑动脉硬化者。低脂、低盐、低糖饮食，少吃动物的脑、内脏，多吃蔬菜、水果、豆制品，搭配适量瘦肉、鱼、蛋等。避免劳累。预防便秘，多吃一些富含纤维的食物，如芹菜、韭菜、水果等。适当运动，必要时服用缓泻药物（如麻仁丸），或开塞露、甘油外用，可有效地防治便秘。

第二节　帕金森病

帕金森病（Parkinson disease，PD），又称为震颤麻痹，是一种常见于中老年的神经变性疾病。临床上以静止性震颤、运动迟缓、肌强直和姿势步态障碍为主要特征。据统计，我国65岁以上人群中患病率为1000/10万，并随年龄增长而增高，男性略多于女性。帕金森病的致残率较高，国外报道发病1～5年后，致残率为25%；5～9年时为66%；10～14年时超过80%。帕金森病越来越受到医学界的重视，且成为康复领域中的重要内容之一。

一、病因和发病机制

（一）病因

根据病因可分为特发性帕金森病、继发性帕金森病与症状性帕金森病三种。特发性帕金森病为不明原因的帕金森病。继发性帕金森病指继发于脑炎、脑动脉硬化、颅脑损伤、基底核肿瘤，以及药物、锰、汞、氰化物及一氧化碳中毒的帕金森综合征。症状性帕金森病指出现在不同神经系统疾病中的帕金森综合征，又称帕金森叠加综合征。

（二）发病机制

可能与下列因素有关：①遗传因素；②环境因素；③年龄老化。

（三）病理特征

主要为黑质、苍白球及纹状体的病理改变，肉眼可见黑质有明显色素消失，脑室可轻度扩大。在显微镜下最明显的改变为含色素神经元变性丢失，黑质致密部含黑色素神经元缺失明显，黑色素颗粒往往游离散布在组织内及巨噬细胞内，常伴有不同程度的神经胶质增生。色素神经元变形、丢失越明显，临床症状越严重。正常人脑的纹状体中含有多种神经递质，以多巴胺含量最多。帕金森病患者纹状体中多巴胺含量明显降低。多巴胺是纹状体的抑制性递质，而乙酰胆碱则是纹状体的兴奋性递质。正常情况下，这两种神经递质处于一种动态的平衡状态。多巴胺主要贮存于黑质-纹状体通路的神经末梢的囊泡内，患者黑质被破坏后，导致贮存多巴胺的通路发生神经纤维变性，使多巴胺分泌不足，乙酰胆碱的兴奋性作用相对增强，就可出现帕金森病的症状。

二、 临床表现

帕金森病多见于 60 岁以上老年人，偶有 20 岁以上患病者。起病隐匿，病情进展缓慢。初起症状以静止性震颤最多见，其次为步行障碍、肌强直和运动迟缓。

（一）静止性震颤

静止性震颤是帕金森病最常见的初发症状，症状常从一侧上肢远端开始，呈搓丸样，节律每秒 4～6 次，静止时出现，精神紧张时加重，随意动作时减轻，睡眠时消失。随病情发展而波及同侧下肢、对侧上肢、对侧下肢，常呈 N 形进展，最后波及下颌、口唇、舌及头部。部分病例先从一侧下肢开始。

（二）肌强直

肢体及躯干的屈肌群和伸肌群均受累，因肌张力增高始终呈现为一致的强直状态，如铅管样强直；合并有肢体震颤时，在肌张力增高同时出现断续的停顿，为齿轮状强直；患者四肢、躯干、颈部、面部的肌肉均发生强直时，表现为一种特殊姿态：头向前倾，躯干俯屈，前臂内收，肘关节屈曲，腕关节和指间关节伸直，拇指对掌，髋及膝关节略屈曲。肌强直严重者可引起肢体的疼痛。

（三）运动迟缓

表现为各种主动运动减少、动作变慢。面肌运动减少，双眼常凝视，眨眼少，笑容出现和消失减慢，呈现面具脸；手指动作迟缓，精细动作困难，书写时字越写越小，称写字过小症。

（四）姿势步态异常

病变早期走路拖拉，随病变进展，站立时躯体前倾，行走时起步困难，迈出一步后即以小步态向前冲，不能随意停步或转弯，称慌张步态。此外，行走时上肢摆动减少或缺失，肢体连带动作障碍。

（五）其他症状

自主神经症状较常见，患者常有面部皮脂分泌多、顽固性便秘、多汗、流涎。个别患者可出现直立性低血压。患者常性格固执，部分患者可出现抑郁、智力减退、幻觉、精神错乱、易激动、痴呆表现。

三、辅助检查

1. **生化检测**　采用高效液相色谱（HPLC），可检出脑脊液高香草酸水平降低。
2. **基因检测**　少数家族性帕金森病患者，采用 DNA 印迹技术、聚合酶链反应、DNA 序列分析等，可能发现基因突变。
3. **功能影像学检测**　采用 PET 或 SPECT 与特定的放射性核素检测，疾病早期可显示帕金森病患者脑内多巴胺转运体（DAT）功能显著降低，D2 型多巴胺受体（D2R）活性在早期超敏，后期低敏，多巴胺递质合成减少。对帕金森病早期诊断、鉴别诊断及监测病情进展有一定价值。
4. **血及脑脊液常规检查**　无异常，CT、MRI 检查也无特征性所见。

四、诊断

中老年发病，起病缓慢，进行性加重。临床表现为静止性震颤、肌强直、运动迟缓、姿势步态障碍，至少具备两项，前两项必须具备一项。起病时或病程中症状呈双侧分布或程度上不对称；无直立性低血压、进行性核上性眼肌麻痹、小脑体征、锥体系损害等；排除继发性帕金森病；对左旋多巴制剂反应良好。诊断时应注意与特发性震颤、继发性帕金森病、老年性震颤和抑郁症相鉴别。

五、治疗

（一）药物治疗

本病以药物治疗为主，需长期服用，但药物治疗仅能改善症状，不能阻止病情发展。

1. **多巴胺替代疗法**　以左旋多巴为最基本用药，是目前治疗帕金森病最有效的药物，对肌强直、运动障碍、流涎、皮质溢出及动眼危象等症状均有疗效。从小剂量开始，500～750mg/d，分 2～3 次服用，以后每隔 3～5 天增加 250～750mg/d，直至疗效显著而不良反应尚轻为止。每天最适宜剂量在 2～5g，最大剂量不超过 8g/d。每天剂量达 3g 以上时，分 4～6 次服用，并在餐后服药，以减轻胃肠道的不良反应。目前很少单独使用，可与维生素 B$_6$ 联用使用增加脑内多巴胺含量，以提高疗效。近年为增加多巴胺进入脑实质的量，并减少其外周不良反应，制成多巴胺复合剂，如多巴丝肼片（美多芭）、卡左双多巴（帕金宁）及卡左双多巴控释片（息宁）等，其中多巴丝肼为目前临床最常用药。成人常用量：第 1 周一次 125mg，每天 2 次口服，其后每隔 1 周每天增加 125mg，一般每天不超过 1g，分 3～4 次口服。此类药物对静止性震颤、肌强直、运动迟缓等均有较好疗效，且外周不良反应轻，常见不良反应为恶心、呕吐、低血压、意识模糊等。

2. **抗胆碱能药**　对静止性震颤和肌强直效果较好，但对运动迟缓的作用较弱。此类药物一般均有口干、瞳孔散大、调节反应障碍、尿潴留、出汗减少及顽固性便秘等不良反应。常用药物：①苯海索 1～2mg 口服，每天 3 次；②丙环定 2.5mg 口服，每天 3 次，逐渐增至 20～30mg/d。

3. 多巴胺受体激活剂　目前常用培高利特，药效强，作用时间长，常与左旋多巴合用。从小剂量开始服用，初始剂量 0.025mg/d，每隔 5 天增加 0.025mg，一般有效剂量为 0.375～1.5mg/d，剂量不超过 2.0mg/d。常见的不良反应有不自主运动、幻觉、直立性低血压、困倦、意识模糊等。

4. 单胺氧化酶 B（MAO-B）抑制剂　可延长多巴胺在脑内的停留时间，减少左旋多巴的用量及其不良反应，又能间接保护神经元。常用药物为盐酸司来吉兰片（思吉宁）2.5～5.0mg，每天 2 次，早上、中午口服。不良反应有失眠、口干、食欲减退和直立性低血压等，胃溃疡患者慎用。

5. 其他治疗药物　如金刚烷胺可促进多巴胺在突触前合成与释放；苯海拉明可起镇静作用及轻微抗胆碱作用。

（二）手术治疗

手术治疗的目的是破坏丘脑核、苍白球或其传出纤维。可选用丘脑底核或苍白球毁损术或切除术、脑深部电刺激。适用于药物治疗无效、不能耐受药物治疗或出现异动症的患者，且年龄较轻，症状以静止性震颤、肌强直为主且偏于一侧者效果较好。

（三）康复治疗

对患者进行语言、进食、走路及日常生活训练和指导，有助于明显改善多巴胺症状，提高生活质量。晚期卧床者应加强护理，减少并发症。

六、预防与预后

避免继发性帕金森病的发生，防治脑动脉硬化，避免接触对人体神经系统有毒的物质，如一氧化碳、锰、汞等。避免或减少应用奋乃静、利血平、氯丙嗪等诱发帕金森病的药物。加强体育运动及脑力活动，延缓脑神经组织衰老。

第三节　阿尔茨海默病

阿尔茨海默病

阿尔茨海默病（Alzheimer disease，AD）是发生于老年和老年前期，以进行性认知功能障碍、行为损害为特征的中枢神经系统退行性病变，是老年期痴呆的最常见类型，约占老年期痴呆的 50%。临床上表现为记忆障碍、失语、失用、失认、视空间能力损害、抽象思维和计算能力损害、人格和行为的改变等。首先由阿尔茨海默（1907）描述。据统计，AD 发病率随年龄增高，65 岁以上患病率约 5%，85 岁以上约为 20%。AD 通常为散发，约 5% 的 AD 患者有明确家族史。

一、病因和发病机制

（一）病因

阿尔茨海默病病因迄今不明，可能与遗传、环境、受教育程度等因素有关。

（二）发病机制

各种致病因素导致了代谢异常和 β-淀粉样蛋白（Aβ）生成增加，并呈现不溶性沉淀。可溶性 Aβ 寡聚体和 Aβ 沉积形式有广泛的神经毒性作用。Aβ 假说认为，是 Aβ 启动了阿尔茨海默病的发病过程，并在阿尔茨海默病的发生发展中起关键作用。其他病理生理变化如蛋白激酶激活、氧化应激、自由基形成、细胞内钙离子稳态破坏、诱导凋亡、慢性炎症、补体激活等都是 Aβ 作用的结果。脑中 Aβ 水平增加与突触丧失或功能下降相关，也与认知能力下降有关。

二、临床表现

1. **记忆障碍**　是阿尔茨海默病典型的最初症状，主要是近记忆障碍，对近期发生的事、做过的事或说过的话不能记忆；而对过去的，曾有深刻印象的事或人则记忆较好，即远期记忆保持较好。随着疾病发展，运动记忆也会丧失，会出现错构、虚构、妄想、时间及地点定向障碍。

2. **定向力障碍**　对时间和地点的定向力逐渐丧失。

3. **计算能力障碍**　轻者计算速度明显变慢，不能完成稍复杂的计算，或者经常发生极明显的错误。严重时连简单的加减计算也无法进行，甚至完全丧失数的概念。

4. **理解力和判断力下降**　表现为对周围的事物不能正确地理解，直接影响对事物的推理和判断。不能正确地处理问题，掌握新知识、熟练运用语言，以及社交能力下降。

5. **语言障碍**　轻者说话啰唆、内容重复、杂乱无章；重者答非所问，令人无法理解，或经常自言自语，内容支离破碎，或缄默少语，不能讲完整句子，出现错语症；交谈能力减退，阅读理解受损，最后完全失语。

6. **思维情感障碍**　思维经常出现片段性，大事被忽略，小事却纠缠不清，同时伴有情感迟钝，对人淡漠；或出现幻觉、片段妄想，如被偷窥妄想、夸大妄想等。

7. **性格和人格改变**　多数表现为自私、主观或急躁易怒多疑。还有一部分人表现为性格孤僻，以自我为中心，对周围事物不感兴趣，缺乏热情。

8. **行为障碍**　早期表现为以遗忘为主的行为障碍。中期多表现为与思维判断障碍和性格、人格改变相关的行为异常，如不分昼夜、四处游走、吵闹不休；不知冷暖、衣着混乱，甚至以衣当裤、以帽当袜；卫生不佳，不辨秽洁，甚至玩弄便溺；不识尊卑，不分男女，甚至有性欲亢进的倾向。

9. **行动障碍**　常见原始反射，出现额叶步态障碍（如小步、缓慢）和拖曳步态，屈曲姿势，阔基底步态及起步困难等。严重者偏瘫，甚至卧床不起，大小便失禁，不能自主进食，最终死亡。

三、辅助检查

（一）头颅 CT 或 MRI 检查

头颅 CT 或 MRI 检查是最重要的常规辅助检查。早期可无异常表现，随病情进展，可显示出不同程度的脑皮质萎缩、脑室扩大和脑沟增宽，尤其在额颞叶多见。MRI 冠状切面可显示海马萎缩，可准确测量脑容量，排除其他器质性脑病。检查时注意与老年人生理性脑室扩大和脑沟增宽相区别。定量磁共振成像（QMRI）技术检查内嗅皮质体积比检查海马体体积对早期诊断更有意义。

（二）脑电图检查

早期正常或仅有非特异性的弥漫性慢波，波幅下降和节律减慢。随病情发展，双侧可同步发放 0.5c/s 的尖波，背景脑电为低波幅和中波幅不规则活动。在额叶逐渐重叠有明显的 θ 活动，快活动消失，慢活动可不对称。脑血流图提示大脑皮质的局部脑血流量减少，脑氧代谢率下降。

（三）诱发电位

短和长潜伏期的视诱发反应延迟，反应波幅不正常。事件相关电位 P300 明显延长，波幅明显降低。

（四）神经心理学检查

有助于证明认知和记忆缺陷及其程度，但无助于病因诊断。

（五）生化标志物检测

尚无诊断阿尔茨海默病的特异性生化检测指标。检测脑脊液中的生化标志物可能具有重要意义。阿尔茨海默病患者脑脊液中 Aβ40 和 Aβ42 均降低，tau 蛋白升高。脑脊液中 Aβ 及 tau 蛋白的联合检查对阿尔茨海默病的诊断具有重要价值。

四、诊断

阿尔茨海默病主要依据患者病史、临床症状、精神量表检查及相关基因突变检测等做出诊断，诊断准确性为 85%～90%。目前临床常用的诊断标准：《国际疾病分类》，美国精神病学会精神障碍诊断和统计手册，美国神经病学，语言障碍和卒中-老年性痴呆和相关疾病学会等标准。阿尔茨海默病的诊断标准：①发病年龄在 40～90 岁，多在 65 岁以后；②临床症状确认痴呆，神经心理测试如 MMSE 量表等支持痴呆；③进行性加重的近记忆及其他智能障碍；④必须有至少两种认知障碍；⑤无意识障碍，可伴精神、行为异常；⑥排除可导致进行性记忆和认知功能障碍的脑病。诊断应注意与老年性健忘与遗忘、抑郁症相鉴别。

五、治疗

对于逆转脑功能缺损或阻止病情进展，目前尚无特效治疗。

（一）药物治疗

1. **胆碱乙酰转移酶抑制剂**　针对阿尔茨海默病脑胆碱能神经元通路变性和乙酰胆碱酯酶损耗，可选择性作用于脑皮质和海马区，抑制乙酰胆碱酯酶，提高脑中乙酰胆碱酯酶含量，从而改善认知功能。①他克林（四氢氨基吖啶），10mg 口服，每天 4 次，6 周后可加至 20mg，每天 4 次口服，肝毒性较明显；②多奈哌齐，5mg 睡前口服，4～6 周加至 10mg，由于每天 1 次用药和不良反应较轻，常被选用；③利斯的明，1.5～6mg 口服，每天 2 次；④加兰他敏，4～12mg 口服，每天 2 次，不良反应有恶心、呕吐、腹泻、畏食等。

2. 抗精神病药、抗抑郁药及抗焦虑药　可控制阿尔茨海默病伴发的行为异常。抗精神病药可用如利培酮 2～4mg/d 口服，不良反应有不能静坐、迟发性运动障碍等。抗抑郁药如氟西汀 10～20mg，早餐口服；西酞普兰 10～20mg/d，口服。抗焦虑药可用丁螺环酮 5mg，分 3 次口服。

3. 神经保护性治疗　维生素 E 和单胺氧化酶抑制剂司林吉兰有延缓阿尔茨海默病进展轻微疗效证据。尼莫地平、氟桂利嗪、双氢麦角碱等钙通道阻滞剂，突触前谷氨酸递质抑制剂拉莫三嗪均有保护神经的作用。

4. 神经营养因子　如脑活素、神经生长因子、脑源性神经营养因子。

（二）康复治疗及社会支持

鼓励患者尽量参加各种社会日常活动，维持生活能力，加强家庭和社会对患者的照顾、帮助，进行康复治疗和训练。有定向和视空间障碍的患者应尽量减少外出，以防意外。

六、预防与预后

早期诊断可使患者从容地计划从工作岗位退休，与医师和家人讨论未来医疗问题。晚期患者需要照看，防止鲁莽行为自伤或伤及家人。病程通常持续 5～10 年，常死于营养不良、肺部感染和压疮等并发症。预防应注意均衡营养，低盐饮食、减少动物性脂肪的摄入；戒烟限酒，生活作息有规律，适度运动；预防动脉硬化、高血压和肥胖等，避免外伤，尤其是头部外伤；要积极用脑，预防脑力衰退。

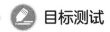 目标测试

多项选择题

1. 老年男性患者，主诉胸痛，如为心绞痛还要具备（　　　）

A. 劳累时发作　　　　　　　　　　　B. 胸骨后闷痛

C. 持续数分钟　　　　　　　　　　　D. 持续数小时

E. 心尖区刺痛

2. 冠心病心绞痛的治疗可选用（　　　）

A. 洋地黄　　　　　　　　　　　　　B. 吲哚美辛

C. 硝酸酯类　　　　　　　　　　　　D. 心得安

E. 吗啡

3. 急性心肌梗死时常可在心尖区听到心房音（第 4 心音），是由于（　　　）

A. 左心室舒张末期压力升高　　　　　B. 心肌顺应性减退

C. 心房梗塞　　　　　　　　　　　　D. 肺动脉高压

E. 心律失常

葛均波院士奋力开创我国心血管疾病防控新局面

葛均波长期致力于推动我国重大心血管疾病诊疗技术革新和成果转化，创造了多个心脏病领域的"中国第一"和"世界第一"：他在国际上首创"逆向导丝技术"，攻克了复杂冠脉病变介入治疗的"最后堡垒"；他带领团队十多年不辍钻研，研制出国内首例生物完全可降解支架并获批上市；他倡立"1120 中国心梗救治日"，使"胸痛中心"建设上升为国家卫生战略。他在血管内超声研究、新型冠脉支架研发、支架内再狭窄防治等领域取得一系列突破性成果，为提升中国心血管病学领域的国际学术地位作出了突出贡献。他倡导成立了华东地区首条 24 小时全天候抢救急性心肌梗死病人的"绿色通道"，挽救了无数冠心病患者的生命，被誉为世界最有影响力的心脏病研究专家之一。

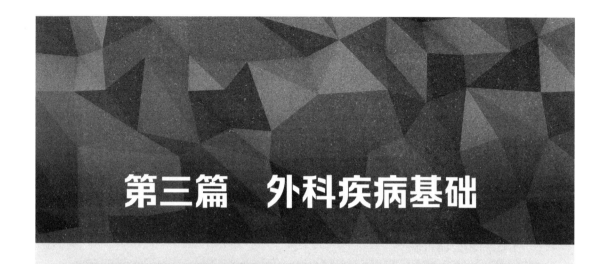

第三篇　外科疾病基础

第十章　外科感染

知识目标　掌握外科感染常见疾病诊断和治疗；熟悉其病因；了解其辅助检查。

能力目标　具有对外科感染常见疾病进行诊断及用药的能力，制订合理的用药方案。

素质目标　培养预防外科感染的良好素养。

案例引入

患者，男性，40岁。因"转移性右下腹痛1天并逐渐加重"入院。患者自24小时前开始感觉腹部疼痛，2天后转移至右下腹并加重。体格检查：体温38.7℃，脉搏100次/分，呼吸20次/分，血压120/80mmHg。意识清楚，体型适中，心肺听诊无异常。右下腹肌紧张，麦克伯尼点有明显压痛和反跳痛。实验室检查：白细胞计数12.7×10^9/L，中性粒细胞百分率88%，淋巴细胞百分率70%，中等大小细胞5%。

问题：该患者的初步诊断、诊断依据及治疗方案是什么？

外科感染，一般是指需要手术治疗的感染性疾病和发生在创伤、手术、介入性诊疗操作后并发的感染。发病率占外科疾病的1/3～1/2。分类有多种方法，如非特异性感染与特异性感染、急性感染与慢性感染、原发性感染与继发性感染、混合感染、二重感染、条件性感染、交叉感染等。具有下列特点：①多为需氧菌与厌氧菌的混合感染；②多数患者以局部表现更为明显；③多数引起局部坏死、脓肿形成，需手术治疗；④有的愈后留有瘢痕而影响机体功能。

第一节　皮肤和软组织的急性化脓性感染

一、疖

疖是单个毛囊及其所属皮脂腺的急性化脓性感染，常累及皮下组织。多个疖同时或反复发生在身体各部，称为疖病。多发于毛囊和皮脂腺丰富的部位，如头面部、颈部、背部、腋、腹股沟、会阴、腿部等。常见于全身免疫力下降的营养不良、糖尿病、免疫缺陷等患者。

（一）病因和发病机制

病菌以金黄色葡萄球菌为主，偶可由表皮葡萄球菌或其他病菌致病。因皮肤擦伤、不清洁、受到摩擦和刺激，毛囊周围充血水肿，中性粒细胞聚集，随即炎症中央组织化脓、坏死，形成局限性脓性物质。

（二）临床表现

初起时，局部皮肤有红、肿、痛的小硬结（直径<2cm）。数日后肿痛范围扩大，小硬结中央组织坏死、软化，出现黄白色的脓栓，触之稍有波动；继而大多脓栓可自行脱落、破溃流脓。脓液流尽炎症逐步消退后，即可愈合。有的疖（无头疖）无脓栓，其炎症则需经抗炎处理后方可消退。面疖特别是鼻、上唇及周围所谓"危险三角区"的疖，症状明显，病情严重，特别是由于处理不当如被挤压时，病菌可经内眦静脉、眼静脉进入颅内海绵状静脉窦，引起化脓性海绵状静脉窦炎，出现颜面部进行性肿胀，可有寒战、高热、头痛、呕吐、昏迷等，病情严重，死亡率很高。

（三）辅助检查

血液检查可见白细胞计数和中性粒细胞计数增加。皮损处分泌物的革兰染色和细菌培养呈阳性。患者有足疗经历，应行抗酸染色和培养。免疫缺陷者应检测血清免疫球蛋白。

（四）诊断

疖可根据病史、症状、体征，结合血液检查做出临床诊断。必要时可进行细菌培养、抗酸染色及培养，或血清免疫球蛋白检测。

（五）治疗

以局部治疗为主。全身症状明显者、面部疖及并发急性淋巴管炎和淋巴结炎者应给予抗菌药物治疗。

1. **早期促使炎症消退**　红肿阶段可选用热敷、超短波、红外线等理疗措施，也可敷贴加油调成糊状的中药金黄散、玉露散或鱼石脂软膏。

2. **局部化脓时及早排脓**　疖顶见脓点或有波动感时，用石炭酸点涂脓点或用针头将脓栓剔出，或作切开引流。禁忌挤压，以免引起扩散。出脓后敷以呋喃西林、湿纱条或化腐生肌的中药膏，直至病变消退。

3. 抗菌治疗 若有发热、头痛、全身不适等全身症状，面部疖，或并发急性淋巴结炎、淋巴管炎时，可选用青霉素或磺胺类等抗菌药物治疗，或用清热解毒中药方剂等。有糖尿病者应给予降糖药物或胰岛素等相应治疗措施。

（六）预防与预后

保持皮肤清洁，暑天或在炎热环境中生活工作，应避免汗液过多，勤洗澡和及时更换内衣，婴儿更应注意保护皮肤，避免表皮受伤。宜清淡饮食，不吃油腻和辛辣食物。口服清热消炎药。疖一般预后良好，偶见严重并发症，预后不良。

二、痈

痈是多个相邻的毛囊及其所属皮脂腺、汗腺的急性化脓性感染，也可由多个疖融合而成。好发于颈项、背等皮肤厚韧处。

（一）病因和发病机制

痈的主要致病菌为金黄色葡萄球菌。感染通常从相邻两个毛囊的底部开始，向下蔓延全皮，沿着深筋膜向四周扩散，侵及附近的许多脂肪柱，再向上传入毛囊群而形成多个脓头。

（二）临床表现

初起为小片皮肤硬肿、色暗红、界限不清，其中可有数个凸出点或脓点，疼痛较轻，但有畏寒、发热、食欲减退和全身不适。随后局部病灶的皮肤硬肿范围增大，周围呈现浸润性水肿，引起区域淋巴结肿大，局部疼痛加剧，全身症状加重。随着病变部位脓点增大、增多，中心处破溃出脓、坏死脱落、溶解、塌陷，形似"火山口"，其中含脓液和大量坏死组织，其间皮肤可因组织坏死呈紫褐色，但肉芽增生比较少见，很难自行愈合。若延误治疗，病变继续扩大加重，出现严重全身反应，容易引起颅内化脓性海绵状静脉窦炎，危险性更大。

（三）诊断

痈可根据病史、症状和体征，结合血液检查做出临床诊断。必要时可行细菌培养、组织病理检查、血糖测定等。

（四）治疗

（1）注意休息，加强营养，必要时补液及应用镇痛剂，选用有效抗生素，控制糖尿病。病情重者，可考虑应用血浆及蛋白。可先选用青霉素、红霉素或磺胺类抗菌药物，以后根据细菌培养和药物敏感试验结果更换敏感药物。有糖尿病时，应根据病情给予胰岛素及控制饮食。中药选用清热解毒方剂，以及其他对症药物。

（2）局部处理 初期有红肿时，可用 50％硫酸镁湿敷，鱼石脂软膏、金黄散等敷贴，争取病变范围缩小。已现多个脓点、表面紫褐色或已破溃流脓时，需及时切开引流。在静脉麻醉下作"＋"或"＋＋"形切口切开引流，切口线应超出病变边缘皮肤，清除已化脓和尚未成脓、但已失活的组织。然后在脓腔内填塞生理盐水或凡士林纱条，外加干纱布绷带包扎。术后注意创面渗血，渗出液过多时应及时更换敷料，一般在术后 24 小时更换敷料，改呋喃西林纱条贴于创面抗炎，以后每日更换敷料。待炎症控制后伤口内可使用生肌散，促使肉芽组织生长，促进创面收缩愈合。较大的创面皮肤难于覆盖者，可在肉芽组织长好后行植皮术以加快创面修复。

（五）预防与预后

注意个人卫生，使皮肤清洁，及时治疗痈，以防感染扩散。糖尿病患者应积极治疗。及早联合、大剂量应用有效抗生素治疗，正确处理局部感染病灶，预后好。

三、急性蜂窝织炎

急性蜂窝织炎是皮下、筋膜下、肌间隙或深部蜂窝组织的急性弥漫性化脓感染。其特点是病变扩散迅速，与正常组织无明显界限。

（一）病因和发病机制

急性蜂窝织炎的主要致病菌为溶血性链球菌或金黄色葡萄球菌，也可为厌氧菌。炎症可由皮肤或软组织损伤后感染引起，也可由局部化脓性感染灶直接扩散或经淋巴、血流传播而发生。

（二）临床表现

1. **表浅感染**　局部只有明显的红、肿、热、痛，并向四周迅速扩大，病变区与正常皮肤无明显分界，中央部位常因缺血发生破溃、坏死。

2. **深层感染**　局部红肿多不明显，常只有局部水肿和深部压痛，但全身症状明显，病情严重，有高热、寒战、头痛、全身无力等。

3. **口底、颌下和颈部感染**　可发生喉头水肿和压迫气管，引起呼吸困难，甚至窒息。

4. **会阴部、腹部伤口感染**　局部可检出捻发音，又称捻发音性蜂窝织炎，蜂窝组织和筋膜有坏死，且伴有进行性皮肤坏死，脓液恶臭，全身症状严重，预后差。

5. **并发症**　偶可出现中毒性休克、脓毒血症等。

（三）辅助检查

血液检查可见白细胞计数升高，局部引流液培养可见细菌。影像学检查有助于早期病情判断，以了解局部组织破坏程度。B超可见病灶局部组织结构紊乱，中心部呈不均匀中低回声影，周围组织水肿明显，边界不清。口底、颌下、颈部蜂窝织炎蔓延而引起纵隔脓肿时，X线检查可见纵隔增宽的高密度影像。CT检查可见周围组织水肿，中心部液化，皮下积气及深部软组织气肿。

（四）诊断

急性蜂窝织炎可根据典型的局部和全身症状及体征做出诊断。血液检查白细胞计数增高，脓液细胞学检查有助于诊断并可明确病原菌。影像学检查有助于判断感染程度。

（五）治疗

休息，适当加强营养，必要时给予止痛退热药物，应用抗菌药物。抗菌药物一般先用新青霉素或头孢类抗生素，疑有厌氧菌感染时加用甲硝唑。根据临床治疗效果或细菌培养与药敏报告调整用药。注意改善患者全身状态，高热时可行物理降温或药物降温；进食困难者输液维持营养和体液平衡；呼吸急促时给予吸氧或辅助通气等。局部采用热敷、中药外敷或理疗。早期急性蜂窝织炎，可以 50% 硫酸镁湿敷，或敷贴金黄散、鱼石脂软膏等，若形成脓肿应及时切开引流；口底及颌下急性蜂窝织炎则应争取及早切开减压，以防喉头水肿、压迫气管。其他各型皮下蜂窝织炎，为缓解皮下炎症扩展和减少皮肤坏死，也可在病变处做多个小的切口减压。产气性皮下蜂窝织炎必须及时隔离，伤口应以 3% 过氧化氢液冲洗、湿敷处理。

（六）预防与预后

注意避免皮肤损伤、擦伤，公共浴室洗澡讲究卫生，治疗手足、口腔或面部化脓性感染。若无严重并发症，经积极、规范治疗后，预后较好。机体免疫力低下者、糖尿病患者等有再发的可能。

四、急性淋巴管炎与急性淋巴结炎

急性淋巴管炎是指细菌引起的淋巴管及其周围组织的急性感染。若所属引流淋巴结受累，称为急性淋巴结炎，多发于颌下、颈部、腋窝和腹股沟。

（一）病因和发病机制

急性淋巴管炎与急性淋巴结炎常见的致病菌是金黄色葡萄球菌、溶血性链球菌。细菌从皮肤、黏膜破损处或邻近病灶，经组织的淋巴间隙进入淋巴管内，导致感染。

（二）临床表现

1. **急性淋巴管炎**　①局部症状：浅层淋巴管炎患者在伤口近侧出现一条或多条红线，质硬伴压痛。深层淋巴管炎患者患处可有肿胀、压痛。②全身症状：严重者可有全身感染症状，如畏寒、发热、头痛、乏力、食欲下降等。

2. **急性淋巴结炎**　轻者表现为局部淋巴结增大和压痛，较重者局部出现红、肿、热、痛并伴有全身症状，若炎症扩展则淋巴结粘连成团。治疗不及时也可发展成脓肿，局部皮肤暗红，肿、胀、压痛加剧，有波动感。

（三）辅助检查

急性淋巴管炎与急性淋巴结炎的辅助检查包括血液一般检查和生化检查。

（四）诊断

急性淋巴管炎与急性淋巴结炎根据临床表现和相关检查，不难得出诊断。

（五）治疗

本病初期以热敷或外敷药物为主，有全身症状应及时使用抗生素，形成脓肿后，尽快切开引流。

（六）预防与预后

积极治疗足癣、手部感染、扁桃体炎、龋齿等原发疾病。初次发作的患者，没有其他疾病，通过治疗，预后良好。反复发作的患者可出现淋巴水肿，并出现肢体变粗的后遗症。

第二节　急性阑尾炎

急性阑尾炎（acute appendicitis）是最多见的急腹症。多发于青少年，男性多于女性。Fitz首先正确地描述本病的病史、临床表现和病理所见，并提出阑尾切除术是本病的合理治疗方法。早期诊治，恢复顺利，死亡率已降至 0.1% 以下。少数患者因病情变化多端可延误诊断或治疗不当，引起严重并发症。目前，由于外科技术、麻醉、抗生素的应用及护理等方面的进步，大多数患者能够早期就医、早期确诊、早期手术，收到良好的治疗效果。

一、病因和发病机制

阑尾是一盲管，管腔狭小，易潴留来自肠腔的粪便和细菌。阑尾腔可因淋巴滤泡增生、肠石、食物残渣、寄生虫等导致机械性阻塞；各种原因引起的胃肠道疾病通过神经反射引起阑尾环形肌痉挛，也可导致阑尾管腔阻塞。这些因素使阑尾腔内容物排出受阻，黏膜上皮损伤，细菌入侵引起感染。阑尾管腔一旦梗阻、感染，阑尾腔内压力迅速升高，阑尾壁的血液循环障碍，极易导致阑尾坏疽穿孔。因此，阑尾管腔梗阻、阑尾管壁痉挛以及细菌感染是急性阑尾炎发病的三个主要因素。急性阑尾炎根据术后病理检查类型将病理结果分为五期，即单纯性阑尾炎（Ⅰ期）、化脓性阑尾炎（Ⅱ期）、坏疽性阑尾炎（Ⅲ期）、阑尾穿孔或蜂窝织炎（Ⅳ期）、阑尾周围脓肿（Ⅴ期）。

二、临床表现

（一）症状

1. **腹痛**　典型的腹痛发作始于上腹，逐渐移向脐部，数小时（6～8 小时）后转移并局限在右下腹。此过程的时间长短取决于病变发展的程度和阑尾位置，部分病例发病开始即出现右下腹痛。不同类型的阑尾炎其腹痛也有差异，如单纯性阑尾炎表现为轻度隐痛；化脓性阑尾炎呈阵发性胀痛和剧痛；坏疽性阑尾炎呈持续性剧烈腹痛；穿孔性阑尾炎因阑尾腔压力骤减，腹痛可暂时减轻，但出现腹膜炎后，腹痛又会持续加剧。不同位置的阑尾炎，其腹痛部位也有区别，如盲肠后位阑尾炎疼痛在右侧腰部，盆位阑尾炎腹痛在耻骨上区，肝下区阑尾炎可引起右上腹痛，极少数左下腹部阑尾炎呈左下腹疼痛。

2. **胃肠道症状**　发病早期可能有厌食，恶心、呕吐也可发生，但程度较轻，有时可能发生腹泻。盆腔位阑尾炎，炎症刺激直肠和膀胱，引起排便、里急后重症状。弥漫性腹膜炎时可致麻痹性肠梗阻，腹胀、排气排便减少。

3. **全身症状**　早期乏力。炎症重时出现中毒症状，心率增快，发热，达 38℃ 左右。阑尾穿孔时体温会更高，达 39℃ 或 40℃。例如，发生门静脉炎时可出现寒战、高热和轻度黄疸。

（二）体征

1. **右下腹固定压痛** 急性阑尾炎最常见的重要体征。发病早期麦克伯尼点（脐与右髂前上棘连线中外 1/3 交界处）便可出现固定压痛。当阑尾炎症波及周围组织时，压痛范围也随之扩大，但还是以麦克伯尼点压痛最为明显。麦氏点体表定位标志如图 10-1 所示。

2. **腹膜刺激征** 当急性阑尾炎发展到化脓、坏疽或穿孔阶段时，可出现腹膜刺激征，表现为局限性或弥漫性腹部压痛、反跳痛和腹肌紧张。

3. **腹部包块** 在右下腹触及边界不清晰、固定伴有压痛和反跳痛的包块，提示阑尾周围脓肿的可能。

4. **其他体征** ①罗夫辛征：患者取仰卧位，检查者用一手按压左下腹部降结肠区，再用一手由远向近反复推压近侧结肠，结肠内气体可传至盲肠和阑尾根部，引起右下腹疼痛感加重为阳性。②腰大肌征：患者取左侧卧位，将右下肢向后过伸，引起右下腹疼痛加重为阳性，提示阑尾位置较深，位于盲肠后近腰大肌处。③闭孔肌试验：患者取仰卧位，右髋和右膝均屈曲 90°，右股被动内旋，引起右下腹疼痛加重为阳性，提示阑尾位置较低，靠近闭孔内肌。④直肠指检：引起直肠右前方明显触痛，为盆腔位阑尾炎。阑尾穿孔伴周围脓肿时，直肠前壁可触及痛性肿块。

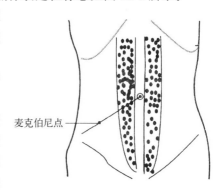

麦克伯尼点

图 10-1 麦氏点体表定位标志

（三）并发症

1. **腹膜炎** 局限性腹膜炎或弥漫性腹膜炎是急性阑尾炎的常见并发症，其发生、发展与阑尾穿孔密切相关。穿孔发生于坏疽性阑尾炎，但也可发生于化脓性阑尾炎的病程晚期。

2. **脓肿形成** 脓肿形成是阑尾炎未经及时治疗的后果，在阑尾周围形成的阑尾脓肿最常见，也可在腹腔其他部位形成脓肿，常见部位有盆腔、膈下或肠间隙等处。

3. **内、外瘘形成** 阑尾周围脓肿如未及时引流，可向肠道、膀胱或腹壁突破，形成各种内瘘或外瘘。

4. **化脓性门静脉炎** 阑尾静脉内的感染性血栓可沿肠系膜上静脉至门静脉，导致门静脉炎，进而可形成肝脓肿。

（四）特殊类型的阑尾炎

小儿急性阑尾炎、妊娠期急性阑尾炎和老年急性阑尾炎等。

三、辅助检查

1. **血液检查** 90%患者可见明显的白细胞计数和中性粒细胞计数增高，是诊断阑尾炎的重要依据。新生儿、老年人或免疫功能受抑制的患者白细胞计数升高不明显或不升高。

2. **腹部 B 超检查** 可以显示肿大的阑尾（≥0.7cm）。若是阑尾结石，则显示为带有声影的强回声。还可用于鉴别阑尾肿瘤、卵巢囊肿、异位妊娠等腹部疾病。

3. **腹部 CT、腹腔镜检查** 有助于明确诊断。

四、诊断

根据典型症状为转移性右下腹痛；可有恶心、呕吐等胃肠道症状，阑尾化脓、坏死或穿孔后可有明显的全身中毒症状，如乏力、全身不适、高热等；体格检查示麦克伯尼点固定压痛和腹膜刺激征；血液白细胞计数和中性粒细胞计数增高；影像学检查可见阑尾肿大，等等，即可确立诊断。诊断时应注意与胃肠道急性穿孔，急性肠系膜淋巴结炎，右侧输尿管结石，妇产科疾病（右侧输卵管妊娠破裂、卵巢囊肿扭转、卵巢滤泡破裂等），急性化脓性输卵管炎等急腹症相鉴别。

五、治疗

诊断为外科急腹症，立即住院进一步检查治疗。经确诊为急性阑尾炎，尽早手术治疗，以减少并发症的发生。

（一）非手术治疗

非手术治疗仅适用于单纯性阑尾炎及急性阑尾炎的早期阶段，患者不愿接受手术治疗或客观条件不允许，或伴有其他严重器质性疾病有手术禁忌者。非手术治疗的主要措施有禁食或进流质饮食、静脉补液、全身应用有效的抗生素、密切观察病情变化。

（二）手术治疗

绝大多数急性阑尾炎一经确诊，应早期施行阑尾切除术。早期手术系指阑尾炎症还处于管腔阻塞或仅有充血、水肿时就手术切除，此时手术操作较简易，术后并发症少。例如，化脓、坏疽或穿孔后再行手术治疗，不但操作困难且术后并发症会明显增加。术前即应用抗生素，有助于防止术后感染的发生。

六、预防与预后

增强体质，讲究卫生，注意不要受凉和饮食不节；及时治疗便秘及肠道寄生虫感染；注意饮食调理。本病如能早发现、早诊断和早治疗，一般预后好。若任由单纯性阑尾炎发展为化脓性、穿孔性、坏疽性阑尾炎，甚至引起腹膜炎，在增加治疗难度的同时，也会带来不良后果。

第三节 胃十二指肠溃疡急性穿孔

胃十二指肠溃疡急性穿孔

胃十二指肠溃疡是消化系统常见疾病，目前认为其病因主要与幽门螺杆菌感染有关。急性穿孔是胃十二指肠溃疡严重并发症，是外科常见急腹症，起病急、病情重、变化快，需要紧急处理，诊治不当可危及生命。

一、病因和发病机制

约 90％十二指肠穿孔部位在球部前壁；约 60％胃溃疡穿孔发生在胃小弯处，约 40％在胃窦部。多数患者既往有消化性溃疡病史。餐后剧烈运动、情绪波动、过度疲劳、刺激性饮食或服用糖皮质激素等为诱发因素。急性穿孔多在夜间或饱食后突然发生，大量胃酸、胆汁、胰液和食物进入腹腔，引起化学性腹膜炎，导致剧烈的腹痛。6～8小时后转变为细菌性腹膜炎，病原菌以大肠埃希菌、链球菌最为多见。

二、临床表现

（一）症状

1. **腹痛**　表现为骤起上腹部刀割样剧痛，迅速波及全腹，也可向右肩背部放射。如果消化液沿升结肠旁沟流至右下腹，可引起右下腹痛。患者疼痛难忍，常伴恶心、呕吐。几小时后，由于腹膜大量渗出液将消化液稀释，腹痛可减轻。待演变成细菌性腹膜炎后，腹痛可再次加剧。

2. **休克**　穿孔后的化学物质刺激和细菌感染，可使患者出现面色苍白、出冷汗、脉搏细速、血压下降等休克症状。

（二）体征

1. **强迫体位**　患者表情痛苦，仰卧微屈膝，不愿意移动。

2. **腹膜刺激征**　全腹有压痛、反跳痛，腹式呼吸减弱或消失，腹肌紧张呈木板样强直，以上腹部最明显。

3. **叩诊**　肝浊音界缩小或消失，可有移动性浊音。

4. **听诊**　因腹腔积液，肠鸣音消失或明显减弱。

5. **发热**　腹腔内化学性物质刺激和细菌感染可导致患者发热。

三、辅助检查

1. **血液检查**　白细胞计数和中性粒细胞百分比升高。

2. **影像学检查**　站立位 X 线检查时，约 80% 的患者可见膈下新月状游离气体影（图 10-2）。

3. **腹腔穿刺**　可抽出白色或黄色浑浊液体。

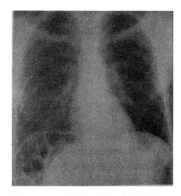

图 10-2　膈下新月状游离气体影

四、治疗

（一）非手术治疗

1. **适应证**　一般情况良好，症状、体征较轻的穿孔；穿孔小，漏至腹腔的内容物不多；穿孔超过 24 小时，腹膜炎已局限者，或经胃十二指肠造影证实穿孔已封闭者。

2. **主要措施**　半卧位休息，持续胃肠减压；维持水、电解质、酸碱平衡；静脉应用抗生素；静脉使用 H_2 受体拮抗剂或质子泵抑制剂。

（二）手术治疗

1. **适应证**　①年老、全身状况较差或怀疑有癌变史者；②伴有幽门梗阻或出血者；③再次穿孔者；④非手术治疗 24 小时症状未见好转者。

2. 手术方式 ①穿孔缝合及大网膜覆盖修补术：适用于穿孔时间超过 8 小时，腹腔污染及水肿严重，有大量脓性渗出液；无幽门梗阻或出血史者；有其他系统疾病不能耐受彻底性溃疡手术者；穿孔周围组织柔软，易于缝合。②胃大部切除术：适用于患者一般情况良好，穿孔在 8 小时内或超过 8 小时，腹腔污染不严重；内科治疗期间穿孔或修补术后再穿孔；有幽门梗阻或出血史者。

五、预防与预后

积极治疗胃十二指肠溃疡；戒烟、酒、浓茶、咖啡等，不食粗糙、刺激性食物；注意劳逸结合，避免精神过度紧张；尽量避免服用损伤胃黏膜的药物，如非甾体消炎药、糖皮质激素等；出现腹痛等症状，立即入院接受治疗。及时治疗护理后，绝大多数患者恢复顺利，无明显并发症。少数可能有肠粘连等并发症。穿孔缝合及大网膜覆盖修补术后可能有溃疡复发。胃大部切除术后可能有吻合口梗阻、倾倒综合征、吻合口溃疡等并发症。

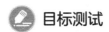 目标测试

单项选择题

1. 关于阑尾炎的流行病学，以下哪一项是正确的（　　　）

A. 老年人阑尾炎发病率最高　　　　　　B. 多发于女性

C. 青少年晚期发病率高　　　　　　　　D. 年龄较大的患者穿孔率高

2. 以下哪项是急性阑尾炎的典型表现（　　　）

A. 厌食和脐周疼痛的病史　　　　　　　B. 疼痛前呕吐

C. 腹泻或便秘　　　　　　　　　　　　D. 转移性右下腹疼痛

3. 下列哪些特征与急性化脓性阑尾炎相关（　　　）

A. 阑尾管壁各层有小脓肿形成　　　　　B. 持续组织缺血导致阑尾梗死

C. 广泛性腹膜炎的存在　　　　　　　　D. 以上都是

4. 关于阑尾炎的检查，以下哪项描述是准确的（　　　）

A. 尿液分析异常可用于排除阑尾炎

B. CT 已成为评估非典型阑尾炎患者的最重要的影像学证据

C. C 反应蛋白（CRP）可用于区分感染部位

D. 血常规检查对阑尾炎诊断具有特异性

5. 关于阑尾炎的治疗，以下哪项陈述是准确的（　　　）

A. 急性化脓性阑尾炎应立即手术

B. 所有阑尾炎患者，都应该立即进行阑尾切除术

C. 阑尾周围脓肿一经确诊应立即切开引流

D. 儿童阑尾炎患者禁用腹腔镜阑尾切除术

6. 导致老年男性尿困难最常见的疾病是（　　　）

A. 膀胱结石　　　　　　　　　　　　　B. 膀胱肿瘤

C. 神经源性膀胱功能障碍　　　　　　　D. 良性前列腺增生

E. 前列腺癌

7. 前列腺增生引起的尿潴留，膀胱膨胀，尿液从尿道口溢出，称为（　　　）

A. 真性尿失禁　　　　B. 压力性尿失禁　　　C. 充盈性尿失禁　　　D. 急迫性尿失禁

E. 麻痹性尿失禁

8. 前列腺增生病人最典型的症状是（　　　）

A. 尿频、尿急、尿痛　　　　　　　　B. 进行性排尿困难

C. 尿潴留　　　　　　　　　　　　　D. 尿失禁

E. 肉眼血尿

9. 诊断前列腺增生症，最简便而可靠的检查是（　　　）

A. B超检查　　　　B. CT检查　　　　C. 膀胱镜检查　　　　D. 残余尿测定

E. 直肠指诊

10. 前列腺手术后一周内，对其护理方面下列哪项不妥（　　　）

A. 安置两根导尿管

B. 膀胱冲洗液自气囊导尿管注入

C. 冲洗液从耻骨上造口管流出

D. 患者腹胀可肛管排气

E. 冲洗液中必要时可加入止血剂

11. 留置导尿管病人的护理哪项是错误的（　　　）

A. 保持引流通畅　　　　　　　　　　B. 每日观察尿量、颜色和性质

C. 保持引流装置的无菌　　　　　　　D. 导尿管每日更换一次，以免细菌生长

E. 用带气囊尿管，以免尿管脱落

12. 泌尿外科引流管护理中，哪项是错误的（　　　）

A. 注意术后引流量和性质　　　　　　B. 记录尿量和颜色

C. 保持尿路通畅　　　　　　　　　　D. 补充足够液体，注意出入量平衡

E. 引流管发生引流不畅，立即拔除

13. 护理泌尿外科病人，嘱其多饮水的主要目的是（　　　）

A. 增多尿量，以冲洗尿路，防止感染　　B. 摄入足量液体，防止电解质紊乱

C. 保证正常尿量，防止急性肾衰竭　　　D. 稀释尿液，减轻疼痛疾病

E. 保证体液容量，避免发生休克

第十一章　外科损伤性疾病

知识目标　掌握外科损伤性疾病的诊断治疗；熟悉其病因；了解其预后。
能力目标　具有对常见外科损伤性疾病病例进行诊断及用药的能力。
素质目标　对外科损伤性疾病防治有较深认识。

案例引入

　　患者，男性，33岁，货物搬卸人。1天前搬运货物时，腰部骤然有撕裂感，随即产生剧痛，自今晨起疼痛向右下肢放射，咳嗽与排便时疼痛加剧。体格检查示腰部僵硬，腰肌活动明显受限，右棘突旁有明显压痛，直腿抬高试验左60°、右侧45°，加强试验阳性。

　　问题：

　　1. 该患者的初步诊断是什么？

　　2. 为明确诊断，需进一步做哪些检查？

　　3. 治疗原则有哪些？

　　损伤（damage）是指机械性致伤因素作用于机体所造成的组织结构完整性被破坏或功能障碍。按伤后皮肤完整性可以分为闭合伤和开放伤。皮肤保持完整、无开放性伤口者称闭合伤，如挫伤、扭伤等；皮肤破损者称为开放伤，如擦伤、撕裂伤、切割伤等。慢性劳损是指超过正常生理活动范围或局部所能忍受的各种过度活动。本章主要介绍常见急性闭合性损伤，包括挫伤与扭伤、关节脱位；以及常见慢性损伤，包括颈椎病和腰椎间盘突出症。

第一节　急性闭合性损伤

急性闭合性损伤

　　急性闭合性损伤是指急性损伤的部位皮肤保持完整，无开放性伤口的一类损伤，以挫伤、扭伤和关节脱位最为常见。

一、挫伤与扭伤

（一）病因和发病机制

1. 病因
挫伤是由钝物碰撞引起的皮下组织损伤。扭伤是由外力作用使关节活动超过正常生理范围，造成关节、韧带、肌腱等软组织损伤，以腕关节、踝关节扭伤为多见。

2. 发病机制
（1）血肿　不论是由钝性外力所致的挫伤，还是由牵拉性外力所致的扭伤，均有小血管破裂使组织内出血，局部有大量血液则形成血肿。

（2）水肿　局部血管未破裂，因神经反射导致血管渗透性增加，大量组织液外渗，形成局部水肿；或因组织内出血引起反应性无菌性炎症，浆液性渗出和炎症细胞浸润引起的局部肿胀。

（3）疼痛　组胺、5-羟色胺、激肽类等化学活性物质的释放，以及钾离子、氢离子等引起炎症反应，均可引起疼痛。

（4）粘连　组织液渗出或者出血，产生粘连，使组织纤维化。较大的血肿不易完全吸收，凝固后因结缔组织的增生而产生机化，或形成瘢痕，或发生挛缩，如果在关节部位，会导致关节功能障碍。

（二）临床表现

挫伤表现为局部肿胀，疼痛，组织内出血（体表青紫、瘀斑或血肿）和运动功能受限。扭伤症状与挫伤相似，多表现为损伤关节皮肤青紫、局部肿胀和关节活动受限。

（三）辅助检查

1. **实验室检查**　血液一般检查、尿液检查、血生化检查、电解质检查及血气分析。
2. **影像学检查**　X线检查、CT检查、MRI检查、B超检查等。
3. **诊断性穿刺**　有助于判断内脏器官有无破裂、出血。

（四）诊断

挫伤与扭伤的诊断需要详细地了解受伤史，仔细进行全身检查，并借助辅助检查来明确损伤的部位、性质、程度、全身性变化及并发症，特别是原发损伤部位相邻或远处内脏器官是否损伤及其损伤程度。

（五）治疗

挫伤与扭伤的治疗通常可以采用镇痛、理疗、制动等方法。在受伤 24 小时内，局部可用冷敷，可使皮肤毛细血管收缩，组织水肿消退，能止血消肿止痛。伤后 24 小时后，再改用热敷，以促进局部血液循环，消除肿胀，减轻疼痛。对于挫伤与扭伤采用中医疗法，早期敷药有非常好的疗效，患者往往在敷药后就能即时消肿止痛。如挫伤与扭伤由强大暴力所致，需检查深部组织器官有无损伤，以免因漏诊和延误治疗而造成严重后果。

（六）预防与预后

在进行运动、工作或日常生活中，思想高度集中，注意保持正确体位，避免不良姿势和工作方法，以防急性外伤。适当的体能锻炼，可预防软组织损伤的发生和增强体质。损伤发生后一定要早期诊断、早期治疗，并适当休息、制动，不急于过早活动，使损伤组织得到良好的恢复。

二、关节脱位

关节面失去正常的对合关系称为关节脱位，俗称脱臼。部分失去正常对合关系称为半脱位。关节脱位多发生于青壮年、儿童，老年人较少发生。

（一）病因和发病机制

1. **病因** 按发生的原因可分为以下四类。

（1）创伤性脱位 外来暴力作用于正常关节引起的脱位。

（2）先天性脱位 外界因素或内在原因影响胚胎期发育而导致关节先天发育不良，出生后即出现脱位，而且逐渐加重，如髋关节脱位是由于髋臼或股骨头先天发育不良引起。

（3）病理性脱位 关节结构发生病变，骨端遭受病变破坏，而引起脱位，如关节结核、类风湿关节炎等所引起的脱位。

（4）习惯性脱位 创伤性关节脱位后造成关节囊、韧带松弛或在骨附着处被撕脱，使关节存在不稳定因素，轻微外力可导致再脱位，反复发生，称为习惯性脱位，多见于肩关节脱位。

2. **发病机制** 创伤性关节脱位时除构成关节的骨端有移位外，同时伴有关节囊不同程度的撕裂，关节内外有积血。3周左右血肿机化，形成肉芽组织，继而成为纤维组织，形成关节周围粘连。关节脱位的同时可伴有关节附近的韧带、肌肉和肌腱的损伤，撕脱性骨折，血管、神经等损伤。

（二）临床表现

创伤性关节脱位只有当关节囊、韧带和肌腱等软组织撕裂或伴有骨折时方能发生脱位。具有一般损伤的症状和脱位的特殊性表现。

1. **一般症状**

（1）疼痛明显 活动患肢时损伤处疼痛加重。

（2）肿胀 因出血、水肿使关节明显肿胀。

（3）功能障碍 关节脱位后结构失常，关节失去正常活动功能。

2. **特殊表现**

（1）畸形 关节脱位后肢体出现旋转、内收或外展和外观变长或缩短等畸形，与健侧不对称。关节的正常骨性标志发生改变。

（2）弹性固定 关节脱位后，未撕裂的肌肉和韧带可将脱位的肢体保持在特殊的位置，被动活动时有一种抵抗和弹性的感觉。

（3）关节盂空虚 最初的关节盂空虚较易被触知，但肿胀严重时则难以触知。

3. **X线检查** 关节正侧位片可确定有无脱位、脱位类型和有无合并骨折，防止漏诊误诊。

（三）辅助检查

1. **X线摄片** 明确脱位类型、脱位方向，是否合并关节内骨折，有无损伤性骨化等并发症。

2. **B超检查** 普查先天性关节脱位，如发现股骨头在髋臼外可确诊为先天性髋关节脱位。

（四）诊断

患者多有明显的外伤史，关节局部疼痛、畸形、活动障碍。触诊时，正常关节部位变软甚至空虚，而在其附近可触及不正常的骨性突起，正常关节骨性标志的关系发生改变。X线检查可显示脱位的方向与程度并可确定有无骨折同时存在。

（五）治疗

关节脱位的治疗原则为复位、固定和功能锻炼。

1. **复位**　复位包括手法复位和切开复位。手法复位要在适当的麻醉下进行，可以使肌肉松弛，有利于复位成功，同时也可减少或消除继发损伤。切开复位一般用于手法复位失败后，关节腔内有骨折碎片、软组织嵌顿影响复位、脱位合并血管神经损伤和明显移位的骨折、陈旧性脱位手法复位失败等情况下进行。复位成功的标准是被动活动恢复，骨性标志复原，X线检查显示已复位。

2. **固定**　关节复位后，关节应固定于稳定的位置，使损伤的关节囊、韧带和肌肉等软组织得以修复。一般固定时间为3周左右。陈旧性脱位复位后固定时间适当延长。

3. **功能锻炼**　固定期间应指导患者进行关节周围肌肉的张力锻炼。解除固定后，应进行积极的关节被动活动，同时可辅以各种理疗、热敷等，使关节功能得以早日恢复。

（六）预防与预后

关节脱位的预防最主要的是要加强保护，避免外伤的发生。体育锻炼前应做好充分的准备动作，防止损伤。对儿童应避免用力牵拉上肢。

当没有合并损伤且复位及时时，固定的好坏决定预后的效果。如果并发关节囊、韧带的损伤或有骨片夹在关节腔内且并发骨折时，很难得到令人满意的复位效果。

第二节　慢性损伤

一、颈椎病

颈椎病是因颈椎间盘变性、颈椎骨质增生所引起的，以颈肩痛，放射到头部或上肢，严重者出现下肢痉挛，行走困难，以至于四肢瘫痪为主要表现的综合征。少数有眩晕。颈椎病是中老年人群中的常见病、多发病，从事伏案工作者发病率偏高。

（一）病因和发病机制

1. 病因

（1）颈椎椎间关节退行性变　颈椎椎间关节退行性变是在颈椎间盘退行性变基础上发生的。因此，颈椎间盘退行性变是颈椎病发生和发展的最基本的原因。

（2）损伤　慢性损伤（如长期低头、伏案工作或高枕等不良睡姿等）可加速已退变颈椎的退变过程而提早出现症状。暴力所致颈椎骨折、脱位所并发的或神经根损害则不属颈椎病范畴。

（3）颈椎先天性椎管狭窄　是指在胚胎或发育过程中椎弓根过短，使椎管矢状径小于正常（14～16mm）。在此基础上，即使退行性变比较轻，也会出现压迫症状而发病。

2. 发病机制

（1）椎间盘变性　当椎间盘开始出现变性后，由于形态的改变而失去正常的功能，进而影响或破坏了颈椎运动节段生物力学平衡产生各相关结构的一系列变化。由于椎间盘退变而使椎间隙狭窄，关节囊、韧带松弛，脊柱活动时稳定性下降，进而引起椎体、关节突关节、钩椎关节、前后纵韧带、黄韧带及项韧带等变形、增生、钙化，从而引起颈段脊柱不稳定的恶性循环，最后发生脊髓、神经、血管受到刺激或压迫的表现。

（2）韧带-椎间盘间隙的出现与血肿形成　在颈椎病的早期阶段，由于椎间盘的变性，不仅使失水与硬化的髓核逐渐向椎间盘的后方或前方位移，最后突向韧带下方，致使局部压力增高的同时引起韧带连同骨膜与椎体周边皮质骨间的分离，而且椎间盘变性的本身尚可造成椎体间关节的松动和异常活动，从而更加使韧带与骨膜的撕裂加剧，以至加速韧带-椎间盘间隙的形成。椎间隙后方韧带下分离后形成间隙，同时多伴有局部微血管的撕裂与出血而形成韧带-椎间盘间隙血肿。

（3）椎体边缘骨刺形成　随着韧带下间隙的血肿形成，成纤维细胞开始活跃，并逐渐长入血肿内，渐而以肉芽组织取代血肿。随着血肿的机化、骨化和钙盐沉积，最后形成突向椎管或突向椎体前缘的骨赘。

（4）发育性颈椎椎管狭窄　近年来已明确颈椎管内径，尤其是矢状径，不仅对颈椎病的发生与发展，而且与颈椎病的诊断、治疗、手术方法选择以及预后判定，均有十分密切的关系。有些人颈椎退变严重，骨增生明显，但并不发病，其主要原因是椎管矢状径较宽，椎管内有较大片的代偿间隙。而有些患者颈椎退变并不十分严重，但症状出现早而且比较严重。

（5）慢性劳损　慢性劳损的产生与起因主要来自以下三种情况：①不良的睡眠体位。因其持续时间长及在大脑处于休息状态下不能及时调整，则必然造成椎旁肌肉、韧带及关节的平衡失调；②不当工作姿势。某些工作量不大，但久处于坐位，尤其是低头工作者的颈椎病发病率高，包括家务劳动者、刺绣女工、办公室人员、打字抄写者、仪表流水线上的装配工等；③不适当的体育锻炼。正常的体育锻炼有助于健康，但超过颈部耐量的活动或运动，如以头颈部为负重支撑点的人体倒立或翻筋斗等，均可加重颈椎的负荷。

（二）临床表现

患者年龄多在中年或中年以上，男性居多，多发部位依次为 $C_{5\sim6}$、$C_{4\sim5}$、$C_{6\sim7}$。其中，神经根型常见，脊髓型和椎动脉型次之，交感神经型临床症状及体征复杂，诊断较困难。可有两种或两种以上类型同时存在的病例。

1. **神经根型颈椎病**　神经根型颈椎病较多见，发病率最高（占 $50\%\sim60\%$）。主要是由于椎间盘向后外侧突出，钩椎关节或椎间关节增生、肥大，刺激或压迫神经根所致。先有颈痛及颈部僵硬，继而向肩部及上肢放射，咳嗽、打喷嚏及活动时，疼痛加剧。上肢有沉重感，皮肤可有麻木、过敏等感觉异常，上肢肌力和手握力减退。检查可见颈部肌痉挛，颈肩部压痛，颈部和肩关节活动可有不同程度受限，有颈神经根受累的相应神经定位体征。上肢牵拉试验阳性：检查者一手扶患者侧头部，另一手握患者侧腕部外展上肢，双手反向牵引，诱发已受压的神经根出现放射痛与麻木感。压头试验阳性：患者端坐，头后仰并偏向患侧，检查者用手掌在其头顶加压，出现颈痛并向患手放射。X 线正侧位片显示颈椎生理前凸减小或消失，椎间隙变窄，骨质增生，钩椎关节增生；左右斜位片可见椎间孔变形、缩小；过伸过屈位可见颈椎不稳等征象。

2. **脊髓型颈椎病**　脊髓型颈椎病占颈椎病发病率的 $10\%\sim15\%$。脊髓受压的主要原因是后突的髓核、椎体后缘的骨赘、肥厚的黄韧带及钙化的后纵韧带等。脊髓受压早期，由于压迫物来自脊髓前方，侧束、锥体束损害表现最明显。可有上肢症状，手部发麻活动不灵活，特别是精细活动失调，握力减退；或有下肢症状，下肢发麻步态不稳，有踩棉花样的感觉等；躯干有紧迫感。随病情加重发生自下而上的上运动神经元性瘫痪。X线片表现与神经根型相似。脊椎造影、CT、MRI可显示脊椎受压的情况。脑脊液动力学试验显示椎管有梗阻征象，脑脊液蛋白定量稍高于正常值。

3. **动脉型颈椎病** 颈椎横突孔骨性纤维性狭窄、上关节突增生肥大、颈椎失稳等都可直接刺激、牵拉或压迫椎动脉；或颈交感神经兴奋，反射性地引起椎动脉的痉挛，等等，均是本型颈椎病的病因。临床表现有眩晕、头痛、视物障碍、猝倒等，当头部活动时可诱发或加重。

4. **交感神经型颈椎病** 发病机制尚不清楚，临床表现较复杂。可有交感神经兴奋症状，如头痛或偏头痛、头晕、恶心、呕吐、视物模糊、心跳加速、心律不齐、血压升高及耳鸣、听力下降。也可出现交感神经抑制症状，如头昏、眼花、流泪、鼻塞、心动过缓、血压下降及胃肠胀气等。颈椎病除上述四种类型外，两种或两种以上类型的症状同时出现，有人将此称为"复合型"。

（三）辅助检查

1. **颈椎 X 线检查** 颈椎 X 线检查为颈椎病首选检查。一般包括正侧位、过伸过屈位、斜位片。正位片可见椎间隙变窄。侧位片（图 11-1）可见颈椎生理弯曲变小、消失、平直、后凸或呈 S 形，椎间隙变窄，椎体前后缘骨质增生，项韧带钙化。斜位片可见钩椎关节增生、椎间隙狭窄。

2. **CT 和 MRI 检查** CT 扫描能够清晰显示颈椎的骨性结构。MRI 能精确地显示脊髓受压部位及压迫物性质。CT 及 MRI 可见椎间盘突出、椎管及神经根管狭窄。

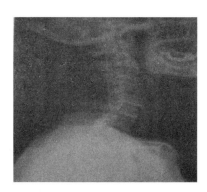

图 11-1　颈椎病侧位片 X 线表现

3. **神经电生理检查** 神经电生理检查对神经根型颈椎病的诊断和颈椎病的鉴别有一定的参考价值。

（四）诊断

根据病史、体格检查特别是神经系统检查，以及 X 线摄片一般能作出诊断，必要时可辅以脊椎造影、椎动脉造影、CT、MRI 及核医学等特殊检查。

（五）治疗

1. **非手术治疗** 对于症状较轻的患者可采用非手术治疗，包括：①颌枕带牵引，适用于脊髓型以外的各型颈椎病。可解除肌痉挛、增大椎间隙、减少椎间盘压力，从而减轻对神经根的压迫和对椎动脉的刺激。②佩戴颈托，主要用以限制颈椎过度活动而患者行动不受影响。③推拿按摩，对脊髓型以外的早期颈椎病有减轻肌痉挛、改善局部血循环的作用。④理疗，有加速炎性水肿消退和松弛肌肉的作用。⑤药物治疗，主要是消除症状，但单纯药物治疗难以获得巩固疗效，往往需要配合其他治疗。可使用非甾体消炎药，活血化瘀、舒筋活络类中成药。

2. **手术治疗** 诊断明确的颈椎病经非手术治疗无效或反复发作者，或脊髓型颈椎病症状进行性加重者，适合手术治疗。根据手术途径不同，可分为前路手术、前外侧手术及后路手术。

（六）预防与预后

加强颈肩部肌肉的锻炼，在工作之余做头及双上肢的前屈、后伸及旋转运动。改变高枕睡眠的不良习惯。注意颈肩部保暖，避免头颈负重物和过度疲劳，坐车时不要打瞌睡。长期伏案工作者，应定时改变头部体位，按时做颈肩部肌肉的锻炼。多数颈椎病患者一般都有从急性发作到缓解、再发作、再缓解的规律。多数颈椎病患者的预后良好，只有少数患者需要手术治疗。

二、腰椎间盘突出症

腰椎间盘突出症（LDH）是因腰椎间盘变性，纤维环破裂，髓核突出刺激或压迫神经根、马尾神经所表现的一种综合征，是腰腿痛最常见的原因之一。腰椎间盘突出症中以 $L_{4\sim5}$、$L_5\sim S_1$ 间隙发病率最高，占 90％～96％。

（一）病因和发病机制

1. **病因**　腰椎间盘退行性变是腰椎间盘突出症的基本因素。积累损伤是腰椎间盘变性的主要原因，也是腰椎间盘突出的诱因。妊娠期间整个韧带系统处于松弛状态，容易发生腰椎间盘膨出。此外，本病与先天性变异（如移行椎、椎弓峡部不连等）以及家族遗传因素有关。

2. **发病机制**　随年龄增长，纤维环和髓核含水量逐渐减少，使髓核张力下降，腰椎间盘变薄。同时，透明质酸及角化硫酸盐减少，低分子量糖蛋白增加，胶原纤维变性及胶原纤维沉积增加，髓核失去弹性，腰椎间盘结构松弛，软骨板囊性变。腰椎间盘突出症从病理变化、CT 表现、MRI 发现，可做如下分型：①膨出型，纤维环有部分破裂，而表层完整，此时髓核因压力而向椎管局限性隆起，但表面光滑。②突出型，纤维环完全破裂，髓核突向椎管，仅有后纵韧带或一层纤维膜覆盖，表面高低不平或呈菜花状。③脱垂游离型，破裂突出的椎间盘组织或碎块脱入椎管内或完全游离。此型不仅可引起神经根症状，而且易压迫马尾神经。④施莫尔结节及经骨突出型，施莫尔结节是指髓核经上、下软骨板的发育性或后天性裂隙突入椎体松质骨内；经骨突出型是核间盘沿椎体软骨终板和椎体之间的血管通道向前纵韧带方向突出，形成椎体前缘的游离骨块。

（二）临床表现

1. **症状**

（1）腰痛　由于髓核突出压迫纤维环外层及后纵韧带所致，故早期仅有腰痛，常表现为急性剧痛或慢性隐痛。当髓核突破纤维环和后纵韧带，腰痛反而可减轻。

（2）坐骨神经痛　绝大部分患者是腰 4-5、腰 5-骶 1 椎间盘突出，当髓核突破纤维环和后纵韧带，其产生的化学物质的刺激及自身免疫反应使神经根发生无菌性炎症，突出的髓核压迫或牵张炎症的神经根引起静脉回流受阻，水肿加重和受压神经根缺血，三方面都会引发坐骨神经痛。从下腰部向臀部、大腿后方、小腿外侧，直至足背或足外侧疼痛，并可伴麻木感，可因咳嗽、大便或打喷嚏时腹压增高，而使疼痛加剧。

（3）马尾神经受压　中央型突出的髓核或脱垂游离的椎间盘组织可压迫马尾神经，引起鞍区感觉异常，大小便功能障碍。

2. 体征

（1）腰椎侧凸　是为缓解突出椎间盘对神经根的刺激和压迫而减轻疼痛的姿势性代偿畸形。

（2）腰部活动受限　绝大多数患者都有不同程度的腰部活动受限，其中以前屈受限最明显，这是由于前屈位时进一步促使髓核向后移位并增加对受压迫神经根的牵张。

（3）压痛及骶棘肌痉挛　约90%患者在病变间隙的棘突间有压痛，其旁侧1cm处深压痛、叩痛，可沿坐骨神经走向放射。约1/3患者有腰部骶棘肌痉挛，使腰部固定于强迫体位。

（4）直腿抬高试验及加强试验阳性　患者仰卧、伸膝，被动抬高患肢在60°以内，出现坐骨神经痛，称为直腿抬高试验阳性。在直腿抬高试验阳性时，缓慢降低患肢高度，待放射痛消失，这时再被动背屈患肢踝关节，以牵拉坐骨神经，如出现放射痛，则称为加强试验阳性（图11-2）。

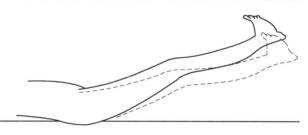

图11-2　直腿抬高试验及加强试验
实线为直腿抬高试验；虚线为加强试验

（5）神经系统表现　约80%患者有感觉异常，可出现小腿、足、踝部的疼痛，触觉减退。约70%的患者肌力下降，L_5神经根受累时，踝及趾背伸力下降；S_1神经根受累时，趾及足趾屈力减弱。约70%患者出现反射异常，踝反射减弱或消失；如马尾神经受压则为肛门括约肌张力下降，肛门反射减弱或消失。

（三）辅助检查

1. X线平片检查　不同体位的X线平片可发现腰椎滑脱等腰骶椎结构的异常及椎间隙变窄等退行性变。此外，X线平片可发现有无结核、肿瘤等骨病。

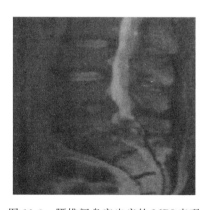

图11-3　腰椎间盘突出症的MRI表现

2. CT和MRI检查　CT可显示骨性椎骨形态，黄韧带是否增厚及椎间盘突出的大小、方向等，对本病有较大诊断价值，目前已普遍采用。MRI对软组织的显示更加清楚，有助于了解神经受压情况，如图11-3所示。

3. 神经电生理检查　肌电图、诱发电位等神经电生理检查对确定神经损害的程度及范围有重要意义。

（四）诊断

根据病史、症状、体征，以及X线平片上相应神经节段有椎间盘退行性表现，即可做出初步诊断。结合CT、MRI等检查能准确地做出病变间隙、突出方向、突出物大小、神经受压情况及主要引起症状部位的诊断。

（五）治疗

1. 非手术疗法　多数初次发作、症状较轻的患者可采用此法缓解症状或治愈。

（1）绝对卧硬板床休息　此法可减除机械性负荷，解除大部分疼痛。卧床包括大小便均不应下床或坐起，一般卧床 4 周或至症状缓解后戴腰围下床活动，3 个月内不做弯腰持物动作，酌情进行腰背肌锻炼。

（2）持续牵引　可采用骨盆水平牵引，牵引重量 7~15kg，抬高床脚，持续约 2 周。

（3）皮质类固醇硬膜外封闭　硬膜外穿刺置管，常用醋酸泼尼松龙 75mg，加 1% 利多卡因至 20mL，分 4 次注药，每隔 5~10 分钟注药 1 次，每周封闭 1 次，3 次为一个疗程。

（4）推拿　应确保操作规范，手法正确。中央型椎间盘突出则不宜推拿。

（5）髓核化学溶解术　X 线透视下用长针穿刺至椎间隙，注入蛋白溶解酶，溶解髓核，使椎间盘内压力降低或突出髓核缩小，达到缓解症状的目的。

2. **经皮髓核切吸术**　经皮髓核切吸术可快速解除因髓核突出而造成的神经压迫症状，是一种安全、有效、经济的治疗手段。医生在 C 形臂 X 线机引导下，利用一套穿刺引导系统经皮穿刺达到椎间盘中央，再经此送入髓核切除器械，将髓核切割、冲洗、吸出，从而减轻了椎间盘内压，达到缓解症状的目的。

3. **髓核摘除术**　诊断明确，症状严重，定位体征确切，经严格非手术治疗无效，或有马尾神经受损，应考虑行髓核摘除术。常用的术式有椎板间开窗髓核摘除术、半椎板切除髓核摘除术、全椎板切除髓核摘除术等。

（六）预防与预后

长期坐位工作者需注意桌、椅高度，定时改变姿势。职业工作中常弯腰劳动者，应定时做伸腰、挺胸活动，并使用宽腰带。治疗后患者在一定时期内佩戴腰围，但应同时加强背肌训练，增加脊柱的内在稳定性。例如，弯腰取物，最好采用屈髋、屈膝下蹲方式，减少对椎间盘后方的压力。腰椎间盘突出症预后总体较好，只要及早诊治，采用恰当的方法治疗，配合卧硬板床休息和功能锻炼，80% 的患者可以治愈。另有 15% 患者经手术治疗可获得满意疗效，复发率也较低。极少数患者未及时治疗或误治而长期腰腿疼痛，日久则肌肉萎缩、肌力下降乃至瘫痪，影响日常工作和生活。

三、骨质疏松症

骨质疏松症是一种以骨量低下，骨微结构损坏，导致骨脆性增加，易发生骨折为特征的全身性骨病。骨质疏松症可发生于不同性别和年龄，但多见于绝经后妇女和老年男性。骨质疏松症分为原发性和继发性两大类。原发性骨质疏松症又分为绝经后骨质疏松症（Ⅰ型）、老年骨质疏松症（Ⅱ型）和特发性骨质疏松（包括青少年型）三类。绝经后骨质疏松症一般发生在妇女绝经后 5~10 年内；老年骨质疏松症一般指老年人 70 岁后发生的骨质疏松；而特发性骨质疏松主要发生在青少年，病因尚不明确。继发性骨质疏松症指由任何影响骨代谢的疾病和（或）药物导致的骨质疏松。

（一）发病机制

（1）与骨吸收影响因素有关　骨吸收增强是破骨细胞数量和活性增加的结果，多种激素和局部介质参与了其调节过程，主要有：①雌激素，在女性骨代谢中起重要作用，能促进钙的吸收和骨的合成，保持骨代谢的平衡；②甲状旁腺激素（PTH），促进骨吸收的主要激素；③降钙素（CT），重要的钙调节激素；④1,25-二羟维生素 D_3 [1,25-$(OH)_2D_3$]，促进小肠上段对钙、磷的吸收，提高骨对骨盐的吸收，促进骨的形成和钙化，抑制甲状旁腺释放

PTH；⑤白细胞介素 6（IL-6），是一种多功能细胞因子，作用在破骨细胞形成的早期阶段，促进破骨细胞形成；⑥其他细胞因子，如骨形成蛋白（BMP）、转化生长因子 β（TGF-β）、类胰岛素生长因子（IGF-1）、肿瘤坏死因子（TNF）、粒细胞-巨噬细胞集落刺激因子（GM-CSF）等，对骨和软骨的形成与吸收起重要作用。

（2）与骨形成影响因素有关　骨形成受遗传、营养、生活方式、激素等多种因素的影响。①遗传因素：骨质疏松症可能是多基因疾病，至少有 8 个基因与骨质疏松有关；②营养与生活方式：钙摄入量不足可造成较低的骨峰值，活动过少或过度运动均容易发生骨质疏松症，吸烟酗酒、高蛋白和高盐饮食、饮大量咖啡、维生素 D 摄入量不足或光照少等均为骨质松症的危险因素；③激素与药物：糖皮质激素、促肾上腺皮质激素、甲状腺激素、抗癫痫药、肝素、他莫昔芬、促性腺激素释放激素促进剂和对抗剂、抗肿瘤药物等长期大剂量应用，均可引起骨质疏松症。正常骨质与骨质疏松症骨质对比，如图 11-4 所示。

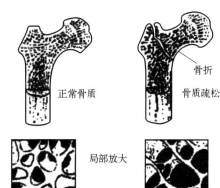

图 11-4　正常骨质与骨质疏松

（二）临床表现

疼痛、脊柱变形和发生脆性骨折是骨质疏松症最典型的临床表现。许多骨质疏松症患者早期常无明显的症状，往往在骨折发生后经 X 线或骨密度检查时才发现已有骨质疏松症。

1. 疼痛　患者可有腰背疼痛或周身骨骼疼痛，负荷增加时疼痛加重或活动受限，严重时翻身、起坐及行走困难。

2. 脊柱变形　骨质疏松症严重者可有身高缩短和驼背，脊柱畸形和伸展受限。胸椎压缩性骨折会导致胸廓畸形，影响心肺功能；腰椎骨折可能会改变腹部解剖结构，导致便秘、腹痛、腹胀、食欲减低和过早饱胀感等。

3. 脆性骨折　脆性骨折又称骨质疏松性骨折，是在无外伤或轻微外伤情况下引起的骨折，通常在日常负重、活动、弯腰和跌倒后发生。骨折后轻者影响机体功能，重则致残甚至致死。常见的骨折部位是腰背部、髋部和手臂。

（三）辅助检查

1. 实验室检查

（1）血钙、磷和碱性磷酸酶　在原发性骨质疏松症中，血清钙、磷及碱性磷酸酶水平通常是正常的，骨折后数月碱性磷酸酶水平可增高。

（2）血甲状旁腺激素　应检查甲状旁腺功能以排除继发性骨质疏松症。原发性骨质疏松症者血甲状旁腺激素水平可正常或升高。

（3）骨更新的标志物　骨质疏松症患者部分血清学生化指标可以反映骨转换（包括骨形成和骨吸收）状态，在骨的高转换状态（如 Ⅰ 型骨质松症）下，这些指标可以升高。也可用于监测治疗的早期反应。

（4）晨尿钙与肌酐比值　正常比值为 0.13 ± 0.01，尿钙排量过多则比值增高，提示有骨吸收率增加的可能。

2. **骨影像学检查**　有局部症状患者应摄取病变部位的 X 线片。可观察骨组织的形态结构，是对骨质疏松所致各种骨折进行定性和定位诊断的一种较好的方法，也是一种将骨质疏松与其他疾病进行鉴别的方法。常用摄片部位包括椎体、髋部、腕部、掌骨、跟骨和管状骨等。用 X 线摄片法诊断骨质疏松的敏感性和准确性较低，只有当骨量下降 30% 才可能在 X 线摄片中显现出来，故对早期诊断的意义不大。由于骨质疏松症患者常缺乏明显症状，所以很多人是在体格检查或因其他目的摄片时才被发现，如椎体骨折。腰痛加重、身高明显缩短时，应进行椎体 X 线摄片。

3. **骨密度检测**　评估骨骼健康状况的重要医学检查方法。双能 X 线吸收法（DXA）是最常用的骨密度检查方法之一，其测定值作为骨质疏松症诊断的金标准。其他骨密度检查方法，如各种单光子发射计算机断层成像技术、单能 X 摄线成像技术、定量计算机断层照相术等，根据具体条件也可用于骨质疏松症的诊断。

（四）诊断

通过详细询问有关病史，全面了解患者年龄、营养状态、饮食习惯、运动量、是否坚持锻炼、有无烟酒嗜好、月经生育史、既往史、手术和药物治疗史以及家族史等与骨质疏松症有关的情况，可及早发现本病。患者在进行检查时要求全面系统和认真仔细。对妇女应特别注意有无甲状腺、乳腺和妇科问题；对男性则应注意检查前列腺和外生殖器。绝经后和老年性骨质疏松症的诊断，首先需排除其他各种原因所致的继发性骨质疏松症，如甲状旁腺功能亢进症、多发性骨髓瘤、骨质软化症、肾性骨营养不良、儿童的成骨不全、转移瘤、白血病以及淋巴瘤等。

（五）治疗

1. 药物治疗

（1）钙剂和维生素 D　是防治原发性骨质疏松症的基本药物。成人钙元素摄入量不少于 800mg/d，孕妇、哺乳期妇女可增至 1000～1200mg/d。选择高钙食物，如牛奶、奶酪、豆制品、虾皮、海带、紫菜等，100mL 牛奶约含钙 117mg。选择钙元素含量高、吸收率高、不良反应少的钙制剂，钙制剂分次餐后服用效果更好。补钙过多可引起高尿钙形成尿路结石。成人维生素 D 摄入量应为 400U/d，老年人应为 600～800U/d。维生素 D 主要来源是光照，如不足应补充阿法骨化醇 0.25～1.00μg/d。

（2）性激素补充疗法（HRT）　原则是进行生理性补充，并实施个体化治疗。适应证为绝经后骨质疏松症患者。禁忌证有雌激素依赖的肿瘤、雌激素和孕激素可能促进生长的肿瘤、血栓性疾病、不明原因阴道出血及活动性肝病，结缔组织病慎用。常用药物有：①尼尔雌醇（戊炔雌三醇），口服 1～2mg；②替勃龙（γ-甲异炔诺酮），口服 1.25～2.5mg/d；③炔雌醇（乙炔雌二醇），10～20μg/d。

（3）抑制骨吸收药物　对不适用于 HRT 或男性原发性骨质疏松症骨转换高者可考虑选用。常用药物：①双膦酸盐，如依替膦酸钠，因可引起骨矿化障碍，宜间歇用药或周期性用药，通常 400mg/d，餐间空腹服，共服 2 周；阿仑膦酸钠 10mg/d，空腹晨服，同时饮清水 200～300mL。②降钙素（CT），如鲑鱼降钙素 50U，每天或隔天皮下注射或肌内注射；鱼降钙素 10U 每周 2 次，或 20U 每周 1 次，肌内注射。

（4）刺激骨形成药物　对骨转换低的老年性骨质疏松可选用。常用药物有：①依普黄酮，600mg/d，分三次口服，有雌激素样作用，但无雌激素固有的特性，既抑制骨吸收也促进骨形成；②氟化物，15～20mg/d，但有增加骨脆性的危险；③甲状旁腺激素（PTH），可增加骨外膜及皮质内表面骨形成率；④雄激素，可增加皮质骨及小梁骨的骨矿密度（BMD）。

2. **外科治疗**　对骨质疏松引起的脊椎压缩性骨折或引起明显后凸畸形的患者可采用外科治疗，其目的在于治疗骨折或畸形，尽早恢复正常功能。

（六）预防与预后

一旦发生骨质疏松性骨折，患者生活质量下降，出现各种并发症，可致残或致死，因此骨质疏松症的预防比治疗更为重要。骨质疏松症的预防指延缓骨量丢失，减少骨质疏松性骨折的发生及其所带来的各种危害。调整生活方式是最基本的预防措施：①富含钙、低盐和适量蛋白质的均衡膳食；②注意适当户外活动，有助于骨健康的体育锻炼和康复治疗；③避免嗜烟、酗酒和慎用影响骨代谢的药物等；④采取防止跌倒的各种措施，如注意是否有增加跌倒危险的疾病和药物，加强自身和环境的保护措施（包括各种关节保护器）等。绝经后骨质疏松症，如早期积极治疗，预后良好；一旦发生骨折或严重疼痛，活动受限，易患多种并发症或并发感染，治疗效果往往不太满意，可能影响患者的日常生活，甚至致残或致死，预后较差。老年人活动不便，对其骨质疏松症的治疗效果往往不尽如人意，而一旦骨折即给生活带来极大不便，易导致死亡，预后不良。因此，对于老年人骨质疏松症，重点是强调预防，从对老年人的关心做起，及早发现和及时治疗，并采取综合治疗。

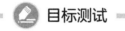 目标测试

一、单项选择题

1. 患者，男性，21岁。左小腿被钝性暴力打击，形成闭合性损伤，其局部处理下列哪项是错误的（　　　）

A. 局部制动　　　　B. 早期局部热敷　　　　C. 血肿加压包扎

D. 抬高患肢　　　　E. 血肿若进行性增大，需切开止血

2. 硬脊膜外隙注射类固醇治疗腰椎间盘突出症的作用机制是（　　　）

A. 营养椎间盘核　　B. 消除神经根的炎症和肿胀　C. 使椎间盘复位

D. 使椎间盘溶解　　E. 通过脊髓后角起作用

3. 关节脱位的最常见原因是（　　　）

A. 创伤性脱位　　　B. 失衡性脱位　　　　C. 病理性脱位

D. 习惯性脱位　　　E. 先天性脱位

4. 患者，女性，50岁。确诊为神经根型颈椎病。其临床特点错误的是（　　　）

A. 疼痛可向上肢放射　　　　　　　　　　B. 牵引疗法加重症状

C. 多有肌肉痉挛　　　　　　　　　　　　D. X线平片显示主要为生理弯曲消失

E. 非手术治疗反应较好，大多可治愈

5. 患者，女性，38岁，诊断为椎动脉型颈椎病，下列不是其主要症状的是（　　　）

A. 眩晕性恶心、呕吐　　　　　　　　　　B. 耳鸣、耳聋

C. 手肿胀、心悸、血压不稳　　　　　　　　D. 突然摔倒

E. 颈酸胀痛

6. 以下关于颈椎病的描述，错误的是（　　　）

A. 少低头、少伏案工作　　　　　　　　　　B. 为中老年人的常见病

C. 以神经根型最常见　　　　　　　　　　　D. 宜睡低枕和硬板床

E. 首选手术治疗

7. 患者，男性，25 岁。3 天前因重物扭伤腰部，服用布洛芬止痛，卧床休息，腰痛无缓解。现出现右腿麻木疼痛，右直腿抬高 40°～50°、加强试验阳性。经检查诊断为 $L_{4～5}$ 椎间盘突出症，此时较合适的处理是（　　　）

A. 佩戴腰围活动　　　　　　　　　　　　　B. 经皮椎间盘手术

C. 卧硬木板床，床头牵引　　　　　　　　　D. 卧床并进行腰背肌功能练习

E. 经皮椎间盘注射激素

8. 腰椎间盘突出症非手术治疗的基本治疗方法是（　　　）

A. 推拿按摩　　　　　B. 应用止痛药　　　　　C. 理疗

D. 完全卧床休息　　　E. 腰背肌锻炼

9. 腰椎间盘突出症的主要症状是（　　　）

A. 腰僵硬　　　　　　B. 腰痛伴腿痛　　　　　C. 腰部活动受限

D. 双下肢发绀　　　　E. 大小便失禁

10. 患者，男性，48 岁，患腰椎间盘突出症。其临床体征中最有意义的是（　　　）

A. 腰椎侧突　　　　　B. 腰部活动受限　　　　　C. 压痛和骶棘肌挛缩

D. 直腿抬高试验阳性　E. 直腿抬高试验及加强试验均阳性

二、多项选择题

1. 属于闭合性损伤的是（　　　）

A. 刺伤　　　　　　　B. 擦伤　　　　　　　　C. 挫伤

D. 裂伤　　　　　　　E. 扭伤

2. 以下有关软组织急性闭合性损伤的叙述，正确的是（　　　）

A. 皮肤完整　　　　　B. 血肿可以加压包扎　　C. 可以使用活血化瘀药物

D. 早期局部热敷　　　E. 24 小时后可以使用红外线理疗

3. 关节脱位的特有体征是（　　　）

A. 畸形　　　　　　　B. 弹性固定　　　　　　C. 关节盂空虚

D. 功能障碍　　　　　E. 局部肿胀

4. 颈椎病的类型包括（　　　）

A. 神经根型　　　　　B. 椎动脉型　　　　　　C. 交感神经型

D. 脊髓型　　　　　　E. 混合型

5. 椎间盘突出症的病因有（　　　）

A. 腰椎间盘退行性变　B. 受凉　　　　　　　　C. 遗传因素

D. 妊娠　　　　　　　E. 损伤

6. 抑制骨吸收的药物有（　　　）

A. 双膦酸盐　　　　　B. 降钙素　　　　　　　C. 雌激素

D. 雄激素　　　　　　E. 氟化物

第十二章 外科梗阻性疾病

知识目标 掌握外科梗阻性疾病的概念、临床表现；熟悉其病因；了解其预防与预后。
能力目标 具有对常见外科梗阻性疾病病例进行诊断及用药的能力。
素质目标 培养正确的医学伦理道德观念和职业操守，养成关怀、尊重患者的人文关怀素养。

案例引入

患者，男性，42岁。阵发性腹痛5天，加重伴呕吐1天。患者5天前进食后出现阵发性腹痛，腹痛时可触及右下腹条索状肿块伴轻压痛，腹痛缓解后消失。无呕吐，排稀便。1天前腹痛持续性加重，腹胀明显，肛门停止排气、排便，伴呕吐。3年前行阑尾切除术。体格检查：体温38.8℃，呼吸24次/分，脉搏110次/分，血压90/70mmHg。表情淡漠，脱水貌。右下腹见4cm长的手术瘢痕。全腹压痛、反跳痛、肌紧张。肠鸣音消失，移动性浊音阳性。

问题：请给出该患者的初步诊断、确诊需要的进一步检查及治疗原则。

外科梗阻性疾病是指各种原因引起的空腔脏器内容物通过受阻的一类疾病。本章主要介绍急性肠梗阻、肾及输尿管结石、良性前列腺增生。

第一节 急性肠梗阻

急性肠梗阻

急性肠梗阻是指肠内容物不能正常运行，顺利通过肠道，为急腹症。可由多种因素引起。

一、病因和发病机制

（一）病因和分类

1. 按梗阻的原因分类

（1）机械性肠梗阻 临床上最常见，由于机械因素造成肠腔狭窄或闭塞，致使肠内容物不能通过。主要原因有：①肠腔堵塞，如由结石、粪块、寄生虫、异物等堵塞所致；②肠管外受压，如粘连、肠扭转、嵌顿性疝或受肿瘤压迫等；③肠壁病变，如肠肿瘤、肠套叠、先天性肠道闭锁等。

（2）动力性肠梗阻 无器质性肠腔狭窄，主要由神经反射或毒素刺激所引起肠壁肌层功能紊乱，肠蠕动丧失或肠管痉挛而致使肠内容物不能运行。又可分为：①麻痹性肠梗阻，又称无力性肠麻痹，常见于急性弥漫性腹膜炎、低钾血症及某些腹部手术后；②痉挛性肠梗阻，比较少见，可继发于尿毒症、重金属中毒和肠功能紊乱。

（3）血运性肠梗阻　肠管无机械性阻塞，由于肠管局部血液循环障碍而导致肠功能受损，肠内容物通过障碍，见于肠系膜血管血栓形成或栓塞，临床较少见。

2. 按肠壁血供有无障碍分类

（1）单纯性肠梗阻　即仅有肠腔阻塞而无肠壁血供障碍。

（2）绞窄性肠梗阻　即肠梗阻同时伴有肠壁血供障碍。

3. 按梗阻的程度分类　分为完全性梗阻与不完全性（或部分性）梗阻。

4. 按起病的缓急分类　分为急性肠梗阻与慢性肠梗阻。

肠梗阻在病情变化过程中，上述类型是可以相互转换的。

（二）发病机制

肠梗阻病理生理的改变严重程度视梗阻部位的高低、梗阻时间的长短以及肠壁有无血液供应障碍而不同。

1. 肠管的局部变化

（1）肠蠕动增强　单纯性机械性肠梗阻一旦发生，梗阻以上部位肠蠕动增强，以克服肠内容物通过障碍。

（2）肠腔积气、积液、扩张　液体主要来自胃肠道分泌液；气体大部分是咽下的空气，部分是由血液弥散至肠腔内和肠道内容物经细菌分解或发酵产生。梗阻以上的肠腔因积液、积气而扩张、膨胀。梗阻部位越低，时间越长，肠膨胀越明显。梗阻以下的肠管则瘪陷、空虚，或仅存少量粪便。

（3）肠壁充血水肿、血运障碍　肠管膨胀，肠壁变薄，肠腔内压力升高到一定程度时可使肠壁血运障碍。最初为静脉回流受阻，肠壁的毛细血管及小静脉淤血，肠壁充血、水肿、增厚、呈暗红色。由于组织缺氧，毛细血管通透性增加，肠壁上有出血点，并有血性渗出液渗入肠腔和腹腔，继而出现动脉血运受阻，血栓形成，肠壁失去活力，肠管呈紫黑色，腹腔内出现带有粪臭的渗出液。肠管最终缺血性坏死而破溃、穿孔。

2. 全身性改变

（1）体液和电解质的丢失　肠梗阻时肠膨胀可引起反射性呕吐。高位小肠梗阻时呕吐频繁，大量水分和电解质被排出体外。低位肠梗阻，呕吐虽远比高位者少见，但因肠黏膜吸收功能降低而分泌液量增多，梗阻以上肠腔中积留大量液体，这些液体封闭在肠腔内不能进入血液，等于体液的丢失。此外，过度的肠膨胀影响静脉回流，导致肠壁水肿和血浆外渗。在绞窄外科梗阻性疾病性肠梗阻时，血和血浆的丢失尤其严重。此外，体液的丢失伴随电解质的丢失，胆汁、胰液及肠液均为碱性；而组织灌注不良，酸性代谢产物增加，尿量减少，易引起严重代谢性酸中毒。大量钾的丢失可使肠壁肌活力减退，加重肠膨胀。

（2）感染和毒血症　梗阻以上的肠腔内细菌繁殖并产生大量毒素，以及肠壁血运障碍导致其通透性增加，易引起腹腔感染，并经腹膜吸收引起全身性感染或中毒。严重的腹膜炎和毒血症是导致肠梗阻患者死亡的主要原因。

（3）呼吸功能和循环功能障碍　肠腔内大量积气、积液引起腹内压升高，膈肌上抬，影响肺的通气或换气功能；体液丧失、血液浓缩、细菌繁殖释放毒素等可导致微循环障碍，严重者可导致多器官功能障碍或衰竭。

二、临床表现

腹痛、呕吐、腹胀、停止排便排气是肠梗阻的典型症状，在各类肠梗阻中轻重并不一致。

（一）症状

1. **腹痛**　单纯性机械性肠梗阻患者表现为阵发性绞痛，是由梗阻部位以上的肠管强烈蠕动所引起，多位于腹中部。持续性阵发性加剧的绞痛提示绞窄性肠梗阻或机械性肠梗阻伴有感染。麻痹性肠梗阻时表现为持续性胀痛，无绞痛。

2. **呕吐**　梗阻早期为反射性呕吐，吐出物多为胃内容物。呕吐因梗阻部位高低而不同，高位小肠梗阻呕吐早、频繁，吐出物为胆汁样物。低位小肠梗阻呕吐迟而少，可吐出粪臭样物。结肠梗阻时，早期可无呕吐，以腹胀为主。绞窄性肠梗阻时呕吐物呈咖啡样或血性。

3. **腹胀**　较迟出现，其程度与梗阻部位有关。高位小肠梗阻由于频繁呕吐多无明显腹胀；低位小肠梗阻及麻痹性梗阻常有显著的全腹膨胀。绞窄性肠梗阻常呈不对称的局部膨胀。

4. **停止排便排气**　见于急性完全性肠梗阻。梗阻初期、高位梗阻、不全性梗阻可有肛门排便排气。血性便或果酱样便见于绞窄性肠梗阻、肠套叠、肠系膜血管栓塞。

5. **全身症状**　单纯性肠梗阻患者一般无明显的全身症状，严重者可有脱水、低血钾等症状。绞窄性肠梗阻患者早期即有虚脱，很快出现休克。伴有腹腔感染者，腹痛持续并扩散至全腹，同时有畏寒、发热、白细胞增多等感染和毒血症表现。

（二）体征

1. **腹部**　单纯性机械性肠梗阻可见腹痛、恶心和呕吐，肠扭转时有不均匀腹胀。单纯性肠梗阻可有轻度压痛。绞窄性肠梗阻有固定压痛和腹膜刺激征，可扪及痛性包块。绞窄性肠梗阻腹腔内有渗液，移动性浊音阳性。机械性肠梗阻肠鸣音亢进，有气过水音或金属音。麻痹性肠梗阻或绞窄性肠梗阻后期并发腹膜炎时，肠鸣音减弱或消失。

2. **全身**　单纯性肠梗阻早期无明显体征改变。梗阻晚期或绞窄性肠梗阻患者，可有口唇干燥、眼窝凹陷、皮肤弹性消失、少尿或无尿等明显缺水征，以及脉细数、血压下降、面色苍白、四肢冰凉等中毒、休克征象。

三、辅助检查

（一）实验室检查

单纯性肠梗阻后期，白细胞计数增高；血液浓缩后，红细胞计数增高、血细胞比容增加、尿比重增高。绞窄性肠梗阻早期即有白细胞计数增高。水、电解质紊乱时可检查到 K^+、Na^+、Cl^- 等改变。

（二）影像学检查

一般在肠梗阻发生后 4～6 小时，腹部 X 线立位平片可见胀气肠袢及多数阶梯样液平面。肠胀气可见鱼肋骨刺状的环形黏膜纹；绞窄性肠梗阻 X 线检查可见孤立、突出胀大的肠袢，不因时间而改变位置（图 12-1）。

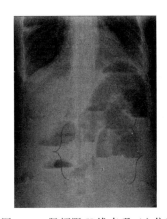

图 12-1　肠梗阻 X 线表现（立位）

（三）直肠指检

若见指套染血，应考虑绞窄性肠梗阻；若触及肿块，可能为直肠肿瘤等。

四、诊断

首先根据肠梗阻临床表现的共同特点，确定是否为肠梗阻，然后进一步确定梗阻类型和性质，最后明确梗阻的部位和原因。

（一）是否有肠梗阻的存在

根据腹痛、呕吐、腹胀、停止排气排便四大典型症状和腹部可见肠型或蠕动波、肠鸣音亢进等，一般可做出诊断。有时患者可不完全具有这些典型表现，特别是某些绞窄性肠梗阻的早期，可能与急性胃肠炎、急性胰腺炎、输尿管结石等混淆。除病史与详细的腹部检查外，实验室检查与 X 线检查有助于诊断。

（二）是机械性梗阻还是动力性梗阻

机械性肠梗阻是常见的肠梗阻类型，具有上述典型临床表现。麻痹性肠梗阻无阵发性绞痛等肠蠕动亢进的表现，而是肠蠕动减弱或停止，腹胀明显，肠鸣音微弱或消失。痉挛性肠梗阻有发作性腹部绞痛，腹胀不明显，也无肠型和蠕动波。X 线检查对梗阻类型的区分有重要作用。

（三）是单纯性梗阻还是绞窄性梗阻

这关系到治疗方法的选择和患者的预后。有下列表现者，应考虑绞窄性肠梗阻的可能：①腹痛发作急骤，初始即为持续性剧烈疼痛，或在阵发性加重之间仍有持续性疼痛，有时出现腰背部痛；②病情发展迅速，早期出现休克，抗休克治疗后改善不明显；③有腹膜炎的体征，体温上升、脉率增快、白细胞计数增高；④腹胀不均匀，腹部有局部隆起或触及有压痛的肿块（孤立胀大的肠袢）；⑤呕吐出现早而频繁，呕吐物、胃肠减压抽出液、肛门排出物为血性，腹腔穿刺抽出血性液体；⑥腹部 X 线检查见孤立扩大的肠袢；⑦经积极的非手术治疗症状和体征无明显改善。

（四）是高位梗阻还是低位梗阻

高位小肠梗阻的呕吐发生早且频繁，腹胀不明显；低位小肠梗阻的腹胀明显，呕吐出现晚而次数少，并可吐出粪样物。结肠梗阻与低位小肠梗阻的临床表现很相似，因回盲瓣具有单向阀的作用导致形成闭袢型梗阻，以腹胀为主要症状，腹痛、呕吐、肠鸣音亢进均不及小肠梗阻明显，体格检查时可发现腹部有不对称的膨隆。X 线检查有助于鉴别：低位小肠梗阻扩张的肠袢在腹中部，呈阶梯状排列；结肠梗阻时扩大的肠袢分布在腹部周围，可见结肠袋，胀气的结肠阴影在梗阻部位突然中断，盲肠胀气最显著。钡灌肠检查或结肠镜检查可进一步明确诊断。

（五）是完全性梗阻还是不完全性梗阻

完全性梗阻呕吐频繁，如为低位梗阻则有明显腹胀，完全停止排气排便。X 线检查梗阻以上肠袢明显充气扩张，梗阻以下结肠内无气体。不完全性梗阻呕吐与腹胀均较轻，X线所见肠袢充气扩张都不明显，结肠内可见气体存在。

（六）是什么原因引起的梗阻

不同类型肠梗阻的特征性临床表现，是判断梗阻原因的主要线索，同时参考病史、年龄、体征、X线检查。临床上粘连性肠梗阻最为常见，多发生于以往有腹部手术、损伤或腹膜炎病史患者。嵌顿性腹外疝或绞窄性腹外疝也是常见的肠梗阻原因。新生儿以肠道先天性畸形为多见，2岁以内的小儿多为肠套叠。蛔虫团所致的肠梗阻常发生于儿童。老年人则常见肿瘤及粪块堵塞。此外，慢性铅中毒、空腹大量食用柿子等食品、长期便秘也可能诱发梗阻。

五、治疗

肠梗阻的治疗原则是纠正因肠梗阻所引起的生理紊乱和解除梗阻。治疗方法的选择要根据肠梗阻的原因、性质、部位以及全身情况和病情严重程度而定。

（一）基础疗法

包括胃肠减压，纠正水电解质紊乱和酸碱平衡失调，防治感染和中毒，对症治疗。

（二）解除梗阻

1. **非手术治疗**　适用于单纯性粘连性肠梗阻、动力性肠梗阻、蛔虫或粪块堵塞引起的肠梗阻、肠结核等引起的完全性肠梗阻、肠套叠早期等。可通过基础疗法，使肠管得到休息，症状缓解，避免刺激肠管运动。

2. **手术治疗**　适用于绞窄性肠梗阻、肿瘤、先天性肠道畸形引起的肠梗阻，以及经手术治疗无效的肠梗阻患者。原则是在最短时间内，以最简单的方法解除梗阻或恢复肠腔的通畅。方法包括粘连松解术、肠切开取出异物、肠切除吻合术、肠扭转复位术、短路手术和肠造口术等。

六、预防与预后

告知患者注意饮食卫生，不吃不洁的食物，避免暴饮暴食。嘱患者出院后进食易消化的食物，少食刺激性食物；避免腹部受凉和餐后剧烈活动；保持大便通畅。老年便秘者应及时服用缓泻剂，以保持大便通畅。预后与梗阻的原因、性质、患者年龄和全身情况，以及诊治的早晚、手术前后处理和手术治疗是否得当有关。单纯性肠梗阻的死亡率较低，绞窄性肠梗阻如及早诊治，死亡率为8%以下，如诊断时间超过36小时，死亡率可达25%。

第二节　肾及输尿管结石

尿路结石又称尿石或尿结石，是泌尿系统常见病，在气候炎热地区和山区尤为多见。输尿管结石又称上尿路结石，为尿路结石的一部分，是相对于膀胱和尿道的下尿路结石而言。

一、病因和发病机制

（一）流行病学因素

流行病学因素包括年龄、性别、种族、职业、社会经济地位、饮食成分和结构、水分摄入量、气候、代谢和遗传等因素。上尿路结石多发于 20～40 岁，男性发病年龄高峰为 35 岁，女性有 30 岁及 55 岁两个高峰。实验证明，饮食中精制糖、动物蛋白增多，纤维素减少，促使上尿路结石形成。大量饮水使尿液稀释，能减少尿中晶体形成。相对高温环境及活动减少等亦为影响因素，但职业、气候等不是单一决定因素。

（二）尿液因素

①尿中形成结石物质，如钙、草酸、尿酸等排出增加；②尿 pH 改变，尿液呈碱性时易形成磷酸镁铵结石及磷酸钙结石，尿液呈酸性时易形成尿酸和胱氨酸结石；③尿量减少，尿中结石形成物质浓度增加，易形成结石；④尿中抑制晶体形成和聚集物质减少，如枸橼酸、酸性黏多糖等。

（三）泌尿系统解剖结构异常

泌尿系统任何部位的梗阻与狭窄、憩室等都可导致晶体或基质在引流较差部位沉积形成结石。常见的先天性梗阻，如输尿管畸形、肾盂输尿管连接处狭窄等，后天性疾病（如前列腺增生、尿道狭窄等）也常合并结石。

（四）尿路感染

尿路感染时尿液中基质增加，促进晶体黏附。感染性结石（磷酸镁铵结石）的形成需要两个条件，即 pH≥7.2 及尿中有氨存在。产生脲酶的细菌感染是形成肾及输尿管结石的原因。

二、临床表现

肾及输尿管结石主要症状是与活动有关的疼痛和血尿。

1. **疼痛**　肾结石可引起患侧腰部疼痛，平时无明显症状，在活动后出现腰部钝痛。输尿管结石可引起肾绞痛，并沿输尿管走行放射至同侧腹股沟、大腿内侧，乃至同侧睾丸或阴唇；若结石位于输尿管膀胱壁段或输尿管口，可伴有膀胱刺激症状、尿道和阴茎头部放射痛。肾绞痛一般于活动后突然出现，结石越小症状越明显，患者表现为疼痛剧烈、难以忍受、出大汗，还可伴有恶心和呕吐。

2. **血尿**　可表现为肉眼血尿或镜下血尿，一般于活动后出现，与结石对尿路黏膜的损伤有关。镜下血尿较常见。

3. **并发症**　结石继发感染时可患有急性肾盂肾炎或肾积脓，表现为发热、寒战等全身症状。结石引起一侧或双侧尿路梗阻时，可导致一侧肾功能受损、无尿或尿毒症。

三、辅助检查

1. **实验检查**　可有镜下血尿，伴感染时有脓尿。运动前后尿液检查，若运动后尿中红细胞多于运动前，有诊断意义。测定尿酸水平以及24小时尿的尿钙、尿酸、肌酐、草酸含量，以了解代谢情况，可判断有无内分泌紊乱；测定血钙、磷、肌酐、碱性磷酸酶，必要时做钙负荷试验及尿细菌培养。

2. **影像学检查** 肾、输尿管及膀胱平片（KUB）能发现95％以上的结石（图12-2）；排泄性尿路造影及逆行尿路造影可评价结石所致的肾结构和功能改变，有无引起结石的尿路畸形，透光结石可显示充盈缺损；B超检查能发现平片不能显示的小结石和透X线结石，亦能显示肾结构改变及肾积水等；CT检查能显示以上方法不能显示的结石，并能判断是否有肾实质的其他病变。

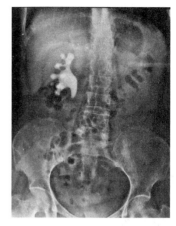

图12-2　KUB显示右肾鹿角状结石

3. **内镜检查** 包括肾镜和输尿管镜检查，可明确诊断并进行治疗。

四、诊断

肾和输尿管结石一般不难诊断，通过病史、体格检查，以及必要的X线检查和实验室检查，多数病例可确诊。但不应满足于判断肾结石的部位、大小、数目和形态，同时应进一步检查肾功能，有无梗阻和感染，估计结石成分和可能的原发病因。

五、治疗

（一）非手术治疗

非手术治疗适用于结石直径小于0.6cm、光滑、无尿路梗阻、感染者。其方法包括饮食调节、饮水利尿、解痉止痛、药物排石等。

（二）体外冲击波碎石术

体外冲击波碎石术（ESWL）主要适用于小于2.5cm的结石。原理是利用液电式放电产生的巨大的能量，聚焦于定位的结石上，经过连续多次放电冲击，将结石粉碎，再排出体外。

（三）手术治疗

1. **非开放性手术** 非开放性手术采用内镜取石或碎石，其优点是损伤小，恢复快。方法有：①输尿管镜取石或碎石术，是将输尿管镜经尿道插入膀胱，沿输尿管直视下采取套石、取石或碎石等方法。适用于中下段输尿管结石。②经皮肾镜取石或碎石术，适用于大于2.5cm的肾盂、肾盏结石。经腰部细针穿刺直达肾盂或肾盏，插放肾镜，直视下取石或碎石。结石较大时可用超声、液电、激光或气压弹道碎石器将结石击碎后取出。经皮肾镜取石后，需安置肾盂造瘘管引流尿液，促进伤口愈合。

2. **传统开放手术** 传统开放手术主要式式有输尿管切开取石术、肾盂切开取石术、肾实质切开取石术等。随着内镜取石和ESWL技术的普遍开展，绝大多数肾及输尿管结石已不再采用开放手术治疗。

3. 腹腔镜输尿管取石术 腹腔镜输尿管取石术适用于输尿管结石大于 2cm，不愿考虑开放性手术；或经 ESWL、输尿管手术治疗失败者。

六、预防与预后

肾及输尿管结石患者的预防措施应该从改变生活习惯和调整饮食结构开始，保持合适的体重指数、适当的体力活动、保持营养平衡和增加富含柠檬酸的水果摄入是预防结石复发的重要措施。只有在改变生活习惯和调整饮食结构无效时，再考虑采用药物治疗。饮水是预防结石简单易行的好方法，以开水或凉白开水为宜。出汗多的人应增加饮水量，一般 24 小时应保证 2000~3000mL 饮水量。一般单纯性肾结石的预后较好，选择以上所述的治疗方法，经过不同时间的治疗，基本都能将结石完全排出。复杂性肾结石，及时就诊，治疗彻底，身体状况良好，无严重的并发症，预后良好；但若结石在体内存在时间长，身体状况较差，并有严重感染、梗阻或慢性肾功能不全的患者，预后欠佳。

第三节　良性前列腺增生

良性前列腺增生（BPH），简称前列腺增生，是老年男性常见病，多发年龄为 50 岁以上。从病理学角度看，细胞增多是增生，细胞增大为肥大，前列腺增生是细胞的良性增多，不是肥大。前列腺的组成分为外周带、中央带、移行带和尿道周围腺体区。前列腺增生开始于围绕尿道精阜的腺体，即移行带。外周带位于前列腺背侧及外侧部分，是前列腺癌最常发生的部位。

一、病因和发病机制

（一）病因

目前前列腺增生的病因仍不完全清楚，一般认为与老年后睾丸功能衰退及性激素代谢紊乱有密切关系。随着年龄的增长，男性在 35 岁以后前列腺会有不同程度的增生，一般多在 50 岁以后出现临床症状。前列腺的正常发育有赖于雄激素，若在青春期切除睾丸则前列腺不会再发育。随着年龄的增长，体内性激素平衡失调，加之雄激素、雌激素的协同作用等因素导致前列腺增生。吸烟、遗传、饮食、肥胖、饮酒、性生活、社会经济地位、高血压及糖尿病等均为前列腺增生的危险因素。

（二）发病机制

前列腺增生时，增生的结节挤压周围腺体，形成外科包膜。前列腺增生使尿道前列腺部弯曲、伸长，受压变窄，其精阜亦随增生的腺体向下移至接近外括约肌处。增生的腺体可造成膀胱出口梗阻，梗阻程度与增生的腺体大小不成比例，而与增生腺体的位置和形态有直接关系。前列腺增生引起梗阻时，膀胱逼尿肌增厚，黏膜表面出现小梁，严重时形成小室和假性憩室。长期排尿困难使膀胱高度扩张，可导致输尿管末端丧失其活瓣作用，发生膀胱输尿管反流。梗阻和反流可引起肾积水和肾功能损害。前列腺增生使尿路梗阻后膀胱内尿液潴留，且因膀胱功能受损而使排尿不净形成残余尿，容易继发感染和形成结石。

二、临床表现

1. **尿频** 夜尿频是最早出现的症状。早期与前列腺充血有关，其后随膀胱残余尿量增多或并发感染、结石，尿频逐渐加重。

2. **排尿困难** 是前列腺增生最重要的症状。进行性排尿困难，典型表现是排尿迟缓、断续、尿后滴沥、排尿费力、射程缩短、尿线细而无力，终呈滴沥状，排尿时间延长。

3. **尿失禁** 梗阻程度严重，膀胱残余尿量增多，逐渐发展出现尿失禁。膀胱过度充盈，致使少量尿液从尿道口溢出，称为充盈性尿失禁。

4. **急性尿潴留** 前列腺增生患者在气候变化、劳累、饮酒、便秘、久坐等因素下，会使前列腺突然充血、水肿导致急性尿潴留，患者出现不能排尿、膀胱胀满、下腹痛，需要到医院急诊进行处理。

5. **其他症状** 当前列腺增生合并感染或结石时，可出现尿频、尿急、尿痛等膀胱刺激症状；当前列腺增生腺体表面黏膜血管破裂时，可发生不同程度的无痛性血尿；当前列腺增生引起梗阻导致肾积水、肾功能损害时，患者可逐渐出现慢性肾功能不全的表现，如食欲下降、恶心、呕吐、贫血、乏力等症状；当长期排尿困难导致腹压增高时，可引起腹股沟疝、内痔与脱肛等。

三、辅助检查

1. **尿液检查** 检查是否有脓细胞、红细胞、白细胞，以了解是否有并发症存在。

2. **直肠指检** 多数患者可触到增大的前列腺，表面光滑、质韧、有弹性、边缘清楚、变浅或消失，同时还要注意肛门括约肌张力是否正常。

3. **尿流动力学检查** 前列腺增生早期即可发生排尿的功能改变，如最大尿流率及平均流率降低，排尿时间延长，尿道阻力增加等。

4. **B超检查** 可经腹壁、直肠或尿道途径进行。经腹壁检查时膀胱需要充盈，扫描可显示前列腺体积大小，增生腺体是否突入膀胱，还可以测定膀胱残余尿量，排尿后残余尿量＞50mL者提示膀胱逼尿肌失代偿。另外。B超检查还可发现膀胱内有无结石形成以及上尿路积水改变。

5. **膀胱镜检查** 可以在膀胱镜下看到尿道延长，前列腺增生或突入膀胱，观察膀胱各壁黏膜情况，可以观察膀胱有无占位病变，膀胱内有无憩室，有无结石，有无出血，通过膀胱镜检查还可以观察膀胱内容量。如患者有血尿，还可以在膀胱镜下与膀胱肿瘤相鉴别。

四、诊断

良性前列腺增生的发病年龄常在 50 岁以上，表现为尿频、进行性排尿困难、尿潴留等症状，晚期可能出现双肾积水和肾功能不全。B超检查可直接测定前列腺大小、内部结构、是否突入膀胱及膀胱残余尿量。尿流率检查若低于 15mL/s 提示排尿不畅，低于 10mL/s 提示梗阻严重。直肠指检可发现前列腺明显增大。

五、治疗

前列腺增生的危害性在于引起下尿路梗阻后所产生的病理生理改变，其病理个体差异性较大。一部分病变至一定程度即不再发展，因此出现轻度梗阻症状也并非均需手术。

（一）等待性观察

对症状轻微、IPSS 评分在 7 分以下的患者，可观察，无须治疗。

（二）药物治疗

1. **5α-还原酶抑制剂**　研究发现，5α-还原酶是睾酮向双氢睾酮转变的重要酶，双氢睾酮在前列腺增生中有一定的作用。因此，采用 5α-还原酶抑制剂可以对前列腺增生予以一定的抑制。常用药物有非那雄胺（保列治）、依立雄胺等。

2. **α₁ 受体阻滞剂**　适用于伴有高血压病、外周血管闭塞性疾病的患者。α_1 受体阻滞剂治疗前列腺增生的机制是药物抑制前列腺增生患者前列腺平滑肌中 α_1 的受体，引起平滑肌舒张、松弛，减轻前列腺组织对于尿道的压力，从而减轻尿道梗阻。常用药物有特拉唑嗪、哌唑嗪、阿夫唑嗪等。

3. **抗雄激素药**　应用最广者为孕酮类药物。能抑制雄激素的细胞结合和核摄取，或抑制 5α-还原酶而干扰双氢睾酮的形成。孕酮类药有甲地孕酮、醋酸氯地孕酮、己酸孕诺酮等。抗雄激素药使用一段时间后能使症状及尿流率改善，残余尿减少，前列腺缩小，但停药后前列腺又增大，症状亦复发，且近年发现此类药物可加重血液黏滞度，增加心脑血管栓塞发生率。

综上所述，进行药物治疗前对病情应有全面估计，对药物的不良反应及长期用药的可能性等也应充分考虑。观察药物疗效应长期随访，定期行尿流动力学检查，以免延误手术时机。

（三）手术治疗

为前列腺增生的重要治疗方法。手术治疗目的在于改善症状、减轻梗阻、防治远期并发症的发生。手术适应证：①有下尿路梗阻症状，尿流动力学检查已明显改变，或残余尿在 60mL 以上；②不稳定膀胱症状严重；③已引起上尿路梗阻及肾功能损害；④多次发作急性尿潴留、尿路感染、肉眼血尿；⑤并发膀胱结石者。对有长期尿路梗阻、肾功能已有明显损害、严重尿路感染或已发生急性尿潴留的患者，应先留置导尿管解除梗阻，待感染得到控制，肾功能恢复后再行手术，如插入导尿管困难或插管时间长已引起尿道炎时，可改行耻骨上膀胱穿刺造瘘。应严格掌握急诊前列腺切除手术的适应证。

（四）微创治疗

1. **经尿道前列腺电汽化术**　主要是电极金属材料学创新，使其生物学热效应不同于前者。由于热转化快，可产生 400℃高温，迅速造成组织汽化，或产生凝固性坏死，其止血效果显著，因此临床应用显示：①适应证增加，60g 以上的腺体可施行；②术野清晰，由于止血效果显著，冲洗液清晰，便于手术；③手术时间减少，由于减少了止血步骤，故手术切除加快，缩短了手术时间；④并发症减少，不易产生水中毒（凝固层厚），清晰术野减少了误伤，不易产生括约肌及包膜损伤；⑤术后恢复快，冲洗时间缩短。

2. **冷冻治疗** 使前列腺经深低温冷冻后组织坏死腐脱，达到冷冻前列腺切除目的。可经尿道进行，操作简单，适用于年龄大、不能耐受其他手术的患者。

3. **微波治疗** 是利用微波对生物组织的热凝固原理，以达到治疗目的。

4. **激光治疗** 即利用激光热效应凝固或汽化切除前列腺组织，方法类似于经尿道腔内操作。

5. **射频消融** 即利用射频波产生局部热效应，使前列腺组织发生凝固性坏死。

六、预防与预后

预防前列腺增生应注意：①多吃清淡、易消化食物，多吃蔬菜，防止便秘，因大便干燥可加重排尿困难；②少食辛辣刺激食物，戒酒，以减少前列腺充血机会；③少骑自行车，以减少自行车的坐垫压迫尿道上段的前列腺部位，使膀胱排空能力降低而加重病情；④保持心情舒畅，避免忧思恼怒；⑤前列腺增生是一种慢性病，药物治疗很难起到药到病除的效果，因此患前列腺增生后应做好打持久战的准备。随着医疗技术的进展，开放手术和腔内手术均有很高的安全性，因此手术治疗前列腺增生可以获得满意效果。

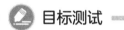

目标测试

单项选择题

1. 慢性胃炎的特异性表现是（　　　）

A. 无规律性上腹疼痛　　　　　　B. 上腹饱胀不适，特别在餐后

C. 嗳气与反酸　　　　　　　　　D. 呕吐

E. 以上均不是

2. 急性糜烂性胃炎的确诊依赖于（　　　）

A. 呕血与黑便　　　B. 急诊钡餐检查　　　C. 急诊胃镜　　　D. 病史与体征

E. 急诊血管造影

3. 消化性溃疡的命名是由于（　　　）

A. 溃疡位于消化道

B. 溃疡局限于胃和十二指肠

C. 溃疡影响消化与吸收功能

D. 溃疡的形成由胃酸与胃蛋白酶原的消化作用引起

E. 溃疡由消化道功能紊乱引起

4. 消化性溃疡的主要症状为（　　　）

A. 呕血、黑便　　　B. 恶心、呕吐　　　C. 嗳气、反酸　　　D. 厌食、消瘦

E. 上腹痛

5. 消化性溃疡最常见的并发症是（　　　）

A. 急性穿孔　　　B. 幽门梗阻　　　C. 出血　　　D. 癌变

E. 穿孔

6. 消化性溃疡发病中损伤黏膜的侵袭力主要是指（　　　）

A. NSAID　　　　B. 胃酸/胃蛋白酶　　C. 胰酶　　　　　D. 乙醇

E. 胆盐

7. 胃溃疡的多发部位是（　　）

A. 胃底　　　　　　B. 胃体　　　　　　C. 胃大弯　　　　　D. 幽门管

E. 胃窦与胃体交界，在小弯胃角附近的胃窦一侧

8. 胃溃疡节律性疼痛特点是（　　）

A. 餐后 0.5～1 小时痛　　　　　　　B. 餐后 3～4 小时痛

C. 空腹痛　　　　　　　　　　　　D. 暂时痛

E. 夜间痛

9. 空腹痛常见于（　　）

A. 胃溃疡　　　　　B. 胆囊炎　　　　　C. 胰腺炎

D. 十二指肠溃疡　　E. 幽门管溃疡

10. 患者，男，35 岁。3 个月来间断上腹痛，有时夜间痛醒，反酸。1 天前黑便 1 次，无呕血，但腹痛减轻，化验大便隐血强阳性。最可能的诊断是（　　）

A. 慢性胃炎　　　　B. 胃溃疡　　　　　C. 十二指肠溃疡

D. 胃癌　　　　　　E. 胃食管反流病

11. 若患者出现黑便，每日出血量最少应超过（　　）

A. 30mL　　　　　B. 50mL　　　　　C. 150mL　　　　　D. 300mL

E. 500mL

12. 我国肝硬化最常见的原因是（　　）

A. 病毒性肝炎　　　B. 酒精中毒　　　　C. 胆汁淤积

D. 代谢障碍　　　　E. 血吸虫病

13. 肝脏满布直径 2mm 的小结节，属于（　　）肝硬化

A. 小结节性　　　　B. 中结节性　　　　C. 大结节性

D. 大小结节混合性　E. 以上都不正确

14. 我国胰腺炎最常见的原因是（　　）

A. 胆道疾病　　　　B. 暴饮暴食　　　　C. 大量饮酒

D. 外伤　　　　　　E. 药物

15. 我国胰腺炎最主要的症状是（　　）

A. 腹痛　　　　　　B. 恶心呕吐　　　　C. 发热

D. 腹泻　　　　　　E. 腹胀

第十三章 恶性肿瘤

知识目标　掌握恶性肿瘤的临床表现、诊断和治疗；熟悉其病因；了解其预防与预后。
能力目标　具有对肺癌、乳腺癌、胃癌、肝癌、直肠癌病例进行诊断及用药的能力。
素质目标　培养关爱生命，远离并防治肿瘤的意识。

案例引入

患者，男性，52 岁。因"反复咳嗽、咳痰 3 个月，痰中带血 2 周"入院。患者 3 个月前无明显诱因出现咳嗽，为阵发性，偶有咳白色黏痰，2 周前咳嗽加重并出现痰中带血，以晨起多见，无胸痛、发热、呼吸困难、声音嘶哑等不适。1 周前于当地医院行胸部正侧位 X 线检查，提示右肺下叶见一占位病变，大小约 3cm×3cm，边缘毛糙，为行进一步治疗转诊我院。起病以来，患者体重减轻约 3.5kg。患者吸烟 20 余年，约每天 20 支。

体格检查：体温 36.6℃，脉搏 80 次/min，血压 114/76mmHg。淋巴结未及明显增大。胸廓对称、无畸形，胸骨无压痛，双侧触觉语颤正常，未扪及胸膜摩擦感。双肺叩诊清音。右下肺呼吸音稍弱，余肺野呼吸音正常。心腹无异常。

问题：

1. 该患者的初步诊断是什么？

2. 需进一步做哪些检查？

3. 治疗原则有哪些？

恶性肿瘤是一种世界性的疾病，任何年龄、性别、种族或地区都可能受到恶性肿瘤的侵袭，仅有多发部位或发生率会因上述各因素的影响而有所不同。全世界每年有 1000 余万人患恶性肿瘤。我国每年新发病例约 200 万，死亡 150 余万人。我国男性恶性肿瘤发病前十位肿瘤（占 86%）分别为肺癌、胃癌、肝癌、结（直）肠癌、食管癌、膀胱癌、胰腺癌、白血病、淋巴瘤、脑肿瘤；我国女性恶性肿瘤发病前十位肿瘤（占 82%）分别为乳腺癌、肺癌、结（直）肠癌、胃癌、肝癌、卵巢癌、胰腺癌、食管癌、子宫癌、脑肿瘤。

恶性肿瘤来源于上皮组织的称为癌，来源于间叶组织的称为肉瘤，来源于胚胎组织的称为母细胞瘤。还有一些称为瘤或病，如恶性淋巴瘤、白血病等，亦属于恶性肿瘤范围。

第一节　肺　癌

肺癌多数起源于支气管黏膜上皮，又称支气管肺癌。50 多年来世界各国特别是工业发达国家，肺癌的发病率和病死率均迅速上升，目前肺癌是全世界癌症死因的第一位。发病年龄多在 40 岁以上，男女发病率之比为（3～5）：1。

一、病因和病理

（一）病因

肺癌的病因至今尚不完全明确，大量医学资料表明肺癌的危险因子包含吸烟（包括二手烟）、石棉、氡、砷、电离辐射、卤素、烯类、多环形芳香化合物、镍等。具体如下。

1. **吸烟** 目前吸烟被公认是肺癌的危险因素，吸烟者肺癌死亡率比不吸烟者高 10～30 倍。长期吸烟致支气管黏膜上皮结构改变。肺癌的危险性与吸烟的年限、开始吸烟的年龄、每天吸烟量、香烟中焦油和尼古丁的含量有关。

2. **空气污染** 包括室内小环境和室外大环境污染。室内小环境污染包括室内的被动吸烟、烹调过程的油烟和家庭装修材料可能产生的致癌物。工业发达国家肺癌的发病率高，城市比农村高，厂矿区比居住区高。

3. **职业因素** 长期接触放射性物质及其衍化物均可诱发肺癌，主要是鳞癌和未分化小细胞癌。

4. **肺部慢性疾病** 肺结核、肺纤维化、硅沉着病、肺尘埃沉着病等可与肺癌并存，这些病例中肺癌的发病率高于正常人。

5. **人体内在因素** 家族遗传、免疫功能降低、内分泌与代谢功能失调及饮食不合理等因素都可增加肺癌的发生概率。

（二）病理

肺癌起源于支气管黏膜上皮，可向支气管腔内或邻近组织生长，并可通过血液、淋巴或支气管转移扩散。肺癌的分布右肺多于左肺，上叶多于下叶。起源于主支气管、肺叶支气管的肿瘤，位置靠近肺门者，称为中心型肺癌。起源于肺段支气管以下的肿瘤，位置在肺的周围者，称周围型肺癌。

1. **分类** 按细胞类型将肺癌分为以下四种类型。

（1）鳞状细胞癌（鳞癌） 鳞癌大多起源于较大的支气管，常为中心型。生长速度缓慢，病程较长，对放射和化学药物治疗较敏感。通常先经淋巴转移，血行转移发生较晚。

（2）小细胞癌（未分化小细胞癌） 发病率比鳞癌低，发病年龄较轻，多见于男性。一般起源于较大支气管，多为中心型。恶性程度高，生长快，较早出现淋巴转移和血行转移，对放射和化学药物治疗虽较敏感，但在各型肺癌中预后最差。

（3）腺癌 发病年龄较小，女性相对多见。多数起源于较小的支气管上皮，多为周围型，少数起源于大支气管。一般生长较慢，但少数在早期即发生血行转移，淋巴转移则较晚发生。

（4）大细胞癌 较少见，多为中心型。癌细胞分化程度低，常在发生脑转移后才被发现，预后差。

2. **转移途径**

（1）直接蔓延 癌肿沿支气管壁并向支气管内生长，可造成支管部分或全部阻塞。癌肿亦可直接侵入邻近肺组织，并穿越肺叶间裂侵入相邻的其他肺叶，还可侵犯胸内其他组织和器官。

（2）淋巴转移 是常见的扩散途径。癌细胞经支气管和肺血管周围的淋巴管，先侵入邻近的肺段或肺叶支气管周围的淋巴结，然后到达肺门或气管隆嵴下淋巴结，或侵入纵隔和气管旁淋巴结，最后累及锁骨上前斜角肌淋巴结和颈部淋巴结。纵隔和气管旁以及颈部淋巴结转移一般发生在肺癌同侧，但也可以在对侧，即所谓交叉转移。肺癌侵入胸壁或膈肌后，可自腋下或动脉旁淋巴结转移。

（3）血行转移　多发生在肺癌晚期，通常癌细胞直接侵入肺静脉，然后经左心随体循环血流转移到其他器官和组织，常见受累器官有肝、骨、脑等。

二、临床表现

肺癌的临床表现与肿瘤的部位、大小，是否压迫和侵犯邻近器官，及有无转移等相关。

（一）早期

多数患者无典型症状。癌肿增大后，常出现刺激性咳嗽，痰中带血丝、血点或持续地少量咯血，大量咯血则很少见。少数患者由于肿瘤造成较大的支气管不同程度的阻塞，可出现胸闷、哮鸣、气促、发热和胸痛等症状。

（二）晚期

除食欲减退、体重减轻、倦怠及乏力等全身症状外，可出现癌肿压迫、侵犯邻近器官、组织或发生远处转移时的征象。①压迫或侵犯膈神经：同侧膈肌麻痹。②压迫或侵犯喉返神经：声带麻痹、声音嘶哑。③压迫上腔静脉：肿瘤压迫或侵犯上腔静脉，静脉回流受阻，产生头面、颈、上肢水肿，上腔静脉压升高。④侵犯胸膜：产生胸膜腔积液，常为血性；大量积液可引起气促。⑤癌肿侵犯胸膜及胸壁：有时可引起持续性剧烈胸痛。⑥侵犯纵隔而压迫食管：引起吞咽困难。⑦肺尖癌：又称Pancoast瘤，可侵入纵隔和压迫位于胸廓上口的器官或组织，如第1肋间、锁骨下动静脉、臂丛神经、颈交感神经等，而产生剧烈胸肩痛、上肢水肿、臂痛、上腔静脉怒张和运动障碍，同侧上眼睑下垂、瞳孔缩小、眼球内陷、面部无汗等颈交感神经综合征（霍纳综合征）等。肺癌血行转移后，侵入不同的器官而产生不同症状。

少数患者可出现非转移性的全身症状，如骨关节病综合征（杵状指、骨关节痛、骨膜增生等）、库欣综合征、重症肌无力、男性乳腺增大、多发性肌肉神经痛等。

三、辅助检查

（一）胸部X线检查和CT检查

在肺部可见块状阴影，边缘不清或呈分叶状，周围有毛刺。若有支气管梗阻，可见肺不张；若有肿瘤坏死液化，可见空洞。肺癌的X线检查表现如图13-1所示。

（二）痰细胞学检查

肺癌尤其是较大支气管的中心型肺癌，表面脱落的癌细胞随痰咳出，故痰中找到癌细胞即可明确诊断。

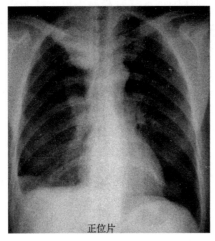 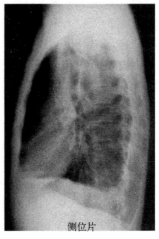

正位片　　　　　　　　　　　侧位片

图 13-1　肺癌（胸部 X 线片）

（三）支气管镜检查

诊断中心型肺癌阳性率较高，可直接观察到肿物大小、部位及范围，并可取穿刺组织做病理学检查，亦可经支气管内分泌物进行细胞学检查。

（四）其他检查

有纵隔镜、放射性核素扫描、经胸壁穿刺活体组织检查、转移病灶活组织检查、胸腔积液等。

四、诊断

肺癌的治疗效果取决于肺癌的早期诊断。对中年以上人群特别是有长期吸烟、化学物质接触史的患者，出现反复咳嗽、痰中带血、发热、胸痛等症状，应考虑肺癌的可能性。肺癌的诊断应依据病史、临床症状和体征、辅助检查等综合考虑。临床症状和体征是诊断肺癌的基础，常见的典型症状是咳嗽、咳痰。组织病理学诊断是确诊肺癌最可靠的证据。肿瘤的定位和临床分期依赖 CT 检查和 MRI 检查。

五、治疗

肺癌的治疗方法主要有外科手术治疗、放射治疗、化学药物治疗、中医中药治疗以及免疫治疗等。约 80％的肺癌患者在明确诊断时已失去手术机会，但手术治疗仍然是肺癌最重要和最有效的治疗手段。目前所有的各种治疗肺癌的方法效果均不能令人满意，必须适当地联合应用进行综合治疗，以提高肺癌的治疗效果。

（一）手术治疗

其目的是尽可能彻底切除肺部原发癌肿病灶、局部及纵隔淋巴结，并尽可能保留健康的肺组织。对周围型肺癌，一般行解剖性肺叶切除术；对中心型肺癌，一般行肺叶或一侧全肺切除术。

（二）放射治疗

放射治疗是局部消灭肺癌病灶的一种手段。在各种类型的肺癌中，小细胞癌对放射线敏感性较高，鳞癌次之，腺癌和细支气管肺泡癌最低。

（三）化学药物治疗

对有些分化程度低的肺癌，特别是小细胞癌疗效较好。临床上可单独应用于晚期肺癌病例，以缓解症状，或与手术、放射等疗法综合应用，以防止癌肿转移复发，提高治愈率。常用化疗方案有 CAV 方案（环磷酰胺、多柔比星、长春新碱）、EP 方案（依托泊苷、顺铂）、TP 方案（紫杉醇、顺铂）等。

六、预防与预后

吸烟是人类肺癌最主要的危险因素。因此，控制吸烟是肺癌一级预防中最重要的防治措施。控制吸烟的主要手段是健康教育，必须在人群中宣传吸烟的危害性，增强自我保健意识；加强环境保护，改善工作环境和居室环境；开展劳动卫生和职业防护工作，以积极预防职业病肺癌的发生；规劝职工摒弃吸烟恶习，避免吸烟与职业危险因素的协同作用。肺癌CT 普查作为医疗保健政策，可能大幅度地降低肺癌的死亡率。肺癌患者的预后较差，一般5 年生存率为 6%～8%。每个肺癌患者的预后取决于肿瘤的细胞类型、肿瘤的部位、转移、疗法、患者年龄和性别乃至肿瘤宿主与免疫功能之间的相互影响等因素。预后与患者个体的差异有很大关系。

第二节　乳腺癌

乳腺癌

女性乳腺是由皮肤、纤维组织、乳腺腺体和脂肪组成的，乳腺癌是发生在乳腺上皮组织的恶性肿瘤。乳腺癌中 99% 发生于女性，男性仅占 1%。乳腺癌是女性常见的恶性肿瘤，美国和北欧是高发地区，亚洲虽然为低发地区，但发病率逐年增高。在我国北京、上海等大城市，乳腺癌已成为第一高发的女性恶性肿瘤。

一、病因和病理

（一）病因

①家族史及遗传因素：有一级亲属（母亲、女儿、姐妹）患乳腺癌者，其发生乳腺癌的概率较无乳腺癌家族史者高 2～3 倍。②生殖因素：月经初潮年龄小、绝经年龄大、月经周期短的妇女患乳腺癌的危险性大，而生育第一胎的年龄越小、产次越多，则患乳腺癌的风险越低，哺乳可减少乳腺癌发病。③饮食因素：高脂肪与高热量的饮食以及经常性饮酒，会增大患乳腺癌的危险性。④其他因素：包括外源性雌激素、化疗药物、电离辐射等，有致乳腺癌的作用；某些乳腺良性疾病如乳腺囊性增生病、纤维腺瘤等与乳腺癌有一定的关系。

（二）病理

1. **病理分类** ①非浸润性癌：属早期癌，有乳腺导管内癌、乳腺小叶原位癌两种。②早期浸润性癌：属早期癌，是原位癌开始向浸润癌转化和过渡的阶段。③浸润性特殊癌：此型分化程度较高，包括乳头状癌、髓样癌、黏液腺癌、腺样囊腺癌、大汗腺癌、鳞状细胞癌等。④浸润性非特殊癌：最为常见的类型，包括浸润性小叶癌、浸润导管癌、单纯癌、硬癌、腺癌等，细胞分化低，恶性程度高。⑤其他罕见癌：如炎性乳腺癌、乳头湿疹样癌等。

2. **转移途径**

（1）直接浸润　直接侵入皮肤、胸肌筋膜、胸肌等周围组织。

（2）淋巴转移　经乳腺淋巴液的各引流途径扩散。主要的途径有：①癌细胞经胸大肌外侧缘淋巴管侵入同侧腋窝淋巴结，进而侵入锁骨下淋巴结，至锁骨上淋巴结；癌细胞也可直接转移至锁骨上淋巴结；可经胸导管（左）或右侧淋巴导管侵入静脉血流而向远处转移。②癌细胞向内侧侵入胸骨旁淋巴结，继而达到锁骨上淋巴结，之后可经同样途径血行转移。上述的两个主要淋巴转移途径，一般以前者居多；后一途径的转移虽较少，但一经发生则预后较差。

（3）血行转移　乳腺癌细胞经血液向远处转移者多发生在晚期，可经淋巴途径进入静脉，也可直接侵入血液循环。最常见的远处转移依次为肺、骨、肝。

二、临床表现

（一）局部表现

早期乳腺癌往往症状和体征不典型，不易引起重视，常通过体格检查或乳腺癌筛查发现。

1. **乳腺**

（1）乳腺肿块　多数乳腺癌患者以乳腺肿块为首诊。患者常无意中发现乳腺肿块，以外上象限多见，常为单发、质硬、边缘不规则、表面光滑。大多数乳腺癌为无痛性肿块，少数患者伴有不同程度的隐痛或刺痛。

（2）乳头溢液　非妊娠期从乳头流出血液、浆液、乳汁、脓液，或停止哺乳6个月以上仍有乳汁流出者，称为乳头溢液。引起乳头溢液的原因很多，常见的疾病有导管内乳头状瘤、乳腺增生、乳腺导管扩张症和乳腺癌。单侧单孔的血性溢液应做进一步检查，若伴有乳腺肿块更应重视。

（3）皮肤改变　乳腺癌引起皮肤改变可出现多种体征，最常见的是肿瘤侵犯了连接乳腺皮肤和深层胸肌筋膜的乳房悬韧带，使其缩短并失去弹性，牵拉相应部位的皮肤出现酒窝征，即乳腺皮肤出现一个小凹陷，像小酒窝一样。若癌细胞阻塞了淋巴管，引起淋巴回流障碍，出现真皮水肿，则会出现橘皮样改变，即乳腺皮肤出现许多小点状凹陷，像橘子皮一样。乳腺癌晚期，癌细胞沿淋巴管、腺管或纤维组织浸润到皮内并生长，在主癌灶周围的皮肤形成散在分布的质硬结节，即皮肤卫星结节。

（4）乳头、乳晕异常　肿瘤位于或接近乳头深部，可引起乳头回缩。肿瘤距乳头较远，乳腺内的大导管受到侵犯而短缩时，也可引起乳头回缩或抬高。乳头湿疹样癌表现为乳头皮肤瘙痒、糜烂、破溃、结痂、脱屑，伴灼痛，以至乳头回缩。

2. 腋窝淋巴结　1/3 以上乳腺癌患者有腋窝淋巴结转移。初期可出现同侧腋窝淋巴结增大，增大的淋巴结质硬、散在、可推动。随着病情发展，淋巴结逐渐融合，并与皮肤和周围组织粘连、固定。晚期可在锁骨上和对侧腋窝触及转移的淋巴结。

（二）全身表现

全身症状可有乏力、贫血、发热等，多为晚期表现。远处转移至肺、骨、肝则出现相应的症状，如肺转移出现咳嗽、咯血、胸痛，骨转移出现转移部位的疼痛，肝转移出现肝大、黄疸等。

三、辅助检查

（一）X线检查

X 线检查是诊断乳腺癌的常用方法，包括钼靶摄影和干板摄影，是目前符合率较高的诊断方法，前者为多用。临床上应用于：①乳腺癌的术前检查，有时可发现隐性或多发性病灶；②鉴别乳腺良、恶性病变；③乳头溢液、溃疡、酒窝征，或乳头回缩，皮肤增厚的鉴别诊断；④高危因素患者的随访及普查；⑤腋下、锁骨上或其他部位的转移性乳腺癌，作为寻找原发灶方法之一。

（二）超声检查

B 超检查对乳腺癌的诊断超过 85%，已成为最常规的辅助检查。彩色多普勒超声可以对乳腺病变部位的血供情况进行实时观察，诊断的准确率超过 90%。目前，超声检查已广泛用于早期乳腺癌的筛查。该检查具有无创、便捷、可反复检查等特点。

（三）MRI检查

MRI 主要用于临床上 B 超和钼靶检查难以明确诊断的病例，同时也多用于保乳手术对病灶的判断和手术后的复查。

（四）乳腺导管内镜检查

乳腺导管内镜检查主要作用是可直视乳管上皮的变化，对于乳头血性或浆性溢液而乳腺无肿块可触及的乳管内微小病变有很好的定性、定位诊断意义。

（五）病理学检查

病理学检查包括细胞学检查和组织学检查。细胞学检查简便、经济、安全，准确率较高，但有一定的假阴性率，主要方法有细针穿刺、乳头溢液涂片、湿疹样病变印片或刮片。组织学切片病理检查是确定病变性质最可靠的方法，具体包括空心针穿刺活检、肿物切除活检、肿物切取活检等方式。

四、诊断

乳腺癌的早发现、早诊断，是提高疗效的关键。应结合患者的临床表现、病史、体格检查、影像学检查、组织学和细胞学检查进行乳腺癌的诊断与鉴别诊断。多数患者是自己无意中发现乳腺肿块来医院就诊，少数患者是通过定期身体检查或筛查被发现乳腺肿块或可疑病变。可触及肿块可采用针吸活检或手术切除活检明确诊断。若临床不能触及肿块而依靠影像学检查发现可疑病变，可借助影像学检查定位进行活检。病理学检查是乳腺癌诊断的金标准。

五、治疗

手术治疗是乳腺癌的主要治疗方法之一，还可辅助化学药物治疗、内分泌治疗、放射治疗以及生物治疗。对病灶仍局限于局部及区域淋巴结的患者，手术治疗是首选的治疗方法。已有远处转移、全身情况差、主要脏器有严重疾病、年老体弱不能耐受手术者属于手术禁忌。

（一）手术治疗

目前应用的主要有五种手术方式，即乳腺癌根治术、乳腺癌扩大根治术、乳腺癌改良根治术、全乳腺切除术、保留乳腺的乳腺癌根治术。手术方式的选择应根据病理分型、疾病分期及辅助治疗的条件而定。对可切除的乳腺癌患者，手术应行局部及区域淋巴结最大程度的清扫以提高生存率，然后再考虑外观及功能。

（二）化学药物治疗

乳腺癌是实体瘤中应用化疗最有效的肿瘤之一，浸润性乳腺癌术后应用化学药物辅助治疗，可以改善生存率。由于手术尽量去除肿瘤负荷，残存的肿瘤细胞易被化学抗癌药物杀灭。一般认为，辅助化疗应在术后早期应用，联合化疗的效果优于单药化疗。常用的有CMF方案（环磷酰胺、甲氨蝶呤、氟尿嘧啶）、CAF方案（环磷酰胺、多柔比星、氟尿嘧啶）。

（三）内分泌治疗

部分乳腺癌患者癌肿细胞中雌激素受体（ER）含量高，称激素依赖性肿瘤，这些病例对内分泌治疗有效。雌激素受体含量低者，称激素非依赖性肿瘤，这些病例对内分泌治疗效果差。常用药物为三苯氧胺、非激素的抗激素药物，其结构式与雌激素相似，可在靶器官内与雌二醇争夺雌激素受体，对雌激素受体阳性的绝经后妇女效果尤为明显。

（四）放射治疗

放射治疗是乳腺癌局部治疗的手段之一。在保留乳腺的乳腺癌手术后，放射治疗是重要的组成部分，应于肿块局部广泛切除后给予较高剂量放射治疗。

六、预防与预后

由于乳腺癌的病因尚不完全清楚，因此还没有确切的预防乳腺癌的方法。从流行病学角度调查分析，乳腺癌的预防措施有建立良好的生活方式、坚持体育锻炼、养成良好的饮食习惯、积极治疗乳腺疾病、不乱用外源性雌激素、不长期过量饮酒等。掌握乳腺自我检查方法，养成定期乳腺自查的习惯，积极参加乳腺癌筛查，防患于未然。恶性肿瘤中乳腺癌的总体预后较好，与年龄、是否妊娠及哺乳、肿瘤大小、是否存在淋巴结转移、肿瘤病理组织类型等因素有关。此外，相关的激素受体是否为阳性、肿瘤细胞增殖状态等，也都和预后相关。只要能够尽早发现、规范治疗，大多数患者的治疗效果和长期生存率比较理想。

第三节　胃　癌

胃癌是我国最常见的恶性肿瘤之一，全国平均年死亡率为（16～21）/10 万，居消化道肿瘤死亡原因的首位。其发病率在不同年龄、地区和种族间有较大差异。本病的高发年龄为40～60 岁，男性居多，男女发病率之比为（2～3）：1。日本、智利、俄罗斯和冰岛为高发地区，我国发病率也较高。

一、病因和病理

（一）病因

胃癌的病因迄今尚未完全阐明，一般认为与以下因素有关。

1. **胃的慢性疾病**　慢性胃溃疡的恶变率约为 5%，萎缩性胃炎患者胃黏膜常伴肠上皮化生并可出现典型性增生，约 10% 病例最终并发胃癌。胃息肉的恶变率约为 10%，特别是直径超过 2cm 者。这些易恶变的疾病和状态与残胃癌等，均被视为癌前病变。

2. **环境、饮食与遗传因素**　胃癌的发生因地区和人种等的不同出现相对高发区，表明生活方式、饮食习惯等对其发生有较大影响。流行病学研究结果表明，长期食用霉变粮食、霉制食品、咸菜、烟熏、腌制鱼肉以及高盐食品，可增加胃癌发生的危险性。另外，调查发现 A 型血者胃癌发生率高于其他血型，胃癌又常见于近亲中，说明遗传在胃癌发生中的作用。

3. **胃幽门螺杆菌**　大量流行病学资料提示，幽门螺杆菌感染人群胃癌的发生率是幽门杆菌阴性者的 3～6 倍。

（二）病理

胃癌多发于胃窦部，其次为贲门部，胃体部较少。绝大多数为腺癌，其他包括腺鳞癌、鳞癌、未分化癌和类癌。根据肿瘤侵犯胃壁的程度，可分为早期胃癌和进展期胃癌。早期胃癌指病变仅侵犯黏膜及黏膜下层，不论病灶大小及有无淋巴转移，局限于黏膜内者为原位癌，肉眼形态分为隆起型、浅表型、凹陷型以及混合型。进展期胃癌指病变超过黏膜下层，又称为中晚期胃癌。按国际传统的博尔曼（Borrmann）分类法分为四型：①结节型，凸出胃腔的菜花状肿块，边界清楚；②溃疡局限型，边缘清楚、略隆起或中央凹陷的溃疡；③浸润型，边缘不清的溃疡，癌组织向四周浸润；④弥漫浸润型，癌组织沿胃壁向四周浸润生长，使其变厚、僵硬，胃腔缩窄，如革袋状。此型恶性程度最高，转移最早，预后最差。

胃癌的转移途径有直接浸润、淋巴转移、血行转移和腹腔种植等。直接浸润是胃癌向纵深浸润发展，穿破浆膜后侵犯邻近组织和器官；淋巴转移是胃癌的主要转移途径，发生较早，胃黏膜下有丰富淋巴网，癌细胞可沿淋巴管转移至所属区域，甚至直接侵犯远处淋巴结；血行转移多发生于晚期，最常见的是肝转移，其他如肺、脑、肾、骨、皮下组织等；腹腔种植是癌细胞穿透浆膜层，脱落种植于腹膜、大网膜或其他脏器表面，广泛播散可形成血性腹水。

二、临床表现

（一）症状

1. **早期胃癌** 多无症状，或者仅有一些非特异性消化道症状。因此，仅凭临床症状，诊断早期胃癌十分困难。

2. **进展期胃癌** 最早出现的症状是上腹痛，常同时伴有纳差、厌食、体重减轻。腹痛可急性发作，开始仅为上腹饱胀不适，餐后更甚，继之有隐痛不适，偶呈节律性溃疡样疼痛，但这种疼痛不被进食或服用制酸剂缓解。患者常有早饱感及软弱无力。早饱感是指患者虽感饥饿，但稍一进食即感饱胀不适。早饱感或呕吐是胃壁受累的表现，皮革胃或部分梗阻时这种症状尤为突出。

3. **胃癌发生并发症或转移** 此时可出现一些特殊症状。贲门癌累及食管下段时可出现吞咽难；并发幽门梗阻时可有恶心、呕吐；溃疡型胃癌出血时可引起呕血或黑便，继之出现贫血。胃癌转移至肝脏可引起右上腹痛、黄疸和（或）发热；转移至肺可引起咳嗽、呃逆、咯血，累及胸膜可产生胸腔积液而发生呼吸困难；肿瘤侵及胰腺时，可出现背部放射性疼痛。

（二）体征

早期胃癌无明显体征，进展期在上腹部可扪及肿块，有压痛，肿块多位于上腹偏右相当于胃窦处。肿瘤转移至肝脏可致肝脏肿大及出现黄疸，甚至出现腹水。腹膜有转移时也可发生腹水，移动性浊音阳性。侵犯门静脉或脾静脉时有脾脏增大。有远处淋巴结转移时可扪及菲尔绍淋巴结，质硬不活动。肛门指检在直肠膀胱凹陷可扪及一板样肿块。

一些胃癌患者可以出现副癌综合征，包括反复发作的表浅性血栓静脉炎及过度色素沉着；黑棘皮症，皮肤褶皱处有过度色素沉着，尤其是双腋下；皮肌炎、膜性肾病、累及感觉和运动通路的神经肌肉病变等。

三、辅助检查

（一）实验室检查

缺铁性贫血较常见，系长期失血所致。如有恶性贫血，可见巨幼细胞性贫血。肝功能异常，提示可能有肝转移。粪便隐血试验常呈持续阳性，有辅助诊断意义。胃液分析对胃癌的诊断意义不大，一般不列入常规检查。肿瘤血清学检查，如血清癌胚抗原可能出现异常，对诊断胃癌的意义不大，也不作为常规检查。但这些指标对于监测胃癌术后情况有一定价值。

（二）内镜检查

内镜检查结合胃黏膜活检，是目前最可靠的诊断手段。对早期胃癌，内镜检查更是最佳的诊断方法。

1. **早期胃癌**　内镜下早期胃癌可表现为小的息肉样隆起或凹陷，癌灶直径小于 1cm 者称小胃癌，小于 0.5cm 者称微小胃癌。早期胃癌有时难以辨认，对可疑病灶行美蓝染色，癌变处将着色，有助于指导活检部位。

2. **进展期胃癌**　在临床上较早期胃癌多见，大多可以通过肉眼观察作出拟诊，肿瘤表面多凹凸不平、糜烂、有污秽苔、活检易出血；也可呈深大溃疡，底部覆有污秽灰白苔，溃疡边缘呈结状隆起，无聚合皱襞，病变处无蠕动。

（三）超声内镜

超声内镜是指将超声探头引入内镜的一种检查。能判断胃内或胃外的肿块，观察肿瘤侵犯胃壁的深度，有助于区分早期和进展期胃癌；还能了解有无局部淋巴结转移，可作为 CT 检查的重要补充。此外，超声内镜还可以引导对淋巴结的针吸活检，进一步明确肿瘤性质。

（四）　X 线钡餐检查

应用气-钡双重对比法、压迫法和低张造影技术，采用高度钡粉，能更清楚地显示黏膜结构，有利于发现微小病变。对怀疑早期胃癌的患者，应从多角度摄 X 片，仔细寻找微小病变。

四、诊断

主要依据内镜检查加活检以及 X 线钡餐检查作出诊断。早期诊断是根治胃癌的前提。对下列情况应及早和定期行胃镜检查：①40 岁以上，特别是男性，近期出现消化不良、呕血或黑便者；②慢性萎缩性胃炎伴胃酸缺乏，有肠化生或不典型增生者；③良性溃疡但胃酸缺乏者；④胃溃疡经正规治疗 2 个月无效，X 线钡餐检查提示溃疡增大者；⑤X 线钡餐检查发现大于 2cm 的胃息肉者，应进一步做胃镜检查；⑥胃切除术后 10 年以上者。

五、治疗

早发现、早诊断和早治疗是提高胃癌疗效的关键，手术治疗仍是首选方法，对中晚期患者可辅以化学药物治疗、放射治疗及免疫治疗等。

（一）手术治疗

手术切除是胃癌的主要治疗手段，也是目前能治愈胃癌的唯一方法。外科手术的病灶完整切除及胃断端 5cm 切缘，远侧部癌应切除十二指肠第一段 3～4cm，近侧部癌应切除食管下端 3～4cm。对于远侧胃癌，次全胃切除较全胃切除并发症少；对于近侧胃癌，肿瘤较早的可考虑行近端胃大部切除术（具体手术方式分为毕罗 I 式和毕罗 II 式）；进展期胃癌宜行全胃切除。对不能行根治手术的患者可行姑息性手术，主要作用在于使肿瘤变小，减缓肿瘤生长发育防其蔓延，借以延长寿命，也可行减状手术（如胃造瘘术、胃-空肠吻合术），以保证消化道通畅和改善营养。

（二）化学药物治疗

用于根治性手术的术前、术中和术后，延长生存期。晚期胃癌患者采用适量化疗，能减缓肿瘤的发展速度，改善症状，有一定的近期效果。早期胃癌根治术后原则上不必辅助化疗，有下列情况者应行辅助化疗：病理类型恶性程度高；癌灶直径大于 5cm；多发癌灶；年龄小于 40 岁。进展期胃癌根治术后、姑息手术后、根治术后复发者需要化疗。常用的胃癌化疗给药途径有口服给药、静脉及腹腔给药、插管灌注给药等。常用化疗方案有 CF 方案（顺铂、氟尿嘧啶）、ECF 方案（表柔比星、顺铂、氟尿嘧啶）及其改良方案［奥沙利铂代替顺铂和（或）卡培他滨代替氟尿嘧啶］、ELF 方案（依托泊苷、亚叶酸钙、氟尿嘧啶）、FAM 方案（氟尿嘧啶、多柔比星、丝裂霉素）。近年来紫杉醇、草酸铂、拓扑酶抑制剂、希罗达等新的化疗药物用于胃癌。

（三）内镜下治疗

原位癌可在胃镜下行胃黏膜病灶切除；早期胃癌可在内镜下用电灼、激光或微波做局部切除；中晚期胃癌不能手术者，可在内镜下局部注射抗肿瘤药物、无水乙醇或免疫增强剂等。

（四）其他治疗

辅助治疗或不适宜手术及放化疗的备用治疗方案。全身治疗有生物免疫治疗、中医中药治疗等，局部治疗有腹腔灌注疗法、动脉介入治疗等。

六、预防与预后

胃癌的发病原因复杂多样，加以控制某些因素，可降低胃癌的发病率。主要包括：①及时治疗癌前期病变，包括慢性萎缩性胃炎、胃溃疡、胃息肉、胃切除术后的残胃等。②注意饮食品种，预防胃癌（不吃含亚硝胺、苯并芘等致癌物较高的食物，如熏鱼、腊肉、酸菜等）；多吃富含维生素的新鲜水果、蔬菜、牛奶等食物；适当摄入脂肪和蛋白质；不进食过硬、煎炸过焦或过于刺激的食物。③改进饮食习惯和方式，要按时进食，避免暴饮暴食；食物不能过烫，进食不宜过快等。④定期进行体格检查，40 岁以上的人应每年身体检查一次，特别是有慢性胃病、癌前疾病或有癌症家族史者，更应该定期身体检查。及早发现癌前病变，早发现、早治疗，防止或减少胃癌的发生。胃癌的预后与胃癌的病理分期、部位、组织类型、生物学行为以及治疗措施有关，胃癌 5 年存活率大约是 20%。早期胃癌经治疗后预后较好。贲门癌与胃上 1/3 的近端胃癌比胃体及胃远端癌的预后要差。

第四节　原发性肝癌

原发性肝癌指原发于肝细胞或肝内胆管细胞的恶性肿瘤，为我国常见恶性肿瘤之一，其死亡率在消化系统恶性肿瘤中位居第三位，仅次于胃癌和食管癌。其发病率有上升趋势。全世界每年平均有 25 万人死于肝癌，而我国占其中的 45%。本病多见于中年男性，男女发病比例为（2～5）：1。

一、病因和病理

（一）病因

原发性肝癌病因与发病机制尚未完全明确，可能与多种因素的综合作用有关。

1. **病毒性肝炎** 在我国，慢性病毒性肝炎是原发性肝癌诸多致病因素中最主要的病因。流行病学调查发现，约 1/3 的原发性肝癌患者有慢性肝炎史，肝癌患者 HBsAg 阳性率可达 90％，提示乙型肝炎病毒与肝癌发病有关。有研究发现，肝细胞癌中 5％～8％ 患者抗 HCV 阳性，提示丙型病毒性肝炎与肝癌的发病可能有关。

2. **肝硬化** 原发性肝癌合并肝硬化者占 50％～90％。我国原发性肝癌在病毒性肝炎肝硬化基础上发生；在欧美国家，肝癌常在酒精性肝硬化的基础上发生。

3. **黄曲霉素** 黄曲霉素的代谢产物黄曲霉素毒素 B_1 有强烈的致癌作用。流行病学调查发现，在粮食受黄曲霉素污染严重的地区，肝癌发病率较高。

4. **其他因素** 池塘中生长的蓝绿藻产生的藻类毒素可污染水源，造成饮用水污染而致肝癌。此外，遗传、乙醇中毒、有机氯类农药、亚硝胺类化学物质、寄生虫等，可能与肝癌发生有关。

（二）病理

1. **分型**

（1）按形态分型 ①块状型：最多见，呈单个、多个或融合成块，直径不小于 5cm；②结节型：为大小和数目不等的癌结节，一般直径不超过 5cm；③弥漫型：最少见，有米粒至黄豆大小的癌结节弥漫分布于整个肝，肝大不显著，甚至可缩小。

（2）按组织分型 ①肝细胞型：最为多见，约占原发性肝癌的 90％，癌细胞由肝细胞发展而来；②胆管细胞癌：较少见，癌细胞由胆管上皮细胞发展而来；③混合型：最少见具有肝细胞癌和胆管细胞癌两种结构，或呈过渡形态。

2. **转移途径** 原发性肝癌可经血行转移、淋巴转移、种植转移造成癌细胞扩散。肝内血行转移发生最早、最常见，很容易侵犯门静脉分支而形成肝内多发性转移灶，并可转移至肺、肾上腺、骨等形成肝外转移灶。

二、临床表现

原发性肝癌起病常隐匿，早期缺乏典型症状。经甲胎蛋白（AFP）普查检出的早期病例无任何症状和体征，称为亚临床肝癌。一旦出现症状就诊者病程大多已进入中晚期，其主要特征如下。

（一）症状

1. **肝区疼痛** 是肝癌最常见的症状，50％以上患者有肝区疼痛，多呈持续性钝痛或胀痛，为癌肿迅速生长使肝包膜被牵拉所致。若肿瘤侵犯膈，疼痛可放射至右肩；如肿瘤生长缓慢，无或仅有轻微钝痛；肝表面的癌结节破裂，可使腹痛突然加剧，产生急腹症表现，出血量大可引起休克。

2. **恶性肿瘤的全身症状** 有进行性消瘦、发热、营养不良、乏力和恶病质等。部分患者由于癌肿本身代谢异常或癌组织对机体影响而引起内分泌或代谢异常，可有自发性低血糖、红细胞增多、高血钙、高血脂等，称伴癌综合征。

3. **转移灶症状** 如转移至肺、骨、脑、淋巴结、胸腔等处，可有相应症状。有时患者以转移灶症状首发而就诊。

（二）体征

1. **肝大** 肝呈进行性增大，质地坚硬，表面及边缘不规则，有大小不等结节或巨块，常有不同程度压痛，如癌肿突出于右肋弓下或剑突下，上腹可呈现局部隆起或饱满；如癌肿位于膈面，则表现为膈肌抬高而肝下缘可不下移。

2. **黄疸** 一般在晚期出现，多为阻塞性黄疸，少数为肝细胞性黄疸。前者常因癌肿压迫、侵犯胆管或肝门淋巴结增大引起胆道梗阻所致；后者因肝细胞损害导致。

3. **肝硬化征象** 肝癌伴肝硬化门静脉高压者可有脾大、静脉侧支循环形成及腹水等表现。腹水一般为漏出液，也有血性腹水出现。

（三）并发症

1. **肝性脑病** 常为原发性肝癌终末期的并发症，约 1/3 的患者因此死亡。

2. **上消化道出血** 约占肝癌死亡原因的 15％。肝癌常因合并肝硬化或压迫门静脉、肝静脉致门静脉高压，致食管-胃底静脉曲张破裂出血；也可因胃肠道黏膜糜烂、凝血功能障碍而出血。

3. **肝癌结节破裂出血** 约 10％的肝癌患者因结节破裂出血致死。肝癌组织坏死、液化可致自发破裂，或因外力作用而破裂。例如，癌肿限于包膜下，可形成压痛性包块，破入腹腔可引起急性腹痛和腹膜刺激征。

4. **继发感染** 患者因长期消耗或放射、化学药物治疗等，抵抗力减弱，容易并发各种感染，如肺炎、败血症、肠道感染、压疮等。

三、辅助检查

（一）癌肿标志物的检测

1. **甲胎蛋白**（AFP） AFP 现已广泛用于原发性肝癌的普查、诊断、判断治疗效果及预测复发。在生殖腺胚胎瘤、少数转移性肿瘤以及妊娠、活动性肝炎、肝硬化、炎症活动期时 AFP 可呈假阳性，但升高不如肝癌明显。血清 AFP 浓度通常与肝癌大小呈正相关。血清 AFP 检查诊断肝细胞癌的标准为：①大于 $500\mu g/L$ 持续 4 周以上；②AFP 在 $200\mu g/L$ 以上的中等水平持续 8 周以上；③AFP 由低浓度逐渐升高不降。

2. **其他肝癌标志物** 血清岩藻糖苷酶、γ-谷氨酰转移酶同工酶、异常凝血酶原、碱性磷酸酶同工酶等有助于 AFP 阴性的原发性肝癌的诊断和鉴别诊断，但是不能取代 AFP 对原发性肝癌的诊断地位。

（二）影像学检查

1. **超声显像** 实时 B 型超声显像是目前肝癌筛查的首选检查方法。它具有方便易行、价格低廉、准确及无创伤等优点，能确定肝内有无占位性病变以及提示病变的可能性质。B 型超声检查对肝癌早期定位诊断有较大的价值，并有助于引导肝穿刺活检。彩色多普勒超声更有助于了解占位性病变的血供情况，以判断其性质。

2. **电子计算机 X 线体层显像**（CT） 能显示病变范围、数目、大小及其与邻近器官和重要血管的关系等，因此是肝癌诊断的重要手段，为临床疑诊肝癌者和确诊为肝癌拟行手术治疗者的常规检查。肝癌 CT 表现如图 13-2 所示。

3. **磁共振成像**（MRI） 能获得横断面、冠状面和矢状面 3 种图像；为非放射性检查，无需增强即能显示门静脉和肝静脉的分支；对肝血管瘤、囊性病灶、结节性增生等的鉴别有优点。必要时可采用。

4. **肝血管造影** 选择性肝动脉造影是肝癌诊断的重要补充手段，适用于肝内占位性病变非侵入检查未能定性者；疑为肝癌而非侵入检查未能明确定位者；拟行肝动脉栓塞治疗者。施行时配合 CT 检查技术。数字减影血管造影设备的普及，大大便利了检查的开展。

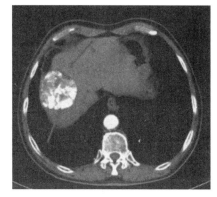

图 13-2　肝癌 CT 表现

（三）肝穿刺活体组织检查

超声或 CT 引导下细针穿刺行组织学检查是确诊肝癌的最可靠方法，但属侵入性检查，且偶有出血或针道转移的风险，上述非侵入性检查未能确诊者可视情况考虑应用。

四、诊断

早期患者无典型症状，中晚期患者常出现肝区疼痛、消化道症状、乏力、进行性体重减轻、发热等症状，并可伴有转移灶症状。患者可出现肝呈进行性增大（不对称性增大），表面有明显结节，质地坚硬、边缘较钝；少数人有压痛。晚期患者可出现黄疸和腹水。结合 AFP 检测和影像学检查阳性结果能明确诊断。

五、治疗

早期肝癌应尽量手术切除，不能切除者可采取综合治疗模式。

（一）手术治疗

手术切除仍是目前根治原发性肝癌最好的方法，有手术指征者应积极争取手术切除。例如，剖腹探查发现肿瘤已不适于手术，术中可选择行肝动脉插管进行局部化学药物灌注治疗，考虑做肝血流阻断术，也可将两者结合起来应用，有时可使癌肿缩小，延长患者生命；还可采用液氮冷冻或激光治疗。

（二）局部治疗

1. **肝动脉栓塞治疗**（TACE） 肝动脉栓塞治疗为原发性肝癌非手术治疗的首选方案，可明显提高患者的 3 年生存率。TACE 的主要步骤是经皮穿刺股动脉，在 X 线引导下将导管插至肝固有动脉或其分支，注射抗肿瘤药或栓塞剂。常用栓塞剂有碘化油和明胶海绵。目前多采用碘化油混合化疗药注入肝动脉，以发挥持久的抗肿瘤作用。一般 TACE 每 4～6 周重复 1 次，经 2～5 次治疗后，许多肝癌明显缩小，可再行手术切除。

2. **其他** 在 B 超引导下对较小的肝癌行经皮穿刺乙醇注射治疗（PEI），PEI 为化学性治疗，可能有根治效果。另有微波组织凝固、射频消融、激光、冷冻、直流电疗法等，可使肿瘤细胞变性坏死。

（三）全身化学药物治疗

对肝癌较有效的药物以顺铂为首选，其他常用的药物还有氟尿嘧啶、多柔比星、丝裂霉素等，一般认为单药疗效较差。

（四）放射治疗

在 CT 或超声定位后用直线加速器或^{60}Co 做局部外照射，如能耐受 40Gy 上的放射剂量，疗效显著提高，如结合化学治疗、中药治疗和其他支持治疗，效果更好。

（五）生物和免疫治疗

目前单克隆抗体和酪氨酸激酶抑制剂类的各种靶向治疗药物已被相继应用于临床，基因治疗和肿瘤疫苗技术近年来也在研究中。

（六）中医治疗

配合手术、化疗和放疗使用，以改善症状，调节机体免疫功能，减少不良反应，从而提高疗效。

（七）肝移植治疗

主要用于小肝癌合并严重肝硬化者。静脉癌栓、肝内播散或肝外器官转移者视为禁忌。

（八）并发症的治疗

肝癌结节破裂时，可行肝动脉结扎、大网膜包裹填塞、喷洒止血药等治疗。

六、预防与预后

积极防治病毒性肝炎，对降低肝癌发病率有重要意义。乙型肝炎病毒灭活疫苗预防注射不仅对防治肝炎有效果，对肝癌预防也必将起一定作用。避免不必要的输血和应用血制品，预防粮食霉变，改善饮水水质，戒除饮酒嗜好亦是预防肝癌的重要措施。肝癌预防通常分为三级。第一级预防是病因预防，即消除导致肝癌的已知病因；第二级预防亦称"三早"预防，即对肝癌做到早期发现、早期诊断、早期治疗，它是在疾病初期采取的预防措施；第三级预防亦称康复治疗，是对疾病进入后期阶段的预防措施，主要是采取对症康复治疗，减少痛苦，延长生命。肝癌高危人群应定期做 AFP 检测与 B 超检查，至少每半年一次，这样可使许多肝癌患者得到早诊断。原发性肝癌是目前临床发病率较高的一类占位性病变，临床预后不理想。随着原发性肝癌早期诊断、早期治疗和肝外科手术技术的进步，总体疗效有所提高。但肝癌即使获得根治性切除，5 年内仍有 $60\% \sim 70\%$ 的患者出现转移复发，术后用 AFP 检测及 B 超检查定期观察，以尽早发现肝癌的复发和转移。

第五节　直肠癌

直肠是大肠的末端，结肠的延续，上接乙状结肠，下连肛门，长 12～15cm。发生在直肠的恶性肿瘤称为直肠癌（CRC），男女发病比例为（1～2）:1。

一、病因和病理

（一）病因

直肠癌的病因尚未明确，可能和下列因素有关。

1. **饮食因素**　直肠癌的发病与高脂肪、高蛋白和低纤维饮食有关。此外，微量元素缺乏、过多摄入腌制食品也与其发病有关。

2. **遗传因素**　在直肠癌患者家族中，约有 1/4 有肿瘤的家族史，其中约 50％ 为消化道肿瘤。

3. **癌前病变**　直肠癌与直肠腺瘤关系密切，特别是家族性腺瘤病和绒毛膜腺瘤；而近年大肠的某些慢性炎症改变，如溃疡性结肠炎、血吸虫性肉芽肿也已被列为癌前病变。

（二）病理

1. **大体分型**

（1）肿块型　主要向肠腔内生长，呈球状或半球状，大的肿块表面有多数小溃疡，易出血。此型浸润性小，淋巴转移发生较迟，预后较好。

（2）溃疡型　肿瘤向肠壁深层生长并向四周浸润；早期可有溃疡，边缘隆起，中央凹陷，表面糜烂、易出血、感染和穿孔。转移较早，恶性程度高。

（3）浸润型　癌组织主要沿肠壁浸润生长，有明显纤维组织反应，引起管腔狭窄。淋巴转移较早，预后较差。

2. **组织学分型**　较常见的有腺癌、黏液癌及未分化癌。腺癌占直肠癌的大多数，黏液癌预后较腺癌差，未分化癌预后最差。

3. **转移方式**

（1）直接浸润　癌细胞向肠管四周及肠壁深部浸润，穿透肠壁后可侵蚀邻近器官，如膀胱、子宫、输尿管、前列腺等。

（2）淋巴转移　是直肠癌主要的转移途径。

（3）血行转移　多在侵犯小静脉后沿门静脉转移至肝内。其他脏器，如骨、胸、肾、卵巢、皮肤均可发生转移。

（4）种植播散　以盆腔底部、直肠前陷窝常见。

二、临床表现

直肠癌早期多无明显症状，易被忽视。随着病程的发展，肿瘤增大，发生溃疡或感染时才出现明显症状。

1. **直肠刺激症状**　频繁便意，排便习惯改变；便前肛门下坠感、里急后重、排便不尽感；晚期有下腹痛。

2. **肠腔狭窄症状**　癌肿侵犯致肠腔狭窄，大便变形、便条变细。若肠管发生部分梗阻，可表现为腹胀、阵发性腹痛、肠鸣音亢进等不完全性肠梗阻症状。

3. **癌肿破溃感染症状**　大便带血及黏液，甚至出现脓血便。血便是直肠癌最常见的症状。

4. 其他症状 癌肿侵犯骶丛神经，可发生骶尾部持续性剧烈疼痛。累及前列腺、膀胱可出现尿频、尿急、尿痛、尿血等症状。晚期出现肝转移时，可出现腹水、肝大、黄疸、贫血、消瘦、水肿、恶病质等症状。

三、辅助检查

1. 粪便隐血检查 可作为大规模或一定年龄组高危人群的初筛手段，阳性者需做进一步检查。

2. 直肠指诊 简单易行，是诊断直肠癌的最主要方法。直肠癌大多在直肠中下段，约70％的患者指检可扪及肿瘤。肿瘤较大时，指检可触及不规则溃疡、肿块或肠腔环形狭窄。

3. 内镜检查 可确定癌肿部位与程度，同时可在直视下取组织病理检查，是诊断直肠病变最有效且可靠的检查方法，绝大多数早期病变可通过内镜检查发现。

4. 钡剂灌肠或气-钡双重造影检查 可确定病变部位和范围，气-钡双重造影可发现较小病灶。

5. B超或CT检查 主要用于发现癌肿有无肝转移及肿瘤与邻近脏器的关系。

6. 血清癌胚抗原（CEA） 约50％直肠患者血清癌胚抗原升高。血清癌胚抗原还可作为直肠癌手术后的随访指标，如术后血清癌胚抗原降低后又升高，应考虑癌肿复发。

7. 其他 直肠下段癌肿较大时，女性患者应做阴道双合诊，男性患者需做膀胱镜检查，了解癌肿范围。

四、诊断

患者较早出现大便习惯改变，大便次数增多或便秘，大便逐渐变细且伴有腹痛、腹胀、肠鸣音亢进等症状，血便是常见症状；晚期出现直肠或骶尾部剧烈疼痛，呈持续性向下腹、腰部、下肢放射；发生肝转移时，可有腹水、黄疸、肝大等。患者会出现贫血、消瘦、乏力、低热等全身症状。直肠指检是诊断直肠癌的重要方法。通过直肠镜检查窥视癌肿并取组织做病理检查，可以确定肿瘤的性质及恶性程度。

五、治疗

直肠癌的治疗以手术切除癌肿为首选，辅以化学药物治疗、放射治疗等综合治疗。

（一）直肠癌根治术

根据癌肿所在部位、大小等因素综合判断选择不同的手术方式。

1. **局部切除术** 适用于早期瘤体小、局限于黏膜或黏膜下层、分化程度高的直肠癌。

2. **经腹会阴联合直肠癌根治术**（Miles手术） 适用于腹膜反折以下的直肠癌。

3. **经腹腔直肠癌切除术**（Dixon手术） 适用于癌肿距肛缘5cm以上的直肠癌。

4. **经腹直肠癌切除、近端造口、远端封闭手术**（Hartmann手术） 适用于身体状况差，不能耐受Miles手术或因急性肠梗阻不宜行Dixon手术的患者。

（二）姑息性手术

癌肿发生转移或局部浸润无法根治但局部癌肿尚能切除者，可行姑息性切除，将有癌肿的肠段做有限的切除，封闭直肠远切端，并取乙状结肠做造口（Hartmann 手术）；癌肿晚期局部癌肿不能切除或发生梗阻者，可仅做乙状结肠造口术。

（三）非手术治疗

1. **化学药物治疗**　配合根治性手术，可提高直肠癌 5 年生存率。给药途径包括区域动脉灌注给药、门静脉给药、静脉给药、术后腹腔留置管灌注给药等方法。

2. **放射治疗**　较晚期的直肠癌可先在手术前进行放疗，使一部分原不能手术的患者，能因此而行根治性手术。

3. **局部治疗**　对于不能手术切除且发生肠管缩窄的直肠癌患者，可局部放置金属支架扩张肠腔；对直肠癌患者亦可用电灼、液氮冷冻和激光烧灼等治疗。

4. **其他治疗**　中医药治疗、基因治疗、导向治疗和免疫治疗等。

六、预防与预后

导致肠黏膜癌变的确切因素尚未肯定，为降低直肠癌的发病率和死亡率，可以从以下方面予以注意：①饮食调整。减少能量、脂肪与瘦肉摄入，增加水果、蔬菜和膳食纤维，补充维生素与微量元素；②改变生活习惯。适度增加运动、戒酒和戒烟等；③服用非甾体消炎药者，直肠癌发病率降低，但服用非甾体消炎药的用量、用药时间、长期应用所致的不良反应有待进一步研究；④治疗癌前病变。尽早切除腺瘤，降低直肠癌的发病率、死亡率。尤其是对于有家族史者，通过遗传学检查筛查高危人群，进行结肠镜检查，是直肠癌预防工作的重要方面。

直肠癌的预后不佳。影响预后的因素主要有肿瘤的生物学特征和病理类型；此外，预后也与患者的年龄、肿瘤发生的部位、肿瘤直径、浸润程度等有关。一般来说，腺癌的预后比黏液腺癌、印戒细胞癌及未分化癌要好。在腺癌中，高分化癌比低分化癌预后好。

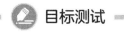 目标测试

一、选择题

（一）单项选择题

1. 肺癌多起源于（　　）

　　A. 支气管黏膜上皮　　　　　　B. 肺脏层胸膜　　　　　　C. 支气管软骨

　　D. 壁层胸膜上皮　　　　　　　E. 肺泡组织

2. 患者，男性，57 岁。刺激性呛咳，咳痰，有时带少量血丝。听诊右肺中部有局限性哮鸣音。X 线摄片见右肺肺门附近有单侧不规则肿块状阴影，无邻近转移现象。应首先采取的治疗措施（　　）

　　A. 手术治疗　　　　　　　　　B. 放射治疗　　　　　　　C. 抗癌药物治疗

　　D. 免疫治疗　　　　　　　　　E. 中医中药治疗

3. 患者，男性，53 岁，肺癌晚期。当其为何种组织细胞类型时对化疗较敏感（　　　）

A. 腺癌   B. 鳞癌   C. 小细胞癌

D. 大细胞癌   E. 类癌

4. 患者，女性，56 岁，肺癌晚期，出现 Homer 综合征。此综合征是由肿瘤压迫（　　）所致

A. 颈交感神经   B. 副交感神经   C. 喉返神经

D. 臂丛交感神经   E. 膈神经

5. 患者，男性，57 岁。上腹隐痛，食欲不佳，体重减轻 4 个月，排黑便 3 次。体格检查：腹部无阳性体征。应首先考虑为（　　）

A. 慢性胃炎   B. 十二指肠溃疡   C. 胃溃疡

D. 胃癌   E. 胃憩室

6. 患者，男性，57 岁。有胃溃疡病史，近期腹痛较为严重，且规律改变，粪便隐血试验持续阳性。此时应建议患者（　　）

A. 做 B 超检查   B. 口服治疗溃疡药物   C. 做 CT 检查

D. 做胃镜检查   E. 应用止血药物

7. 患者，女性，57 岁。胃大部切除术后 2 周。患者进食 20 分钟后出现上腹饱胀、恶心、呕吐、头晕、心悸、出汗、腹泻等。首先应考虑的诊断是（　　）

A. 吻合口破裂   B. 吻合口梗阻   C. 倾倒综合征

D. 术后胃出血   E. 代谢性酸中毒

8. 患者，男性，48 岁，结合症状、体征初步考虑是胃溃疡恶变，为进一步明确诊断，应采取的检查是（　　）

A. 腹部 X 线检查   B. 腹部 CT 检查   C. 钡餐试验

D. 胃镜取活检   E. 胃冲洗细胞学检查

9. 患者，男性，40 岁。上腹隐痛不适，近 2 个月加剧，服胃痛片后有所缓解，食欲尚可，粪便隐血试验（＋＋），胃肠道钡餐检查见胃窦部小弯侧黏膜纹理紊乱，胃壁僵直不规则。首先应考虑的诊断是（　　）

A. 慢性胃窦炎   B. 胃溃疡   C. 萎缩性胃炎

D. 胃黏膜脱垂   E. 胃癌

10. 患者，女性，62 岁。右乳腺肿块，质硬，尚能活动，如其皮内、皮下淋巴管被癌细胞堵塞时，典型的临床体征是（　　）

A. 乳头湿疹样改变   B. 乳腺急性炎症   C. 皮肤凹陷

D. 乳腺皮肤橘皮样改变   E. 乳头凹陷

11. 患者，女性，50 岁。右侧乳腺有无痛性肿块，边界不清，质地坚硬，直径为 3cm，其发生的部位最可能是（　　）

A. 外上象限   B. 外下象限   C. 内上象限

D. 内下象限   E. 乳头

12. 患者，女性，53 岁，肝区疼痛伴肝大。已确诊为原发性肝癌，其疼痛的性质最可能为（　　）

A. 阵发性绞痛   B. 持续性钝痛   C. 连续性剧痛

D. 钻顶样痛   E. 刀割样疼痛

13. 原发性肝癌最主要的播散途径是（　　）

A. 肝内门静脉系统   B. 血液系统   C. 淋巴系统

D. 直接转移　　　　　　　　　E. 种植转移

14. 患者，男性，68 岁，经直肠镜检查确诊为直肠癌。其手术能否保留肛门取决于（　　　）

A. 肿瘤的大小　　　　　　B. 左半结肠的长短　　　C. 肿瘤有无远处转移

D. 肿瘤距肛门的距离　　　E. 肿瘤是否已侵犯肠管周围

15. 直肠癌的特点主要是（　　　）

A. 大便性质和排便习惯改变　　B. 便秘　　　　　　　C. 便血

D. 大便变细　　　　　　　　　E. 贫血

（二）多项选择题

1. 患者，男性，59 岁，确诊为肺癌晚期。禁忌化疗的是（　　　）

A. 大咯血　　　　　　　　　　B. 白细胞计数低于 $3 \times 10^9/L$

C. 消化性溃疡　　　　　　　　D. 严重的肝肾功能障碍

E. 营养状态差

2. 患者，女性，58 岁，怀疑为早期肺癌。检查时下列哪些情况与该病有关（　　　）

A. 年龄在 40 岁以上　　　　　B. 刺激性咳嗽　　　　　C. 长期吸烟史

D. 持续痰中带血　　　　　　　E. 头晕

3. 患者，男性，55 岁，经胃镜检查确诊为早期胃癌。下列与其发病有关的是（　　　）

A. 萎缩性胃炎　　　　　　　　B. 胃平滑肌瘤　　　　　C. 胃溃疡

D. 胃息肉　　　　　　　　　　E. 胃大部切除术后残胃

4. 患者，女性，55 岁，左乳腺肿块，被诊为乳腺癌。下列与其发病有关的是（　　　）

A. 急性乳腺炎　　　　　　　　B. 月经初潮早，绝经晚

C. 乳腺癌家族史　　　　　　　D. 乳腺良性疾病

E. 肥胖、高脂饮食

二、简答题

1. 简述肺癌的临床表现及治疗措施。

2. 简述胃癌的临床表现及治疗措施。

 拓展阅读

两 癌 筛 查

　　"两癌"即女性宫颈癌和乳腺癌，两癌筛查是我国较多地区开展的针对女性健康的检查。2009 年起，实施国家免费公共卫生项目——"两癌"（宫颈癌、乳腺癌）检查（表 13-1），在不设置检查高危适应标准的情况下实施的以临床筛查乳腺癌、宫颈癌为目标的检查，旨在对妇女乳腺癌、宫颈癌早诊断、早治疗，降低死亡率。检查对象通常为 35～64 岁的城乡妇女，宫颈癌早期诊断率达 90% 以上。新中国成立初期即开始宫颈癌的早期筛查，使国内宫颈癌的死亡率远低于欧美国家，乳腺癌的早期诊断率达 60% 以上。

　　该项目极大降低了我国女性宫颈癌、乳腺癌的发病率和死亡率，全国范围内开展此项目后筛查及治疗了数以万计的癌前病变及早癌症患者，阻断其发展成浸润癌及晚期癌，保护了广大妇女的生命安全和家庭幸福。两癌筛查项目体现了党和国家执政的宗旨——全心全意为人民服务，投入尽可能多的社会资源到人民群众的卫生健康事业之中，这是改革开放以来国家富强的成果。

表 13-1　"两癌"免费筛查项目

项目	免费内容	
宫颈癌项目	妇科检查	阴道分泌物采样、化验及盆腔检查
	HPV 检测	采样、保存和检测
	TCT 检测	HPV 除 16、18 型以外阳性的进行采样、保存、检测
	阴道镜检查	HPV 16、18 型阳性、TCT 异常和肉眼异常者进行阴道镜检查
	宫颈活组织检查、病理学检查	阴道镜检查异常者进行活检＋病理学检查
乳腺癌项目	乳腺临床检查	乳腺视诊、触诊
	乳腺彩色超声检查	乳腺超声 BI-RADS 分级
	乳腺 X 线检查	乳腺超声分级为 0、3 级的进行钼靶检查,并 X 线 BI-RADS 分级描述

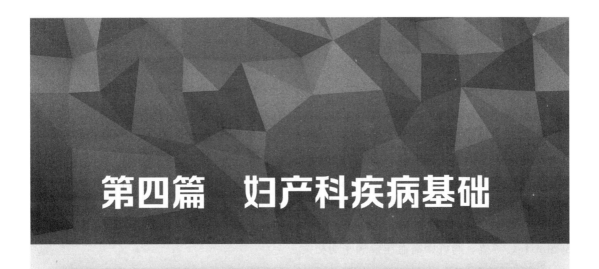

第四篇　妇产科疾病基础

第十四章　妇产科疾病

知识目标　掌握妇产科常见疾病的临床表现、诊断及治疗；熟悉其病因；了解其预防。
能力目标　具有对常见妇产科疾病诊断及用药的能力。
素质目标　培养关爱女性患者、防治妇产科疾病的良好素质。

案例引入

　　患者，女性，40岁。因"阴道分泌物增多伴外阴瘙痒3天"就诊。检查外阴黏膜充血，阴道壁黏膜充血，分泌物为黄色，量中等，呈稀薄泡沫状，宫颈充血。

　　问题：

　　1. 该患者可能的诊断是什么？

　　2. 为确诊该患者应进行哪些辅助检查？

　　3. 若检查结果符合初步诊断，如何治疗？

　　妇产科是临床医学四大主要学科之一，主要研究女性生殖器官疾病的病因、病理、诊断及防治，妊娠、分娩的生理和病理变化，高危妊娠及难产的预防和诊治，女性生殖内分泌，计划生育及妇女保健等。本部分主要介绍妊娠高血压疾病、常见的妇科炎症、女性生殖内分泌疾病、女性生殖系统肿瘤、计划生育等内容。

第一节　妊娠高血压疾病

　　妊娠高血压疾病（HDCP），简称妊高征，是妊娠与血压升高并存的一组疾病，发生率为5%～12%。该组疾病包括妊娠期高血压、子痫前期、子痫、慢性高血压并发子痫前期、慢性高血压合并妊娠五种类型。迄今为止，仍为孕产妇及围生儿死亡的重要原因。

一、病因和病理

（一）病因

妊娠高血压疾病的病因至今尚不清楚。很多学者认为，本病是母体、胎盘、胎儿等因素联合作用的结果。目前有以下六种学说，即子宫螺旋小动脉重铸不足、炎症免疫过度激活、血管内皮细胞受损、遗传因素、营养缺乏、胰岛素抵抗。流行病学调查发现，妊娠高血压疾病有以下高危因素：产妇年龄小于 18 岁或大于 35 岁；有子痫前期病史；抗磷脂抗体阳性；高血压、慢性肾炎、糖尿病；初次产检时 BMI$\geqslant$35kg/m^2；子痫前期家族史；本次妊娠为多胎妊娠、首次妊娠、妊娠间隔时间$\geqslant$10 年、孕早期收缩压$\geqslant$130mmHg 或舒张压$\geqslant$80mmHg，等等，与妊娠高血压疾病密切相关。

（二）病理

全身小血管痉挛、内皮损伤及局部缺血为妊娠高血压疾病的基本病理生理病变。由于小动脉痉挛，造成管腔狭窄，周围阻力增大，血管内皮细胞损伤，通透性增加，体液和蛋白质渗漏。表现为血压升高、蛋白尿、水肿和血液浓缩等。全身各器官组织因缺血和缺氧而受到损害，严重时脑、心、肝、肾及胎盘等的病理组织学变化可导致抽搐、昏迷、脑水肿、脑出血、心力衰竭、肾衰竭、肺水肿、肝细胞坏死及被膜下出血、胎盘绒毛退行性变、出血和梗死、胎盘早剥以及凝血功能障碍而导致弥散性血管内凝血等。

（三）对母儿的影响

1. **对孕产妇的影响** 严重的妊娠高血压疾病可发生子痫前期性心脏病，胎盘早剥，合并肺水肿，凝血功能障碍，脑血管意外，肝肾功能损害，HELLP 综合征（溶血、肝酶升高、血小板减少），产后出血及产后急性循环衰竭等并发症。这些并发症多可导致患者死亡。

2. **对胎儿的影响** 由于子宫血管痉挛所引起的胎盘供血不足、胎盘功能减退，可致胎儿窘迫、胎儿宫内生长受限、死胎、死产或新生儿死亡。

二、临床表现

妊娠高血压疾病以妊娠 20 周后发生的高血压、蛋白尿、水肿为特征，严重时出现头痛、胸闷、目眩、抽搐、昏迷，甚至死亡。按照发病基础、脏器损害程度将妊娠高血压疾病分为五种类型（表 14-1）。

表 14-1　妊娠高血压疾病分类及临床表现

分类		临床表现
妊娠期高血压		妊娠期出现高血压,收缩压$\geqslant$140mmHg 和(或)舒张压$\geqslant$90mmHg,于产后 12 周内恢复正常;尿蛋白(−);产后才可以确诊。少数患者可伴有腹部不适或血小板减少
子痫前期	轻度	妊娠 20 周后出现收缩压$\geqslant$140mmHg 和(或)舒张压$\geqslant$90mmHg,伴尿蛋白$\geqslant$0.3g/24h,随机尿蛋白(＋)

分类		临床表现
子痫前期	中度	血压和尿蛋白持续升高,发生母体脏器功能不全或胎儿并发症。出现下述任一不良情况可诊断为中度子痫前期:①血压持续升高。收缩压≥160mmHg 和(或)舒张压≥110mmHg;蛋白尿≥5.0g/24h 或随机尿蛋白(+++);持续性头痛或视觉障碍或其他神经症状;持续性上腹部疼痛,肝包膜下血肿或肝破裂症状。②肝脏功能异常。肝酶 ALT 或 AST 水平升高。③肾脏功能异常。少尿(24 小时尿量<400mL 或每小时尿量<17mL)或血肌酐>106μmol/L;低蛋白血症伴胸腔积液或腹腔积液。④血液系统异常。血小板呈持续性下降并低于 100×10^9/L;血管内溶血、贫血、黄疸或血 LDH 升高;胎儿生长受限或羊水过少;早发型即妊娠 34 周以前发病
子痫		子痫前期基础上发生不能用其他原因解释的抽搐。表现为抽搐、面部充血、口吐白沫、深昏迷;随之深部肌肉僵硬,很快发展成典型的全身高张阵挛惊厥、有节律性的肌肉收缩和紧张,此间患者无呼吸动作,持续 1.0~1.5 分钟后抽搐停止,呼吸恢复,但患者仍昏迷,最后恢复意识,出现困惑、易激惹、烦躁
慢性高血压并发子痫前期		高血压孕妇妊娠前无蛋白尿,孕 20 周后出现尿蛋白≥300mg/24h;高血压孕妇孕 20 周以前有蛋白尿,20 周后蛋白尿突然增加或血压进一步增高或血小板小于 100×10^9/L
妊娠合并慢性高血压		血压≥140/90mmHg,孕前或孕 20 周以前已诊断高血压并持续到产后 12 周以后

三、辅助检查

1. **血液检查**　全血细胞计数、血红蛋白含量、血细胞比容、血液黏滞度、凝血功能测定。

2. **尿液检查**　检查尿蛋白、尿比重。尿蛋白(+)时,尿蛋白含量为 300mg/24h;尿蛋白(+++)时,尿蛋白含量为 5g/24h。严重妊娠高血压疾病患者应每天或每两天检查一次尿蛋白。尿比重≥1.020,提示尿液浓缩。

3. **肝肾功能测定**　肝肾功能受损时可出现 ALT、AST 升高,低蛋白血症,白/球比值倒置,血清肌酐、尿素氮、尿酸升高。重度子痫前期与子痫应测定电解质与二氧化碳结合力,以便早发现并纠正酸中毒。

4. **眼底检查**　直接观察视网膜小动脉痉挛程度。

5. **心电图检查**　必要时行超声心动图,以了解心功能。疑有脑出血者可行头颅 CT 或 MRI 检查。

6. **胎儿相关检查**　产科 B 超、脐动脉血流检测、胎动监测、胎心监护、胎儿胎盘功能测定、胎儿成熟度检查。

四、诊断

1. **病史**　有高危因素及上述临床表现,特别是有无头痛、视力改变、上腹不适等。

2. **高血压**　同一手臂至少测 2 次,血压持续升高至收缩压≥140mmHg 和(或)舒张压≥90mmHg 定义为高血压。首次发现血压升高者,应间隔 4 小时或以上复测血压。

3. **尿蛋白**　高危孕妇每次产检应检测尿蛋白。对可疑子痫前期孕妇应测 24 小时尿蛋白定量。

五、治疗

①妊娠期高血压:休息、镇静、对症处理,血压升高者予以降压治疗。②子痫前期:解痉、镇静、降压,必要时终止妊娠。③子痫:控制抽搐,纠正缺氧和酸中毒,控制血压,短时间内控制病情后及时终止妊娠。

（一）一般处理

①休息，取左侧卧位，每天不少于 10 小时。子痫前期患者住院期不建议绝对卧床。②间断吸氧。③饮食，有充足的蛋白质、热量，除全身水肿者不限制盐摄入。④密切监护母儿状态。

（二）镇静

精神紧张、焦虑或睡眠欠佳者可给予镇静剂。镇静药物有地西泮、冬眠药物、苯巴比妥钠。由于冬眠药物可使血压急骤下降，导致肾与子宫胎盘血流量不足，胎儿缺氧，且对母儿肝有一定的损害作用，因此应用较少，但对硫酸镁应用不佳的患者仍可使用。

（三）解痉

为治疗子痫前期和子痫的主要方法，可以解除全身小动脉痉挛，缓解临床症状，控制和预防子痫发作，首选 25% 硫酸镁。应注意的是，镁离子易蓄积而发生中毒，血清镁离子浓度高于 3mmol/L，即可发生中毒症状。镁中毒首先为膝反射消失，随着血镁浓度增加可出现全身肌张力减弱及呼吸抑制，严重者心跳可突然停止。用药前及用药过程中均应注意以下事项：定时检查膝反射，膝反射必须存在；呼吸每分钟不少于 16 次；尿量每 24 小时不少于400mL，每小时不少于 17mL，尿少提示排泄功能受抑制。治疗时需准备钙剂作为解毒剂，当出现镁中毒时，立即静脉注射 10% 葡萄糖酸钙 10mL。

（四）降压药物

目的为延长孕周或改变围生期结局，预防子痫、心脑血管意外和胎盘早剥等严重并发症发生。收缩压≥160mmHg 和（或）舒张压≥110mmHg 的患者必须行降压治疗，收缩压≥140mmHg 和（或）舒张压≥90mmHg 的患者可行降压治疗。选用的药物以不影响心排血量、肾血流量及子宫胎盘灌注量为宜。常用的口服降压药物有拉贝洛尔、硝苯地平、肼屈嗪。静脉用药有拉贝洛尔、尼卡地平、酚妥拉明、肼屈嗪。孕期一般不使用利尿剂降压，以防血液浓缩、有效循环血量减少和高凝倾向。肾素血管紧张素类药物可致胎儿生长受限、胎儿畸形、新生儿呼吸窘迫综合征、新生儿早发性高血压，妊娠期禁用。

（五）利尿剂

利尿剂的应用可加重血液浓缩和电解质紊乱，不能缓解病情，有时甚至使病情加重。因此，利尿剂的使用仅限于全身性水肿、急性心力衰竭、肺水肿、脑水肿、肾功能不全时。甘露醇主要用于脑水肿，心力衰竭或潜在心力衰竭时禁用。甘油果糖适用于肾功能有损伤的患者。严重低蛋白血症有腹腔积液者，应补充清蛋白后再应用利尿剂。

（六）终止妊娠

妊娠高血压疾病的孕妇可期待至足月。子痫前期孕妇经积极治疗后母儿状况无改善或病情持续进展时，应当终止妊娠。子痫控制 2 小时后可考虑终止妊娠。

（七）子痫处理

①控制抽搐：首选硫酸镁。②血压过高：给予降压药，脑血管意外是子痫患者死亡的最

常见原因。③纠正缺氧和酸中毒：经面罩和气囊给氧，根据二氧化碳结合力及尿素氮值给予适量 4‰的碳酸氢钠纠正酸中毒。④适时终止妊娠：一般抽搐控制后 2 小时可考虑终止妊娠。⑤一般应急处理：子痫发作时首先需保持气道通畅，吸氧，防止口舌咬伤、窒息和坠地受伤，保持环境安静，避免声光刺激，密切观察生命体征、意识、尿量（留置导尿管监测）等。

六、预防与预后

由于妊娠高血压疾病的病因不明，尚不能做到完全预防其发生，若做好以下预防措施，对预防妊娠高血压疾病有重要作用。①建立健全三级妇幼保健网，开展围妊娠期及围生期保健工作。②加强健康教育，促使孕妇自觉从妊娠早期开始做产前检查。③注意孕妇的休息与营养，保持足够的休息和愉快心情，坚持左侧卧位。指导孕妇减少脂肪和过多盐的摄入，增加富含蛋白质、维生素、铁、钙和其他微量元素的食品。每天补充钙剂至少 1g，有预防妊娠高血压疾病的作用。

第二节　妇科炎症

妇科炎症是妇女常见疾病，包括下生殖道的外阴炎、阴道炎、宫颈炎，上生殖道的盆腔炎性疾病。女性生殖道的解剖结构、生理生化特点具有比较完善的自然防御功能。健康妇女外阴、阴道内虽有某些病原体，但这些微生物与阴道之间形成生态平衡并不致病。当机体自然防御功能被破坏、机体免疫功能下降、内源性菌群发生变化或外源性致病菌侵入时，均可导致炎症发生。外阴及阴道炎症是妇科最常见的疾病，各年龄组均可发病，两者可单独存在，也可同时存在。(1) 阴道正常微生物群：①革兰阳性需氧菌及兼性厌氧菌，如乳杆菌、棒状杆菌、非溶血性链球菌、肠球菌、表皮葡萄球菌；②革兰阴性需氧菌及兼性厌氧菌，如加德纳菌、大肠埃希菌、摩根菌；③专性厌氧菌，如消化球菌、消化链球菌、类杆菌、梭形杆菌及普雷沃菌；④支原体及假丝酵母菌。(2) 阴道生态平衡：在阴道生态平衡中，乳杆菌、雌激素、阴道 pH 起重要作用。生理情况下，雌激素使阴道上皮增生变厚并富含糖原，阴道上皮细胞分解糖原为单糖，阴道乳杆菌将单糖转化为乳酸，使阴道内呈弱酸性环境（pH≤4.5，多为 3.8~4.4），抑制其他病原体生长，称为阴道自净作用。在正常阴道菌群中，以产生过氧化氢（H_2O_2）的乳杆菌为优势菌，除维持阴道的酸性环境外，其产生的 H_2O_2，及其他抗微生物因子，可抑制或杀灭其他细菌。同时通过竞争排斥机制阻止致病性微生物黏附于阴道上皮细胞，维持阴道生态平衡。

一、滴虫阴道炎

（一）病因和发病机制

1. **病因**　滴虫阴道炎是由阴道毛滴虫引起的最常见的阴道炎。滴虫适宜在温度 25~49℃、pH 为 5.2~6.6 的潮湿环境中生长，在 pH 5 以下或 7.5 以上的环境中则不能生长。滴虫不仅寄生于阴道，还常侵入尿道或尿道旁腺，甚至膀胱、肾盂以及男性的包皮褶皱、尿道或前列腺中。

2. **传播途径**　①经性交直接传播：是主要的传播方式。②间接传播：经公共浴池、浴盆、浴巾、游泳池、坐式便器、衣物、污染的器械及敷料等传播。

（二）临床表现

滴虫阴道炎的潜伏期为 4~28 天。25%~50% 患者感染初期无症状。滴虫阴道炎的主要症状是阴道分泌物增多及外阴瘙痒，或有灼热、疼痛、性交痛等。分泌物典型特点为稀薄脓性、黄绿色、泡沫状、有臭味。瘙痒部位主要为阴道口及外阴。若尿道口有感染，可有尿频、尿痛，有时可见血尿。阴道毛滴虫能吞噬精子，并能阻碍乳酸生成，影响精子在阴道内存活，可致不孕。检查时见阴道黏膜充血，严重者有散在出血点，甚至宫颈有出血斑点，形成草莓样宫颈，阴道后穹隆有多量白带，呈黄绿色脓性分泌物或灰黄色、黄白色稀薄液体，常呈泡沫状。带虫者阴道黏膜常无异常改变。

（三）辅助检查

阴道分泌物悬滴法是检查阴道毛滴虫的最简单方法，阳性率可达 80%~90%。培养法的阳性率可达 98%。另外，还有涂片染色法、免疫学方法，但后者临床一般不采用。

（四）诊断

滴虫阴道炎的典型病例较易诊断，在阴道分泌物中找到滴虫即可诊断。取分泌物前 24~48 小时避免性交、阴道灌洗或局部用药。

（五）治疗

滴虫阴道炎的主要治疗药物为甲硝唑、替硝唑，想要治愈此病，需全身用药。为避免重复感染，内裤及洗涤用的毛巾应煮沸 5~10 分钟，以消灭病原体，并对其性伴侣同时进行治疗。

二、外阴阴道假丝酵母菌病

（一）病因和发病机制

1. **病因**　外阴阴道假丝酵母菌病（VVC）的病原体 80%~90% 为白假丝酵母菌，10%~20% 为非白假丝酵母菌。白假丝酵母菌属于双相菌，有酵母相及菌丝相。假丝酵母菌适宜在阴道 pH 为 4.0~4.7，通常在 pH 小于 4.5 的酸性环境中生长。白假丝酵母菌为机会致病菌，10%~20% 非孕妇女及 30% 孕妇阴道中有此菌寄生，但菌量极少，呈酵母相，并不引起症状。当全身及阴道局部细胞免疫力下降，假丝酵母菌大量繁殖，并转变为菌丝相时，才出现症状。常见发病诱因有妊娠、糖尿病、大量应用免疫抑制剂及广谱抗生素。其他诱因有肠道假丝酵母菌、含高剂量雌激素的避孕药、穿紧身化纤内裤及肥胖，后者可使会阴局部温度和湿度增加，假丝酵母菌易繁殖而引起感染。

2. **传播途径和发病机制**

（1）传播途径　①内源性传染：为主要的传染途径，阴道、口腔、肠道这三个部位的假丝酵母菌可互相传染。②直接传染：少部分患者可通过性交直接传染。③间接传染：极少患者可能通过接触感染的衣物间接传染。

（2）发病机制　假丝酵母菌在外阴阴道部位主要经附着（附着在阴道上皮细胞），发芽（菌体出芽形成假菌丝），分泌蛋白酶（如碱性磷酸酶、磷脂酶和分泌性门冬酰蛋白酶等），菌落转换（白色菌落转换为不透明菌落）等一系列过程而引起疾病。

（二）临床表现

1. 症状和体征

（1）症状　主要表现为外阴瘙痒、灼痛，严重时坐卧不宁，痛苦异常，还可伴有性交痛、尿痛、尿频，部分患者阴道分泌物增多，其特征性分泌物表现为白色稠厚凝乳状或豆腐渣样。

（2）体征　若为外阴炎，外阴可见地图样红斑、水肿，常伴有抓痕。若为阴道炎，阴道黏膜充血水肿，小阴唇内侧及阴道黏膜上附有白色膜状物，擦除后露出红肿黏膜面，急性期还可能见糜烂及浅表溃疡。

2. 临床分类　根据发生频率、临床表现、真菌种类、宿主情况、治疗效果等，将外阴阴道假丝酵母菌病分为两类。

（1）单纯性外阴阴道假丝酵母菌病　指发生于免疫功能正常非孕宿主的、散发或非经常发作的、白假丝酵母菌引起的轻、中度病变（外阴阴道假丝酵母菌病评分＜7分）。

（2）复杂性外阴阴道假丝酵母菌病　可为非白假丝酵母菌感染，宿主多为孕妇、免疫功能低下、使用免疫抑制剂或未控制的糖尿病患者。①严重外阴阴道假丝酵母菌病：症状严重，皮肤黏膜破损，外阴阴道假丝酵母菌病评分≥7分。②复发性外阴阴道假丝酵母菌病：1年内有症状并经真菌学证实的外阴阴道假丝酵母菌病发作4次或以上，称为RVVC。③妊娠合并外阴阴道假丝酵母菌病：发病率高，症状轻重不一，容易复发，且阴道菌群异常发生率也高，药物治疗一定要考虑对胎儿的影响。

3. 评分标准　外阴阴道假丝酵母菌病临床评分标准如表14-2所示。

表 14-2　外阴阴道假丝酵母菌病临床评分标准

项目	评分			
	0分	1分	2分	3分
瘙痒	无	偶有发作，可被忽略	能引起重视	持续发作，坐立不安
疼痛	无	轻	中	重
阴道黏膜充血、水肿	无	＜1/3阴道壁充血	1/3～2/3阴道壁充血	＞2/3阴道壁充血
外阴抓痕、皲裂、糜烂	无	—	—	有
分泌物量	无	较正常稍多	量多，无溢出	量多，有溢出

（三）辅助检查

悬滴法检查见到白假丝酵母菌芽孢或假菌丝可确诊。pH测定具有重要鉴别意义，pH 4.5以下，并且涂片中有白细胞，可能为混合感染。

（四）诊断

对有阴道炎症状或体征的妇女，若在阴道分泌物中找到假丝酵母菌的芽生孢子或假菌丝即可诊断。

（五）治疗

1. **消除诱因** 若有糖尿病应给予积极治疗。及时停用广谱抗生素、雌激素及糖皮质激素。勤换内裤，用过的内裤、盆及毛巾均应用开水烫洗。

2. **单纯性外阴阴道假丝酵母菌病的治疗** 可局部用药也可全身用药，主要以局部短疗程抗真菌药物为主，唑类药物的疗效高于制霉菌素。可选择下列药物放于阴道内：咪康唑栓剂、克霉唑栓剂、制霉菌素栓剂，也可选择氟康唑、伊曲康唑口服。

3. **复杂性外阴阴道假丝酵母菌病的治疗**

（1）严重外阴阴道假丝酵母菌病 延长治疗时间。若为局部用药，延长至7～14天；若口服氟康唑150mg，则72小时后加服1次。症状严重者，局部应用低浓度糖皮质激素软膏或唑类霜剂。

（2）复发性外阴阴道假丝酵母菌病 抗真菌治疗分为初始治疗和维持治疗。①初始治疗：若为局部治疗，延长治疗时间为7～14天；若口服氟康唑150mg，则第4天、第7天各加服1次。②维持治疗：口服氟康唑150mg或阴道放置克霉唑栓剂500mg，每周1次，连用6个月。治疗前应做真菌培养。治疗期间定期复查，监测疗效及药物不良反应，一旦发现不良反应，立即停药。

（3）妊娠合并外阴阴道假丝酵母菌病 以局部治疗为主，禁用口服类唑类药物。

（4）中医药治疗 将苦参、蛇床子、茯苓、黄柏、花椒等药材煎汤熏洗坐浴，同时口服白带丸。

三、细菌性阴道病

（一）病因和发病机制

细菌性阴道病（BV）是由阴道内正常菌群失调所致的一种混合感染，但临床及病理特征无炎症改变。生理情况下，阴道内有各种厌氧菌及需氧菌，其中以产生过氧化氢的乳酸杆菌占优势。细菌性阴道病时，阴道内能产生过氧化氢的乳酸杆菌减少，导致其他细菌大量繁殖，主要有加德纳菌、动弯杆菌、普雷沃菌等厌氧菌及人型支原体，其中以厌氧菌居多，可增加100～1000倍。厌氧菌繁殖的同时可产生胺类物质，碱化阴道，使阴道分泌物增多并有臭味。

（二）临床表现

10%～40%患者无临床症状，有症状者主要表现为阴道分泌物增多，有鱼腥臭味，尤其于性交后加重，可伴有轻度外阴瘙痒或烧灼感。妇科检查见阴道黏膜无充血的炎症表现，分泌物特点为灰白色、均匀一致、稀薄，常黏附于阴道壁，黏度很低，容易将分泌物从阴道壁拭去。

（三）辅助检查

阴道分泌物涂片镜检见大量革兰阴性混合菌丝或革兰变异球杆菌，缺乏革兰阳性杆菌（乳酸杆菌）；线索细胞阳性；分泌物胺试验阳性；阴道分泌物 pH 高（＞4.5）；加德纳菌培养阳性；加德纳菌荧光素标记抗体检查阳性；脯氨酸氨基肽酶阳性，敏感性和特异性强。

（四）诊断

细菌性阴道病的诊断要点包括：①灰白色、均匀一致、稀薄的阴道分泌物，黏附于阴道壁；②阴道 pH>4.5，多在 5.0～5.5；③线索细胞阳性；④胺臭味试验阳性。以上 4 项中有 3 项阳性即可确诊。

（五）治疗

细菌性阴道病的治疗选用抗厌氧菌药物，主要有甲硝唑、克林霉素。甲硝唑可抑制厌氧菌生长，不影响乳酸杆菌生长，是较理想治疗药物，但治疗支原体感染效果差。

四、萎缩性阴道炎

（一）病因和发病机制

萎缩性阴道炎见于绝经及卵巢摘除妇女，也可见于产后闭经或药物假绝经治疗的妇女。因卵巢功能衰退，雌激素水平降低，阴道壁萎缩，黏膜变薄，上皮细胞内糖原含量减少，阴道内 pH 增高，多为 5.0～7.0，局部抵抗力降低，致病菌容易侵入阴道繁殖而引起炎症。

（二）临床表现

萎缩性阴道炎的主要症状为阴道分泌物增多，外阴瘙痒、有灼热感。阴道分泌物稀薄，呈淡黄色，严重者呈脓血性白带，可伴有性交痛。妇科检查见阴道呈老年性改变，上皮萎缩、菲薄，皱襞消失，上皮变平滑。阴道黏膜充血，有小出血点，有时见浅表溃疡，若溃疡面与对侧相连，严重时造成阴道狭窄甚至闭锁。炎症分泌物引流不畅可形成阴道积脓或宫腔积脓。

（三）诊断

根据绝经、卵巢手术史、盆腔放射治疗史或药物性闭经史及临床表现，诊断不难。但应排除其他疾病，取分泌物检查以排除滴虫及假丝酵母菌等致病菌引发的疾病，血性白带者需排除子宫恶性肿瘤。

（四）治疗

萎缩性阴道炎的治疗原则为补充雌激素，增强阴道抵抗力，抑制细菌生长。

1. **增加阴道抵抗力**　针对病因予以雌激素制剂，局部涂抹妊马雌酮软膏或口服尼尔雌醇。
2. **抑制细菌生长**　用 1% 乳酸或 0.5% 醋酸冲洗阴道后，在阴道局部应用抗生素，如甲硝唑、诺氟沙星等。

五、子宫颈炎症

子宫颈炎症包括子宫颈阴道部炎症及子宫颈管黏膜炎症。临床常见的是急性子宫颈管黏膜炎。

（一）急性子宫颈炎

1. **病因和发病机制**　急性子宫颈炎可由多种病原体引起。①淋病奈瑟球菌及沙眼衣原体：主要见于性传播疾病的高危人群。②内源性病原体：与细菌性阴道病病原体、生殖支原体有关，也可由物理因素、化学因素刺激或机械性子宫损伤、子宫颈异物伴发感染所致。

2. 临床表现　急性子宫颈炎主要表现为阴道分泌物增多，呈黏液脓性，可伴有外阴瘙痒及灼热感。若合并尿路感染，可出现膀胱刺激征。妇科检查见宫颈充血、水肿，有黏液脓性分泌物附着，甚至从子宫颈管流出。

3. 诊断

（1）体征　①于子宫颈管或子宫颈管棉拭子标本上，肉眼见到脓性或黏液性分泌物；②棉拭子擦拭子宫颈管时，容易诱发子宫颈管出血。

（2）检查　①白细胞检测；②病原体检测，应做衣原体及淋病奈瑟球菌的检测，以及有无细菌性阴道病、滴虫阴道炎。

出现上述两个体征之一，显微镜检查子宫或阴道分泌物白细胞增多，可做出初步诊断。子宫颈炎诊断后，需进一步做衣原体及淋病奈瑟球菌的检测。

4. 治疗　急性子宫颈炎的治疗主要为抗生素治疗。处理原则是及时、足量、规范、彻底，同时治疗性伴侣。对有性传播疾病的高危险因素患者（年龄＜25岁，多个性伴侣或是新的性伴侣，为无保护性性交），在未获得病原体检测结果之前，即给予抗支原体的经验性用药。阿奇霉素1g，单次顿服；或多西环素100mg，每天2次，连用7天。对获得病原体者，针对病原体选择抗生素。

（1）单纯急性淋病奈瑟球菌性宫颈炎　主张大剂量、单次给药，常用药物为第三代头孢菌素，如头孢曲松钠250mg，单次肌内注射；或头孢克肟400mg，单次口服；氨基糖苷类的大观霉素4g，单次肌内注射。

（2）沙眼衣原体感染引起的子宫颈炎　治疗药物有：①四环素类，如多西环素100mg，口服，每天2次，连用7天。②大环内酯类，如阿奇霉素1g，单次口服；或红霉素500mg，每天4次，连用7天。③喹诺酮类，主要有氧氟沙星、左氧氟沙星、莫西沙星。氧氟沙星300mg，每天2次，连用7天；左氧氟沙星500mg，每天1次，连用7天；莫西沙星400mg，每天1次，连用7天。因淋病奈瑟球菌感染常伴有沙眼衣原体感染，所以若为淋病奈瑟球菌性子宫颈炎，治疗时除应选用抗淋病奈瑟球菌的药物外，同时还应用抗沙眼衣原体感染的药物。

（3）子宫颈炎合并细菌性阴道病　对于合并细菌性阴道病者，需同时治疗细菌性阴道病，否则将导致子宫颈炎持续存在。

（二）慢性子宫颈炎

慢性子宫颈炎指宫颈间质内有大量淋巴细胞、浆细胞等慢性炎细胞浸润，可伴有子宫颈炎腺上皮及间质的增生和鳞状上皮化生。

1. 病因和发病机制　慢性子宫颈炎可由急性子宫颈炎迁延而来，也可为病原体持续感染所致，病原体与急性子宫颈炎相似。病因长期持续存在可使子宫颈发生病理改变，表现为三个方面。

（1）慢性子宫颈管黏膜炎　由于子宫颈管黏膜皱襞较多，感染后容易形成持续性子宫颈黏膜炎，表现为子宫颈管黏液及脓性分泌物，反复发作。

（2）子宫颈息肉　子宫颈管腺体和间质的局限性增生，并向子宫颈外口突出形成息肉。为单个，也可为多个，呈鲜红色，质软面脆，呈舌形，可有蒂，蒂宽窄不一，根部可附在子宫颈外口，也可在子宫颈管内。极少恶变。

（3）子宫颈肥大　慢性炎症的长期刺激导致腺体及间质增生。另外，子宫颈深部的腺囊肿也可使子宫颈出现不同程度的肥大。

2. 临床表现　慢性子宫颈炎多无症状，少数患者出现阴道分泌物增多，呈淡黄色或脓性，可有性交后出血。妇科检查可见子宫颈呈糜烂样改变，或有黄色分泌物覆盖子宫颈口或从子宫颈口流出，也可表现为子宫颈息肉或子宫颈肥大。

3. 诊断　子宫颈炎症根据临床表现可初步做出诊断，但需做宫颈刮片、宫颈管吸片，必要时做阴道检查及活体组织检查，以明确诊断。

4. 治疗　无症状糜烂样改变患者无须处理；糜烂样改变伴有阴道分泌物增多、乳头状增生或接触性出血者，给予物理治疗；慢性子宫颈管黏膜炎可针对病因给予治疗，病原体不明者，可试用物理治疗；子宫颈息肉可行息肉摘除术，切除息肉常规送病理检查；子宫颈肥大一般无须治疗。

六、盆腔炎性疾病

盆腔炎性疾病（pelvic inflammatory disease，PID），即盆腔炎，指女性上生殖道的一组感染性疾病，主要包括子宫内膜炎、输卵管炎、输卵管卵巢脓肿、盆腔腹膜炎。炎症可局限在一个部位，也可同时累及几个部位，以输卵管炎、输卵管卵巢炎最常见。盆腔炎性疾病大多发生在性活跃期、有月经的妇女。月经初潮前、绝经后或无性生活者很少发生，若发生也往往是邻近器官炎症的扩散。

（一）病因和发病机制

1. 病因　病原体可来自寄居于阴道内的需氧菌及厌氧菌，也可来自外环境的淋病奈瑟球菌、沙眼衣原体、支原体。可以是单纯性需氧菌、厌氧菌的感染，也可为需氧菌和厌氧菌的混合感染，常以混合感染多见；可伴有或不伴有性传播疾病的病原体。高危因素：①年龄。高发年龄为15～25岁。②性活动，多发生在性活跃期妇女，尤其是初次性交年龄小、有多个性伴侣、性交过频，以及性伴侣有性传播疾病者。③下生殖道感染，如淋病奈瑟球菌性子宫颈炎、原发性子宫颈炎、细菌性阴道病与盆腔炎性疾病的发生密切相关。④宫腔内手术，导致生殖黏膜损伤、出血、坏死，下生殖道内源性病原体上行感染。⑤性卫生习惯不良，经期性交、使用不洁月经垫等均可使病原体侵入引起炎症。⑥邻近器官炎症直接蔓延。⑦盆腔炎性疾病再次急性发作。

2. 发病机制　①淋巴道感染：病原体经外阴、阴道、宫颈及宫体创伤处的淋巴管侵入盆腔结缔组织及内生殖器其他部位，是产褥感染、流产后感染及放置内节育器后感染的主要传播途径，多见于链球菌、大肠埃希菌、厌氧菌感染。②上行感染：病原体侵入外阴、阴道后沿黏膜面经子宫颈、子宫内膜、输卵管黏膜至卵巢及腹腔。淋病奈瑟球菌、沙眼衣原体及葡萄球菌沿此途径扩散。③血行感染：病原体先侵入机体的其他系统，再经血循环感染生殖器，为结核菌感染的主要途径。④直接蔓延：腹腔其他脏器感染后，直接蔓延到内生殖器，如阑尾炎可引起右侧输卵管炎。

女性生殖道的解剖、生理、生化及免疫学特点具有比较完善的自然防御功能。当自然防御功能遭到破坏，或机体免疫功能下降、内分泌发生变化或外源性病原体入侵时，均可导致炎症发生。

（二）临床表现

可因炎症轻重及范围大小而有不同的临床表现。轻者无症状或症状轻微。常见症状为下腹痛、发热、阴道分泌物增多。腹痛为持续性，活动或性交后加重。若病情严重可有寒战、高热、头痛、食欲缺乏。月经期发病可出现经量增多、经期延长。若有腹膜炎，可出现消化系统症状如恶心、呕吐、腹胀、腹泻等。若有脓肿形成，可有下腹包块及局部压迫刺激症状；包块位于子宫前方可出现膀胱刺激症状，如排尿困难、尿频，若引起膀胱肌炎还可有尿痛等；包块位于子宫后方可有直肠刺激症状；若在腹膜外可致腹泻、里急后重感和排便困难。若有输卵管炎的症状及体征并同时有右上腹疼者，应怀疑有肝周炎。患者体征差异较大，轻者无明显异常发现，或妇科检查仅发现宫颈举痛或宫体压痛或附件区压痛。严重病例呈急性病容，体温升高，心率加快，下腹部有压痛、反跳痛及肌紧张，叩诊鼓音明显，肠鸣音减弱或消失。盆腔检查：阴道可见脓性臭味分泌物；宫颈充血、水肿，将宫颈表面分泌物拭净，若见脓性分泌物从宫颈口流出，说明宫颈管膜或宫腔有急性炎症。阴道后穹隆触痛明显，须注意是否饱满；宫颈举痛；宫体稍大，有压痛，活动受限；子宫两侧压痛明显，若为单纯输卵管炎，可触及增粗的输卵管，压痛明显；若为输卵管积脓或输卵管卵巢脓肿，可触及包块且压痛明显，不活动；宫旁结缔组织炎时，可扪及宫旁一侧或两侧片状增厚或两侧宫骶韧带高度水肿、增粗，压痛明显；若有盆腔脓肿形成且位置较低时，可扪及阴道后穹隆或侧穹隆有肿块且有波动感，三合诊常能协助进一步了解盆腔情况。

（三）诊断

根据病史、症状、体征和实验室检查可做出初步诊断。特异标准基本可诊断盆腔炎性疾病，但除B超检查外，均为有创检查或费用较高，特异标准只适用于一些有选择的病例。腹腔镜诊断准确，并能直接采取感染部位的分泌物做细菌培养，但临床应用有一定局限性。

做出盆腔炎性疾病的诊断后，需进一步明确病原体。宫颈管分泌物、阴道后穹隆穿刺液的涂片、培养及核酸扩增检测病原体，有助于明确病原体。

（四）治疗

盆腔炎性疾病治疗主要为抗生素治疗，必要时行手术治疗。抗生素的治疗原则为经验性、广谱、及时、个体化。治疗的目的是清除病原体，改善症状及体征，减少后遗症。盆腔炎性疾病多为混合感染，抗生素选广谱抗生素及联合用药。在盆腔炎性疾病诊断48小时内及时用药，将明显降低后遗症发生。对出现症状前60天内接触过的性伴侣应进行检查和治疗。

1. **门诊治疗**　若患者一般状况好，症状轻，能耐受口服抗生素，并有随访条件，可在门诊给予口服或肌内注射抗生素治疗。常用方案：①氧氟沙星400mg口服，每日2次；或左氧氟沙星500mg，口服，每日1次，同时加服甲硝唑400mg，每日2～3次，连用14天。②头孢曲松钠250mg，单次肌内注射；或头孢西丁钠2g，单次肌内注射，同时口服丙磺舒1g；然后改为多西环素100mg，每日2次，连用14天，可同时口服甲硝唑400mg，每日2次，连用14天；或选用其他第三代头孢菌素与多西环素、甲硝唑合用。

2. **住院治疗**　患者一般情况差，病情严重，伴有发热、恶心、呕吐；或盆腔腹膜炎；或有输卵管卵巢脓肿；或门诊治疗无效；或不能耐受口服抗生素治疗；或诊断不清，均应住院给予药物治疗为主的综合治疗。

（1）支持疗法　患者取半卧位卧床休息。给予高热量、高蛋白、高维生素流食或半流食，补充液体。注意纠正电解质紊乱及酸碱平衡失调。高热时采用物理降温。尽量避免不必要的妇科检查，以免引起炎症扩散。

（2）药物治疗　应根据药物敏感性试验选用抗生素，但在检验结果获得前，需根据病史、临床特点推测为何种病原体，并参考发病后曾用过的抗生素等选择用药。常用的抗生素配伍方案如下。①头霉素类或头孢菌素类药物：头孢西丁钠 2g，静脉滴注，每 6 小时 1 次；或头孢替坦二钠 2g，静脉滴注，每 12 小时 1 次，加用多西环素 100mg，口服，每 12 小时 1 次，连用 14 天。②克林霉素与氨基苷类药物联合方案：克林霉素 900mg，每 8 小时 1 次，静脉滴注，加庆大霉素先用负荷剂量（2mg/kg），然后给予维持剂量 1.5mg/kg，每 8 小时 1 次，静脉滴注。③青霉素类与四环素类药物联合方案：氨苄西林或舒巴坦 3g，静脉滴注，每 6 小时 1 次，加多西环素 100mg，口服，每 12 小时 1 次，连用 14 天。④喹诺酮类药物与甲硝唑联合方案：氧氟沙星 400mg，静脉滴注，每 12 小时 1 次；或左氧氟沙星 500mg，静脉滴注，每日 1 次，加甲硝唑 500mg，静脉滴注，每 8 小时 1 次。

（3）手术治疗　主要用于治疗抗生素控制不满意的输卵管卵巢脓肿或盆腔脓肿。

3. 中药治疗　主要为活血化瘀、清热解毒药物，如银翘解毒汤、安宫牛黄丸及紫雪丹等。

（五）随访

对抗生素治疗患者，应在 72 小时内随诊，明确有无临床情况的改善。患者在治疗后的 72 小时内临床症状应改善，如体温下降，腹部压痛、反跳痛减轻，宫颈举痛、子宫压痛、附件区压痛减轻。若此期间症状无改善，需进一步检查，重新进行评价，必要时进行腹腔镜或手术探查。对支原体、沙眼衣原体以及淋病奈瑟球菌感染者，可在治疗后 4～6 周复查病原体。

第三节　女性生殖内分泌疾病

女性生殖内分泌疾病是妇科常见病，通常由下丘脑-垂体-卵巢轴功能异常或靶细胞效应异常所致。本部分重点介绍功能失调性子宫出血、痛经。

一、功能失调性子宫出血

正常月经是下丘脑-垂体-卵巢轴生理调节控制下的周期性子宫内膜剥脱出血。正常月经的周期、经期、经量有明显的规律性和自限性。当机体受到内部或外部各种干扰因素的影响时，均可通过中枢神经系统引起下丘脑-垂体-卵巢轴功能调节异常，导致月经失调。

功能失调性子宫出血（DUB），简称"功血"，是由于神经-内分泌系统调节机制失常而引起的子宫异常出血，而全身及内外生殖器官无明显器质性病变。一般分为无排卵性功能失调性子宫出血和有排卵性功能失调性子宫出血两大类。

（一）病因和发病机制

任何影响下丘脑-垂体-卵巢轴功能调节的因素均可导致功能失调性子宫出血。常见因素有青春期卵巢发育不成熟，性腺轴反馈调节未正常建立，绝经过渡期，卵巢功能衰退，精神过度紧张、恐惧、忧伤、劳累，环境和气候骤变，全身性疾病等。

（二）临床表现

1. 无排卵性功能失调性子宫出血　多见于青春期和绝经过渡期妇女，临床最常见的症状是子宫不规则出血，表现为"三不规律"，即月经周期紊乱、经期长短不一、出血量多少不等。出血期间一般无腹痛，可伴有贫血，甚至休克。

2. 有排卵性功能失调性子宫出血　多发生于育龄期妇女，常见两种类型，即黄体功能不足和子宫内膜不规则脱落。由于患者有周期性排卵，因而临床上仍有可辨认的月经周期。黄体功能不足常表现为月经周期缩短，月经频发，患者黄体期缩短，孕激素水平低下，致患者不易受孕或在妊娠早期流产。子宫内膜不规则脱落表现为月经周期正常，但经期延长，长达 9～10 天，且出血量多。

（三）诊断

1. 病史与体格检查　根据详细的病史、全身检查及妇科检查排除生殖道器质性疾病及全身性疾病。

2. 辅助检查　常用的方法有基础体温（BBT）测定，呈单相型提示无排卵；诊断性刮宫、血清性激素测定、全血细胞计数、凝血功能检查、尿妊娠试验、盆腔 B 超、宫腔镜检查等，用来进行鉴别诊断、确定病情严重程度、是否有并发症。

（四）治疗

治疗原则：①青春期及生育年龄无排卵性功能失调性子宫出血，以止血、调整月经周期、促排卵为主。②绝经过渡期功能失调性子宫出血，以止血、调整月经周期、减少经量，防止子宫内膜病变。③有排卵性功能失调性子宫出血，抑制月经过多，促进黄体功能，调整周期，防止复发。一线治疗仍然是药物治疗，常采用性激素止血和调整月经周期。对于药物治疗疗效不佳或不宜用药、无生育要求的患者，尤其是不易随访的年龄较大的患者，应根据具体情况考虑做子宫内膜切除术或子宫切除术。

二、痛经

痛经为最常见的妇科症状之一，指行经前后或月经期出现下腹部疼痛、坠胀，伴有腰酸或其他不适，症状严重可影响生活质量。痛经分为原发性痛经与继发性痛经。原发性痛经指生殖器官无器质性病变的痛经，常见于月经初潮后 6～12 个月内或排卵周期建立初期。继发性痛经指由盆腔器质性病变引起的痛经，如子宫内膜异位症、盆腔炎等。由于原发性痛经在临床上多见，故此处仅叙述原发性痛经，以下简称"痛经"。

（一）病因和发病机制

研究表明，前列腺素 $F_{2\alpha}$（$PGF_{2\alpha}$）升高是造成痛经的主要原因。血管加压素、内源性缩宫素、β-内啡肽等物质的增加也与原发性痛经有关。另外，痛经还受精神、神经因素影响，疼痛的主观感受与个体痛阈有关。无排卵的增生期子宫内膜因无孕酮刺激，所含前列腺素浓度很低，通常不发生痛经。

（二）临床表现

痛经在青春期多见，常在月经初潮后 1～2 年内发病。表现为阵发性或痉挛性疼痛，疼痛发生时间多自月经来潮后开始，最早出现在经前 12 小时，以行经第 1 天最剧烈，持续 2～3 天后缓解；疼痛部位常位于下腹部，可向腰骶部、大腿内侧放射。约 50% 患者有后背痛、恶心、呕吐、腹泻、头痛、乏力，严重者面色发白、出冷汗。妇科检查无异常发现。

（三）诊断

根据月经期下腹坠痛，妇科检查无阳性体征，临床即可诊断痛经。

（四）治疗

痛经以对症治疗为主。

1. 一般治疗 应重视精神心理治疗，向患者说明月经时的轻度不适是生理反应。保证足够的休息和睡眠，进行规律而适度的锻炼，戒烟，对缓解疼痛都有一定的帮助。必要时可给予镇痛、镇静、解痉治疗。

2. 药物治疗

（1）前列腺素合成酶抑制剂 通过抑制前列腺素合成酶的活性，减少前列腺素的产生，防止过强的子宫收缩和血管痉挛，从而减轻或消除痛经，有效率可达 80%。适用于不要求避孕或口服避孕药效果不好的痛经患者。月经来潮即开始服用，连服 2～3 天。布洛芬、酮洛芬、甲氯芬那酸、甲芬那酸是美国 FDA 批准的用于治疗痛经的药物。布洛芬 200～400mg，每天 3～4 次；或酮洛芬 50mg，每天 8 次。

（2）口服避孕药 通过抑制排卵，减少月经血中的前列腺素含量，可以缓解痛经。口服避孕药适用于要求避孕的痛经妇女，有效率达 90% 以上。

第四节　女性生殖系统肿瘤

女性生殖系统肿瘤从肿瘤性质上分为良性、交界性和恶性，可发生于女性生殖器的任何部位，以子宫和卵巢的肿瘤最常见。常见的良性肿瘤是子宫肌瘤和卵巢囊肿，恶性肿瘤为子宫颈癌、子宫内膜癌和卵巢癌。肿瘤的诊断依据是病理，恶性肿瘤的分期对制订治疗方案、判断预后有重要的指导意义。主要治疗方法有手术治疗、放射治疗、化学药物治疗、免疫治疗等。本部分重点介绍最常见的两种良、恶性肿瘤，即子宫肌瘤、子宫颈癌。

一、子宫肌瘤

子宫肌瘤（uterine myoma，UM）是女性生殖器最常见的良性肿瘤，也是人体最常见的肿瘤。由于子宫平滑肌组织增生而成，其中间有少量纤维结缔组织。多见于 30～50 岁妇女，以 40～50 岁最多见，20 岁以下少见。

（一）病因和发病机制

子宫肌瘤的确切病因尚不明确。子宫肌瘤多发于生育年龄妇女，绝经后肌瘤停止生长甚至萎缩、消失等，这提示子宫肌瘤的发生可能与女性激素有关。雌激素通过相应激素受体能使子宫肌细胞增生肥大，肌层变厚，子宫增大。生物化学相关检测结果认为，肌瘤组织局部对雌激素的高敏感性是子宫肌瘤发生的重要因素之一。此外，研究证实孕激素有促进肌瘤有丝分裂、刺激肌瘤生长的作用。

（二）分类

根据肌瘤所在部位分类，分为宫体肌瘤（约占90%）和宫颈肌瘤（约占10%）。根据肌瘤发展过程中与子宫肌壁的关系分类：①肌壁间肌瘤：占60%～70%。肌瘤位于子宫肌壁内，周围均被肌层包围。②浆膜下肌瘤：约占20%。肌瘤向子宫浆膜面生长，突起于子宫表面，肌瘤表面仅由子宫浆膜层覆盖。当瘤体继续向浆膜面生长，仅有一蒂与子宫相连，成为带蒂的浆膜下肌瘤时，营养由蒂部血管供应。若血供不足，肌瘤易变性、坏死；若蒂部扭转断裂，肌瘤脱落至腹腔或盆腔，则形成游离性肌瘤。若肌瘤位于宫体侧壁，向宫旁生长，突入阔韧带两叶之间，称为阔韧带肌瘤。③黏膜下肌瘤：占10%～15%。肌瘤向子宫黏膜方向生长，突出于宫腔，仅由黏膜层覆盖，称为黏膜下肌瘤。肌瘤多为单个，使宫腔变形增大，子宫外形无明显变化。黏膜下肌瘤易形成蒂，在宫腔内生长犹如异物，常引起子宫收缩，肌瘤被挤经宫颈口突入阴道。

子宫肌瘤常为多个，各种类型的肌瘤可发生在同一子宫，称为多发性子宫肌瘤。

（三）病理

肌瘤为实质性球形结节，表面光滑，与周围肌组织有明显界限。虽无包膜，但肌瘤周围的子宫肌层受压形成假包膜。切面呈白色，质硬，可见漩涡状结构，颜色与硬度因纤维组织多少而变化。当肌瘤失去其原有的典型结构时称为肌瘤变性，常见的有玻璃样变、囊性变、红色样变、肉瘤变、钙化等。

（四）临床表现

1. **症状**　大多不明显，仅于盆腔检查时偶被发现。症状出现与肌瘤部位、有无变性相关，与肌瘤大小、数目关系不大。症状包括以下五个方面。

（1）月经异常　为最常见症状，大的肌壁间肌瘤、黏膜下肌瘤增加子宫内膜面积并影响子宫收缩，表现为经量增多、经期延长，长期经量增多可继发贫血症状。

（2）腹部包块　肌瘤增大使子宫超过3个月妊娠大时可在腹部扪及。

（3）白带增多　肌壁间肌瘤使宫腔面积增大，内膜腺体分泌增多，并伴有盆腔充血，使白带增多；黏膜下肌瘤脱出于宫颈口，表面易感染，产生大量脓样白带，伴恶臭。

（4）压迫症状　肌瘤向前压迫膀胱，可引起尿频、尿急、排尿困难、尿潴留；肌瘤向后压迫直肠，可引起里急后重、便秘；肌瘤向两侧压迫输尿管，可引起肾盂积水。

（5）其他　包括下腹坠胀、腰酸背痛，在经期加重。肌瘤红色样变时，出现急性下腹痛，伴呕吐、发热、肿瘤局部压痛；浆膜下肌瘤发生扭转时，可有急性腹痛；黏膜下肌瘤经宫颈口向阴道内排挤时，也可引起腹痛。黏膜下肌瘤、引起宫腔变形的肌壁间肌瘤可引起不孕、流产。

2. **体征**　与肌瘤大小、位置、数目及有无变性有关。大的肌瘤可在下腹部扪及实质性不规则肿块。妇科检查子宫均匀或不规则增大，表面可扪及单个或多个结节状突起，有时可在宫颈口或阴道内见到红色、实质、表面光滑的黏膜下肌瘤。

（五）诊断

根据病史、体征诊断子宫肌瘤多无困难。B 超是常用的辅助检查，必要时还可选择 MRI 检查、宫腔镜检查、腹腔镜检查、子宫输卵管造影等协助诊断。

（六）治疗

子宫肌瘤的治疗必须根据患者年龄、生育要求、症状、肌瘤大小等情况全面考虑。

1. 随访观察　若肌瘤小且无症状，通常不需要治疗，尤其近绝经年龄患者。每 3～6 个月随访一次。随访期间发现肌瘤增大或症状明显时，再考虑进一步治疗。

2. 药物治疗　肌瘤在 2 个月妊娠子宫大小以内，症状轻，近绝经年龄及全身情况不能手术者，均可给予药物对症治疗。

（1）雄激素　对抗雌激素，使子宫内膜萎缩，增强子宫平滑肌收缩，以减少出血。常用药物有丙酸睾酮 25mg，肌内注射，每 5 天 1 次，月经来潮时 25mg，肌内注射，每天 1 次，共 3 次，每个月总量不超过 300mg，以免引起男性化。

（2）促性腺激素释放激素类似物　抑制卵泡生成激素、黄体生成素分泌，降低雌二醇到绝经水平，以缓解症状并使肌瘤萎缩。停药后肌瘤又逐渐增大到原来大小。用药 6 个月以上可产生绝经综合征、骨质疏松症等不良反应，故不宜长期使用。一般选择长效抑制药物，每个月皮下注射 1 次。常用药物有亮丙瑞林，每次 3.75mg；或戈舍瑞林，每次 3.6mg。

（3）其他药物　米非司酮每天 12.5mg，口服，作为术前用药或提前绝经使用。因其拮抗糖皮质激素，不宜长期使用。

3. 手术治疗　为治疗子宫肌瘤最为有效的方法。若子宫大于 10 周妊娠子宫大小、月经过多致继发贫血、有压迫症状、肌瘤生长较快疑有恶变、保守治疗失败、不孕或反复流产排除其他原因者，需手术治疗。手术方式有肌瘤切除术和子宫切除术。

二、子宫颈癌

子宫颈癌是最常见的妇科恶性肿瘤。高发年龄为 50～55 岁。最常见的病理类型为鳞状细胞浸润癌，占子宫颈癌的 75%～80%。临床可表现为四种类型，即外生型、内生型、溃疡型、颈管型。近年来，随着宫颈细胞学检查的开展，子宫颈癌的发病率和死亡率均明显下降。

（一）病因和发病机制

子宫颈癌确切的发病原因尚不清楚，流行病学调查发现子宫颈癌与人乳头瘤病毒（HPV）感染、多个性伴侣、吸烟、性生活过早（＜16 岁）、性传播疾病、免疫抑制等因素有关。

（二）转移途径

子宫颈癌的转移途径主要为直接蔓延和淋巴转移，血行转移极少见。

（三）临床表现

早期子宫颈癌一般无明显症状与体征。随病情发展，可出现以下表现。

1. **症状**

（1）阴道出血　年轻患者常表现为接触性出血，发生在性生活后或妇科检查后出血。出血量可多可少，根据病灶大小、侵及间质内血管的情况而不同。早期出血量少，晚期病灶较大，表现为大量出血，一旦侵蚀较大血管，可能引起致命性大出血。年轻患者也可表现为经期延长、周期缩短、经量增多等。老年患者常主诉绝经后不规则阴道流血。一般外生型癌出血较早，血量也多；内生型癌出血较晚。

（2）阴道排液　患者常诉阴道排液增多，白色或血性，稀薄如水样或米泔样，有腥臭味。晚期因癌组织坏死继发感染，可有大量脓性或米汤样恶臭白带。

（3）晚期症状　病灶波及盆腔结缔组织、骨盆壁，压迫输尿管或直肠、坐骨神经时，患者诉尿频、尿急、肛门坠胀、大便秘结、里急后重、下肢肿痛等；严重时导致输尿管梗阻、肾盂积水，最后引起尿毒症。到疾病末期，患者出现恶病质。

2. **体征**　早期无明显病灶，子宫颈光滑或有糜烂样改变。随病情发展，不同类型出现不同体征。外生型子宫颈癌出现息肉状、菜花状赘生物，合并感染时表面覆盖灰白色渗出物，质脆、易出血；内生型表现为子宫颈肥大、质硬、宫颈管膨大如桶状。晚期由于癌组织坏死脱落，形成凹陷性溃疡或空洞伴恶臭。癌灶浸润阴道壁，可见阴道壁上赘生物生长或阴道壁变硬；向宫旁组织侵犯，妇科检查扪及子宫颈旁组织增厚，呈结节状，质地与癌组织相似，有时达盆壁，形成冰冻骨盆。

（四）诊断

宫颈细胞学检查和（或）高危型 HPV DNA 检测是早期子宫颈癌筛查的方法。细胞学检查为意义未明的不典型鳞状细胞并高危 HPV DNA 检测阳性，或低度鳞状上皮内瘤变及以上者，进一步做阴道镜检查，发现与癌变有关的异型上皮、异型血管，则对可疑部位行定位活组织检查。子宫颈有明显病灶者，可直接在癌灶取材；若无明显病变，可在子宫颈转化区 3 点、6 点、9 点、12 点活检，或在碘试验不染色区或涂抹醋酸后的醋酸白上皮区取材。子宫颈细胞学检查多次阳性而子宫颈活检阴性可做子宫颈锥切术，切除组织做连续病理切片检查。

（五）治疗

子宫颈癌的治疗原则为以手术治疗和放射治疗为主、化学药物治疗为辅的综合治疗。

1. **手术治疗**　主要用于子宫颈癌早期的患者。

2. **放射治疗**　适用于各期子宫颈癌患者。

3. **化学药物治疗**　主要适用于晚期或复发转移者。常用抗癌药物有顺铂、卡铂、氟尿嘧啶、紫杉醇等。

（六）随访

子宫颈癌 50% 复发在治疗后 1 年内，75%～80% 病例在 2 年内复发。治疗后 2 年内每 3～4 个月复查 1 次，3～5 年内每 6 个月复查 1 次，第 6 年开始每年复查 1 次。

（七）预后

子宫颈癌的预后与临床分期、病理类型等密切相关，有淋巴转移者预后差。

第五节　计划生育

计划生育是我国的一项基本国策，不仅是对人口数量的控制，而且是为提高人口素质把关。我国计划生育的内容包括晚婚、晚育、节制生育和优生优育四个方面。节制生育的方法有避孕、绝育、避孕失败的补救措施。做好避孕方法的知情选择，是实现计划生育优质服务的根本。本章主要介绍避孕的方法与选择。

避孕的方法有药物避孕、工具避孕及其他避孕方法。

一、药物避孕

药物避孕是指女性使用甾体激素避孕药避孕，是一种高效的避孕方法。其成分包括雌激素和孕激素。

（一）避孕机制

1. **抑制排卵**　避孕药中雌激素、孕激素负反馈下丘脑释放促黄体素释放激素（LHRH），使卵泡刺激素（FSH）、黄体生成素（LH）的合成分泌减少，不出现排卵前黄体生成素峰，排卵受到抑制（图 14-1）。

2. **改变宫颈黏液性状**　孕激素使宫颈黏液量减少，黏稠度增加，拉丝度降低，不利于精子穿透。

3. **改变子宫内膜形态和功能**　避孕药抑制子宫内膜增殖变化，使子宫内膜与胚胎发育不同步，不利于受精卵着床。

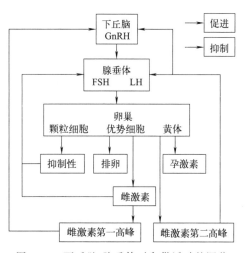

图 14-1　下丘脑-腺垂体对卵巢活动的调节

4. **改变输卵管的功能**　在雌激素、孕激素的共同作用下，输卵管上皮纤毛细胞功能、输卵管肌肉的收缩、输卵管液体分泌改变，改变受精卵在输卵管内正常运行，干扰受精卵着床。

（二）常用避孕药的种类

国内女性常用甾体激素复方短效口服避孕药如表 14-3 和表 14-4 所示。

表 14-3　国内女性常用甾体激素复方短效口服避孕药

名称	雌激素含量/mg	孕激素/mg	含量/mg
复方诀诺酮片（避孕片 1 号）	炔雌醇 0.035	炔诺酮 0.6	22 片/板
复方甲地孕酮片（避孕片 2 号）	炔雌醇 0.035	甲地孕酮 1.0	22 片/板
复方炔雌醇片	炔雌醇 0.035	炔诺酮 0.3 甲地孕酮 0.5	22 片/板
复方去氧孕稀片（妈富隆）	炔雌醇 0.03	去氧孕烯 0.15	21 片/板
复方孕二烯酮片（敏定偶）	炔雌醇 0.03	孕二烯酮 0.075	28 片/板
屈螺酮炔雌醇片	炔雌醇 0.03	屈螺酮 3.0	21 片/板

名称	雌激素含量/mg	孕激素/mg	含量/mg
左炔诺酮/炔雌醇三相片 第一相(1~6片) 第二相(7~11片) 第三相(12~21片)	炔雌醇0.03 炔雌醇0.04 炔雌醇0.03	左炔诺孕酮0.05 左炔诺孕酮0.075 左炔诺孕酮0.0125	21片/板

表 14-4　其他女性常用甾体激素避孕药

类别	名称	孕激素含量/mg	剂型	给药途径
探亲避孕片	炔诺酮探亲避孕片	炔诺孕酮5.0	片	口服
	甲地孕酮探亲避孕片1号	甲地孕酮2.0	片	口服
	炔诺酮探亲避孕片	炔诺孕酮0.6	片	口服
	53号避孕片	双炔失碳酯7.5	片	口服
长效避孕针	醋酸甲烃孕酮避孕针	醋酸甲烃孕酮150	针	肌内注射
	庚酸炔诺酮注射液	庚酸炔诺酮200	针	肌内注射
皮下埋植剂	左炔诺孕酮硅胶棒Ⅰ型	左炔诺孕酮36/根	6根	皮下埋植
	左炔诺孕酮硅胶棒Ⅱ型	左炔诺孕酮75/根	2根	皮下埋植
	依托孕烯植入剂	依托孕烯68/根	1根	皮下埋植
阴道避孕环	左炔诺孕酮阴道避孕环	左炔诺孕酮5	只	阴道放置
	甲地孕酮硅胶环	甲地孕酮200或250	只	阴道放置

（三）常用避孕药的用法

1. **复方短效口服避孕药**　复方炔诺酮片、复方甲地孕酮片于月经周期第5天开始，每天服用1片，连服22片，停药7天后服用第2周期。复方去氧孕烯片、复方孕二烯酮片、屈螺酮炔雌醇片于月经第1天开始服用，每天服用1片，连服21片，停药7天后服用第2周期。若有漏服，应在12小时内补服；漏服2片，补服后同时加用其他避孕措施；漏服3片者停药，在出血后开始下一周期用药。三相片第一相浅黄色、第二相白色、第三相棕色，第一周期从月经周期第1天开始依次服用；第二周期后改为第3天开始，每天1片，连服21天。

2. **探亲避孕药**　适用于短期探亲夫妇。①炔诺酮探亲避孕片：探亲14天以内，于性交当晚及以后每晚口服1片。停药后一般7天内月经来潮。②甲地孕酮探亲避孕片1号：于性交前8小时口服1片，当晚再口服1片，以后每晚口服1片，直到探亲结束次晨加服1片。③53号避孕片：性交后立即口服1片，次晨加服1片。服药时间不受月经周期限制，也不需连续服药，但不良反应发生率较高。现已经很少使用，多用于意外性生活的紧急补救措施。

3. **皮下埋植剂**　是国外常用的一种缓释系统的避孕剂。用法：于周期开始的7天内，在上臂内侧做皮下扇形插入，可避孕5年，有效率为99%以上。优点是不含雌激素，随时可取出，恢复生育功能快，不影响乳汁质量，使用方便。不良反应主要是不规则少量阴道流血或点滴出血，少数闭经。

4. **阴道避孕环**　于月经来潮第5天，由医护人员将其放置在女性阴道最深处（阴道后穹隆）即可。国产阴道避孕环一次放入阴道可连续使用1年，月经期一般不必取出。

（四）避孕药禁忌证

避孕药的禁忌证包括：①严重心血管疾病、血栓性疾病不宜服用。避孕药中孕激素对血脂蛋白代谢有影响，可加速冠状动脉粥样硬化发展。雌激素有促凝功能，可增加心肌梗死、静脉血栓发生率；雌激素还可增加血浆肾素活性，使血压升高。②急（慢）性肝炎或肾炎者。③内分泌疾病，如糖尿病需用胰岛素控制者、甲状腺功能亢进症者。④恶性肿瘤、癌前病变者。⑤哺乳期不宜服用复方口服避孕药，因雌激素会抑制乳汁分泌。⑥月经稀少或年龄＞45岁者。⑦年龄＞35岁的吸烟妇女不宜长期服用，以免增加心血管发病率。⑧精神病，生活不能自理者。⑨有严重偏头痛，反复发作者。

（五）注意事项

①服用各种短效口服避孕药，要按时服药，不可随意更改服药的时间，以保证避孕效果。宜晚上睡前30分钟服用，可减轻不良反应。②避孕药多为糖衣片，主要药效成分含在糖衣中，应注意防潮和避光保存，如糖衣潮解或脱落，造成药物剂量不足，会影响避孕效果，还会引起不规则子宫出血。③如有呕吐或腹泻，会影响药物的吸收，可能导致避孕失败。如有性生活，则需加用外用避孕工具。④在服用避孕药的同时，服用其他药物可能会影响避孕效果，也可降低某些药物的效果，如使用利福平、苯妥英钠等镇静药、抗生素类、解热镇痛类、安眠药类、抗抑郁药等。⑤当改服另一种口服避孕药时，应在服完上一个周期的药物后，间隔7天再开始服用新的制剂。⑥产后不哺乳的妇女一般待月经恢复后开始服药，月经恢复前采用其他避孕方法。⑦长时间使用甾体激素避孕药的妇女，应每年做一次身体检查，包括体重测定、血压测定、肝功能测定、妇科检查、B超检查、防癌检查等。⑧为避免长期服用甾体激素避孕药对机体产生影响，一般主张服药时间为3～5年。停药3个周期后改用其他避孕措施。⑨服用避孕药的妇女不可以吸烟，吸烟可降低避孕药效果。

（六）避孕药的不良反应及处理

1. **类早孕反应**　服药约10％妇女出现类似妊娠早期的症状，如食欲缺乏、恶心、呕吐、乏力、头晕等，一般无需特殊处理，坚持服用数个周期后自然消失。症状严重者考虑更换制剂或停药改用其他措施。

2. **不规则阴道出血**　服药期间阴道流血又称突破性出血。轻者点滴出血，不用处理。出血偏多者，每晚在服用避孕药同时加服雌激素直至停药。出血量较多类似于月经量或出血时间已近月经期，则停止服药，于出血第5天再开始服用下一周期的药物，或更换避孕药。

3. **闭经**　1％～2％月经不规则的妇女会发生闭经。停药7天月经不来潮，排除妊娠后可继续服用下一周期的药物，但连续3个周期不出血，则停药观察。

4. **皮肤及体重变化**　极少数妇女面部出现淡褐色色素沉着。个别妇女体重增加。随着口服避孕药不断发展，雌激素活性降低，用药量减少，不良反应降低，且能改善皮肤痤疮。

5. **其他**　个别妇女停药后出现偏头痛、复视、乳房胀痛等，可对症处理，必要时停药做进一步检查。

（七）长期使用甾体激素避孕药对人体的影响

1. **对机体代谢的影响**

（1）对糖代谢的影响　长期应用甾体激素避孕药对糖代谢的影响与避孕药中雌孕激素成分及剂量有关。部分使用者因胰岛功能受影响出现糖耐量改变，但无糖尿病征象。

（2）对蛋白质代谢的影响　对蛋白质代谢影响较小，无临床症状。

（3）对脂代谢的影响 高密度脂蛋白增高，对心脏、血管有保护作用，防止动脉硬化；低密度脂蛋白增高，对心血管不利，可使动脉硬化；三酰甘油水平增高，可使血液黏稠，动脉粥样硬化。雌激素可升高高密度脂蛋白、三酰甘油，降低低密度脂蛋白；孕激素可对抗三酰甘油升高，使高密度脂蛋白降低。因此，对有心血管疾病发生存在潜在因素的妇女不宜长期使用甾体激素避孕药。

2. 对心血管系统的影响 长期使用甾体激素避孕药可增加卒中、心肌梗死的发病率。

3. 对凝血功能的影响 雌激素可使凝血因子升高，使用较大剂量的雌激素可发生血栓性疾病。目前国内使用的避孕药含雌激素 $30\sim35\mu g$，并不增加血栓性疾病的发病率。

4. 对肿瘤的影响 复方口服避孕药中孕激素对子宫内膜有保护作用，可减少子宫内膜癌的发病率。长期服用口服避孕药抑制排卵，也可降低卵巢癌的发病风险。长期用避孕药是否增加乳腺癌的发生，尚不能确定。

5. 对胎儿的影响 有证据显示，复方短效口服避孕药停药后即可妊娠，不增加胎儿畸形发生率，不影响胎儿的生长与发育。长效避孕药停药后 6 个月妊娠安全。

二、工具避孕

（一）宫内节育器

宫内节育器（intrauterine device，IUD）是我国育龄妇女主要的避孕措施，具有安全、有效、简便经济、可逆的特点。

1. 种类 有惰性宫内节育器（第一代 IUD）和活性宫内节育器（第二代 IUD）两大类。第二代 IUD 主要是在第一代 IUD 基础上加入活性物质（如铜离子、激素及药物等），提高避孕效果，减少不良反应。目前我国应用最广泛的 IUD 是含铜宫内节育器。临床不良反应主要表现为点滴出血。避孕有效率在 90% 以上（图 14-2）。

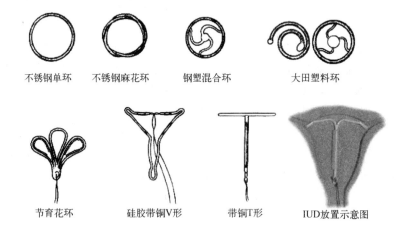

不锈钢单环　　不锈钢麻花环　　钢塑混合环　　大田塑料环

节育花环　　硅胶带铜V形　　带铜T形　　IUD放置示意图

图 14-2 各式各样的宫内节育器及放置示意图

2. 避孕原理 大量研究表明，IUD 的避孕原理主要是局部组织对异物的组织反应而影响受精卵着床。活性 IUD 的避孕机制还与活性物质有关。

3. 禁忌证 ①妊娠或可疑妊娠者；②生殖道急性炎症；③生殖器官肿瘤；④子宫畸形；⑤宫颈过松、重度陈旧性宫颈裂伤或子宫脱垂；⑥严重全身性疾病。

（二）阴茎套

又称避孕套，为筒状薄型乳胶制品，顶端呈小囊状，筒径规格有 29cm、31cm、33cm、35cm 四种。排精时精液潴留于小囊内，不能进入阴道而达到避孕的目的。每次性交时由男方使用，射精后阴茎尚未软缩时取出。正确使用有效率可达 93％～95％。阴茎套不仅可以避孕，还可以防止性传播疾病。

（三）女用避孕套

女用避孕套又称阴道套，由乳胶或聚氨酯所制成的宽松、柔软的袋状物，长 15～17cm，开口处连接直径 7cm 的柔软的外环，套内游离直径 6.5cm 的内环，也具有防止性传播疾病的作用。目前我国尚无供应。

三、其他避孕方法

（一）紧急避孕

是指在无保护性交后或避孕失败后数小时或数天内，为防止非意愿性妊娠的发生而采取的避孕方法，又称为事后避孕。常用的方法有两种，即放置宫内节育器和口服紧急避孕药，作用机制为阻止或延迟排卵，干扰受精或阻止受精卵着床。

1. **适应证**　在性生活中未使用任何避孕方法；避孕失败、安全期计算错误、漏服避孕药、IUD 脱落；遭到性暴力。

2. **禁忌证**　已确诊怀孕的妇女。要求紧急避孕但不能排除妊娠时，经解释后可以用药，但应说明可能无效。

3. **IUD**　适用于希望长期避孕且符合放环者。一般应在无保护性生活后 5 天内放入带铜 IUD。

4. **紧急避孕药**　适用于仅需临时避孕的妇女。①复方左炔诺孕酮事后避孕片：在无保护性生活后 72 小时内即服 4 片，相隔 12 小时再服 4 片。②左炔诺孕酮片：在无保护性生活后 72 小时内即服 1 片，相隔 12 小时再服 1 片。正确使用的妊娠率仅 4％。③米非司酮片：无保护性生活后 120 小时内服 1 片，10mg 或 25mg。有效率达 85％以上。

（二）安全期避孕法

安全期避孕法是指采用安全期内进行性生活而达到避孕目的，又称自然避孕法。安全期是相对于易孕期而言。卵子排出后可存活 1～2 天，特别是排卵后 24 小时内受精能力最强。精子在女性生殖道内可存活 2～3 天。故排卵前后 4～5 天内为易孕期，其余时间不易受孕，为安全期。使用安全期避孕需事先确定排卵日期，可根据基础体温测定、宫颈黏液检查或日历表法确定排卵日期。基础体温测定和宫颈黏液检查是根据基础体温和宫颈黏液的变化来判断排卵期。基础体温的曲线变化与排卵时间的关系并不恒定，宫颈黏液检查需要经过培训才能掌握。日历表法适用于月经周期规律的妇女，排卵通常发生在下次月经前 14 天左右，据此推算出排卵前后 4～5 天为易孕期，其他时间视为安全期。妇女排卵可受情绪、健康状况或外在环境等影响而提前或推迟，还可发生额外排卵。因此，安全期避孕并不十分可靠，失败率可达 20％。

（三）其他避孕方法

目前研究中的有促黄体素释放激素类似物避孕、免疫避孕法的导向药物避孕、抗生育疫苗等。

目标测试

单项选择题

1. 患者，女性，42岁。因"接触性阴道出血3个月，阴道大量出血3小时"入院。全身体检无特殊。妇科检查：外阴及阴道发育正常，见大量鲜血及血块涌出，子宫颈正常大小，2点处见一直径约1.5cm的质脆菜花样组织，表面有一血管搏动性出血。子宫前位，正常大小，无压痛，双附件区未及异常，三合诊宫旁未及异常增厚及结节。临床诊断：子宫颈癌。若患者一般情况好，无手术、放疗和化疗禁忌证，本例首选的治疗方法是（　　　）

A. 子宫颈锥切术　　　　　　　　　　　B. 全子宫切除术

C. 广泛性子宫切除＋盆腔淋巴结切除，必要时腹主动脉旁淋巴结取样术

D. 单纯化疗　　　　　　　　　　　　　E. 放射治疗后再加化疗

2. 患者，女性，38岁。参加国家两癌筛查行子宫颈细胞学刮片发现ASCUS（不典型鳞状细胞）就诊。全身体检无特殊。妇科检查：外阴及阴道发育正常，子宫颈正常大小，表面呈糜烂样改变，并见数个腺囊肿。子宫前位，正常大小，无压痛，双附件区及宫旁未及异常。若活检结果为CINⅢ，本例首选的治疗方法是（　　　）

A. 子宫颈电灼术　　　　　　　　　　　B. 子宫颈锥切术

C. 子宫全切术　　　　　　　　　　　　D. 改良广泛性子宫切除术

3. 以下不属于宫颈癌危险因素的是（　　　）

A. 未生育　　　　B. 过早性生活　　　C. 不洁性行为

D. 多个性伴侣　　　E. 吸烟

4. 晚期卵巢癌最常见的症状是（　　　）

A. 阴道出血　　　　B. 腹胀　　　　C. 恶心

D. 便秘　　　　　E. 发热

5. 患者，女性，52岁。绝经2年，阴道不规则出血1个月。妇科检查发现宫颈肥大，宫口处有菜花状赘生物，大小约2cm×3cm×3cm，触之出血，子宫稍小，活动，双侧附件（－），宫旁结节状浸润达盆壁。该病例最可能的诊断是（　　　）

A. 子宫颈息肉　　　B. 子宫颈癌　　　C. 子宫颈肌瘤

D. 卵巢肿瘤　　　　E. 子宫内膜癌

6. 乳腺癌最多发于乳腺的（　　　）

A. 外上象限　　　　B. 内上象限　　　C. 外下象限

D. 内下象限　　　　E. 乳头周围

7. 患者，女性，45岁。右乳腺外上象限包块2月，质硬，边界不清，不易推动，右腋下淋巴结未触及。为确诊最好采用（　　　）

A. 红外线摄影　　　　B. 溢液涂片　　　C. 钼靶X线摄影

D. 活体组织切片检查　　E. 超声检查

8. 患者，女性，49岁。左乳头脱屑、结痂半年。去除左乳头表面痂皮，刮片细胞学检查发现有帕杰特细胞。最可能诊断是（　　）

    A. 乳腺粉刺癌　　　　　B. 乳腺黏液癌　　　　C. 浸润性导管癌

    D. 湿疹样乳腺癌　　　　E. 浸润性小叶癌

9. 患者，女性，56岁。闭经已6年，进3月阴道分泌物增多，呈米汤样。阴道镜检查：子宫颈外口周围溃疡，呈火山口状，子宫颈肥大、质地硬。最可能的诊断是（　　）

    A. 子宫颈糜烂　　　　　B. 子宫颈肥大　　　　C. 子宫颈结核

    D. 子宫颈癌　　　　　　E. 宫颈溃疡

10. 与雌激素刺激密切相关的肿瘤为（　　）

    A. 子宫颈鳞状细胞癌　　B. 子宫颈腺癌　　　　C. 恶性葡萄胎

    D. 子宫内膜癌　　　　　E. 绒毛膜癌

11. 患者，女性，46岁。月经不规则5年余，阴道不规则流血3月。查体：中度贫血貌，子宫略大，稍软，无压痛，宫旁未触及异常。为确定诊断，应首选的检查是（　　）

    A. 尿 hCG 测定　　　　　B. 液基细胞检查　　　C. 阴道镜检查

    D. 盆腔 CT 检查　　　　　E. 子宫内膜分段诊刮

 拓展阅读

渗透挫折教育，提高心理素质

    现阶段，很多大学生为独生子女，家庭对其比较溺爱，学生缺少独立意识，对教师和父母的依赖性也比较大，尤其在面对困难和挫折的时候，很多学生会表现出无所适从的情况，而对于妇产科学生来讲，其以后需要面临较大的工作压力，需要具备强大的心理素质和责任意识，因此学生们应该在日常学习中增加心理素质锻炼，能够勇敢地面对挫折并迎接挑战。同时还要在以后的工作中积极创新、完善自我、提升自我，这样才能够为我国的妇产科发展注入新动力。

    此外，教师还应该积极与学生进行交流，掌握学生的心理动态，为学生提供心理咨询，帮助学生解决学习和生活中的困难，营造出良好的师生关系，促进学生更加阳光更加健康地成长。

第五篇　儿科疾病基础

第十五章　儿科疾病

知识目标 掌握儿科常见病的临床表现、诊断和治疗；熟悉其病因；了解其辅助检查。
能力目标 具有对小儿肺炎和维生素 D 缺乏性佝偻病等病例进行诊断及用药的能力。
素质目标 形成关爱儿童，防治儿科疾病的良好习惯。

案例引入

患儿，女性，1 岁 8 个月。因"发热、咳嗽 3 天，加重 1 天"收入院。患儿 3 天前出现咳嗽，体温达 39℃左右，家长自服药治疗。今咳嗽加重伴气促，出现烦躁不安。体格检查：体温 39.3℃，脉搏 180 次/分，呼吸 70 次/分。意识清楚，精神萎靡，呼吸急促，唇周发绀，鼻翼扇动，面色苍白，吸气三四征（＋），双肺呼吸音较粗，可闻及细小水泡音；心率 180 次/min，奔马律，未闻及杂音；腹软，肝右肋下 3.5cm，质软，脾未及，其余无异常。血液检查：血红蛋白 100g/L，白细胞计数 18×10^9/L。中性粒细胞百分率 65％，淋巴细胞百分率 35％。X 线胸片示两下肺野小斑片状影，心影稍增大。

问题：

1. 该患者的初步诊断及诊断依据是什么？
2. 为明确诊断，需进一步做哪些检查？
3. 治疗原则有哪些？

呼吸系统疾病是儿科最常见的疾病，据统计约占住院患儿的 1/4，占门诊患儿的 60％～70％，其中尤以急性上呼吸道感染、支气管炎、支气管肺炎发病率为高，其中肺炎占婴儿病死率的首位。

第一节　小儿肺炎

肺炎是由不同病原体或其他因素所致的肺部炎症，是儿科的常见病。本病一年四季均可发生，以冬春季及气温骤变时多见，常在上呼吸道感染、急性支气管炎之后发病，也可为原发感染。肺炎的分类目前尚无统一的方法，临床上若病原体明确，则以病因分类，有利于指导治疗，反之则按病理分类。支气管肺炎是婴幼儿肺炎中最常见的类型，本部分重点介绍支气管肺炎。

一、病因和发病机制

（一）病因

1. 病原体 病原体多为病毒和细菌。发达国家小儿肺炎病原体以病毒为主，如呼吸道合胞病毒、腺病毒等。发展中国家则以细菌为主，如肺炎链球菌、葡萄球菌等。近年来肺炎支原体、衣原体和流感嗜血杆菌引起的肺炎有增多趋势。

2. 机体因素 小儿呼吸系统发育不完善，尤其是下呼吸道的解剖、生理特点及呼吸道免疫功能差的防御特点，是小儿易患肺炎的重要因素。

3. 环境因素 婴幼儿患营养不良、贫血、维生素D缺乏性佝偻病、先天性心脏病及免疫功能低下等疾病时，易患肺炎，且病情重、死亡率高。

（二）发病机制

病原体一般由呼吸道入侵，也可经血行入侵，引起小支气管、肺泡、肺间质炎症，支气管因黏膜炎症使管腔狭窄甚至阻塞，造成通气障碍；肺泡炎症使肺泡壁充血、水肿、增厚，以及肺泡腔内充满炎症渗出物，造成换气障碍。通气不足主要引起 PaO_2 降低及 $PaCO_2$ 增高；换气障碍则引起低氧血症，PaO_2 及 SaO_2 均降低。通气障碍和换气障碍导致缺氧和二氧化碳潴留，因而引起机体代谢及器官功能障碍。重症肺炎常伴有毒血症，引起不同程度的感染中毒症状。缺氧、二氧化碳潴留及毒血症可导致机体代谢及器官功能障碍。

1. 循环系统 缺氧和二氧化碳潴留导致肺小动脉反射性收缩，肺循环压力增高，引起肺动脉高压；肺动脉高压导致右心负荷加重，加之病原体和毒素侵袭心肌，引起中毒性心肌炎。肺动脉高压和中毒性心肌炎可诱发心力衰竭。

2. 中枢神经系统 缺氧和二氧化碳潴留使脑毛细血管扩张，血流减慢，毛细血管通透性增加，导致脑水肿和颅内高压，病原体毒素作用也可致中毒性脑病。

3. 消化系统 低氧血症和毒血症可引起胃黏膜屏障功能破坏，使胃肠功能紊乱，严重者可引起中毒性肠麻痹和消化道出血。

4. 水、电解质紊乱和酸碱平衡失调 重症肺炎可出现混合性酸中毒，因严重缺氧时，体内需氧代谢障碍，酸性产物增加，加之高热、进食少等因素而发生代谢性酸中毒；二氧化碳潴留、碳酸增加，导致呼吸性酸中毒。重症肺炎患儿常出现混合性酸中毒。进食少、利尿及激素治疗可致低钾血症，导致低钾性碱中毒。

二、临床表现

支气管肺炎是小儿时期最常见的肺炎，多见于3岁以下的婴幼儿。

（一）轻症肺炎

以呼吸系统症状为主，大多起病急。主要表现为发热、咳嗽、气促，但无全身中毒症状及其他脏器功能的损害。

1. **发热** 大多急性起病，热型不定，多为不规则发热，小婴儿及重度营养不良儿可不发热，甚至体温不升。

2. **咳嗽、咳痰** 咳嗽较频，初为刺激性干咳，以后咳嗽有痰。

3. **气促** 多发生在发热、咳嗽之后，气促明显，表现为呼吸频率增快，每分钟达 40～80 次；同时可见呼吸困难，出现鼻翼扇动、唇周发绀，严重者出现三凹征、点头样呼吸或抽泣样呼吸。

4. **肺部体征** 听诊早期无明显异常或仅有呼吸音粗糙，以后可听到固定的中细湿啰音，以脊柱两旁及两肺底为多；病灶较大者可出现肺实变体征。

（二）重症肺炎

除上述呼吸系统表现外，常伴有全身中毒症状，循环系统、神经系统及消化系统等受累的表现。

1. **循环系统** 常并发心肌炎和心力衰竭。并发心肌炎者，表现为面色苍白、心动过速、心音低钝、心律不齐，心电图显示 ST 段下移和 T 波低平或倒置。合并心力衰竭的诊断依据有：①心率增快（婴儿超过 180 次/min，幼儿超过 160 次/min）；②呼吸加快，超过 60 次/min；③极度烦躁不安，有明显发绀、面色苍白、指（趾）甲微循环再充盈时间延长；④肝迅速增大或进行性增大，肋缘下≥2cm；⑤奔马律，心音低钝，颈静脉怒张；⑥出现尿少或无尿，颜面、眼睑或下肢水肿。此外，重症患儿可发生弥散性血管内凝血（DIC），表现为血压下降，四肢冰凉，脉搏快而弱，皮肤、黏膜、消化道出血等症状。

2. **神经系统** 轻度缺氧常表现为烦躁或嗜睡，重症者可出现意识障碍、惊厥、呼吸不规则、前囟隆起、脑膜刺激征阳性、瞳孔对光反射迟钝或消失等中毒性脑病的表现。

3. **消化系统** 轻症者表现为胃肠道功能紊乱，出现食欲减退、呛奶、呕吐、腹泻等；重症肺炎常发生中毒性肠麻痹，出现肠鸣音消失，明显腹胀，以致膈肌升高，进一步加重呼吸困难。消化道出血可吐出咖啡样物，排出血便或柏油样便。

（三）并发症

在肺炎治疗过程中，体温持续不退或退而复升，呼吸困难或中毒症状加重，要考虑并发症的可能。多因延误诊断或病原体致病力强引起，常见并发症有脓胸、脓气胸、肺大疱及肺脓肿等。

（四）几种不同病原体所致肺炎的特点

除支气管肺炎外，小儿临床还常见由呼吸道合胞病毒、腺病毒、葡萄球菌及肺炎支原体等病原体所致的肺炎，几种不同病原体所致肺炎的特点如表 15-1 所示。

表 15-1　几种不同病原体所致肺炎的特点

项目	合胞病毒性肺炎	腺病毒肺炎	葡萄球菌肺炎	支原体肺炎
年龄	2 岁内,2～6 个月多	6 个月至 2 岁	新生儿及婴幼儿	婴幼儿及年长儿
临床特点	喘憋为突出表现,临床上有两种类型:①毛细支气管炎,全身中毒症状轻;②间质性肺炎,全身中毒症状重。本病抗生素治疗无效,引起继发喘息,患病率较高	急起稽留高热,中毒症状重,咳嗽剧烈,出现喘憋、发绀等。病程迁延,抗生素治疗无效	起病急、病情重、发展快。中毒症状重,可有皮疹,易复发,易出现并发症。因病原体较顽固,抗生素疗程较长	刺激性咳嗽为突出表现,有的酷似百日咳,咳黏稠痰,可带血丝。常有发热,热程 1～3 周。可有全身多系统受累的表现。红霉素治疗有效

项目	合胞病毒性肺炎	腺病毒肺炎	葡萄球菌肺炎	支原体肺炎
肺部体征	以哮鸣音、呼气性喘鸣为主，肺部可听到细湿啰音	体征出现较晚，发热4～5天后才出现湿啰音	体征出现较早，两肺均有中细湿啰音	年长儿体征不明显；婴幼儿以呼吸困难、喘憋和哮鸣音较突出
X线检查	①肺气肿和支气管周围炎影像；②线条状或单条状阴影增深，或相互交叉成网状阴影	出现较早，在肺部体征出现前，呈片状阴影，可融合成大病灶，有肺气肿	变化快，有小片状浸润影，持续时间长，病程中可见肺大疱、脓胸等	①肺门阴影增浓；②支气管肺炎改变；③间质性肺炎改变；④均匀的实变影

三、辅助检查

（一）外周血检查

1. **白细胞检查**　在病毒感染时白细胞计数大多正常或降低；细菌感染时白细胞计数增高，并有核左移。

2. **C反应蛋白**　细菌感染时C反应蛋白值升高，非细菌感染时不明显。

（二）胸部X线检查

支气管肺炎早期肺纹理增粗，以后出现大小不等的斑片状阴影，可融合成片，可伴有肺不张或肺气肿等，如图15-1所示。

（三）病原学检查

1. **病原体的分离与培养**　采集血液、深部痰液、气管吸出物等做细菌培养可确定病原菌，气管分泌物、肺泡灌洗液可做病毒分离。其他病原体如肺炎支原体、衣原体等的分离与培养，均可用特殊分离培养方法进行病原学诊断。

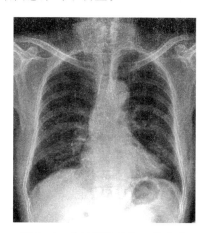

图15-1　支气管肺炎的X线表现

2. **快速病原学诊断技术**　特异性抗原检测，如免疫荧光技术、免疫酶法或放射免疫法等。特异性抗原检测常用直接ELISA-IgM和IgM抗体捕获试验，用免疫荧光法及抗体捕获试验等可快速进行病原学诊断。

四、诊断

小儿肺炎可根据发热、咳嗽、气促、发绀、肺部细湿啰音等临床表现做出诊断，必要时可配合胸部X线检查。应注意有无心力衰竭、中毒性脑病等，区别是轻症还是重症，以便及时抢救。此外，还要结合临床表现、实验室检查结果，做出病原学诊断。

五、治疗

小儿肺炎的治疗采用综合治疗，原则为控制感染，改善通气功能，对症治疗，防治并发症。

（一）一般治疗与护理

1. **护理**　生活环境宜保持安静、舒适，空气清新，居室温度应保持在 $18\sim20℃$、湿度 60% 为宜，利于呼吸道的湿化，有助于分泌物的排出；不同病原体肺炎患儿应分室居住，以免交互感染；保证患儿安静休息，尽量避免哭闹，以减少氧的消耗。应经常帮助患儿翻身更换体位，以利于分泌物排出。

2. **营养**　给予营养丰富、易消化的饮食，少量多餐，重症不能进食者，可给予肠道外静脉营养，注意水和电解质的补充。

（二）控制感染

明确为细菌感染或病毒感染继发细菌感染者使用抗生素。

1. **抗生素使用原则**　①根据病原菌选用敏感抗生素，未获培养结果前可根据经验选择敏感抗生素；②选用的药物在肺组织中应有较高的浓度；③应早期、联合、足量、足疗程用药；④重症患儿宜静脉联合用药。

2. **根据不同病原体选择抗生素**　①肺炎链球菌：首选青霉素或阿莫西林，青霉素过敏者选用大环内酯类。②金黄色葡萄球菌：首选苯唑西林钠或氯唑西林钠，耐药者选用万古霉素或联用利福平。③流感嗜血杆菌：首选阿莫西林加克拉维酸（或加舒巴坦）。④大肠埃希菌和肺炎杆菌：首选头孢曲松或头孢噻肟。⑤肺炎支原体和衣原体：首选大环内酯类，如红霉素、罗红霉素及阿奇霉素等。

3. **用药时间**　用药时间应持续至体温正常后 $5\sim7$ 天，症状、体征消失后 3 天。支原体肺炎至少使用抗生素 $2\sim3$ 周。葡萄球菌肺炎一般在体温正常后 $2\sim3$ 周才可停药。

4. **病毒感染**　可选用抗病毒药物：①利巴韦林（病毒唑）可雾化吸入、静脉滴注或肌内注射；②干扰素可雾化吸入或肌内注射，$5\sim7$ 天为一个疗程。

（三）对症治疗

1. **氧气疗法**　凡有缺氧症状，如烦躁、呼吸困难、口唇发绀、面色发灰等情况应立即吸氧。一般采用鼻前庭给氧，氧流量为 $0.5\sim1L/min$，氧浓度不超过 40%，氧气应湿化，以免损伤呼吸道黏膜。缺氧明显者可用面罩给氧，氧流量 $2\sim4L/min$，氧浓度 $50\%\sim60\%$。如出现呼吸衰竭，则使用人工呼吸机。

2. **气道管理**　及时清除鼻腔分泌物，痰多者及时吸痰，以保持呼吸道通畅；雾化吸入有助于解除支气管痉挛和水肿，喘憋严重者可选用支气管解痉剂，如氨茶碱、β_2 受体激动药等。

3. **腹胀治疗**　肺炎时消化功能降低，可因便秘、进食易产气的食物及低血钾等原因引起腹胀；病情严重时可因中毒性肠麻痹而出现严重腹胀，从而限制膈肌运动，影响患儿的呼吸。若是低钾血症引起者，应及时补充氯化钾；中毒性肠麻痹时，应禁食、胃肠减压，使用酚妥拉明静脉滴注，以减轻腹胀，缓解呼吸困难。

4. **其他**　止咳、化痰、平喘、改善低氧血症，以及纠正水、电解质紊乱和酸碱平衡失调。中毒症状明显或严重喘憋、脑水肿、感染性休克、呼吸衰竭者，可短期应用糖皮质激素。对高热患儿应给予降温措施，并警惕高热惊厥的发生。

（四）糖皮质激素

可减少炎症渗出，解除支气管痉挛，改善血管通透性和微循环，降低颅内压，有严格的使用指征。

（五）并发症的治疗

1. **心力衰竭的治疗** 采取吸氧、镇静、强心、利尿和扩血管等综合治疗措施。
2. **中毒性脑病的治疗** 采取降颅压、纠正缺氧、镇静、保护脑细胞等治疗措施。
3. **其他** 并发脓胸和脓气胸者，应及时进行穿刺引流、抽脓、抽气。

第二节　小儿腹泻

小儿腹泻（diarrhea）是一组由多病原、多因素引起的以大便次数增多和大便性状改变为特点的消化道综合征。小儿腹泻是我国婴幼儿最常见的疾病之一。6 个月至 2 岁婴幼儿发病率高，是造成小儿营养不良、生长发育障碍的主要原因之一。

一、病因和发病机制

（一）病因

1. **内在因素** 婴幼儿容易患腹泻病，主要与下列易感因素有关。

（1）消化系统特点　婴幼儿消化系统发育尚未成熟，胃酸和消化酶分泌较少，酶活力低下，不能适应食物质和量的较大变化。婴幼儿水代谢旺盛，对缺水的耐受力差，一旦失水容易发生体液代谢紊乱。婴儿时期神经系统、内分泌系统、循环系统、肝肾功能发育不成熟，容易发生消化道功能紊乱。

（2）营养与膳食特点　生长发育快，所需营养物质相对较多，且婴儿食物以液体为主，进入量较多，胃肠道负担加重。

（3）机体防御功能差　婴儿胃酸偏低，胃排空较快，对进入胃内的细菌杀灭能力较弱；体内血清免疫球蛋白和胃肠道分泌型 IgA（SIgA）均较低，肠黏膜免疫的防御反应及口服耐受机制均不完善。

（4）肠道菌群失调　正常肠道菌群对入侵的致病性微生物有拮抗作用，新生儿出生后尚未建立正常肠道菌群，改变饮食使肠道内环境变化或滥用广谱抗生素，均可使肠道正常菌群平衡失调而导致肠道感染。维生素 K 合成有赖于肠道正常菌群的参与，所以肠道菌群失调时除易患腹泻外，还可有呕吐物或大便中带血。

（5）人工喂养　母乳中含有大量体液因子（SIgA、乳铁蛋白）、巨噬细胞和粒细胞、溶菌酶、溶酶体，有很强的抗肠道感染作用。牛乳中虽有上述成分，但在加热过程中被破坏，且人工喂养的食物和食具易受污染，故人工喂养儿肠道感染发生率明显高于母乳喂养儿。

2. **感染因素** 肠道内感染可由病毒、细菌、真菌、寄生虫引起，以病毒和细菌多见，尤其是病毒。

（1）病毒感染　寒冷季节的婴幼儿腹泻 80% 由病毒感染引起。病毒性肠炎主要病原为轮状病毒，其次为星状病毒、杯状病毒（如诺沃克病毒）。此外，还有柯萨奇病毒、埃可病毒、肠道腺病毒等。

（2）细菌感染（不包括法定传染病）　①致腹泻大肠埃希菌：包括致病性大肠埃希菌、

产毒性大肠埃希菌、侵袭性大肠埃希菌、出血性大肠埃希菌、黏附-聚集性大肠埃希菌；②空肠弯曲菌：95％～99％弯曲菌肠炎是由胎儿弯曲菌空肠亚种（简称空肠弯曲菌）所引起，致病菌直接侵入空肠、回肠和结肠黏膜，引起侵袭性腹泻，某些菌株亦能产生肠毒素；③耶尔森菌：除侵袭小肠、结肠黏膜外，还可产生肠毒素，引起侵袭性腹泻和分泌性腹泻；④其他：沙门菌、难辨梭状芽孢杆菌、金黄色葡萄球菌、铜绿假单胞菌、变形杆菌等。

（3）真菌感染　导致腹泻的真菌有假丝酵母菌、曲霉菌、毛霉菌，婴儿以白假丝酵母菌多见。

（4）寄生虫感染　常见为蓝氏贾第鞭毛虫、阿米巴原虫和隐孢子虫等。

（二）发病机制

①分泌性腹泻：肠腔内存在大量不能被吸收的具有渗透活性的物质；②渗出性腹泻：肠腔内电解质分泌过多；③渗透性腹泻：炎症所致的液体大量渗出；④肠道功能异常性腹泻：肠道运动功能异常等。临床上的腹泻常是在多种机制共同作用下发生的。

1. 感染性腹泻　病原微生物随污染的食物、水等进入消化道，当机体防御功能下降时，大量病原微生物侵入肠道并产生毒素，引起感染性腹泻。例如，轮状病毒肠炎可引起渗透性腹泻，病毒侵入小肠绒毛的上皮细胞，使之变性、坏死，绒毛变短脱落，引起水、电解质吸收减少，肠液在肠腔内大量积聚而导致腹泻，再如肠毒素性肠炎可引起分泌性腹泻，细菌在肠腔中释放不耐热肠毒素和耐热肠毒素，两者都促进肠道氯化物分泌增多，并抑制钠和水的再吸收，导致分泌性腹泻；同时，继发双糖酶分泌不足，使食物中糖类消化不全而滞留在肠腔内，并被细菌分解成小分子的短链有机酸，使肠液的渗透压增高，进一步造成水和电解质的丢失。

2. 非感染性腹泻　主要由饮食不当引起，以人工喂养儿多见。当喂养不当时，消化过程发生障碍，食物被积滞于小肠上部，使肠内的酸度降低，肠道下部细菌上移繁殖，造成内源性感染，使消化功能更加紊乱。加之食物分解后产生胺类等物质刺激肠道，使肠蠕动增加，引起腹泻，导致严重的水、电解质紊乱。

二、临床表现

不同病因引起的腹泻常各具临床特点，并有不同临床过程。故在临床诊断中常包括病程、严重程度及估计可能的病原。根据病程将腹泻分为急性、迁延性和慢性三种。连续病程在2周以内的腹泻为急性腹泻；病程2周至2个月为迁延性腹泻；慢性腹泻的病程为2个月以上。国外学者亦有将病程持续2周以上的腹泻统称为慢性腹泻或难治性腹泻。

（一）急性腹泻

1. 腹泻的共同临床表现

（1）轻型　常由饮食因素及肠道外感染引起。起病可急可缓，以胃肠道症状为主，食欲下降，偶有溢乳或呕吐，每天大便多在10次以下，每次大便量不多，稀薄或带水，呈黄色或黄绿色，有酸味，常见白色或黄白色奶瓣和泡沫。精神尚好，偶有低热，无脱水、电解质紊乱及全身中毒症状。大便镜检可见大量脂肪球。多在数天内痊愈。

（2）重型　多由肠道内感染引起。常急性起病，也可由轻型逐渐加重、转变而来，每天大便10次以上，多者可达数十次。大便呈水样或蛋花样，量多，有黏液，腹泻时可向外溅射，使肛周皮肤发红或糜烂。全身中毒症状明显，高热或体温不升，精神萎靡、嗜睡甚至昏迷、惊厥。有程度不等的水电解质紊乱和酸碱平衡失调。①脱水：由于腹泻、呕吐丢失体液和摄入量不足使体液总量尤其是细胞外液量减少，而导致不同程度的脱水。由于腹泻时水和电解质两者丧失的比例不同，从而引起体液渗透压的变化，即造成不同性质的脱水。a. 脱水程度，即累积的体液损失，可根据病史和临床表现综合估计。一般将脱水分为轻度、中度、重度脱水三种。不同程度脱水的临床表现如表 15-2 所示。营养不良患儿因皮下脂肪少，皮肤弹性较差，脱水程度常易被估计过高；而肥胖小儿皮下脂肪多，脱水程度常易被估计过低，临床上应予以注意，不能单凭皮肤弹性来判断，应综合考虑。b. 脱水性质：脱水的同时常伴有电解质的丢失，由于腹泻时水与电解质丢失比例不同，因而导致体液渗透压发生不同的改变，临床上根据血钠浓度、体液渗透压可将脱水分为等渗性、低渗性、高渗性脱水三种，其中以等渗性脱水最常见，其次为低渗性脱水，高渗性脱水少见。不同性质脱水的临床表现如表 15-3 所示。②代谢性酸中毒：a. 腹泻丢失大量碱性物质；b. 进食少，肠吸收不良，热能不足，使机体得不到正常能量供应，导致脂肪分解增加，产生大量酮体；c. 脱水时血容量减少，血液浓缩使血流缓慢，组织缺氧导致无氧酵解增多而使乳酸堆积；d. 脱水使肾血流量亦不足，其排酸、保钠功能低下，使酸性代谢产物滞留于体内。临床表现：患儿可出现精神不振、口唇樱红、呼吸深大、呼出气凉且有丙酮味等症状，但小婴儿症状可以很不典型。在临床上主要根据血浆二氧化碳结合力值（CO_2CP，正常值为 $18\sim27mmol/L$）将酸中毒分为轻、中、重三度。轻度酸中毒，CO_2CP 为 $13\sim18mmol/L$，患者症状不明显，呼吸可稍快；中度酸中毒，CO_2CP 为 $9\sim13mmol/L$，患者精神萎靡或烦躁，心率增快，呼吸深长，口唇呈樱桃红色；重度酸中毒，CO_2CP 在 $9mmol/L$ 以下，患者恶心、呕吐、心率减慢、呼吸深快、节律不齐、呼吸有丙酮味似烂苹果味、昏睡或昏迷。新生儿及小婴儿因呼吸代偿功能较差，呼吸改变不典型，常表现为精神萎靡、拒乳、面色苍白等。③低钾血症：正常血清钾浓度为 $3.5\sim5.5mmol/L$，当血清钾低于 $3.5mmol/L$ 时，称为低钾血症。a. 病因：钾摄入不足，即长期不能进食或进食少，静脉补液内不加或少加钾盐；消化道丢钾过多，如呕吐、腹泻、胃肠引流或肠瘘；肾保钾的功能比保钠的功能差，缺钾时仍有一定量的钾排出，在脱水、酸中毒时，由于血液浓缩，钾离子由细胞内转移到细胞外，以及尿少等原因，体内总的钾离子减少，但血钾多正常，随着脱水、酸中毒的纠正，钾离子由细胞外回到细胞内，加之尿量增多，致使钾排出增加，使血钾迅速降低，出现不同程度的低钾症状。b. 临床表现：表现为神经-肌肉兴奋性减低，如精神萎靡、反应低下、躯干和四肢无力，严重者发生弛缓性瘫痪，腹胀、肠鸣音和腱反射减弱或消失；心率增快、心音低钝、心律失常。c. 心电图表现：T 波增宽、低平或倒置，QT 间期延长，ST 段下降，出现 U 波。④低钙血症和低镁血症：血清钙低于 $2mmol/L$ 时，称为低钙血症。血清镁低于 $0.75mmol/L$ 时，称为低镁血症。腹泻患儿进食少，吸收不良，从大便丢失钙、镁，可使体内钙、镁减少，活动性佝偻病和营养不良患儿更多见。脱水、酸中毒时由于血液浓缩、离子钙增多等原因，不出现低血钙的症状，待脱水、酸中毒纠正后则出现低钙症状（手足搐搦和惊厥）。极少数久泻和营养不良患儿输液后出现震颤、抽搐，应用钙剂治疗无效时，应考虑低镁血症。

表 15-2 三种不同程度脱水的临床表现

临床表现	轻度	中度	重度
失水量占体重比例	$<5\%$（50mL/kg）	$5\%\sim10\%$（50～100mL/kg）	$>10\%$（100mL/kg）
精神状态	稍差	萎靡或烦躁	呈重病容,昏睡或昏迷
前囟和眼窝	稍凹陷	明显凹陷	极度凹陷
哭时眼泪	稍少	少	无

临床表现	轻度	中度	重度
口腔黏膜	稍干燥	明显干燥	极度干燥
口渴	稍有	明显	极明显
尿量	稍减少	明显减少	极少或无尿
皮肤	稍干燥,弹性稍差	苍白干燥,弹性差	发灰干燥,弹性极差
代谢性酸中毒	无	有,较轻	有,较重
周围循环衰竭(休克症状)	无	无	无

表 15-3　三种不同性质脱水的临床表现

临床表现	低渗性脱水	等渗性脱水	高渗性脱水
原因及诱因	失盐>失水,补充非电解质过多,常见于病程较长、营养不良和重度脱水者	失水=失盐,常见于病程较短、营养状况较好者	失水>失盐,补充电解质过多,常见高热、大量出汗等
血钠浓度	<130mmol/L	130～150mmol/L	>150mmol/L
口渴	不明显	明显	极明显
皮肤弹性	极差	稍差	尚可
血压	极低	低	正常或稍低
意识	嗜睡或昏迷	精神萎靡	烦躁、易激惹

2. 几种常见类型肠炎的临床特点

（1）轮状病毒肠炎　是秋季、冬季婴幼儿腹泻最常见的类型,曾被称为秋季腹泻。呈散发或小流行,经粪-口传播,也可经呼吸道感染而致病。潜伏期为 1～3 天,多发生于 6～24 月龄婴幼儿,4 岁以上者少见。起病急,常伴发热和上呼吸道感染症状,无明显感染中毒症状。病初 1～2 天常发生呕吐,随后出现腹泻。大便次数多、量多、水分多,黄色水样或蛋花样便,带少量黏液,无腥臭味;常并发脱水、酸中毒及电解质紊乱。近年报道,轮状病毒感染亦可侵犯多个脏器,可产生神经系统症状,如惊厥等。本病为自限性疾病,自然病程为 3～8 天。大便显微镜检查偶有少量白细胞,感染后 1～3 天即有大量病毒自大便中排出,最长可达 6 天。血清抗体一般在感染后 3 周上升。病毒较难分离,可用 ELISA 法检测病毒抗原和抗体,或用聚合酶链反应（PCR）及核酸探针技术检测病毒抗原。

（2）诺沃克病毒性肠炎　主要发病季节为 4～9 月份,多见于年长儿和成人。潜伏期为 1～2 天,起病急慢不一。可有发热、呼吸道症状。腹泻和呕吐轻重不等,大便量中等,为稀便或水样便,伴腹痛。病情重者体温较高,伴有乏力、头痛、肌肉痛等。本病为自限性疾病,症状持续 1～3 天。粪便及周围血象检查一般无特殊发现。

（3）产毒性细菌引起的肠炎　多发生在夏季。潜伏期为 1～2 天,起病较急。轻症仅有大便次数稍增,性状轻微改变。重症腹泻频繁,量多,呈水样或蛋花样且混有黏液,镜检无白细胞,伴呕吐,常发生脱水、电解质紊乱和酸碱平衡失调。本病为自限性疾病,自然病程 3～7 天。

（4）侵袭性细菌引起的肠炎　侵袭性细菌包括侵袭性大肠埃希菌、空肠弯曲菌、耶尔森菌、鼠伤寒沙门菌等。全年均可发病,多见于夏季。潜伏期长短不等。起病急,高热甚至发生惊厥。腹泻频繁,大便呈黏液状,带脓血,有腥臭味,常伴恶心、呕吐、腹痛和里急后重,可出现严重的中毒症状（如高热、意识改变）,甚至感染性休克。大便显微镜检查有大量白细胞及数量不等的红细胞。粪便细菌培养可找到相应的致病菌。空肠弯曲菌常侵犯空肠和回肠,有脓血便,腹痛甚剧烈,易误诊为阑尾炎,亦可并发严重的小肠结肠炎、败血症、肺炎、脑膜炎等。耶尔森菌小肠结肠炎,多发生在冬季和早春,可引起淋巴结增大,亦可产生肠系膜淋巴结炎，症状可与阑尾炎相似，也可引起咽痛和颈淋巴结炎。鼠伤寒沙门菌小肠结肠炎有胃肠炎型和败血症型，新生儿和小于 1 岁婴儿尤易感染，常引起暴发流行，可排深绿色黏液脓便或白色胶冻样便。

（5）出血性大肠埃希菌肠炎　大便次数增多，开始为黄色水样便，后转为血水便，有特殊臭味。大便显微镜检查有大量红细胞，常无白细胞。伴腹痛，个别病例可伴发溶血尿毒综合征和血小板减少性紫癜。

（6）抗生素诱发的肠炎　①金黄色葡萄球菌肠炎：多继发于使用大量抗生素后，病程和症状常与菌群失调的程度有关，有时继发于慢性疾病的基础上。表现为发热、呕吐、腹泻、不同程度中毒症状、脱水和电解质紊乱，甚至发生休克。典型大便为暗绿色，量多、带黏液，少数为血便。大便显微镜检查有大量脓细胞和成簇的革兰阳性球菌，培养有葡萄球菌生长、凝固酶阳性。②假膜性小肠结肠炎：由难辨梭状芽孢杆菌引起。除万古霉素和胃肠道外用的氨基糖苷类抗生素外，几乎各种抗生素均可诱发本病。可在用药 1 周内或迟至停药后4～6 周发病。表现为腹泻，轻症每天排便数次，停用抗生素后很快痊愈。重症频泻黄绿色水样便，可有坏死毒素致肠黏膜坏死所形成的假膜排出。黏膜下出血可引起大便带血，可出现脱水、电解质紊乱和酸中毒；伴有腹痛、腹胀和全身中毒症状，甚至发生休克。对可疑病例行大便厌氧菌培养、组织培养检测细胞毒素可协助确诊。③真菌性肠炎：多由白假丝酵母菌所致，2 岁以下婴儿多见；常并发于其他感染，或肠道菌群失调。病程迁延，常伴鹅口疮。大便次数增多，黄色稀便，泡沫较多、带黏液，有时可见豆腐渣样细块（菌落）。大便显微镜检查有真菌孢子和菌丝。

（7）生理性腹泻　多见于出生 6 个月以内的婴儿，外观虚胖，除大便次数增多外，不影响生长发育，精神、食欲及体重增长良好。添加辅助食品后，大便即逐渐转为正常。生理性腹泻发生可能与婴儿小肠乳糖酶相对不足及母乳中地诺前列酮含量较高有关。

3. 并发症　急性腹泻脱水严重者，可致休克、死亡。未及时治愈，可迁延为慢性、难治性腹泻，更可因此而造成营养不良、免疫力低下，并发其他系统感染。

（二）迁延性腹泻和慢性腹泻

迁延性腹泻和慢性腹泻的病因复杂，感染、物质过敏、酶缺陷、免疫缺陷、药物因素、先天性畸形等均可引起。以急性腹泻未彻底治疗或治疗不当，迁延不愈最为常见。人工喂养、营养不良婴幼儿患病率高。对于迁延性、慢性腹泻的病因诊断，必须详细询问病史，进行全面体格检查，正确选用有效的辅助检查，综合分析判断。

三、辅助检查

（一）血液检查

白细胞计数及中性粒细胞升高提示细菌感染，正常或降低提示病毒感染，嗜酸性粒细胞增多提示寄生虫或过敏性病变。

（二）粪便检查

粪便涂片镜检可见红细胞、白细胞或脓细胞、真菌菌丝和孢子。细菌感染者，粪便可培养出致病菌；疑为病毒感染者，做病毒学检查。

（三）测定血清钠、钾及氯化物

血钠可提示脱水性质。血气分析及测定二氧化碳结合力（CO_2CP）可了解体内酸碱平衡失调程度及性质。必要时查血钙及血镁。

（四）慢性或迁延性腹泻

分析 pH、胰蛋白酶、糜蛋白酶、肠激酶及血清胰蛋白酶原，以判断蛋白质的消化吸收能力，测定十二指肠液的脂酶、胆盐浓度，以了解脂肪的消化吸收状况；寄生虫抗原或寄生虫卵检测可了解寄生虫感染情况；小肠黏膜活体组织检查是了解慢性腹泻病理生理变化的最可靠方法。必要时做 X 线检查、结肠镜检查等。

四、诊断

腹泻诊断主要依据流行病学资料、临床表现和粪便常规检查来综合诊断。由于腹泻的病因比较复杂，除感染性腹泻外，还有非感染性腹泻。因此，腹泻的病原确诊需依据从粪便检出有关病原体，或特异性核酸，或从血清中检测出特异性抗体。

非感染性腹泻的诊断首先应排除感染性腹泻，可根据发病年龄、性别、症状与体征，结合实验室粪便及血液检查、胃十二指肠液检查、空肠液检查、胃肠排空速度测定、X 线检查，必要时可做胃肠道内镜检查与黏膜活检或腹部磁共振等特殊检查。合理运用上述检查并综合判断检查结果，将有助于非感染性腹泻的病因诊断和鉴别诊断。

五、治疗

腹泻的治疗原则为调整饮食，预防和纠正脱水，合理用药，加强护理，预防并发症。不同时期的腹泻病治疗重点各有侧重，急性腹泻多注意维持水、电解质平衡及抗感染；迁延性及慢性腹泻则应注意肠道菌群失调及饮食疗法。

（一）急性腹泻的治疗

1. **饮食疗法**　强调继续饮食，满足生理需要，补充疾病消耗，以缩短腹泻后的康复时间。有严重呕吐者可暂时禁食 4～6 小时（不禁水），好转后继续喂食，由少到多，由稀到稠。病毒性肠炎多有继发性双糖酶（主要是乳糖酶）缺乏，对疑似病例可暂停乳类喂养，改为豆类、淀粉代乳品，或发酵奶，或去乳糖配方奶粉，以减轻腹泻，缩短病程。腹泻停止后逐渐恢复营养丰富的饮食，并每天加餐一次，共 2 周。

2. **液体疗法**　纠正水、电解质紊乱及酸碱平衡失调。

（1）口服补液　口服补液盐（ORS）可用于腹泻时预防脱水及纠正轻中度脱水。轻度脱水口服液量为 50～80mL/kg，中度脱水为 80～100mL/kg，于 8～12 小时内将累积损失量补足。脱水纠正后，可将 ORS 用等量水稀释按病情需要随意口服。新生儿和有明显呕吐、腹胀、休克、心肾功能不全或其他严重并发症的患儿不宜采用口服补液。

（2）静脉补液　适用于中度以上脱水、吐泻严重或腹胀的患儿。输用溶液的成分、量和滴注持续时间必须根据不同的脱水程度和性质决定，同时要注意个体化，结合年龄、营养状况、自身调节功能而灵活掌握。①第 1 天补液总量：包括补充累积损失量、继续损失量和生理需要量。一般轻度脱水补液总量为 90～120mL/kg、中度脱水为 120～150mL/kg、重度脱水为 150～180mL/kg，对少数合并营养不良、肺炎、心肾功能不全的患儿应根据具体病情分别进行较详细的计算。a. 溶液种类：溶液中电解质溶液与非电解质溶液的比例应根据脱水性质（等渗性脱水、低渗性脱水、高渗性脱水）分别选用。一般等渗性脱水用 1/2 张含钠液，低渗性脱水用 2/3 张含钠液，高渗性脱水用 1/3 张含钠液。若临床判断脱水性质有困难，可先按等渗性脱水处理。b. 输液速度：主要取决于脱水程度和继续损失的量和速度，对重度脱水有明显周围循环障碍者应先快速扩容，20mL/kg 等渗含钠液，30～60 分钟内快速输入。累积损失量（扣除扩容液量）一般在 8～12 小时内补完，每小时 8～10mL/kg。脱水纠正后，继续补充损失量和生理需要量时速度宜减慢，于 12～16 小时内补完，约每小时 5mL/kg。若吐泻缓解，可酌情减少补液量或改为口服补液。c. 纠正酸中毒：因输入的混合溶液中已含有一部分碱性溶液，输液后循环功能和肾功能改善，酸中毒即可纠正；也可根据临床症状结合血气测定结果，另加碱性液纠正。对重度酸中毒可用 1.4% 碳酸氢钠扩容，兼有扩充血容量及纠正酸中毒的作用。d. 纠正低血钾：有尿或来院前 6 小时内有尿，即应及时补钾；浓度不超过 0.3%；每天静脉补钾时间不少于 8 小时；切忌将钾盐静脉注射，否则将导致高钾血症，危及生命。一般静脉补钾要持续 4～6 天。能口服时可改为口服补充。e. 纠正低血钙、低血镁：出现低钙症状时可用 10% 葡萄糖酸钙（每次 1～2mL/kg，最大量≤10mL）加葡萄糖稀释后静脉注射；低血镁者用 25% 硫酸镁，按每次 0.1mg/kg 深部肌内注射，每 6 小时一次，每天 3～4 次，症状缓解后停用。②第 2 天及以后的补液：经第 1 天补液后，脱水和电解质紊乱已基本纠正，第 2 天及以后主要是补充继续损失量和生理需要量，继续补钾，供给热量。一般可改为口服补液。若腹泻仍频繁或口服量不足者，仍需静脉补液。补液量需根据吐泻和进食情况估算，并供给足够的生理需要量，用 1/5～1/3 张含钠液补充。继续补充损失量是按"丢多少，补多少""随时丢随时补"的原则，用 1/3～1/2 张含钠溶液补充。将以上两部分相加，于 12～24 小时内均匀静脉滴注。要注意继续补钾和纠正酸中毒。

3. 药物治疗

（1）控制感染　①水样便腹泻患者（约占 70%）：多由病毒及非侵袭性细菌所致，一般不用抗生素，应合理使用液体疗法，选用微生态制剂和黏膜保护剂。如伴有明显中毒症状、不能用脱水解释者，尤其是对重症患儿、新生儿和衰弱患儿应选用抗生素治疗。②黏液、脓血便患者（约占 30%）：多为侵袭性细菌感染，应根据临床特点，先针对病原菌经验性选用抗菌药物，再根据大便细菌培养和药物敏感性试验结果进行调整。大肠埃希菌、空肠弯曲菌、耶尔森菌、鼠伤寒沙门菌所致感染常选用抗革兰阴性杆菌抗生素以及大环内酯类抗生素。金黄色葡萄球菌肠炎、假膜性肠炎、真菌性肠炎应立即停用原使用的抗生素，根据症状可选用新青霉素、万古霉素、利福平或甲硝唑等治疗。

（2）肠道微生态疗法　有助于恢复肠道正常菌群的生态平衡，抑制病原菌定植和侵袭，控制腹泻。常用双歧杆菌、嗜酸乳杆菌、粪链球菌等制剂。

（3）肠黏膜保护剂　能吸附病原体和毒素，维持肠细胞的吸收和分泌功能，与肠道黏液糖蛋白相互作用，可增强肠黏膜屏障功能，阻止病原微生物的攻击，如蒙脱石粉。

（4）禁用止泻剂　避免用止泻剂，因为它有抑制胃肠动力的作用，增加细菌繁殖和毒素的吸收，对于感染性腹泻有时是很危险的。

（5）补锌治疗　世界卫生组织（WHO）、联合国儿童基金会（UNICEF）建议，对大于

6个月的急性腹泻患儿，应每天给予元素锌20mg，疗程10～14天，6个月以下婴儿每天10mg，可缩短病程。

（二）迁延性腹泻和慢性腹泻的治疗

因迁延性腹泻和慢性腹泻常伴有营养不良和其他并发症，病情较为复杂，须采取综合治疗措施。积极寻找引起病程迁延的原因，针对病因进行治疗。切忌滥用抗生素，避免顽固的肠道菌群失调。预防和治疗脱水，纠正水、电解质紊乱及酸碱平衡失调。营养治疗，继续喂养对促进疾病恢复，如肠黏膜损伤的修复、微绒毛上皮细胞双糖酶的产生等是必要治疗措施。

1. 营养治疗

（1）调整喂养方式　应继续母乳喂养。人工喂养儿应调整饮食，保证足够热能。

（2）双糖酶缺乏的治疗　双糖不耐受患儿由于有不同程度的原发性或继发性双糖酶缺乏，食用含双糖（包括蔗糖、乳糖、麦芽糖）的饮食可使腹泻加重，其中以乳糖不耐受最多见，治疗宜采用去双糖饮食，如采用豆浆或去乳糖配方奶粉。

（3）过敏性腹泻的治疗　如果在应用无双糖饮食后腹泻仍无改善时，需考虑食物过敏（如对牛乳或大豆蛋白过敏）的可能性，应改用其他饮食或水解蛋白配方饮食。

（4）要素饮食　是肠黏膜受损伤患儿最理想的食物，由氨基酸、葡萄糖、中链三酰甘油、多种维生素和微量元素组合而成。应用时的浓度和量视患儿临床状态而定。

（5）静脉营养　少数患儿不能耐受口服营养物质，可采用静脉高营养。推荐方案为脂肪乳剂每天2～3g/kg，复方氨基酸每天2～2.5g/kg，葡萄糖每天12～15g/kg，电解质及多种微量元素适量，液体每天120～150mL/kg，热量每天0.210～0.377kJ/kg。病情好转后改为口服。

2. 药物治疗　抗生素仅用于分离出特异病原的感染患儿，并根据药物敏感性试验选用。补充微量元素和维生素，如锌、铁、烟酸、维生素A、维生素B_{12}、维生素B_1、维生素C和叶酸等，有助于肠黏膜的修复。应用微生态调节剂和肠黏膜保护剂。

3. 中医治疗　中医辨证论治有良好疗效，并可配合中药、推拿、捏脊、针灸和磁疗等。

六、预防与预后

积极开展健康教育，改变农村人畜共舍的生活习惯，适时进行免疫接种，加强饮用水卫生的管理，抓好饮食卫生的管理。预后取决于病因、营养状况及治疗的早晚。耐药性致病性大肠埃希菌或真菌所致腹泻预后较差。病毒性肠炎预后良好。营养不良和佝偻病患儿发生腹泻，由于机体调节功能差，预后较差。病情重，治疗较晚，发生严重并发症如急性肾衰竭，或严重继发感染者，预后不良。

第三节　维生素D缺乏性疾病

一、维生素D缺乏性佝偻病

维生素D缺乏性佝偻病是由小儿体内维生素D缺乏致钙、磷代谢异常的一种营养性疾病，多见于 2 岁以下的婴幼儿。主要表现为骨骼改变、肌肉松弛和神经精神症状。本病为我国儿童重点防治的"四病"之一。近年来，其发病率逐年降低而且病情较轻，故单纯因佝偻病住院的患儿很少。

（一）维生素 D 的来源及生理功能

维生素 D 是一组具有生物活性的脂溶性类固醇衍生物，包括维生素 D_2（麦角骨化醇）和维生素 D_3（胆骨化醇），维生素 D_2 存在于植物性食物（植物油、酵母、蕈类）中，维生素 D_3 是人体或动物皮肤中的 7-脱氢胆固醇经日光中紫外线（波长为 296~310nm）照射转变而来，是维生素 D 的主要来源。食物（肝、牛乳、蛋黄等）中的维生素 D 及鱼肝油等维生素制剂为外源性维生素 D。维生素 D_2 和维生素 D_3 均无生物活性，被摄入血循环后即与血浆中的维生素 D 结合蛋白（DBP）结合后被转运，储存于肝、脂肪、肌肉等器官、组织内，经过两次羟化作用后发挥生物效应。首先经肝细胞微粒体和线粒体中的 25-羟化酶作用，生成 25-羟胆骨化醇 $[25-(OH)D_3]$，常作为评估人体维生素 D 营养状况的检测指标。$25-(OH)D_3$ 有一定的生物活性，但作用较弱，必须在近端肾小管上皮细胞线粒体中的 1α-羟化酶（属于细胞色素 P450 酶）作用下生成 1,25-二羟胆骨化醇 $[1,25-(OH)_2D_3]$，后者有很强的生物活性。正常情况下，$1,25-(OH)_2D_3$ 约 85% 与血浆中 DBP 相结合，约 15% 与清蛋白结合，仅 0.4% 以游离形式存在，作用于主要靶器官（如肠、骨、肾），发挥其生物效应。

（二）病因和发病机制

1. 病因

（1）储存不足　母亲妊娠期，特别是妊娠后期维生素 D 摄入不足，如母亲严重营养不良、肝肾疾病、慢性腹泻，以及早产、双胎，均可使婴儿体内储存不足。

（2）日光照射不足　冬季日光照射不足，紫外线不能透过玻璃窗，尤其我国北方冬季较长，日照时间短，而且小儿户外活动少；大城市高楼大厦可阻挡日光照射，大气污染（如烟雾、尘埃）亦会吸收部分紫外线，故北方小儿发病率高于南方，大城市小儿发病率高于农村。

（3）摄入不足　出生后婴儿膳食中含维生素 D 量很少；虽然人乳中钙、磷比例适宜，利于钙的吸收，若母乳喂养儿缺少户外活动或不及时补充鱼肝油、蛋、肝等富含维生素 D 的辅食，则易发生佝偻病。牛乳喂养儿更甚。

（4）生长过快　婴儿生长速度快，维生素 D 需要量增加，如早产儿、双胞胎体内储钙不足，生后生长速度又较足月儿快，若未及时补充维生素 D 和钙，极易发生佝偻病；重度营养不良患儿生长迟缓，发生佝偻病较少。

（5）疾病因素　胃肠道或肝胆疾病可影响维生素 D 的吸收与利用，如慢性腹泻、肠结核、婴儿肝炎综合征、先天性胆道闭锁等；或肝肾疾病影响维生素 D 的羟化作用，导致生成量不足而引起佝偻病。

（6）药物影响　长期服用抗惊厥药物（如苯妥英钠、苯巴比妥）可使维生素 D 加速分解为无活性的代谢产物；服用糖皮质激素可对抗维生素 D 对钙转运的调节，也可致佝偻病。

2. 发病机制
维生素 D 缺乏使肠道吸收钙、磷减少而致血钙、血磷浓度降低。血钙降低刺激甲状旁腺功能代偿性亢进，则甲状旁腺素分泌增加，加速旧骨溶解、释放骨钙入血，使血清钙浓度维持正常或接近正常；甲状旁腺素同时又抑制肾小管重吸收磷，使尿磷排出增

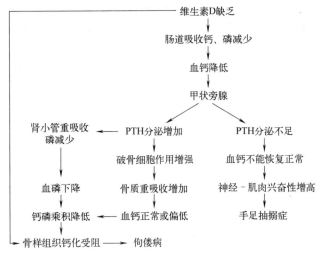

图 15-2　维生素 D 缺乏性佝偻病和手足搐搦症的发病机制

加，致血磷降低、钙磷乘积降低。骨样组织因钙化障碍而局部堆积，成骨细胞代偿增生、碱性磷酸酶分泌增加，临床出现一系列佝偻病症状、体征及血生化改变。如图 15-2 所示。

（三）临床表现

维生素 D 缺乏性佝偻病主要表现为生长最快部位的骨骼改变、肌肉松弛和神经精神症状。临床分为四期。

1. 初期（活动早期）　多于出生后 3 个月左右开始起病，主要为非特异性的神经精神症状，如易激惹、烦躁、睡眠不安、夜惊、多汗（与室温季节无关）、枕秃。

2. 激期（活动期）　除上述症状外，主要表现为骨骼改变。①头部：3～6 月龄患儿可见颅骨软化。检查者用手固定患儿头部，指尖轻压枕骨或顶骨的后部，可有压乒乓球感；7～8 月龄患儿可有方颅，即额骨和顶骨双侧骨样组织增生呈对称性隆起，严重者呈鞍状或十字状颅形；前囟闭合延迟；出牙延迟，牙釉质缺乏并易患龋齿。②胸部：胸廓畸形多见于 1 岁左右患儿。肋骨与肋软骨交界处呈钝圆形隆起，上下排列如串珠状，以第 7～10 肋最明显，可触及或看到，称为佝偻病串珠；膈肌附着部位的肋骨长期受膈肌牵拉而内陷，形成一条沿肋骨走向的横沟，称为肋膈沟或郝氏沟；第 7、第 8、第 9 肋骨与胸骨相连处软化内陷，致胸骨柄前突，形成鸡胸；胸骨剑突部位向内凹陷，可形成漏斗胸。这些病变均会影响呼吸功能。③四肢：6 月龄以上患儿腕、踝部肥厚的骨骺形成钝圆形环状隆起，称为手镯征、脚镯征；1 岁左右小儿开始行走后，由于骨质软化，因负重可出现下肢弯曲，形成膝内翻（O 形腿）或膝外翻（X 形腿）。正常 1 岁内婴儿可有生理性弯曲和正常的姿势变化，如足尖向内或外，3～4 岁后自然矫正（图 15-3）。④其他：还可见脊柱侧弯或后突、扁平骨盆等；全身肌肉松弛，肌张力低下，小儿颈项软弱无力，坐、立、行走均迟于正常小儿；腹部膨隆，如蛙形腹。

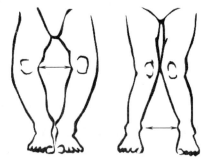

图 15-3　O 形腿（左）和 X 形腿（右）

3. 恢复期　经适当治疗后，临床症状和体征、血生化检查及 X 线检查逐渐减轻或接近正常。

4. 后遗症期　多见于 2 岁以上的小儿。此期其他表现均正常，只留下不同程度的骨骼畸形。

（四）辅助检查

1. 血生化检查　佝偻病活动期血钙降低（正常为 2.25～2.27mmol/L），血磷明显降低

（正常为 1.3～1.9mmol/L），钙磷乘积常低于 30（正常大于 40）；血碱性磷酸酶（AKP）明显增高；25-(OH)D$_3$ 明显降低（正常为 10～80μg/L），是早期诊断的最可靠指标。

2. X 线检查 佝偻病活动期长骨临时钙化带模糊或消失，干骺端呈毛刷样、杯口样改变，骨骺软骨带明显增宽，骨质疏松，骨密度减低，可有骨干弯曲或青枝骨折。

（五）诊断

维生素 D 缺乏性佝偻病主要根据患儿年龄、喂养史、临床表现，必要时结合血钙、血磷下降，碱性磷酸酶增高及 X 线检查做出诊断。

（六）治疗

维生素 D 缺乏性佝偻病治疗的目的在于控制活动期，防止骨骼畸形，应采取综合性治疗措施。

1. 一般治疗 提倡母乳喂养，无母乳者可使用维生素 D 强化奶粉，及时添加含维生素 D 丰富的食物，如动物肝、蛋黄等，多到户外活动，多晒太阳。活动期患儿勿久坐、久站、早走，以防止骨骼发生畸形；活动期患儿特别是在治疗后，运动功能恢复较快，此时要限制过多的活动，以防骨骼畸形。

2. 药物治疗

（1）补充维生素 D 治疗的原则应以口服为主，一般剂量为每天 50～100μg（2000～4000U），或 1,25-(OH)$_2$D$_3$ 0.5～2.0μg，1 个月后改为预防量 400U/d。大剂量维生素 D 与治疗效果无正比例关系，不缩短疗程，与临床分期无关；采用大剂量治疗佝偻病的方法缺乏可靠的指标来评价血中维生素 D 代谢产物浓度、维生素 D 的毒性、高钙血症的发生以及远期后果。因此，大剂量治疗应有严格的适应证。重症佝偻病有并发症或无法口服维生素 D 者可大剂量肌内注射维生素 D 20 万～30 万 U 一次，3 个月后改为预防量。治疗 1 个月后应复查，如临床表现、血生化检查与骨骼 X 线改变无恢复征象，应与抗维生素 D 佝偻病鉴别。

（2）补充钙剂 一般主张从膳食的牛乳、配方乳和豆制品中补充钙和磷，每天保证牛乳 500mL。应特别注意，使用大剂量突击疗法时，有手足搐搦症病史或 3 个月以内的小婴儿，肌内注射维生素 D 之前宜先补充钙剂 2～3 天，以免肌内注射维生素 D 后钙大量沉积于骨骼，引起血钙降低，诱发低钙抽搐。

3. 后遗症的治疗 轻度骨骼畸形在治疗后可自行恢复或在生长过程中自行矫正。患鸡胸、漏斗胸或脊柱弯曲者，在佝偻病治愈后加强体格锻炼，如扩胸运动、俯卧撑、抬头等运动，每天 2～3 次，可加速畸形的矫正。严重下肢畸形至 4 岁后尚未自行纠正，影响行走者，可行手术矫正。

（七）预防与预后

本病是自限性疾病，一旦家长有足够时间带婴儿进行户外活动，本病可以自愈。有研究证实，日光照射和生理剂量的维生素 D（400U）可治疗佝偻病。因此，现认为确保儿童每天获得维生素 D（400U）是预防和治疗维生素 D 缺乏性佝偻病的关键。

1. 围生期 孕母应多进行户外活动，食用富含钙、磷、维生素 D 以及其他营养素的食物。妊娠后期适量补充维生素 D（800U/d）有益于胎儿储存充足维生素 D，以满足出生后一段时间生长发育的需要。

2. **婴幼儿期** 预防的关键在于日光浴与适量维生素 D 的补充。出生 1 个月后可让婴儿逐渐进行并坚持户外活动，冬季也要注意保证每天 1～2 小时的户外活动时间。有研究显示，每周让母乳喂养的婴儿户外活动 2 小时，仅暴露面部和手部，可维持婴儿血 25-$(OH)D_3$ 浓度在正常范围的低值。早产儿、低出生体重儿、双胎儿出生后 1 周开始补充维生素 D 800U/d，3 个月后改为预防量；足月儿出生后 2 周开始补充维生素 D 400U/d，均补充至 2 岁。夏季阳光充足，可在上午和傍晚带婴幼儿进行户外活动，暂停或减量服用维生素 D。

二、维生素 D 缺乏性手足搐搦症

维生素 D 缺乏性手足搐搦症，又称佝偻病性低钙抽搐，主要由于维生素 D 缺乏，血钙降低导致神经-肌肉兴奋性增高，出现惊厥、手足搐搦、喉痉挛等表现，多见于婴幼儿。近年来，因预防维生素 D 缺乏工作普遍开展，本病已较少发生。

（一）病因和发病机制

维生素 D 缺乏性手足搐搦症的病因与佝偻病基本相同，血钙下降是本病的直接病因。因维生素 D 缺乏使血钙下降，此时甲状旁腺又不能代偿性分泌增加（反应迟钝），不能促进旧骨脱钙，以维持血钙浓度正常。当血钙低于 1.75mmol/L 或游离钙低于 1.0mmol/L 时，即可出现手足搐搦症。

（二）临床表现

1. **典型症状** 当血钙低于 1.75mmol/L 时，主要表现为惊厥、手足搐搦、喉痉挛，并伴有不同程度的佝偻病表现，其中以惊厥最常见。

（1）惊厥 多见于婴儿，为本病最常见的症状。表现为突发性、阵发性的四肢抽动，两眼上翻，意识不清，大小便失禁，持续发作数秒至数分钟。发作停止后意识恢复，精神萎靡而入睡，醒后活泼如常，可数天发作 1 次或 1 天发作数次，不伴发热。发作轻者仅有短暂的面部肌肉抽搐或眼球上窜，意识仍清楚。

（2）手足搐搦 多见于较大婴幼儿，为本病的特殊症状。表现为手足肌肉痉挛、手腕部弯曲、手指僵直、拇指内收贴近掌心；踝关节僵直，足趾强直弯曲成弓状。

（3）喉痉挛 多见于婴儿，但发病率低。表现为声门和喉部肌肉痉挛，出现吸气性呼吸困难、喉鸣，严重者可发生窒息而死亡，应提高警惕。

2. **体征** 当血钙浓度为 1.75～1.88mmol/L、无典型症状时（隐匿型），体格检查可引出神经-肌肉兴奋性增高的体征。

（1）面神经征 用指尖或叩诊锤轻叩耳前面部，引起口角与眼睑迅速抽搐为阳性。正常新生儿可出现假阳性。

（2）陶瑟征 用血压计的袖带包裹上臂，打气，使血压维持在收缩压与舒张压之间，5 分钟之内该手出现痉挛状为阳性。

（3）腓反射 用叩诊锤叩击膝下外侧腓骨小头处腓神经，引起足部向外侧收缩为阳性。

（三）辅助检查

血清钙低于 1.75～1.88mmol/L 或游离钙低于 1.0mmol/L 可确诊本病。

（四）诊断

婴儿出现无热惊厥，抽搐后意识清楚，无神经系统阳性体征者，或较大幼儿及儿童出现手足搐搦者，应首先考虑本病。如有引起低钙的原因、维生素 D 缺乏史或已有佝偻病症状及体征者，均有助于诊断。血清钙检测有助于确诊。静脉注射钙剂有效可作为诊断性试验治疗。应注意本病也可在感染情况下诱发，以及新生儿和小婴儿喉痉挛的非典型发作。

（五）治疗

维生素 D 缺乏性手足搐搦症的治疗为首先控制惊厥，解除喉痉挛，迅速补充钙剂，使血钙快速升至正常，然后给予维生素 D，使血钙、磷代谢恢复正常。

1. 急救处理

（1）氧气吸入　惊厥期应立即吸氧；喉痉挛者需立即将舌拉出口外，并进行口对口呼吸或加压给氧，必要时做气管插管，以保证呼吸道通畅。

（2）迅速控制惊厥或喉痉挛　可用 10% 水合氯醛，每次 40～50mg/kg，保留灌肠；或地西泮每次 0.1～0.3mg/kg，肌内注射或静脉注射。

2. 钙剂治疗　尽快给予 10% 葡萄糖酸钙 5～10mL 加入 10% 葡萄糖液 5～20mL，缓慢静脉注射或滴注，迅速提高血钙浓度，惊厥停止后口服钙剂。不可皮下注射或肌内注射钙剂，以免造成局部坏死。

3. 维生素 D 治疗　急诊情况控制后，按维生素 D 缺乏性佝偻病补充维生素 D 治疗。

（六）预防与预后

维生素 D 缺乏性手足搐搦症的预防与佝偻病相同，详见维生素 D 缺乏性佝偻病。若能早诊早治，大多数病例可在 1～2 天内停止惊厥，但重症喉痉挛可因吸气困难而窒息死亡，重性惊厥可致脑水肿和脑损伤。若并发严重感染或婴幼儿腹泻可使维生素 D 缺乏性手足搐搦症加重或迁延不愈。

第四节　小儿热性惊厥

小儿热性惊厥

小儿热性惊厥，是儿童时期最常见的惊厥疾病，是儿科常见危重急诊之一，是大脑运动神经元异常放电引起的肌肉抽动。据统计，首次发作年龄尤以 6 个月至 3 岁多见，男孩略多于女孩，绝大多数 5 岁后不再发作。因有明显的诱发原因，国际抗癫痫联盟新近不主张把热性惊厥诊断为癫痫。

一、病因和发病机制

（一）生理解剖

婴儿的大脑皮质神经细胞分化不全，缺乏树突状细胞，直到 3 岁时脑细胞分化才基本完成，8 岁时才与成人无区别。因此，婴儿皮质的分析鉴别和抑制功能较差，而轴突的神经髓鞘形成直到 2 岁才完成。当外界刺激作用于神经而传入大脑时，因无髓鞘的隔离，兴奋就可传到邻近的神经纤维，引起兴奋灶的泛化，故 3 岁以下小儿容易发生惊厥。

（二）高热

高热不仅使中枢神经系统处于过度兴奋状态，伴有异常脑电活动，使脑对内外环境各种刺激的敏感性增高；而且可使神经代谢率增高，氧消耗量增加，葡萄糖代谢增加而含量降低，使神经元功能紊乱而引起惊厥。

（三）遗传因素

有明显的遗传倾向。对若干大家系连锁分析，提示本病有常染色体显性遗传伴不同外显率的可能性，病理基因位点在 19p 和 8q13～21。

（四）感染

为诱发因素，但绝不包括颅内感染及各种颅脑病变引起的急性惊厥。

①以上呼吸道感染引起的热性惊厥最常见，占 70% 以上。②全身感染性疾病，如败血症、肺炎、急性化脓性扁桃体炎、泌尿系统感染引起的中毒性脑病。③传染病，如幼儿急疹、麻疹、猩红热、中毒性菌痢和其他疾病如破伤风等。

二、临床表现

热性惊厥患儿发作多发生在体温骤升之时，体温 39～40℃ 或更高，体温越高抽搐的概率越高。约 50% 的患儿会在以后发热时再次或多次热性惊厥发作。危险因素包括：①起病早，年龄小于 6 个月；②患儿常有热性惊厥家族史。

（一）根据发作特点和预后分类

1. **单纯性热性惊厥**（又称典型性热性惊厥）　①年龄多见于 6 个月至 3 岁；②多数为全身性强直痉挛、阵挛性发作；③持续数秒至数分钟，不超过 10 分钟；④可伴有发作后短暂嗜睡，间隔 24 小时复发；⑤在一次发热疾病过程中，大多只有一次发作；⑥发作后无神经系统异常，患儿 1 周后做脑电图检查提示恢复正常。

2. **复杂性热性惊厥**（不典型发作）　①初发年龄小于 6 个月或大于 6 岁；②多呈局灶性或不对称性发作，一次惊厥发作持续 15 分钟以上；③24 小时内有重复发作，超过 2 次；④反复频繁的发作，累计发作次数超过 5 次；⑤发作后有短暂性麻痹等神经系统异常体征；⑥热退后 10～14 天患儿复查脑电图仍存在明显异常，有继发癫痫的可能。

（二）惊厥持续状态

惊厥持续状态是指一次惊厥持续发作超过 30 分钟，或两次发作间歇期意识不能完全恢复者。惊厥持续状态属危重型，病因复杂，各年龄组有差异。新生儿至 6 个月以窒息、缺氧、缺血、颅内出血、代谢紊乱多见，6 个月至 3 岁热性惊厥逐渐多见，部分患儿因颅内感染及代谢紊乱发作。惊厥持续状态常伴有不同程度的意识障碍，由于惊厥时间过长，可引起缺氧性脑损害，甚至脑水肿、脑疝，其病死率和致残率均高。

（三）热性惊厥复发及继发癫痫的危险性

小儿首次热性惊厥后，有 30%～40% 的患儿可能再次发作，其中约 50% 会有 1 次以上的多次复发，约 75% 的再次发作发生在首次发作后 1 年内，约 90% 在 2 年内再次发作。不同患儿复发概率差异很大，取决于热性惊厥复发的危险因素。热性惊厥复发的危险因素：①首次发作有复杂性热性惊厥的表现；②其一级亲属有热性惊厥或癫痫史；③首次热性惊厥前已有神经系统发育延迟或异常体征。如果只有 1 项危险因素，到 7 岁时 1%～2% 发生癫痫，有 2～3 项危险因素时 90% 以上有癫痫，无危险因素的热性惊厥不到 1%。

三、辅助检查

1. **实验室检查**　对热性惊厥的患儿，需要做血液、尿液、粪便检查，必要时做血清电解质和脑脊液分析等，有助于临床诊断和指导治疗。

2. **影像学检查**　脑电图、脑血管造影、头颅 CT 或 MRI 等检查可根据具体病情选择，有助于诊断和鉴别诊断。

四、诊断

热性惊厥诊断主要依据临床表现，结合发病年龄及实验室检查，同时对患儿应做详细全面的体格检查。凡在非颅内感染性发热性疾病的病程中出现惊厥均可诊断为热性惊厥。注意传染病多有明显的季节性，夏秋季以菌痢多见，冬春季以重症肺炎多见，上呼吸道感染所致热性惊厥终年可见。

五、治疗

小儿热性惊厥的处理原则：维持生命功能，用药控制发作，寻找病因并治疗，预防复发。

（一）急救处理

解松衣被、头侧卧位，清除口咽部分泌物和呕吐物，防止吸入窒息，保持呼吸道通畅，必要时上、下臼齿间加舌垫以防舌咬伤和窒息。牙关紧闭不可撬开，以免损伤牙齿。必要时予以吸氧。

（二）控制惊厥

热性惊厥持续超过 5 分钟需进行药物止惊治疗。

1. **地西泮**　地西泮（安定）脂溶性高，易进入脑组织，注射后 1～3 分钟即可起效，每次 0.3～0.5mg/kg（最大剂量为 10mg），直接静脉缓慢注射。本药特点为显效快，用药后 5 分钟内起效。缺点是作用短暂，过量可有呼吸抑制作用和血压下降，必要时 15～20 分钟后可重复应用。

2. **10% 水合氯醛**　每次 40～50mg/kg，加等量生理盐水保留灌肠，用于地西泮无效时。必要时 2～4 小时可重复一次，收效快，疗效好。注意剂量过大，会引起心律失常、肺水肿。

注意勿在短时间内反复使用一种止惊药，使用两种药时应间隔一定时间，以免造成呼吸抑制。

（三）长时间发作或惊厥持续状态

立即静脉缓慢注射地西泮或保留灌肠（每次≤10mg），超过 20 分钟不起效者，可重复 1

次；在地西泮控制发作后，立即予以苯巴比妥钠15～20mg/kg，一次负荷剂量。次日可给予苯巴比妥钠5mg/(kg·d)的维持量。

（四）退热

热性惊厥应同时设法迅速降温。①物理降温：温水浴、冰袋敷、冷盐水灌肠等均为有效的降温措施；②药物降温：口服对乙酰氨基酚或布洛芬。

（五）控制感染

对因治疗，对感染导致的热性惊厥应根据血液检查及血培养选择敏感的抗生素。

（六）热性惊厥复发的防治

1. 间歇性短程用药　单纯性热性惊厥，主要针对原发病治疗，同时采取对症处理。对有复发倾向的患儿，在发热初期，体温达38.5℃，即用地西泮口服，可减少复发，每天用量1.0mg/kg，连服2～3天，或直到本次原发病体温恢复正常为止。

2. 长期服药预防　对复杂性热性惊厥或发作次数已达5次以上者，即持续规律口服苯巴比妥（每天3～5mg），分1～2次口服，应用1～2年。实践证明，控制热性惊厥复发的有效药物是苯巴比妥或丙戊酸。

六、预防与预后

绝大多数热性惊厥患儿预后良好。无复发或癫痫危险因素的患儿，除严密监视其惊厥的发展外，原则上不使用任何预防性抗惊厥药；若随意使用不仅无好处，还会增加家庭额外精神和经济负担，药物不良反应也可能给患儿带来不应有的痛苦。

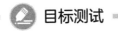 目标测试

单项选择题

1. 初期佝偻病的主要表现是（　　）

A. 骨骼改变　　　　　　　　B. 神经精神症状　　　　　　C. 反复感染

D. 运动系统改变　　　　　　E. 肌肉改变

2. 补充维生素D预防佝偻病，一般开始于（　　）

A. 出生后1周　　　　　　　B. 出生后2周左右　　　　　　C. 出生后4周

D. 出生后6～7周　　　　　　E. 出生后半年

3. 婴幼儿时期最常见的肺炎是（　　）

A. 支气管肺炎　　　　　　　B. 大叶性肺炎　　　　　　　C. 间质性肺炎

D. 毛细支气管炎　　　　　　E. 过敏性肺炎

4. 患儿，男性，6个月。主因"咳嗽3天，加重半天"入院。查体：呼吸80次/分，吸气三凹征，两肺可闻及广泛哮鸣音，右肺底可闻及少许小水泡音。心音稍钝，心率160次/分。腹胀，肝大肋下2cm。血白细胞计数$4.2×10^9$/L，中性粒细胞百分率0.36，淋巴细胞百分率0.60。胸部X摄片可见点片状阴影及肺气肿。该患儿最易出现的并发症是（　　）

A. 心力衰竭 　　　　　B. 脓胸 　　　　　C. 脓气胸

D. 代谢性酸中毒 　　　E. 肺大疱

5. 小儿重症肺炎出现腹胀明显，其原因是（　　　）

A. 低锌血症 　　　　　B. 消化不良 　　　　C. 中毒性肠麻痹

D. 高钾血症 　　　　　E. 低钠血症

6. 哪项不是佝偻病骨骼的改变（　　　）

A. 方颅 　　　　　　　B. 肋骨串珠 　　　　C. 枕秃

D. O 形腿 　　　　　　E. 鸡胸

7. 除哪一项外，均为低渗性脱水的特点（　　　）

A. 易高热、烦渴 　　　B. 易脱水、休克

C. 主要是细胞外液减少，重点为低钠血症

D. 失去大量电解质 　　E. 多见于营养不良伴腹泻的患儿

8. 佝偻病枕秃是由于（　　　）

A. 结核 　　　　　　　B. 多汗、摇头、擦枕 　C. 颅骨钙化

D. 血钙降低 　　　　　E. 血磷减低

9. 佝偻病颅骨软化多发生于（　　　）

A. 1～3 个月 　　　　　B. 3～6 个月 　　　　C. 6～9 个月

D. 6～12 个月 　　　　　E. 15～18 个月

10. 维生素 D 缺乏性佝偻病冬春季多见的原因是（　　　）

A. 皮肤接触日光中紫外线较少 　B. 食物中维生素 D 含量不足

C. 婴儿食物中钙、磷含量少 　　D. 疾病的影响 　　　E. 食蔬菜少

拓展阅读

一代国医吴阶平

　　吴阶平院士长期从事泌尿外科的临床治疗和科研工作，是中国泌尿外科的先驱者之一，在肾结核对侧肾积水和肾上腺髓质增生研究中有独创性见解，并率先利用回盲肠行膀胱扩大术治疗膀胱挛缩取得成功，此技术到 20 世纪 70～80 年代国外才作为最新方法介绍给公众。20世纪 50 年代北京大学医学院在吴阶平教授领导下，最先广泛应用经皮肾穿刺造影于诊断，当时肾上腺外科在国际上尚未普及，中国率先进入该领域，此项工作曾在日本医学界引起很大震动。1957 年首创用输精管结扎并用精囊灌注术，增强了避孕效果，是中国男性节育技术的奠基人。20 世纪 70 年代，他还设计了特殊的导管改进前列腺增生的手术，使经膀胱前列腺切除术的出血量大为减少，手术时间缩短，被称为"吴氏导管"，已在国内推广。1977 年提出的"肾上腺髓质增生"是一个独立的疾病，被收进 1979 年《美国泌尿外科年鉴》。

　　吴阶平院士的一生是献身医学、追求真理的一生。他的爱国情操和崇高品质，永远值得我们学习和怀念。

第六篇　五官科疾病基础

第十六章　五官科疾病

知识目标　掌握常见五官科疾病临床表现、诊断和治疗；熟悉其辅助检查；了解预防。
能力目标　具有对常见五官科疾病防治和用药的能力。
素质目标　具有积极防治五官科疾病的素质。

➡ 案例引入

患者，男性，教师，25岁。口腔烧灼痛，讲话、进食时加重。体格检查：口腔检查发现三个圆形溃疡，边界清楚，直径为2～4mm，周边可见红晕。

问题：

1. 患者的初步诊断是什么？

2. 如何制订治疗方案？

五官科指眼耳鼻咽喉口腔科学，包括视觉、嗅觉、听觉、平衡觉、发声与言语、呼吸与吞咽等器官的发育和解剖、生理和病理，以及疾病的诊断、治疗和预防。随着临床医学的飞速发展，目前五官科在我国大多数县级以上医院已逐渐分化出独立的眼科、口腔科、耳鼻咽-头颈外科三个不同的二级临床学科。本章主要介绍眼、耳鼻咽喉、口腔科常见病及多发病，着重掌握执业药师考点规定的内容，熟悉或了解其他常见病及多发病的临床表现、诊断和治疗。

第一节　耳鼻喉科疾病

耳鼻喉科疾病发病率较高，其中慢性化脓性中耳炎、鼻炎和鼻窦炎、慢性咽炎、扁桃体炎是耳鼻喉科的常见病和多发病，是临床、科研和教学工作的重点。急性喉炎是耳鼻喉科的急重症，严重者数分钟内可危及患者生命。

一、慢性化脓性中耳炎

慢性化脓性中耳炎是耳鼻喉科常见病，可分为单纯型、骨疡型、胆脂瘤型。本章介绍慢性单纯型化脓性中耳炎。临床特点为长期间断或持续性耳流脓、鼓膜穿孔和听力下降。

（一）病因和发病机制

1. **病因** 常见致病菌有金黄色葡萄球菌、铜绿假单胞菌、变形杆菌和克雷伯菌等。病程长者，常为两种以上细菌的混合感染，且菌种多变。发病与下列因素有关：急性化脓性中耳炎治疗不恰当或不彻底，炎症病程迁延达8周以上者；全身抵抗力下降，如慢性疾病、营养不良等；鼻咽部慢性疾病，咽鼓管长期阻塞或功能不良。

2. **发病机制** 本病病理变化轻重不一。轻者病变主要位于鼓室黏膜层，表现为鼓室黏膜充血、水肿、炎性渗出，若感染控制，病情进入静止期。重者除黏膜病变外，病变可深达骨质，形成慢性骨炎，可表现为局部息肉或肉芽生长，且病变可迁延不愈，若发生纤维组织增生可形成粘连或硬化病变。

（二）临床表现

1. **症状**

（1）耳痛 鼓膜穿孔前，多数患者呈现耳深部搏动性跳痛或刺痛，同时向同侧头部或牙齿放射；鼓膜穿孔后，脓液流出，耳痛减轻甚至消失。

（2）听力减退及耳鸣 病程初期患者常有明显耳闭和听力下降。鼓膜穿孔排脓后耳聋减轻。耳痛剧烈者，听觉障碍常被耳痛症状掩盖。有的患者可伴眩晕。

（3）流脓 鼓膜穿孔后，耳内有分泌物流出，初为脓血样，以后变为黏液脓性。

（4）全身症状 由于病情和个体差异，轻重不一。可出现畏寒、发热、倦怠、纳差。一般患儿全身症状较重，常伴呕吐、腹泻等症状。鼓膜穿孔后，相关症状会明显减轻或消失。

2. **体征**

（1）耳镜检查 病变初期，鼓膜松弛部充血，紧张部周边及锤骨柄上可见扩张的、放射状血管分布。随着病变的继续发展，鼓膜呈弥漫性充血、肿胀、向外膨出，正常标志难以辨识，局部可窥见小黄点。若炎症不能及时控制，就会发展为鼓膜穿孔。一般穿孔开始微小，不易识别，需彻底清洁外耳道后方可见。坏死型中耳炎鼓膜迅速融溃，形成大穿孔。

（2）耳部触诊 乳突尖和鼓窦区可有轻微压痛。

（三）辅助检查

1. **耳镜检查** 一般鼓膜呈紧张部中央穿孔，少数可呈边缘性穿孔，甚至鼓膜缺损。炎症静止时，鼓室黏膜无充血。炎症活动时，鼓室黏膜慢性充血、肿胀，表面可见扩张血管。长期炎症致黏膜肥厚或水肿，外观苍白无光泽，鼓室相对变浅。

2. **听力学检查** 纯音听力测试通常为传导性听力下降。

3. **细菌学检查** 中耳腔分泌物细菌培养和药物敏感性试验可明确致病菌种类和帮助选择敏感的抗生素。

4. **影像学检查** 乳突X线平片对慢性化脓性中耳炎诊断价值不大，颞骨CT横轴位和冠状位扫描有较大辅助诊断价值。

（四）诊断

慢性化脓性中耳炎根据病史、鼓膜穿孔以及鼓室情况，结合颞骨CT图像诊断较易。应与伴胆脂瘤型的慢性化脓性中耳炎、中耳癌、结核性中耳炎等相鉴别。

（五）治疗

控制感染，通畅引流，祛除病因，为本病治疗原则。

1. 全身治疗　尽早应用足量抗生素或其他抗菌药物控制感染，直至症状消退后5～7天停药，务求彻底治愈。一般可选用青霉素类或头孢菌素类，若鼓膜穿孔可取脓液作细菌培养及药敏试验，并根据结果调整使用抗生素。

2. 局部治疗

（1）鼓膜穿孔前　①可用2%酚甘油滴耳，可消炎止痛。若穿孔后，应立即停药否则将腐蚀鼓膜及鼓室黏膜。②1%麻黄素和氯霉素眼药水与地塞米松混合液滴鼻（仰卧悬头位），可改善咽鼓管通畅度，减轻局部炎症。③如全身及局部症状较重，鼓膜明显膨出，经一般治疗后无明显减轻；或穿孔太小，引流不畅，应在无菌操作下行鼓膜切开术，以利通畅引流。④怀疑并发急性乳突炎者，行X线摄片或CT扫描证实后立即行乳突切开引流手术。

（2）鼓膜穿孔后　①先以3%H_2O_2溶液或硼酸水彻底清洗外耳道脓液，并拭净。②局部用无耳毒性的抗生素滴耳剂消炎，如0.3%氧氟沙星（泰利必妥）滴耳液等，但禁止使用粉剂，以免与脓液结块，影响引流。③脓液减少、炎症完全消退后，部分患者的鼓膜穿孔可自行愈合。穿孔长期不愈者，排除中耳乳突腔的潜在病变后，可行鼓膜修补术。

3. 病因治疗　积极治疗鼻部及咽部慢性疾病，如肥厚性鼻炎、慢性鼻窦炎、慢性扁桃体炎、腺样体肥大、慢性咽炎等，有助于防止中耳炎复发。

（六）预防与预后

规范治疗慢性化脓性中耳炎，其预后良好。主要预防措施为讲究卫生，防止污水入耳，预防上呼吸道感染等。

二、慢性鼻炎

慢性鼻炎（chronic rhinitis）指鼻腔黏膜或黏膜下炎症持续数月以上，或者炎症反复发作，间歇期不能恢复正常，无明显致病性微生物感染，并可伴有不同程度的鼻部功能紊乱。

（一）病因和发病机制

1. 病因

（1）局部因素　急性鼻炎反复发作或者未彻底治愈；慢性鼻窦炎分泌物刺激，鼻中隔偏曲而影响鼻腔通气，腺样体肥大可诱发慢性鼻炎；长期使用鼻腔减充血药物，可导致药物性鼻炎。

（2）职业及环境因素　长期反复吸入粉尘（如水泥、石灰等）或有害气体，生活或工作环境中温度及湿度的急剧变化，对本病发生均有一定作用。

（3）全身因素　某些全身性慢性疾病（如贫血、风湿、结核、糖尿病、心肝肾等重要脏器的功能异常），可致鼻黏膜血管长期淤血或反射性充血；维生素 A、维生素 C 的缺乏；内分泌失调或疾病如甲状腺功能减退可引起鼻黏膜水肿；妊娠早期及青春期鼻黏膜可出现肿胀、生理性充血。

（4）其他因素　烟酒嗜好、变应性鼻炎、长期过度疲劳等。

2. **发病机制**　慢性单纯性鼻炎的鼻腔黏膜组织血管慢性扩张，尤其是下鼻甲海绵状血窦扩张，通透性增加，伴局部浆细胞及淋巴细胞为主的炎性细胞浸润，腺体分泌功能活跃。慢性单纯性鼻炎进一步发展，引起纤维组织增生，表现为黏膜、黏膜下层、骨和骨膜的局限性或弥漫性纤维组织增生、肥厚，以下鼻甲最明显，肉眼可呈结节状、桑椹状、分叶状。中鼻甲前端和鼻中隔也可发生。

（二）临床表现

慢性鼻炎分为慢性单纯性鼻炎和慢性肥厚性鼻炎两类。慢性鼻炎的具体表现如表 16-1 所示。

表 16-1　慢性鼻炎的临床表现

症状及体征	慢性单纯性鼻炎	慢性肥厚性鼻炎
鼻塞	交替性或间歇性	持续性
鼻涕	黏液性、量较多	黏液性或黏脓性、量多
嗅觉减退	不明显	可有
闭塞性鼻音	一般无	有
头晕和头痛	可有	常有
耳鸣和耳闭	无	有
前鼻镜检查下鼻甲形态	肿胀、暗红、表面光滑、柔软有弹性	肥厚、暗红、结节状肥大
对麻黄素反应	反应明显	反应不明显

（三）辅助检查

慢性鼻炎的辅助检查主要是鼻镜检查。慢性单纯性鼻炎可见鼻黏膜充血、下鼻甲肿胀、表面光滑、柔软富有弹性，探针轻压凹陷，移开后立即复原，对血管收缩剂敏感，鼻腔底部和下鼻道有黏液性或脓性分泌物。慢性肥厚性鼻炎可见下鼻甲明显肥大，鼻黏膜肿胀，为粉红色或紫红色，表面不平或呈结节状，探针轻压凹陷不明显，触之有硬实感，局部应用血管收缩剂后黏膜收缩不明显。

（四）诊断

慢性鼻炎根据病史、症状及体征易于诊断，但应注意两种类型鼻炎的鉴别。

（五）治疗

1. **慢性单纯性鼻炎**　去除病因，恢复鼻腔通气，针对局部及全身病因进行相应治疗，如治疗全身慢性疾病，纠正鼻中隔偏曲，提高机体抵抗力等。局部治疗多采用保守治疗，如间断使用减充血剂滴鼻或喷鼻，常用 0.5%～1.0% 麻黄素生理盐水缓解局部症状。

2. **慢性肥厚性鼻炎**　针对病因治疗，同时对肥厚的下鼻甲采用多种手段治疗，如激光治疗、射频治疗、微波治疗、局部注射或手术治疗等。

（六）预防与预后

慢性鼻炎规范治疗，预后良好。主要预防措施为平时注意鼻腔卫生，养成早晚洗鼻习惯；注意擤鼻涕方法，宜按一侧鼻孔稍稍用力擤，之后交替；加强锻炼，提高机体抵抗力。

三、慢性化脓性鼻窦炎

慢性化脓性鼻窦炎多由急性炎症的迁延或反复发作所致，是鼻科常见疾病。根据病变范围可分为前组鼻窦炎、后组鼻窦炎及全组鼻窦炎。临床以上颌窦炎最常见，其次为筛窦炎。

（一）病因和发病机制

1. **病因**　①鼻腔疾病：急（慢）性鼻炎、鼻中隔偏曲、鼻息肉、肿瘤等因素，均可影响鼻腔及鼻窦的通气和引流。②邻近器官的炎症病变：如扁桃体炎反复发作、牙源性上颌窦炎等。

2. **发病机制**　鼻黏膜的病理改变有水肿、增厚、血管增生、淋巴细胞及浆细胞浸润、上皮纤毛脱落，或鳞状化生及息肉样变。若分泌腺管阻塞，可发生囊性改变。可有骨膜增生或骨质吸收。黏膜可发生纤维组织增生，致血管阻塞和腺体萎缩。

（二）临床表现

1. **症状**　①全身症状：有精神不振、记忆力减退等。②局部症状：有黏液性或脓性涕；鼻分泌物聚集、黏膜肿胀、息肉样变均可导致鼻塞；头痛，多为钝痛或闷痛；嗅觉减退或丧失，多由鼻塞及嗅区黏膜功能下降所致，多可恢复。

2. **体征**　鼻黏膜慢性充血、肿胀、肥厚。中鼻甲肥大或呈息肉样变，常伴中鼻道狭窄、鼻中隔偏曲、黏膜水肿或息肉形成。中鼻道可见脓性分泌物聚集，后组鼻窦炎脓液可位于嗅裂或聚积于鼻腔后端流入鼻咽部。用1％麻黄素收缩鼻腔后再行体位引流，有助于诊断。

（三）辅助检查

1. **鼻内镜检查**　具有重要意义。
2. **鼻窦X线片**　有助于诊断。
3. **CT检查**　为确诊慢性化脓性鼻窦炎的金标准。可提示窦腔大小、形态，有无黏膜增厚、液平面，中鼻道有无解剖变异，窦壁骨质有无破坏等。

（四）诊断

慢性化脓性鼻窦炎根据临床表现、鼻内镜检查、鼻窦X线片、CT检查结果不难诊断。

（五）治疗

慢性化脓性鼻窦炎的治疗原则为通畅鼻窦引流，祛除病因。

1. **药物治疗**　糖皮质激素、血管收缩剂可改善鼻腔通气和引流；鼻部激素可与抗生素联合规范应用。

2. **上颌窦穿刺冲洗法**　适用于慢性上颌窦炎，每周1～2次，也可经穿刺针内插入塑料管或硅胶管，留置窦内，每天冲洗灌入抗生素液、倍他米松、糜蛋白酶等混合液，直至窦内无分泌物后再拔除塑料管或硅胶管。

3. 手术治疗　上述保守疗法无效时可以使用，术中将不可逆的病变黏膜予以清除，并建立鼻窦与鼻腔的长期引流关系，如上颌窦内侧壁建立对孔，扩大额窦的鼻额管及蝶窦的自然孔等。目前由于内镜检查技术的发展，可对多数慢性复发性鼻窦炎患者鼻道内，特别是筛骨前部邻接区的病灶进行诊断，并在内镜下进行手术。在内镜下行筛窦清除术而不行根治性手术，上颌窦炎和额窦炎亦可自愈。

（六）预防与预后

慢性化脓性鼻窦炎经规范治疗，预后良好。主要预防措施为平时注意鼻腔卫生，注意擤鼻方法，有牙病要彻底治疗。

四、急性鼻炎

急性鼻炎（acute rhinitis）是由病毒感染引起的鼻腔黏膜急性炎症性疾病，常可延及鼻窦或鼻咽部，有传染性，俗称"伤风""感冒"，四季均可发病，多见于秋冬季。

（一）病因和发病机制

急性鼻炎由病毒感染引起，可合并细菌感染，以鼻病毒最为常见。机体抵抗力下降，如劳累、受凉、烟酒过度，心、肺、肾等脏器全身慢性疾病并存的情况下，若加之空气流通差、空气污染严重及鼻腔通气引流不畅时，病原体可经呼吸道侵入机体，引起鼻黏膜的急性炎症性反应。

（二）临床表现

急性鼻炎可经呼吸道传播，潜伏期为 1～2 天，自然病程多为 1 周。全身症状轻重不一，可有发热、头痛、四肢酸痛等。

1. 前驱期　病程数小时或 1～2 天，鼻部干燥，痒、灼热感，全身不适，畏寒，鼻黏膜呈急性充血状，鼻腔分泌物少。

2. 卡他期　病程 2～7 天，鼻塞、打喷嚏、流清涕、闭塞性鼻音，随病情进展加重，分泌物可转为黏脓涕或脓涕，症状随之减轻。

3. 恢复期　全身症状和局部症状会逐渐减轻，最终痊愈。病程 7～10 天。

（三）辅助检查

鼻镜检查示鼻黏膜呈急性充血状，鼻腔分泌物可为黏液性或脓性。

（四）诊断

急性鼻炎根据临床表现及鼻镜检查不难做出诊断。

（五）治疗

以对症和支持治疗为主，同时预防并发症。

1. 全身治疗　治疗期间应多饮温水，清淡饮食；多休息。①发汗：早期服用生姜红糖饮，以及解热镇痛药，如阿司匹林等，可减轻症状，缩短病程。②中成药：疏风解表祛邪为主，如抗病毒颗粒、维 C 银翘片等。③全身应用抗生素：若合并细菌感染或可疑并发症时加用。

2. **局部治疗** 改善鼻腔通气状况，便于引流。①减充血剂：减充血剂喷鼻可以减轻黏膜充血、肿胀而减轻鼻塞，改善引流。常用1%麻黄碱（小儿用0.5%）滴鼻液或0.05%羟甲唑啉滴鼻，小儿用药浓度适当降低。减充血剂不宜长期使用，一般不超过7天。②穴位治疗：取迎香穴、鼻通穴作穴位按摩或针刺，可减轻鼻塞。

（六）预防与预后

急性鼻炎的预后良好。主要预防措施为增强身体抵抗力。

五、扁桃体炎

扁桃体炎（tonsillitis）是腭扁桃体的非特异性炎症，常伴有咽部其他部位的炎症。本病在临床多见，多发于儿童及青少年，春秋两季及气温变化时易患此病。临床上分为急性和慢性两种。

（一）病因和发病机制

扁桃体炎的致病源以乙型溶血性链球菌为主，葡萄球菌、肺炎球菌、鼻病毒、腺病毒等均可引起本病。细菌和病毒混合感染也较常见，偶见厌氧菌感染。烟酒过度、受凉、劳累等使机体抵抗力降低，进而使原存在于扁桃体隐窝和咽部的某些病原体大量繁殖，产生毒素而发病。

（二）临床表现

1. **急性扁桃体炎** 根据病理和临床表现可分为两型。

（1）急性化脓性扁桃体炎 病变侵及腺体实质，起病急骤，可有高热、畏寒、周身不适、便秘、咽痛剧烈、吞咽困难，疼痛可放射至耳部。小儿病情严重者可出现惊厥、抽搐、呼吸困难等。检查可见扁桃体充血、肿大，腭舌弓、腭咽弓充血明显，隐窝口有黄白色脓点，并可融合成片状假膜，容易擦去。下颌角淋巴结常见增大。化脓性扁桃体炎可波及邻近组织，导致扁桃体周围脓肿、急性中耳炎、鼻炎、鼻窦炎、喉炎、颈淋巴结炎等；也可引起身体其他系统疾病，如急性关节炎、急性风湿热、急性肾炎、心肌炎等。全身并发症多与链球菌所致Ⅲ型超敏反应有关。

（2）急性卡他性扁桃体炎 多由病毒感染所致。炎症局限于扁桃体黏膜表面，扁桃体隐窝与实质多无明显炎症变化。全身症状较轻，可表现为头痛、低热、食欲下降、乏力等，局部症状主要为咽痛和吞咽疼痛。检查可见扁桃体肿胀、充血。并发症较少见。

2. **慢性扁桃体炎** 多有反复急性扁桃体炎发作史，患者平时可有咽干、咽痛、异物感、刺激性咳嗽等。小儿扁桃体过度肥大可出现呼吸不畅、睡眠打鼾、言语及吞咽功能障碍等。部分患者可出现低热、乏力、消化不良等全身症状。检查可见腭舌弓和扁桃体呈慢性充血，黏膜呈暗红色。用压舌板挤压腭舌弓，扁桃体隐窝内有脓液或干酪样物质溢出。扁桃体大小不定，表面可见瘢痕，常与周围组织粘连。发炎的扁桃体可作为病灶，引发全身的超敏反应，产生各种并发症，如心脏病、肾炎、风湿热、风湿性关节炎等。

（三）诊断

根据病史、临床表现或炎症反复发作导致的病灶性扁桃体，即可作出诊断。

（四）治疗

1. **急性扁桃体炎**　全身使用足量抗生素，无过敏史者首选青霉素，用药 1 周左右。对青霉素治疗效果不佳者，需及时调整抗生素。病情严重者可酌情使用糖皮质激素，并给予对症治疗。局部可应用 1∶5000 呋喃西林溶液、复方硼砂溶液漱口。

2. **慢性扁桃体炎**　成人治疗方式以手术切除为主。儿童扁桃体对机体有重要的保护作用，切除扁桃体可能影响其免疫功能，应严格掌握手术适应证。有手术禁忌不能手术的患者，可采用保守疗法，如扁桃体隐窝冲洗、链球菌变应原和疫苗脱敏治疗等，也可使用增强机体免疫力的药物，同时应加强锻炼，增强体质。

（五）预防与预后

扁桃体炎的预后良好。主要预防措施为注意预防上呼吸道感染。

六、慢性咽炎

慢性咽炎指咽部慢性感染所引起的弥漫性病变，常与邻近器官或全身性疾病并存。多发生于成年人，常伴有其他上呼吸道感染性疾病。

（一）病因和发病机制

1. **病因**　①局部因素：多为急性咽炎反复发作或延误治疗转为慢性；患有各种鼻病，因鼻阻塞而长期张口呼吸及鼻腔分泌物下流，致长期刺激咽部；或由慢性扁桃体炎、龋病等所致。②物理化学因素刺激：如粉尘、颈部放疗、长期接触化学气体、烟酒过度等可引起本病。③全身因素：各种慢性病，如贫血、便秘、呼吸道慢性炎症、心血管疾病、新陈代谢障碍、肝及肾疾病等都可继发本病。

2. **发病机制**　在各种刺激因子刺激下，咽部黏膜慢性充血，小血管曲张，产生黏稠分泌物；咽后壁有颗粒状滤泡隆起，呈慢性充血状；咽侧索淋巴组织增厚呈条索状，或咽黏膜干燥、菲薄、覆盖脓性干痂。

（二）临床表现

慢性咽炎患者咽部干燥不适，有黏稠样分泌物，不易咳出，故患者咳嗽频繁常伴恶心。严重者有声音嘶哑、咽痛、头痛、头晕、乏力、消化不良、低热等全身或局部症状。鼻咽部检查见黏膜慢性充血，增生肥厚，覆以分泌物或干痂。据病理，临床可将慢性咽炎分为慢性单纯性咽炎、慢性肥厚性咽炎、慢性萎缩性咽炎三型。

1. **慢性单纯性咽炎**　表现为咽部黏膜慢性充血。

2. **慢性肥厚性咽炎**　表现为咽部黏膜充血肥厚，黏膜下有广泛的结缔组织及淋巴组织增生。

3. **慢性萎缩性咽炎**　表现为黏膜层及黏膜下层萎缩变薄，咽后壁有黄褐色痂皮附着，分泌物减少。

（三）诊断

依据病史和各项检查，本病容易诊断。但应注意，诊断本病前，须详细询问病史，全面仔细检查鼻、咽、喉、气管、食管、颈部乃至全身的隐匿病变，特别要警惕早期恶性肿瘤，应予以排除，不应盲目诊断为慢性咽炎。

（四）治疗

1. **病因治疗** 戒烟酒，积极治疗和改善引起慢性咽炎的原发病或因素（急性咽炎、鼻和鼻咽部慢性炎症、反流性胃-食管疾病、工作及生活环境）。

2. **中医中药** 中医认为慢性咽炎系脏腑阴虚，虚火上扰，治宜滋阴清热，可用增液汤加减。中成药含片也常在临床应用。

3. **局部治疗**

（1）**慢性单纯性咽炎** 常用复方硼砂、呋喃西林溶液等含漱，保持口腔、咽部的清洁；或含服碘喉片、薄荷喉片等治疗咽部慢性炎症的喉片；中药制剂对慢性咽炎也有一定疗效；局部可用复方碘甘油、5%的硝酸银溶液或10%的弱蛋白银溶液涂抹咽部，有收敛及消炎作用；超声雾化可以缓解慢性咽炎的症状。一般不需要抗生素治疗。

（2）**慢性肥厚性咽炎** 治疗较困难，可以参照慢性单纯性咽炎。除上述方法外，还可以对咽后壁隆起的淋巴滤泡进行治疗，可用化学药物或电凝固法、冷冻或激光治疗法等。化学药物多选用20%的硝酸银或铬酸溶液，烧灼肥大的淋巴滤泡。电凝固法因不良反应较多，目前已很少采用，多采用激光或射频治疗仪治疗咽后壁淋巴滤泡。上述处理淋巴滤泡的方法可能会增加黏膜瘢痕，有加重症状的可能。此外，超声雾化疗法、局部紫外线照射及透热疗法对肥厚性咽炎也有辅助作用。

（3）**慢性萎缩性咽炎** 一般处理同慢性单纯性咽炎，但不可用烧灼性化学药物。可服用或咽部局部涂抹小剂量碘剂，以促进黏膜上皮分泌增加；超声雾化治疗也可减轻干燥症状。服用维生素 A、维生素 B_2、维生素 C、维生素 E，可促进咽部黏膜上皮组织增长。对于干燥性咽炎的患者，考虑行扁桃体切除术时应慎重，以免术后病情加重。

（五）预防与预后

慢性单纯性咽炎在控制各种致病因素、保持良好生活习惯及应用各种治疗后可以缓解直至治愈，否则可能迁延为慢性肥厚性咽炎；慢性肥厚性咽炎及慢性萎缩性咽炎的治疗效果欠佳，症状易反复。主要预防方法为锻炼身体，增强体质；平时生活规律；预防上呼吸道感染。

第二节　眼科疾病

沙眼

眼睛是人体很重要的感觉器官，眼科疾病对学习、工作和生活有重要影响。本节主要介绍沙眼、急性细菌性结膜炎、角膜炎、泪囊炎、白内障、青光眼等眼科常见病。

一、沙眼

沙眼，指由沙眼衣原体引起的一种慢性传染性结膜炎，病程较长，可达数年或数十年。可发生于任何人群，其发病与环境和个人卫生条件有关，病情严重者可致盲。

（一）病因和发病机制

沙眼的传染源是患者的眼部分泌物，传播途径是接触患者眼部分泌物。沙眼衣原体直接侵犯眼柱状上皮细胞引起病变；衣原体膜上的脂多糖能诱发机体产生免疫反应，其代谢产物可引起机体的超敏反应。衣原体寄生于细胞内，能逃避免疫防卫作用，在细胞内持续感染及繁殖，不断感染新的细胞，造成人体内反复持续感染。急性感染时机体反应轻微，常无症状而无临床急性期。急性感染时局部主要是中性多核细胞反应，慢性或再感染则引起单核细胞反应。长期反复的炎症病变加之机体的免疫反应，可导致瘢痕形成。

（二）临床表现

1. **急性期**　主要表现为流泪、异物感、畏光，伴眼部黏液性分泌物。检查可见结膜充血、乳头增生及穹隆结膜大量滤泡。此期如及时治愈，则可不留瘢痕；如未治愈，则数周后进入慢性期。

2. **慢性期**　患者自觉症状多不明显，或仅有轻微的干涩感、异物感、发痒感。检查可见患者结膜和角膜病变，且以结膜病变较为常见。结膜病变分为活动性病变和退行性病变。活动性病变是指上睑结膜出现滤泡形成、血管模糊、乳头增生等病变。退行性病变是指结膜上瘢痕形成，早期为网纹状瘢痕，逐渐发展可使结膜全部瘢痕化。角膜病变是指由于炎症使角膜周围血管侵入角膜，称为沙眼角膜血管翳，若血管翳继续发展，可影响视力。后期可出现慢性泪囊炎、角膜混浊、睑内翻、倒睫、实质性干眼症等并发症。

3. **沙眼分期**　一期（进行活动期），上睑结膜滤泡与乳头并存，上穹隆部结膜模糊不清，出现角膜血管翳。二期（退行期），上睑结膜由瘢痕开始出现至大部分变为瘢痕，仅留少部分活动性病变。三期（完全瘢痕期），上睑结膜活动性病变完全消失，代之以瘢痕，此期无传染性。

（三）诊断

典型的沙眼临床上根据睑结膜有乳头和滤泡增生、角膜血管翳及结膜瘢痕的出现，较容易诊断。对早期沙眼的诊断尚有一定困难。

（四）治疗

沙眼的治疗以局部用药为主，用0.1％利福平、左氧氟沙星滴眼液治疗，每天3～4次。同时每晚睡前涂抗生素眼膏。一般坚持用药1～3个月。急性期患者和病情严重者可口服适量抗生素，并配合局部滴眼药。

（五）预防与预后

做好沙眼的卫生防治知识宣传工作，加强对理发店、旅店、办公室等公共场所的卫生管理工作，养成良好的个人卫生习惯，防止沙眼传播。

二、急性细菌性结膜炎

急性细菌性结膜炎又称急性卡他性结膜炎，俗称"红眼病"。多见于春秋季节，可在学校、公司等集体生活场所流行，也可散发感染，是一种常见的传染性眼病。

（一）病因和发病机制

急性细菌性结膜炎的常见致病菌有肺炎球菌、金黄色葡萄球菌、流感嗜血杆菌、表皮葡萄球菌等。致病菌的侵害强于宿主的防御功能或宿主的防御功能受到破坏时，如干眼症、长期使用糖皮质激素等，即可发生感染。

（二）临床表现

急性细菌性结膜炎起病急，潜伏期为1～3天。两眼可同时或先后发病，3～4天达高峰期。表现为异物感、灼热感、刺痛、自觉流泪等。眼部分泌物较多，并常使上眼睑睫毛、下眼睑睫毛黏在一起，晨起时较明显。结膜充血，眼睑肿胀，结膜囊内有脓性分泌物。结膜下可见出血点或边缘性角膜有浸润或溃疡。本病具有自限性，通常病程为10～14天。

（三）辅助检查

必要时早期可做分泌物涂片、结膜刮片检查致病菌及进行药物敏感性试验。

（四）诊断

急性细菌性结膜炎根据眼部症状和体征，可做出诊断。

（五）治疗

1. **一般治疗**　初期冷敷，炎症没有控制前忌用激素类眼膏，避免光和热的刺激，不要勉强看书、看电视等，出门可戴太阳镜，避免光、风、尘等刺激。
2. **结膜囊冲洗**　眼部分泌物较多时，可用生理盐水或3％硼酸溶液冲洗结膜囊，每天2～3次，以保持其清洁。
3. **局部药物治疗**　据细菌学检查结果选择抗生素滴眼液滴眼，可选用0.3％妥布霉素、0.3％左氧氟沙星滴眼液等，每1～2小时一次。可在晚上涂眼药膏一次，如金霉素眼药膏、氧氟沙星眼膏，第2天需将分泌物和眼膏一起清理干净。若并发角膜炎，则按角膜炎处理。禁忌包盖病眼及热敷。

（六）预防与预后

注重个人卫生和集体卫生。严格消毒患者用过的脸盆、手帕及其使用过的医疗器械。急性期患者应隔离，以防感染。单侧眼患病应注意另一侧眼的预防。医护人员在接触患者之后必须洗手消毒，防止交叉感染。

三、角膜炎

角膜炎（keratitis）是我国主要的致盲性眼病之一，具有病程长、刺激症状明显、易致永久性混浊的特点。

（一）病因和发病机制

1. **感染**　是引起角膜炎的常见原因。病原体包括细菌、真菌、病毒、衣原体等。
2. **内源性因素**　某些自身免疫性疾病，如类风湿关节炎可引起角膜超敏反应性炎症，维生素 A 缺乏可引起角膜软化。

3. **局部蔓延** 结膜、巩膜、虹膜、睫状体等部位的炎症可蔓延至角膜。

（二）临床表现

角膜刺激症状、角膜混浊、睫状充血、角膜新生血管是角膜炎的基本临床表现。

1. **角膜刺激症状** 角膜含有丰富的感觉神经末梢，角膜炎最明显的症状是眼痛，伴有流泪、畏光、眼睑痉挛等。

2. **角膜混浊** 角膜水肿、角膜浸润、角膜瘢痕、角膜溃疡等均可导致角膜混浊，引起不同程度的视力下降。若病变累及瞳孔区，视力下降更明显。

3. **睫状充血** 由角膜周围的睫状部血管充血所致，呈紫红色，近角膜缘处较明显。

4. **角膜新生血管** 有浅层和深层两种。浅层为树枝状，鲜红色；深层为毛刷状，暗红色，位于角膜基质内。新生血管可促进组织修复，同时影响角膜的透明性。

5. **其他** 严重的角膜炎可并发虹膜睫状体炎。

（三）诊断

角膜炎根据典型表现不难做出诊断。

（四）治疗

祛除病因、促进溃疡愈合、减少瘢痕形成是角膜炎的治疗原则。细菌性角膜炎，可根据病情及医师经验选用敏感抗生素，可局部或全身联合用药，待实验室检查结果明确后，再调整药物。真菌性角膜炎目前仍缺乏广谱、高效、低毒的理想药物，且要注意禁用糖皮质激素。病毒性角膜炎可选用阿昔洛韦、高浓度干扰素或联合用药。

（五）预防与预后

起始治疗时，角膜浸润病灶的大小、深度以及致病的菌属、体外药物敏感性试验结果与角膜炎的预后直接相关。及时明确的诊断以及积极的药物治疗非常重要。预防主要是保持良好的眼部卫生习惯，避免用手揉眼。

四、泪囊炎

泪囊炎是泪囊黏膜的卡他性或化脓性炎症。可分为急性泪囊炎、慢性泪囊炎和新生儿泪囊炎。临床上以慢性泪囊炎最常见，占 70%～80%，急性泪囊炎常在慢性泪囊炎的基础上发生。新生儿急性泪囊炎并不多见。

（一）病因和发病机制

1. **慢性泪囊炎** 是一种较常见的眼病，多发于中老年女性，多为单侧发病。由于鼻泪管狭窄或阻塞继发细菌感染所致。常见致病菌包括肺炎球菌和白假丝酵母菌。沙眼、泪道损伤、鼻炎、鼻中隔偏曲、下鼻甲肥大等因素与本病发病有关。

2. **急性泪囊炎** 多在慢性泪囊炎基础上发生，与机体抵抗力降低或侵入细菌毒力强大有关，也可无溢泪史而突然发作。常见致病菌为金黄色葡萄球菌或溶血性链球菌。

（二）临床表现

1. **慢性泪囊炎** 主要症状是溢泪。近内眦部下眼睑皮肤出现湿疹，结膜充血，压迫泪囊区有黏液或黏液脓性分泌物自泪小点溢出。分泌物大量滞留使泪囊扩张，形成泪囊黏液性囊肿。

2. **急性泪囊炎** 患眼充血、流泪并有脓性分泌物；泪囊区皮肤红肿、疼痛，有压痛。炎症可蔓延至眼睑和鼻根部，严重时可出现发热、畏寒等全身症状；数天后炎症局部形成脓肿，破溃后症状减轻，部分患者形成泪囊瘘管且经久不愈。

（三）辅助检查

1. **血液检查** 急性泪囊炎时进行血液一般检查，可明确泪囊炎感染的程度和性质。

2. **泪囊分泌物的细菌培养及药物敏感试验** 明确感染的性质和致病菌的种类，并为药物治疗提供重要参考。

（四）诊断

泪囊炎根据眼部症状和体征可做出诊断。

（五）治疗

1. **慢性泪囊炎** ①药物治疗：用生理盐水冲洗泪道或挤压排空泪囊后，注入抗生素药液或抗生素滴眼液滴眼。药物治疗只能暂时缓解症状。②手术治疗：泪囊炎用药治疗无效时，以手术治疗为主。治疗的关键是开通阻塞的鼻泪管。常用手术方式为泪囊鼻腔吻合术。目的是建立鼻内引流通道，使泪液从吻合口直接流入中鼻道。

2. **急性泪囊炎** 早期局部热敷，局部或全身应用抗生素；炎症期切忌泪道冲洗或探通；若脓肿形成，应切开排脓，炎症消退后则按慢性泪囊炎处理。

（六）预防与预后

急性泪囊炎预后良好，慢性泪囊炎通过手术可望取得理想效果。平时注意眼部卫生，以免因感染引起急性泪囊炎；不要过度用眼。

五、白内障

白内障是指晶状体透明度下降或颜色改变导致视觉质量下降的退行性改变。晶状体混浊即称白内障。白内障是最常见的眼科疾病，也是最常见的致盲性眼病。

（一）病因和发病机制

白内障的发病机制较为复杂，是机体内外因素长期作用于晶状体的结果，任何影响眼内环境的因素，如老化、代谢异常、炎症、外伤、辐射、中毒、药物作用、某些全身性代谢性或免疫性疾病等，都可以导致晶状体混浊而发生白内障。

（二）分类

白内障可按不同方法进行分类：①按病因分为年龄相关性、外伤性、并发性、代谢性、中毒性、辐射性、发育性、后发性白内障等；②按混浊部位分为皮质性、核性、后囊下性、混合性白内障等；③按混浊程度分为初发期、膨胀期、成熟期、过熟期。

（三）临床表现

白内障的主要症状是视力逐渐下降，其他包括对比敏感度下降、屈光改变、单眼复视或多视、眩光、色觉改变、视野改变等。白内障的体征：散瞳后，可在裂隙灯显微镜下详细观察晶状体混浊的部位、形态、程度等体征。年龄相关性白内障又称老年性白内障，是最常见的白内障类型，多见于 50 岁以上的中老年人。常双眼发病，往往发病有先后，程度也不一致。根据混浊部位分为 3 种类型：皮质性、核性、后囊下性。

（1）皮质性白内障　是最常见的老年性白内障，分为初发期、膨胀期、成熟期、过熟期。膨胀期由于晶状体膨胀体积增大，前房变浅，有闭角型青光眼体质患者可能诱发青光眼发作。过熟期白内障囊膜变性，通透性增加，晶状体皮质溢出，可引起葡萄膜炎及晶状体溶解性青光眼。

（2）核性白内障　此型发病较年轻，进展缓慢，由于核屈光力增加，晶状体核密度逐渐增加，颜色变深，透明度降低。

（3）后囊下性白内障　晶状体后囊膜下浅皮质出现混浊，为许多致密小点组成，其中有小空泡和结晶样颗粒，似锅巴样。由于混浊在中央部严重，位于视轴，早期可引起明显视力障碍，白天、室外或强光下瞳孔缩小而视力较差，夜晚、室内或暗光下瞳孔较大而视力较好。

（四）诊断

散大瞳孔后，在裂隙灯显微镜下检查晶状体。根据晶状体混浊情况及视力情况可做出诊断。当晶状体混浊与视力减退不相符时，应进一步检查，查找引起视力下降的其他病变。

（五）治疗

1. **药物治疗**　目前治疗白内障的药物包括白内停等，但疗效不确切。
2. **手术治疗**　手术治疗是治疗各型白内障的主要手段，疗效确切。手术治疗经历不同阶段，由于手术技巧及手术设备的发展，目前白内障手术已非常成熟、先进。白内障手术从古老的针拨术，经历白内障囊内摘除术、白内障囊外摘除术，发展到现在先进的白内障超声乳化摘除联合人工晶体植入术、飞秒激光辅助下白内障超声乳化联合人工晶体植入术。白内障手术发生了质的飞跃，人工晶体设计也得到飞速发展。

（六）预后

白内障一般预后良好，只要得到及时的手术治疗，视力绝大多数恢复良好。尽量避免拖延手术时机，出现严重的白内障或出现并发症而影响视力恢复。

六、青光眼

青光眼是一组以特征性视神经萎缩和视野缺损为共同特征的疾病，病理性眼压增高是其主要的危险因素。眼压是眼球内容物作用于眼球内壁的压力。正常人眼压平均值 15.8mmHg，正常眼压 10～21mmHg，实际上正常人群眼压并非呈正态分布，因此不能机械地把眼压大于21mmHg认为是病理值。临床上部分病人眼压已超过统计学正常值上限，但长期随访观察并不出现视神经萎缩和视野缺损，称为高眼压症；部分患者眼压在正常范围内，却发生了典型的青光眼视神经萎缩和视野缺损，称为正常眼压性青光眼。因此，高眼压并不都是青光眼，眼压正常也不能排除青光眼。

（一）分类

根据前房角形态（开放或关闭）、病因机制（明确或不明确）以及发病年龄三个主要因素，一般将青光眼分为原发性、继发性、先天性三大类。

1. 原发性青光眼　①原发性闭角型青光眼：急性闭角型青光眼、慢性闭角型青光眼。②原发性开角型青光眼。

2. 继发性青光眼　继发于某些眼病或全身疾病。

3. 先天性青光眼　①婴幼儿型青光眼；②青少年型青光眼；③先天性青光眼伴有其他先天异常。

原发性急性闭角型青光眼是一种以房角突然关闭，导致眼压急剧升高伴有相应症状及眼前段组织病理改变为特征的眼病，50岁以上老年人常见，女性比男性多见，患者常有远视，双眼先后或同时发病。情绪激动、暗室长时间停留、阅读时间过长、局部或全身应用抗胆碱药物均可引发本病。

（二）发病因素

眼球局部的解剖结构异常，被公认为是本病的主要发病危险因素。这种具有遗传倾向的解剖变异包括眼轴较短、角膜较小、前房浅、房角狭窄，且晶状体较厚。随年龄增长，晶状体厚度增加，前房更浅，瞳孔阻滞加重，闭角型青光眼的发病率增高。一旦周边虹膜与小梁网发生接触，房角关闭，眼压急剧升高致急性发作。

（三）临床表现及病期

典型的急性闭角型青光眼有几个不同的临床阶段（分期），不同的病期各有其特征及治疗原则。

1. 临床前期　急性闭角型青光眼为双侧性眼病，当一眼急性发作被确诊后，另一眼即使没有任何临床症状也可以诊断为急性闭角型青光眼临床前期。另外，部分闭角型青光眼患者在急性发作以前，可以没有自觉症状，但具有前房浅、虹膜膨隆、房角狭窄等表现，特别是在一定诱因条件下，如暗室试验后眼压明显升高者，也可诊断为本病的临床前期。

2. 先兆期　表现为一过性或反复多次的小发作。发作多出现在傍晚时分，突感雾视、虹视，可能有患侧额部疼痛，或伴同侧鼻根部酸胀。上述症状历时短暂，休息后自行缓解或消失。若即刻检查可发现眼压升高，常在40mmHg以上，眼局部轻度充血或不充血，角膜上皮水肿呈轻度雾状，前房极浅，但房水无混浊，房角大范围关闭，瞳孔稍扩大，光反射迟钝。小发作缓解后，除具有特征性浅前房外，一般不留永久性组织损害。

3. 急性大发作　表现为剧烈头痛、眼痛、畏光、流泪，视力严重减退，常降到仅眼前指数或手动，可伴有恶心、呕吐等全身症状。体征有眼睑水肿、混合性充血，角膜上皮水肿，裂隙灯显微镜下上皮呈小水珠状，患者可有"虹视"的主诉。角膜后色素沉着，前房极浅，周边部前房几乎完全消失。如虹膜有严重缺血性坏死，房水可有混浊，甚至出现絮状渗出物。瞳孔中等散大，常呈竖椭圆形，光反射消失，有时可见局限性后粘连。房角完全关闭，常有较多色素沉着。眼压常在50mmHg以上。眼底可见视网膜动脉搏动、视盘水肿或视网膜血管阻塞，但在急性发作期因角膜水肿，眼底多看不清。高眼压缓解后，症状减轻或消失，视力好转，眼前段常留下永久性组织损伤，如扇形虹膜萎缩、色素脱失、局限性后粘连、瞳孔散大固定、房角广泛性粘连。晶状体前囊下有时可见小片状白色混浊，称为青光眼斑。临床上凡见到上述改变，即可证明患者曾有过急性闭角型青光眼大发作。

4. **间歇期**　指小发作后自行缓解，房角重新开放或大部分开放，小梁尚未遭受严重损害，不用药或仅用少量缩瞳剂，眼压不再升高。间歇期的主要诊断标准是：①有明确的小发作史；②房角开放或大部分开放；③不用药或单用少量缩瞳剂，眼压能稳定在正常水平。从理论上讲，急性大发作经过积极治疗后，也可进入间歇期，但实际上由于房角广泛粘连，该可能性很小。急性大发作或反复小发作后，房角广泛粘连（通常>180°），小梁功能已遭受严重损害。

5. **慢性期**　急性大发作或反复小发作后，房角广泛粘连（通常>180°），小梁功能已遭受严重损害，眼压中度升高，眼底常可见青光眼性视盘凹陷，并有相应视野缺损。

6. **绝对期**　指高眼压持续过久，眼组织特别是视神经已遭严重破坏，视力已降至无光感且无法挽救的晚期病例，偶尔可因眼压过高或角膜变性而剧烈疼痛。

（四）诊断与鉴别诊断

先兆期小发作持续时间很短，临床医生不易遇到，大多依靠一过性发作的典型病史、特征性浅前房、窄房角等表现作出诊断。先兆期小发作有时会误诊为偏头痛，对可疑患者可利用暗室试验进行检查，嘱患者在暗室内，清醒状态下静坐60~120分钟，然后在暗光下测眼压，如眼压较试验前明显升高，超过8mmHg为阳性。大发作的症状和眼部体征都很典型，诊断多无困难，房角镜检查证实房角关闭则是重要诊断依据，有些患者需要首先药物降压和局部甘油滴眼，缓解角膜水肿后才能看清房角情况。加压房角镜检查可以鉴别虹膜根部与小梁是相贴，还是粘连。经治疗后眼压下降，房水仍有不同程度混浊时，容易和急性虹膜睫状体炎相混淆，应掌握以下鉴别要点：①角膜后沉着物为棕色色素而不是灰白色细胞；②前房极浅；③瞳孔中等扩大而不是缩小；④虹膜有节段性萎缩；⑤可能有青光眼斑；⑥以往可有小发作病史；⑦对侧眼具有前房浅、虹膜膨隆、房角狭窄等解剖特征。急性虹膜睫状体炎虽然也有眼痛的症状，但是一般无角膜上皮水肿，眼压也常常偏低，瞳孔缩小，前房可见房水闪辉，有时可见纤维素样渗出，以此可以鉴别。由于急性闭角型青光眼大发作期常伴有恶心、呕吐和剧烈头痛，这些症状甚至可以掩盖眼痛及视力下降，临床上应注意鉴别，以免误诊为胃肠道疾病、颅脑疾患或偏头痛，贻误治疗。

（五）治疗

急性闭角型青光眼的基本治疗原则是通过药物、激光或手术的方式重新开放房角或建立新的引流通道。术前应积极采用综合药物治疗以缩小瞳孔，使房角开放，迅速控制眼压，减少组织损害。在眼压降低、炎性反应控制后手术效果较好。

1. **缩小瞳孔**　先兆期小发作时，用1%毛果芸香碱每半小时滴眼一次，2~3次后一般即可达到缩小瞳孔、降低眼压的目的。急性大发作时，每隔5分钟滴眼一次，共滴3次，然后每隔30分钟一次，共4次，以后改为每小时一次，如瞳孔括约肌未受损害，一般用药后

3～4 小时瞳孔就能明显缩小，可减量至一日 4 次。如眼压过高，瞳孔括约肌受损麻痹，或虹膜发生缺血性坏死，则缩瞳剂难以奏效。通常在全身使用降眼压药后再滴缩瞳剂，缩瞳效果较好。如频繁用高浓度缩瞳剂滴眼，每次滴药后应用棉球压迫泪囊部数分钟，以免药物通过鼻黏膜吸收而引起全身中毒症状。

2. **联合用药** 急性大发作，除局部滴用缩瞳剂外，常需联合用药，如全身应用高渗剂、碳酸酐酶抑制剂，局部滴用 β 受体阻滞剂以迅速降低眼压。

3. **辅助治疗** 全身症状严重者，可给予止吐、镇静、安眠药物。局部滴用糖皮质激素有利于减轻充血及虹膜炎症反应。

4. **手术治疗** 急性闭角青光眼缓解后，眼压可以保持较低水平数周，原因是睫状体缺血，房水分泌功能减退，因此这时眼压不是房角功能转好的指标。应该向患者强调指出，经药物治疗眼压下降后，治疗尚未结束，必须进一步行手术治疗。术前应仔细检查前房角，并在仅用毛果芸香碱的情况下，多次测量眼压。如房角仍然开放或粘连范围<1/3 周，眼压稳定在 21mmHg 以下，可做周边虹膜切除术或激光虹膜切开术，目的在于沟通前后房，解除瞳孔阻滞，平衡前后房压力，减轻虹膜膨隆并加宽房角，防止虹膜周边部再与小梁网接触。如房角已有广泛粘连，应用毛果芸香碱眼压仍超过 21mmHg，表示小梁功能已遭永久性损害，应做滤过性手术。临床上极少数病例虽然联合用药，但眼压仍居高不下，可在药物减轻角膜水肿的情况下，考虑激光周边虹膜成形术和激光虹膜切开术以迅速解除瞳孔阻滞。如果激光虹膜切开术不能实施，也可试行前房穿刺术，防止持续性过高眼压对视神经产生严重损害。临床前期如不予治疗，其中 40%～80% 在 5～10 年内可能急性发作。长期使用毛果芸香碱不一定能有效地预防急性发作，因此对于具有虹膜膨隆、浅前房、窄房角的临床前期患者，应早期做预防性周边虹膜切除术或激光虹膜切开术。

（六）预后

急性闭角型青光眼预后主要取决于是否及时就诊和处理，如就诊及时，迅速控制眼压及炎症反应，房角及小梁功能良好，一般预后良好；如就诊不及时，眼压控制不良，房角及小梁功能损害严重，视神经功能损害严重，则预后不良，视力恢复不良。

七、近视

当眼球在调节松弛状态下，来自 5m 以外的平行光线，经过眼的屈光系统屈折后，聚焦在视网膜上者，称正视眼。近视眼是眼在调节松弛状态下，平行光线经眼的屈光系统屈折后所形成的焦点在视网膜之前，在视网膜上形成一个弥散环，所以看远处目标模糊不清。

（一）分类

1. 按屈光分为轴性近视和屈折性近视。

（1）轴性近视 由于眼球前后径过长所致，而眼的屈光力正常。眼球变长主要在赤道部以后部分。

（2）屈折性近视 ①曲率性近视：由于角膜或晶状体的弯曲度过强所致，而眼球的前后径长度正常。②屈光指数性近视：由于晶状体屈光指数增加所致，眼球前后径长度正常。

2. 按近视程度分为轻度近视，−3.00D 以下；中度近视，−3.00～−6.00D；高度近视，−6.00D 以上。

睫状肌过度收缩引起的调节痉挛会使平行光线聚焦于视网膜之前，造成与屈折性近视相同的情况。滴睫状肌麻痹剂，以解除睫状肌痉挛，可使这一类近视状态有所改善，即所谓"假性近视"或调节性近视。

（二）病因

近视眼的病因目前尚不完全了解，可能与多种因素有关。

1. 遗传因素 据调查，近视有一定遗传倾向。一般认为，高度近视属常染色体隐性遗传，中、轻度近视属多基因遗传。

2. 发育因素 婴幼儿时期眼球较小，常为生理性远视，随着年龄增长，眼轴逐渐加长而趋向正视，如发育过度则形成近视。

3. 外因 青年学生与近距离工作者中近视眼较多，这表明近视的发生与发展与近距离工作有密切关系，尤其是照明不足、过度使用电子产品、阅读距离过近、阅读时间过久、字体不清或过小以及姿势不良等都与近视的发生有关。

（三）临床表现

1. 视力 远视力减退，近视力正常。

2. 视力疲劳 由调节与集合不协调所致，轻度近视者常见，但较远视眼者轻。高度近视因注视目标距眼过近，而难以达到相应的集合，故多用单眼注视，反而不引起视力疲劳。

3. 眼位偏斜 近视眼看近时不用或少用调节，所以集合功能也相应减弱，易引起外隐斜或外斜视。斜视眼多为近视度数较高的一眼。

4. 眼球改变 眼球前后径变长，眼球较突出，高度近视者明显，眼轴长度的变化限于赤道部以后。

5. 眼底改变 轻、中度近视一般无眼底变化，高度近视可发生程度不等的眼底退行性改变。①近视弧形斑：由于眼轴伸长，巩膜扩张，脉络膜从视乳头旁侧脱开，暴露巩膜形成白色弧形斑，重者可环绕视乳头周围而形成环形斑，斑内可见散在的色素和脉络膜血管。②豹纹状眼底：后极部巩膜扩张引起脉络膜毛细血管伸长，影响视网膜色素上皮层营养障碍致色素脱失，使脉络膜血管暴露呈豹纹状。③黄斑部改变：可有出血或形成新生血管膜，可发生形状不规则的白色萎缩斑，或有色素沉着呈圆形黑色斑，称 Fuchs 斑。④巩膜后葡萄肿：眼球后极部局限性扩张，形成巩膜后葡萄肿。⑤周边部视网膜格子样变性、囊样变性、视网膜裂孔，可发生视网膜脱离。⑥玻璃体液化、混浊和后脱离。

（四）治疗

1. 验光配镜 经验光确定近视度数，用适当的凹镜片使平行光线分散后进入眼内，经过眼的屈光系统后成焦点于视网膜上。配镜的原则是选用使病人获得正常视力的最低度数镜片。过度矫正会引起调节过强而产生视力疲劳。戴近视眼镜除矫正远视力外，还可保持正常的阅读距离，可防止过度集合。对合并外斜视者则应全部矫正，以治疗外斜视。

2. 角膜接触镜 与框架眼镜相比，角膜接触镜对成像的放大率影响较小，视野较大，而且不影响外观，故特别适用于高度近视或屈光参差较大者及某些特殊职业者。但需经常戴入与取出，且会发生戴角膜接触镜的各种可能合并症，故应严格按照配戴规则使用和注意用眼卫生。角膜接触镜在控制近视加深方面也有较好效果。

3. 屈光性手术 如激光近视手术（LASIK）、激光远视手术，以及最近发展起来的飞秒激光辅助的屈光手术，是通过改变角膜的曲率或形状来矫正视力问题的手术。适用于年满18岁及以上、屈光度数稳定超过2年、角膜厚度适宜且无严重眼病的近视、远视、散光患者。

（五）预防

调查表明，近视除与遗传有关外，大多数很大程度上也与后天的生活、阅读环境和不良的用眼习惯有关，所以应采取预防措施，以减少其发生与发展。①用眼的时间：连续看书、写字40分钟~1小时要休息片刻或者向远处眺望几分钟。②端正姿势：眼睛离书本一尺，胸口离桌子一拳，手指离笔尖一寸。尽量少看手机、电脑、电视，假期学生在家很容易过度使用各种电子产品而导致近视加深，故要控制看电视、手机、电脑的时间。青少年学生平时使用电子产品的时间最好不要超过30分钟，要注意利用电视广告时间闭眼休息或向远眺望一会，以缓解眼睛的疲劳。有近视倾向或已发生近视的青少年看电视等时间还要相应减少。看电视时室内亮度应合适，晚上看电视时不宜将室内所有灯都关闭，亮度应以能看清报纸为宜。③营养：切不可偏食，偏食可导致营养不均衡，影响眼球的发育。无论是蛋白质或者是维生素缺乏都可造成近视或近视的进一步发展。因此，应养成合理的饮食习惯，多吃新鲜蔬菜、鱼、虾、瘦肉、动物肝脏、牛奶、水果、粗制品、豆制品、海带等，少吃甜食、油炸食品、饮料等。④户外活动：每天2小时以上的户外活动，对防控近视至关重要！加强体育锻炼，多看远处，增加户外活动的时间，尤其利用双休日，到郊外踏青。⑤睡眠：足够的睡眠对因过度辐辏而引起的睫状肌痉挛可能有一定的缓解作用。一般睡眠应达9小时以上，至少不能低于8小时。⑥其他：眼保健操对缓解眼疲劳，预防近视有作用。不要在光线暗弱和直射阳光下看书、写字。不要在卧床和走路时或者在动荡的车厢内看书。不要看字体过小过密、字迹不清的读物。不要用淡色铅笔写字。

第三节　口腔科疾病

口腔科疾病包括牙体-牙周组织疾病和口腔黏膜病。本部分主要介绍口腔溃疡和冠周炎。

一、口腔溃疡

口腔溃疡是指发生于口腔黏膜的溃疡性疾病，如创伤性溃疡、复发性口腔溃疡等，临床以复发性口腔溃疡多见，创伤性溃疡由机械刺激和理化因素刺激引起。复发性口腔溃疡又称复发性阿弗他溃疡（RAU）、复发性口疮，是口腔溃疡中最常见的类型，多发于唇、颊、舌尖、舌侧缘、前庭沟等处，具有周期性和反复发作的特点，病程一般为7~10天。

（一）病因和发病机制

口腔溃疡目前病因尚不清楚，可能与免疫力降低、内分泌紊乱、病毒感染、胃肠功能障碍、局部刺激等多种因素综合作用有关。免疫、遗传和环境可能是口腔溃疡发病的三联因素，即遗传背景与适当的环境因素（包括精神、神经、体质、心理行为状态、生活工作和社会环境等）可引发异常的免疫反应而出现口腔溃疡特征性病损。有人提出"二联因素"论，即外源性因素（病毒和细菌）和内源性诱导因素（激素变化、精神心理因素、营养缺乏、系统性疾病及免疫功能紊乱）相互作用而致病。

（二）临床表现

口腔溃疡主要表现为口腔烧灼痛，受到刺激时疼痛加重。口腔检查可发现单个或多个圆形溃疡，边界清楚，直径一般为 2~4mm，周边可见红晕。

（三）诊断

口腔溃疡根据典型症状和体征可直接做出诊断。

（四）治疗

①保持口腔清洁，适量口服抗生素、抗病毒药物，同时口服 B 族维生素类药物。②局部应用 10％硝酸银溶液，促进溃疡愈合，也可应用 2％碘甘油和 1％甲紫涂抹，或用口腔溃疡药膜贴敷。

（五）预防与预后

在很大程度上与个人身体素质有关，避免诱发因素，可降低发生率。

二、冠周炎

冠周炎又称智齿冠周炎，多见于下颌第三磨牙冠周炎，是由于第三磨牙萌出不全或阻生而引起的牙冠周围软组织炎症，多发于 18~25 岁的青年，是口腔科的常见病和多发病。

（一）病因和发病机制

冠周炎的主要病因是人类在进化过程中下颌骨体逐渐变短，导致下颌第三磨牙萌出空间不足，难以正常萌出而使牙冠部分萌出或者牙齿位置偏斜，甚至使牙齿完全埋伏于颌骨内，即第三磨牙阻生。次要原因为阻生的或正在萌出的第三磨牙牙冠被牙龈部分或全部覆盖，形成一个较深的盲袋，而食物残渣进入盲袋后不易被清除，有利于细菌生长繁殖，咀嚼时易导致龈瓣及其附近组织的机械损伤而产生感染。机体抵抗力下降时，可引起冠周炎急性发作。

（二）临床表现

冠周炎多数呈急性过程，初期全身症状不明显，仅表现为患部牙龈肿痛不适，影响咀嚼，继而会出现自发性跳痛或吞咽痛，有时可沿耳颞神经分布区产生放射痛。若炎症侵袭咀嚼肌，可出现不同程度的张口受限，患者可因口腔卫生差而产生口臭。后期可随局部症状加剧而出发热、畏寒、食欲减退等全身症状。口腔检查可见下颌第三磨牙萌出不全，牙冠周围软组织红肿、糜烂，有触痛。探诊可探及低位阻生牙，龈瓣下可见脓性分泌物溢出，严重者可形成冠周脓肿。炎症可波及咽侧壁及腭舌弓，导致该区域红肿。下颌角部肿胀，有压痛，患侧下颌下淋巴结增大，有触痛。

（三）辅助检查

1. **血液检查**　急性化脓性冠周炎期常有程度不同的白细胞计数和中性粒细胞比例升高。

2. **X 线检查**　口腔全景片能发现阻生智齿的存在及其阻生的形态、位置等（图 16-1）。

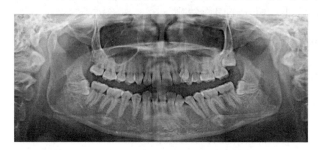

图 16-1　口腔全景片显示阻生智齿

（四）诊断

冠周炎根据症状、体征、实验室检查和 X 线检查可做出诊断。

（五）治疗

冠周炎的治疗原则为消炎、镇痛、建立引流、防止感染扩散，急性期过后应早期处理病灶牙及覆盖的牙龈组织。常用的局部治疗措施有以下三种。①保持口腔清洁，应用生理盐水或复方硼酸含漱剂漱口。②冠周脓肿形成后应及时切开引流。③第三磨牙位置不正或冠周炎反复发作者，在急性炎症过后应及时拔除阻生牙。

（六）预防与预后

急性冠周炎如未能彻底治疗，则可转为慢性，以后反复发作，甚至遗留瘘管。预防冠周炎应勤刷牙，勤漱口，维护口腔清洁，防止炎症发生；尽早拔除阻生智齿。

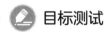 目标测试

单项选择题

1. 以下关于中耳炎说法错误的是（　　　）

A. 急性中耳炎可以发生在任何年龄

B. 最常见的初始症状为耳痛，常伴听力下降

C. 慢性中耳炎常在上呼吸道感染，或洗澡、游泳水进入中耳后加重

D. 慢性中耳炎感染常由绿脓杆菌引起，导致无痛性的、化脓性的，有时有臭味的耳溢液

2. 有关鼻炎临床表现说法错误的是（　　　）

A. 急性鼻炎会导致鼻痒、鼻塞、流涕和打喷嚏

B. 慢性鼻窦炎的症状和体征与急性鼻窦炎相似，但常有流脓涕和鼻衄

C. 慢性鼻炎表现为鼻腔扩大、结干痂、鼻塞、嗅觉缺失及反复严重的鼻衄

D. 过敏性鼻炎患者表现为瘙痒（鼻、眼或口周）、喷嚏、流涕、鼻塞和鼻窦阻塞

3. 鼻炎的体征不包括（　　　）

A. 前组鼻窦接近头颅表面，患急性炎症时鼻窦附近的皮肤和软组织可发生红肿

B. 后组鼻窦位置深在，患急性炎症时体表不显红肿，亦无压痛

C. 前组鼻窦接近头颅表面，窦壁表面可有叩痛和压痛

D. 后组鼻窦位置表浅，患急性炎症时体表不显红肿，亦无压痛

 拓展阅读

生姜治喉痈——细心观察并大胆尝试

杨吉老，北宋著名医家。有一年，广州府的通判杨立之返回楚州。杨通判忽然咽喉生疮红肿，红肿处溃破，脓血像水注一样往外流，吃不下睡不着，病情一天比一天严重，生命垂危。当时广州府的医生们都试着来为杨通判治疗，但是没有疗效。此时，杨吉老来到广州府办公，被杨通判请来看病。杨吉老问诊后开了一个奇方："先吃生姜一斤，再开药，要不然治不好。"大家一听，都吓到了。咽喉溃破流脓还吃生姜？这不是火上添油吗？杨通判实在是不敢吃。但此时他已经寻遍广州名医，实在是找不到第二名肯开方治病的大夫。病得难受，又实在没办法治疗，杨通判琢磨了又琢磨，觉得杨吉老怎么也不会砸自己的招牌，于是他下了狠心，吃吧，能治好就行。他先小心翼翼地尝几片，发现疾病没加重，于是又吃了一点，反而觉得生姜味道甘甜而香，吃到半斤时，咽喉疼痛渐渐消失。食至一斤，开始感觉姜味辛辣，脓血竟止，不知不觉之间病已痊愈。结果真是神了。于是杨通判设宴感谢杨吉老。在宴上，杨通判询问杨吉老："怎么吃生姜反而好了？"杨吉老说："广州这边鹧鸪好吃，你吃得挺多挺开心的。但是鹧鸪喜欢吃半夏，所以你吃鹧鸪的同时也吃了不少半夏。半夏是有毒的，毒素聚积在咽喉就会导致喉痈，这也是您患病的原因。生姜能解半夏毒。所以你吃生姜后病就好了。"

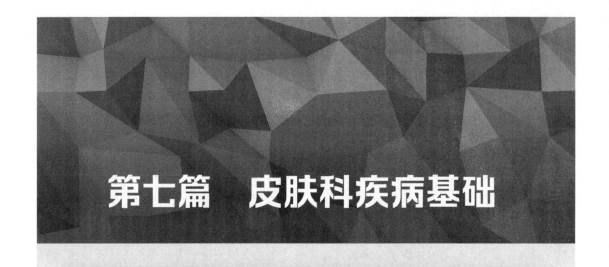

第七篇　皮肤科疾病基础

第十七章　皮肤科疾病

知识目标　掌握皮肤科常见疾病临床表现、诊断和治疗；熟悉其病因；了解发病机制。
能力目标　具有对荨麻疹、冻疮、脓疱疮等常见病例进行诊断及用药的能力。
素质目标　具有皮肤科疾病防治重要性的认识。

案例引入

患者，女性，23岁。因"面部反复皮疹8余年"就诊。患者8余年前开始出现满脸痤疮，曾于专科医院就诊，服清热解毒中药和西药、药膏（具体不详）外用半年，略能控制，但新增腹痛、腹泻，停药后痤疮随即复发。查体：面色黄暗红，面颊、额头、下巴部位大量粉刺、丘疹、脓疱、结节，色暗红，高出皮肤，触之压痛，凹洞瘢痕明显；容易兴奋激动，容易心律增快、血压升高，脾气急，喋喋不休，不易出汗；口不渴饮，食纳可，睡眠好，二便正常；月经周期正常，经期五天，色红量少；舌质红，苔薄少，脉细弱数。

问题：

1. 患者最可能的诊断是什么？
2. 请给出治疗方案。

皮肤病除对皮肤正常生理功能有影响外，还会对患者心理健康造成显著的影响。因此，做好皮肤病患者的心理疏导有重要的临床意义。

第一节　寻常痤疮

寻常痤疮

寻常痤疮是一种毛囊皮脂腺的慢性炎症性皮肤病。各年龄段人群均可患病，多发于青春期女性的皮脂溢出部位，如面部、额部、胸部、背部及肩部。

一、病因和发病机制

寻常痤疮的主要相关因素有痤疮丙酸杆菌感染、雄激素水平增加、皮脂腺分泌增多、毛囊皮脂腺导管开口处异常角化等，还可能与遗传、饮食刺激、化妆品、免疫功能、内分泌障碍、精神压力、熬夜等因素有关。

二、临床表现

痤疮表现为对称性皮损，圆丘疹，皮脂淤积于皮脂腺开口处形成白头粉刺（闭合性粉刺）、黑头粉刺（开放性粉刺，即黑头）。白头粉刺中可挤出白色豆渣样物质，形成炎性丘疹时，顶端有小脓疱。炎症继续发展，可形成大小不等的暗红色结节或囊肿，经久不愈可形成脓肿，破溃后常形成窦道和瘢痕。痤疮病程长，多数在青春期后逐渐缓解，少数可迁延至中年才可痊愈，会遗留色素沉着、肥厚性瘢痕或萎缩性瘢痕。

三、诊断

根据患者年龄、皮损部位，结合临床表现即可诊断，一般无须做其他检查。应与酒渣鼻、颜面播散性粟粒性狼疮鉴别。

四、治疗

（一）一般治疗

注意饮食习惯，少吃辛辣、富含油脂的食物及甜食，多吃新鲜蔬菜及水果，调整消化道功能。用温水、中性香皂、洗面奶洗涤患部，不要使用油膏类化妆品，避免用手挤压及抓挠皮损部位。

（二）药物治疗

治疗目标为纠正毛囊角化模式；降低皮脂腺活性；减少毛囊菌群；减轻炎症反应。

1. **内服药物治疗**　①抗生素：口服四环素、红霉素、罗红霉素、米诺环素等，抑制痤疮丙酸杆菌和中性粒细胞的趋化活性，能使皮脂中非酯化脂肪酸浓度明显下降。②内分泌疗法：口服螺内酯、西咪替丁、炔雌醇、环丙孕酮等，通过拮抗雄激素使皮脂腺分泌减少，减少痤疮发生，减轻痤疮症状。③控制异常角化：常用异维A酸。对结节型、囊肿型和聚合型痤疮效果良好，能控制异常角化、减少皮脂分泌、减少黑头粉刺形成。本药有致畸作用，育龄期妇女在服药期间和停药后半年内应避孕，停药1年后方可妊娠。④抑制炎症反应：氨苯砜可以抑制中性粒细胞趋化，减轻炎症反应。不良反应有造血系统毒性及肝损害。另外，暴发型痤疮、结节型痤疮、囊肿型痤疮和聚合型痤疮也可用小剂量泼尼松口服。⑤中药治疗：以清热解毒、活血化瘀散结为主。

2. **外用药物治疗**　①抑菌外用药类：常用红霉素、四环素、克林霉素、硫磺、硫化硒等，以抑制细菌、真菌和某些寄生虫，降低皮肤非酯化脂肪酸含量。②维A酸类：常用的药物有维A酸软膏（凝胶）、他扎罗汀凝胶、阿达帕林凝胶等，可改善异常角化，使粉刺溶解和排出。用药初期可有局部轻度刺激反应，如潮红、脱屑、绷紧或灼烧感，但可逐渐消失。③过氧化苯甲酰软膏：有强氧化性，可杀灭痤疮丙酸杆菌，溶解粉刺。从低浓度开始使用，可减轻局部刺激反应。④其他：必要时使用糖皮质激素。

第二节　手足浅表性真菌感染

手足浅表性真菌感染又称手足癣，是一种十分常见的皮肤真菌感染，在世界范围内流行，人群患病率高达30%～70%。本病有明显的"南多北少、夏重冬轻"特点。男女发病比例无明显差别。足癣又称脚癣（俗称"香港脚"），是发生于脚掌、趾与趾之间皮肤的癣菌感染。手癣（俗称"鹅掌风"）指皮肤癣菌侵犯指间、手掌、掌侧光滑皮肤的皮肤感染，多继发于足癣。

一、病因和发病机制

本病致病菌有红色毛癣菌、须毛癣菌、絮状表皮癣菌、玫瑰色毛癣菌、石膏样毛癣菌等。通过直接接触传染或与患有足癣者的鞋袜、手套、浴巾等日常用品接触传播。另外，公共浴池也是传播足癣的主要场所。诱发手足癣的因素很多。下列人群极易发生表浅性真菌感染。①多汗者，由于汗液蒸发不畅，皮肤表皮而呈白色浸渍状，可起水疱或角化过度，易继发真菌感染而致足癣。②妊娠期妇女，内分泌失调，使皮肤抵抗真菌的能力降低。③肥胖者，指（趾）间间隙变窄，十分潮湿，易诱发脚癣。④透气性能不佳的胶鞋、塑料鞋或皮鞋易诱发真菌入侵。⑤糖尿病患者以及长期服用抗生素、糖皮质激素、免疫抑制剂者，也容易诱发手足癣。

二、临床表现

患处感染癣菌后，多由一侧传播至对侧，足癣多累及双脚，手癣常见于单侧（"两足一手"现象），有重要的诊断意义。手足癣可分为浸渍糜烂型、水疱型、丘疹鳞屑型、角化过度型、体癣型五种类型，可同时存在，也可以某型为主。患者自感瘙痒，抓破后常继发细菌感染。

1. **浸渍糜烂型**　常发生在第3～4和第4～5趾（指）间，也可波及全趾（指）。趾间皮肤浸渍、脱皮，部分趾间皮肤皲裂，有时有红色的糜烂面，继发细菌感染时有臭味，严重者可导致淋巴管炎、丹毒等。

2. **水疱型**　常发生在足跖、足缘部，局部皮肤潮红，常有水疱成群或散在分布。有时继发细菌感染，水疱变为脓疱，以夏季多见。

3. **丘疹鳞屑型**　常发生在足跖部，损害以脱屑为主，伴有稀疏而干燥的小水疱，局部有红斑、丘疹，瘙痒明显，以夏季多见或加重。

4. **角化过度型**　常发生在足跟、足跖、足旁部，皮肤干燥粗厚、角化过度，皮肤纹理增宽，易发生皲裂、出血，一般不瘙痒，以冬季多见或加重。

5. **体癣型**　常发生在足背部，损害为典型的弧状或环状的皮损改变，有剧痒。

三、诊断

手足浅表性真菌感染根据典型临床表现，结合真菌镜检或培养可以确诊。应与湿疹、汗疱疹、掌跖脓疱疮等进行鉴别。

四、治疗

（一）治疗原则

根据手足癣的临床类型和病情严重程度选择药物和疗程，一般以外用药物治疗为主，坚持用药 1～2 个月。疗效不佳或角化过度型手足癣者，可考虑内服药物。

（二）药物治疗

1. **外用药物治疗** ①渗出液较多者，先给予硼酸溶液湿敷收敛，再外用丙烯胺类、唑类霜剂或凝胶；②角化过度型，可先用尿素软膏、复方苯甲酸软膏、维 A 酸类角质剥脱剂，再用上述抗真菌药物；③有皲裂时，使用温和的、刺激性小的特比萘芬软膏，必要时可采用封闭疗法；④对伴有湿疹样变者，可先按湿疹处理，待好转后再外用抗真菌药物。

2. **内服药物治疗** 可口服伊曲康唑、特比萘芬或氟康唑等，疗程 2～4 周。足癣若伴发细菌感染，应同时使用抗生素。

第三节　荨麻疹

荨麻疹是由于皮肤、黏膜小血管扩张，渗透性增加而出现的一种局限性水肿反应，表现为骤然发生大小不等的风团，伴有剧烈瘙痒感或刺痛感，俗称"风疹块"。可自行消退，愈后不留痕迹。本病常见，人群发病率为 15％～25％。

一、病因和发病机制

（一）病因

多数患者找不到确切的病因，常见的病因如下。

1. **食物** 动物性蛋白（如鱼、虾、蛋类、奶类）最常见，其次是某些植物性食品，如草莓、可可、番茄。蛋白食品在未彻底消化之前，以胨或多肽形式被吸收，可引起荨麻疹，在儿童较多见，也可能是儿童的消化道黏膜通透性与成人不同所致。另外，加入食物中的色素、调味剂、防腐剂、食物中的天然或合成物质也能引起荨麻疹。

2. **药物** 可形成抗原的药物，如青霉素、血清、疫苗、磺胺、呋喃唑酮等；组胺释放剂，如阿司匹林、吗啡、可待因、哌替啶、多黏菌素、维生素 B、奎宁等。

3. **感染** 各种感染因素均可引起本病。最常见的是急性上呼吸道感染和金黄色葡萄球菌感染，其次是肝炎、传染性单核细胞增多症和柯萨奇病毒感染等。此外，还有寄生虫感染，如钩虫、血吸虫、丝虫、阿米巴和疟原虫等；其他细菌感染，如急性扁桃体炎、齿槽脓肿、鼻窦炎、脓疱疮、败血症等。

4. **吸入物** 花粉、灰尘、动物皮屑、烟雾、羽毛、真菌孢子、挥发性化学品（如甲醛、丙烯醛、除虫菊、化妆品等）和其他经空气传播的过敏原等。

5. **物理因素** 如冷、热、日光、摩擦及压力等物理和机械性刺激。

6. **动物及植物因素** 如昆虫叮咬、毒毛刺人（如毛虫、甲虫及飞蛾的毛鳞刺入皮肤）以及接触荨麻、羊毛等。

7. **精神因素** 精神紧张或兴奋、运动后引起乙酰胆碱释放。

8. **遗传因素** 某些荨麻疹与遗传有关，如家族性寒冷性荨麻疹、遗传性家族性荨麻疹综合征等。

9. **内脏和全身性疾病** 如风湿热，类风湿关节炎，系统性红斑狼疮，恶性肿瘤，甲状腺功能亢进症，高脂血症，内分泌改变（月经、妊娠、绝经），传染性单核细胞增多症以及慢性疾病（如胆囊炎、肾炎、糖尿病等）。

（二）发病机制

荨麻疹的发病机制主要是超敏反应和非超敏反应两种。

1. **超敏反应性荨麻疹** 多数属于Ⅰ型超敏反应，少数为Ⅱ型超敏反应、Ⅲ型超敏反应。Ⅰ型超敏反应由 IgE 介导，其机制为超敏反应原使体内产生 IgE 类抗体，吸附于血管周围肥大细胞和血循环的嗜碱性粒细胞。抗原再次侵入并与肥大细胞表面 IgE 的高亲和性受体结合，发生抗原-抗体反应，引起肥大细胞膜（如膜层结构）的稳定性改变，以及内部一系列生化改变（如激活），促使脱颗粒和一系列化学介质的释放而形成风团。输血反应引起的荨麻疹为Ⅱ型超敏反应，多见于选择性 IgA 缺乏患者。荨麻疹性血管属于Ⅲ型超敏反应，由免疫复合物引起，最常见的变应原是血清制剂和药物（如呋喃唑酮、青霉素），较少见的是微生物抗原，如链球菌、结核杆菌、肝炎病毒等。

2. **非超敏反应性荨麻疹**

（1）药物、食物因素 ①药物：如阿司匹林、阿托品、吗啡、可待因、丁卡因、奎宁、多黏菌素 B、毛果芸香碱、罂粟碱等，或某些简单化合物（如胺、脒的衍生物、吐温 80 和阿拉伯胶等），能降低肥大细胞和嗜碱性粒细胞中的环磷酸腺苷引起组胺释放。②食物：如水生贝壳类动物、龙虾、草莓、蘑菇等，亦可活化补体而致组胺释放。

（2）物理、机械及精神因素 如受冷、受压、饮酒、发热、运动及情绪激动等可直接作用于小血管和通过内源性激素的改变而作用于肥大细胞释放组胺。

二、临床表现

根据病程分为急性荨麻疹和慢性荨麻疹，急性荨麻疹经数天或数周可治愈，慢性荨麻疹则反复发作持续数月。

（一）急性荨麻疹

以食物、药物和感染为常见病因，在所有荨麻疹中约占 1/3。起病较急，皮损常突然发生，为局限性红色大小不等的风团，境界清楚，形态不一，可为圆形、类圆形或不规则形。开始孤立散在，逐渐可随搔抓而增多、增大，互相融合成不规则形、地图形或环状，如微血管内血清渗出急剧，压迫管壁，风团可呈苍白色，周围有红晕，皮肤凹凸不平，呈橘皮样。自觉剧烈瘙痒、有灼热感。皮损大多持续半小时至数小时自然消退，消退后不留痕迹，但新的风团陆续发生，此起彼伏，不断发生，1 天内可反复多次发作。病情严重者可累及胃和肠道，引起黏膜水肿，出现恶心、呕吐、腹痛、腹泻等症状。喉头黏膜受侵时则有胸闷、气喘、呼吸困难，严重者可引起喉头水肿发生窒息而危及生命。

（二）慢性荨麻疹

皮损反复发作超过 6 个月，发病约占荨麻疹的 2/3，风团反复发生，时多时少，长年累月不愈，可达数月甚至数年之久，偶可急性发作，类似急性荨麻疹，部分患者皮损发作时间有一定的规律性，全身症状一般较轻，多数患者找不到病因。

（三）特殊类型的荨麻疹

特殊类型的荨麻疹包括皮肤划痕症、蛋白胨性荨麻疹、寒冷性荨麻疹、胆碱能性荨麻疹、日光性荨麻疹、血清病性荨麻疹、接触性荨麻疹、自身免疫性荨麻疹、肾上腺能性荨麻疹、荨麻疹性血管炎和血管性水肿等。血管性水肿又称血管神经性水肿或巨大荨麻疹，是一种发生在皮下组织疏松部位或黏膜的局限性水肿，多发于眼睑、口唇、手足、外生殖器等部位。水肿局限、边界不清、表面光亮、触之有弹性。持续 1～3 天可逐渐消退，在同一部位反复发作。若发生于咽喉黏膜，可引起呼吸困难，甚至窒息死亡。

三、辅助检查

皮肤划痕症可呈阳性；血液检查有嗜酸性粒细胞增高，若有细菌感染时白细胞计数增高或中性粒细胞百分率增高，或两者均增高。

四、诊断

根据发生及消退迅速而不留痕迹的风团，结合患者的病史、生活史及生活环境的变化可以进行临床诊断。

五、治疗

（一）治疗原则

抗组胺、降低血管通透性、对症处理为基本原则，但根本是去除病因。

（二）药物治疗要点

1. **局部对症治疗药物** 原则为外用对症止痒类制剂，如夏季用炉甘石洗剂、锌氧乳剂，冬季用苯海拉明霜剂、糖皮质激素软膏等，对日光性荨麻疹可外搽遮光剂。

2. **抗组胺药物** 一般选用第一代抗组胺药物（如氯苯那敏、赛庚啶、苯海拉明等），第二代抗组胺药物（如西替利嗪、氯雷他定、地氯雷他定等），嗜睡不良反应比较小，适用于需要集中注意力工作或学习的患者。

3. **降低血管通透性的药物** 常用维生素 C 和钙剂。

4. **糖皮质激素** 有很强的抗过敏和抗炎作用，适用于严重的、急性的或血清病型、压力型荨麻疹，不宜长期使用，通常不适用于慢性荨麻疹。

5. **维生素类** 维生素 K 或维生素 B_2 对慢性荨麻疹有一定的疗效。

6. **免疫抑制剂和生物制剂** 对慢性荨麻疹有效，特别是寒冷性荨麻疹和机械性荨麻疹。

7. **中医药** 一般选用祛风清热、调和营卫、养血的方剂。

8. **其他** 特殊类型的荨麻疹常选用兼有抗 5-羟色胺、抗乙酰胆碱药物，如去氯羟嗪、羟嗪对物理性荨麻疹有较好效果。赛庚啶对寒冷性荨麻疹效果较为突出。胆碱能性荨麻疹伴腹痛者可用解痉药山莨菪碱、溴丙胺太林、阿托品等。伴有细菌感染的急性荨麻疹，应及时使用有效的抗生素。慢性荨麻疹的给药时间要根据风团发生时间进行调整，如晨起较多则应睡前给予稍大剂量，如临睡前多给予稍大剂量，风团控制后，可逐渐减量。一种抗组胺药无效时，通常 2～3 种抗组胺药联合使用或交替使用，也可以联合 H_2 受体拮抗剂西咪替丁。

第四节　冻　疮

冻疮是一种发生于寒冷季节的末梢部位皮肤局限性、血性、红斑性疾病。女性发病率高于男性，常反复发作。

一、病因和发病机制

体表长期暴露于寒冷、潮湿的空气中，受冻部位的皮下动脉由于寒冷的刺激而收缩，导致血流淤积、组织缺血缺氧引起损伤。例如，受冻时间较长，导致血管麻痹而出现静脉淤血，毛细血管扩张，渗透性增加，血浆渗入组织间隙而引发冻疮。患者末梢循环差为主要发病因素，缺乏运动、手足多汗、营养不良、贫血、户外工作及某些消耗性疾病，都是本病的诱因。

二、临床表现

本病易发于初冬、早春季节。各年龄组均可发生，但以儿童、青年妇女和末梢循环不良者多见。好发于肢端、耳郭、鼻尖等暴露于空气中的末梢部位。皮损初起是局限性水肿性紫红斑，压之退色，随后恢复，局部有肿胀感。严重时可有水疱，破溃形成溃疡，易感染，疼痛感明显。

三、诊断

冻疮根据季节和患者局部临床表现可确诊，应与多形红斑等相鉴别。

四、治疗

（一）治疗原则

应注意保暖，减少体表暴露于湿冷环境中；坚持体育锻炼，促进血液循环，提高机体的抗寒能力。

（二）药物治疗要点

1. **外用药物治疗** 未破溃皮损可外搽貂油、蜂蜜、辣椒制剂、山莨菪碱软膏等促进血液循环；已破溃皮损可用抗生素软膏，也可用氦-氖激光和红外线照射。

2. **内服药物治疗** 可口服烟酸、山莨菪碱、硝苯地平等扩血管药物。

第五节　脓疱疮

脓疱疮又称接触性传染性脓疱疮，是一种由金黄色葡萄球菌和（或）乙型溶血性链球菌引起的常见的化脓性皮肤病，因其表面有黄色脓痂，俗称"黄水疮"。多发于儿童，以夏秋季多见。

一、病因和发病机制

脓疱疮的常见致病菌是金黄色葡萄球菌，占 50%～70%，其次是乙型溶血性链球菌，两者也可混合感染。当患者皮肤屏障因为搔抓被破坏后，通过密切接触或自身接种，细菌侵犯表皮，在局部繁殖，引起化脓性炎症。

二、临床表现

（一）接触传染性脓疱疮

接触传染性脓疱疮又称寻常性脓疱疮，主要由金黄色葡萄球菌和（或）乙型溶血性链球菌感染所致，好发于夏秋季，儿童多见。皮损部位为面部、手部、颈部和四肢，初发为红色斑疹，迅速发展为水疱或脓疱，疱壁薄，疱液混浊，周围红晕显著，破溃后结灰黄色或橘黄色厚痂。邻近的脓疱可以融合，自觉瘙痒，搔抓后可自身种植到其他部位。严重者有发热、局部淋巴增大、淋巴管炎甚至引起败血症，某些亚群的链球菌感染还可诱发急性肾小球肾炎。自然病程为 1～2 周，脓痂脱落后留下暂时性色素沉着，但不留瘢痕。

（二）大疱性脓疱疮

大疱性脓疱疮是寻常性脓疱疮的大疱型，以新生儿多见，又称新生儿脓疱疮，主要由金黄色葡萄球菌感染所致。初期为米粒至黄豆大小的水疱，内容物初为黄色、清澈，后迅速变混浊，并增大如蚕豆或更大，壁薄，疱周红晕较轻。数天后，疱壁由紧张变松弛，由于体位关系疱液沉积于疱底部，呈半月状坠积性脓疱，自觉瘙痒。疱破后形成鲜红糜烂面，表面疱液逐渐干涸、结淡黄痂，痂脱落后遗留褐色色沉斑，不留瘢痕。严重者可并发败血症、肺炎、脑膜炎等，危及生命。

（三）深脓疱疮

深脓疱疮主要由 β-溶血性链球菌感染所致，偶可合并金黄色葡萄球菌感染。皮损初期为胫前、足背水疱或浆液性疱疹，数天内增大为脓疱，破溃后结灰褐色黏性厚痂，去除厚痂可见浅碟状溃疡，边缘隆起，约于数周后结痂痊愈。自觉瘙痒、疼痛，有发热，局部淋巴结可增大，少数可形成坏疽累及深部组织。

（四）葡萄球菌性烫伤样皮肤综合征

好发于 3 个月以内的婴儿，曾称新生儿剥脱性皮炎。开始损害可发生在任何部位，但往往先由面部，特别是口周或颈部开始，局部皮肤潮红，迅速向周围扩展，在两三天内全身皮肤都可发红。红斑基底出现大小不等的水疱，并能互相融合成更大水疱，触痛明显，疱壁薄、松弛、易破，尼科利斯基征阳性，表皮极易剥脱，露出鲜红色湿润面，颇似烫伤样，疱液培养可见金黄色葡萄球菌或链球菌。面部受累可见浅黄色痂，口周可见放射状皲裂，口腔、鼻腔黏膜及眼结膜均可受累，常伴有发热、腹泻、畏食等全身症状，严重者可引起脓肿、坏疽或败血症等而死亡。

三、辅助检查

（一）实验室检查

白细胞计数、中性粒细胞比例均可增高，皮损泛发者红细胞沉降率、黏蛋白可增高，痊愈后恢复正常。由链球菌引起者抗链球菌溶血素 O 一般增高。脓液培养多为金黄色葡萄球菌，约为 90%。

（二）病理学检查

皮损组织病理检查可见脓疱位于角层下，内含多数中性粒细胞、纤维蛋白和球菌，大疱底部可见少数棘层松解细胞，棘层有海绵形成及中性粒细胞浸润，真皮上部有明显血管扩张、水肿、中性粒细胞和淋巴细胞浸润。

四、诊断

脓疱疮根据典型临床表现，结合细菌学检查，可进行诊断和分型。

五、治疗

脓疱疮以外用药物治疗为主，病情严重者可考虑内服药物治疗。

1. **外用药物治疗**　以杀菌、消炎、止痒、干燥为原则。脓疱较大时可抽取疱液，脓疱未破者外用 10% 硫磺炉甘石洗剂，破溃后可用 1：5000 高锰酸钾溶液湿敷，再外用莫匹罗星软膏或丝霉素软膏。

2. **内服药物治疗**　症状较重者应及时使用抗生素治疗，必要时依据药物敏感试验结果选择药物。

六、预防与预后

注意皮肤清洁，防止皮肤损伤，及时治疗瘙痒性皮肤病。一旦确诊，必须尽快隔离和治疗。做好污染衣物和环境的消毒。

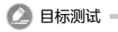 目标测试

一、单项选择题

1. 成人皮肤面积为（　　　）

A. 1.2～2.0m²   B. 0.21m²

C. 2.2m²   D. 2.5m²

E. 3.0m²

2. 朗格汉斯细胞的主要功能是（   ）

A. 连接作用   B. 识别、处理入侵抗原作用

C. 产生黑色素   D. 感觉作用

E. 修复作用

3. 以下哪些不是原发性损害（   ）

A. 红斑   B. 溃疡

C. 出血斑   D. 结节

E. 风团

4. 以下哪些不是继发性损害（   ）

A. 红斑   B. 溃疡

C. 鳞屑   D. 瘢痕

E. 萎缩

5. 带状疱疹的病原体是（   ）

A. VZV   B. HSV

C. HPV   D. HIV

E. VSV

6. 下列哪项疾病愈后可产生终生免疫，一般不复发（   ）

A. 单纯疱疹   B. 扁平疣

C. 尖锐湿疣   D. 带状疱疹

E. 水痘

7. 药疹中最严重的一型是（   ）

A. 固定性药疹   B. 麻疹样或猩红热样药疹

C. 剥脱性皮炎   D. 多形红斑型药疹

E. 大疱性表皮松解型药疹

8. 药疹治疗的首要措施是（   ）

A. 应用大剂量糖皮质激素   B. 输血促进药物排泄

C. 停用致敏药物   D. 应用激素并同时用抗生素

E. 维生素

9. 痤疮分级是痤疮治疗及疗效评价的重要依据。依据皮损性质将痤疮分为（   ）

A. Ⅰ级、Ⅱ级、Ⅲ级、Ⅳ级   B. 1级、2级、3级

C. 1级、2级、3级、4级、5级   D. Ⅰ级、Ⅱ级、Ⅲ级、Ⅳ级、Ⅴ级

10. 急性荨麻疹的典型皮损为（   ）

A. 丘疱疹   B. 风团

C. 结节   D. 水疱

11. 健康教育对防治足癣、降低其复发及减少传播至关重要。对患者开展以下宣教，错误的是（   ）

A. 注意个人卫生：手足部洗浴后应及时擦干趾（指）间，穿透气性好的鞋袜

B. 手足避免长期浸水，掌跖出汗多时可局部使用抑汗剂或抗真菌散剂，保持鞋袜、足部清

洁干燥

  C. 积极治疗自身其他部位的癣病（特别是甲真菌病），同时还需治疗家庭成员、宠物的癣病

  D. 注意浴池、宿舍等场所公共卫生，可与他人共用日常生活物品，如指甲刀、鞋袜、浴盆和毛巾等

  二、多项选择题

  1. 哪些病与白色念珠菌感染有关（   ）

  A. 龟头包皮炎   B. 指间糜烂

  C. 口周皮炎   D. 中毒性表皮松解症

  E. 外阴炎

  2. 以下哪些诊断方法是皮肤癣菌病的重要诊断措施（   ）

  A. 真菌镜检   B. 真菌培养

  C. 皮肤活检   D. 斑贴试验

  E. 皮内试验

 拓展阅读

现代医学的个体化诊疗

  2012 年在上海，一位 63 岁的前列腺肉瘤晚期患者最终选择了靶向治疗，然而，基因测序和药物测试的结果却显示，任何一种先前在临床上用于抗前列腺肉瘤的药物对他而言，都是无效的。如果他使用其中任何一款药物，不仅无法得到抗肿瘤效果，还会承受多余的药物副作用。最后，这位患者和家属听取了医生的建议，根据药物检测结果，在通过伦理审查之后，接受了一种之前用于肾癌治疗的靶向药，并顺利延长了 1 年生存期。这个案例体现了在现代医学中，技术正让个体化诊疗的实现成为可能。而个体化，正是"4P"医学模式所倡导的元素之一。近年来，随着基因技术和健康理念的发展，医学模式正逐渐走向"4P"医学模式：预防性（Preventive）、预测性（Predictive）、个体化（Personalized）和参与性（Participatory）。可以看到，从生物-心理-社会模式到"4P"医学模式，现代医学更以人为主体，强调人的主动性。

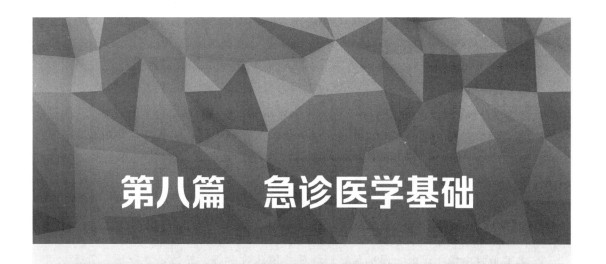

第八篇　急诊医学基础

第十八章　急诊医学

知识目标　掌握急性中毒的解救方法；熟悉各种中毒症状；了解心肺复苏的适用性。
能力目标　学会心肺复苏的操作。
素质目标　具有随时急救的思维。

案例引入

　　患者，男性，45岁。因"突起头痛、头晕、呕吐30分钟"急诊入院。体格检查：浅昏迷，呼吸有大蒜味，皮肤湿冷，双瞳孔缩小，双肺可闻及散在湿啰音，有肌肉震颤。

　　问题：

　　1. 该患者的初步诊断是什么？

　　2. 列出急救措施、治疗原则和药物治疗要点。

第一节　急性中毒

中毒概论

　　急性中毒是急诊医学的一个重要组成部分，在许多国家，急性中毒和临床毒理学已成为一个独立的医学专业。我国也在1995年成立中华急诊医学会急性中毒防治专业组，普及与提高急性中毒的毒物检测技术和防治措施，提高中毒抢救的成功率。

　　化学物质进入人体，在效应部位积累到一定量而产生全身性损害，导致机体组织器官发生器质性损害和功能障碍的疾病状态，称为中毒。

一、病因和发病机制

（一）病因

按接触毒物的场所，分为职业性中毒和非职业性中毒（生活性中毒）两大类。

1. **职业性中毒**　中毒多发生在某些化学物质的生产、运输、保管及使用过程中。如不遵守严格的安全防护制度，即可发生中毒。毒物主要为粉尘、蒸气、气体、烟雾，由呼吸道进入机体，毒物的颗粒越小，越易进入肺部，发生的中毒也越重。人体的肺泡总表面积为 $80\sim90m^2$，肺部的毛细血管较丰富，进入肺泡的有害物质可迅速被吸收而进入血液循环，或直接对肺组织造成损害。脂溶性毒物（如有机磷、苯胺）还可通过损伤的皮肤、黏膜进入机体。若皮肤有伤或处于高温、高湿的环境中，可促使毒物吸收。

2. **非职业性中毒**　误食、误接触有毒物质，用药过量等，使过量毒物进入人体，可引起中毒。

（二）毒物的吸收、代谢及排出

毒物可通过呼吸道、消化道及皮肤黏膜等途径进入人体。职业性中毒时，毒物主要以粉尘、烟雾、蒸气、气体等形态由呼吸道吸入；生活性中毒时，毒物大多经口摄入，由呼吸道进入的毒物很少，主要是一氧化碳。毒物吸收后经血液分布于全身，主要在肝代谢。多数毒物代谢后毒性降低（解毒），但也有少数毒物代谢后毒性反而增强，如对硫磷氧化为对氧磷后，毒性较原来增加约 300 倍。体内毒物主要由肾排出，气体和易挥发毒物还可以原型经呼吸道排出，某些重金属（如铅、汞、锰、砷等）可由消化道和乳汁排出。

（三）中毒机制

1. **局部腐蚀、刺激作用**　强酸、强碱可吸收组织中的水分，并与蛋白质或脂肪结合，使细胞变性、坏死。

2. **缺氧**　一氧化碳、硫化氢、氰化物等窒息性毒物，可阻碍氧的吸收、转运和作用，使机体组织和器官缺氧。

3. **麻醉作用**　由于有机溶剂和吸入性麻醉剂有强亲脂性，而脑组织和细胞膜脂类含量高，因此此类化学物质易蓄积于脑细胞膜，并进入细胞内而抑制脑功能。

4. **抑制酶的活力**　许多毒物可通过毒物本身或其代谢产物抑制酶的活力，如氰化物可抑制细胞色素氧化酶，有机磷农药可抑制胆碱酯酶活力，重金属抑制含巯基的酶等。

5. **干扰细胞膜和（或）细胞器的生理功能**　酚类（如二硝基酚、三氯酚、棉酚等）可使线粒体内氧化磷酸化作用解耦联，妨碍高磷酸键的合成和贮存，结果放出大量的能量而发热。

（四）影响毒物作用的因素

1. **毒物理化性质**　化学物质毒性与其化学结构有密切关系。空气中毒物的颗粒越小，挥发性越强，溶解度越大，则吸入肺内的量越多，毒性也越大。

2. **个体的易感性**　个体对毒物的敏感性不同，这与性别、年龄、营养、健康状况、生活习惯等因素有关。

二、临床表现

（一）急性中毒

1. **皮肤黏膜症状** ①皮肤及口腔黏膜灼伤：见于强酸、强碱、甲酚皂等腐蚀性毒物灼伤。硫酸痂皮呈黑色，盐酸痂皮呈棕褐色，硝酸痂皮呈黄色，甲酚皂痂皮呈白色。②发绀：引起氧合血红蛋白不足的毒物可产生发绀。麻醉药、有机溶剂抑制呼吸中枢，刺激性气体引起肺水肿等都可产生发绀。亚硝酸盐和苯胺、硝基苯等中毒能产生高铁血红蛋白血症而出现发绀。③一氧化碳中毒：可呈特征性樱桃红色。④颜面潮红：见于阿托品、乙醇、苯丙胺等中毒。⑤过度出汗：有机磷、毒蕈、胰岛素、水杨酸盐等中毒。⑥齿龈铅线：慢性铅中毒。⑦黄疸：四氯化磷、毒蕈、生鱼胆中毒，损害肝可致黄疸。

2. **眼症状** ①瞳孔扩大：见于阿托品、莨菪碱类中毒。②瞳孔缩小：见于有机磷杀虫药中毒、氨基甲酸酯类杀虫药中毒、吗啡中毒等。③视神经炎：见于甲醇中毒。

3. **神经系统症状** ①昏迷：见于麻醉药、镇静催眠药、窒息性气体、农药等中毒。②谵妄：见于阿托品、乙醇、抗组胺药中毒。③肌纤维颤动：常见于有机磷杀虫药、氨基甲酸酯杀虫药中毒。④惊厥：见于窒息性毒物、有机氯杀虫药、拟除虫菊酯类杀虫药、异烟肼等中毒。⑤瘫痪：见于可溶性钡盐、三氧化二砷、正己烷、蛇毒等中毒。⑥精神失常：见于四乙铅、一氧化碳、阿托品、乙醇等中毒。

4. **呼吸系统症状** ①呼吸气味：如氰化物有苦杏仁味，有机磷杀虫药、黄磷有大蒜味，苯酚、甲酚皂有苯酚味。②呼吸加快：如水杨酸类、甲醇等可兴奋呼吸中枢，使呼吸加快；刺激性气体引起脑水肿时，呼吸加快。③呼吸减慢：见于催眠药、吗啡中毒，也见于中毒性脑水肿。④肺水肿：磷化锌、有机磷杀虫药、百草枯等中毒可引起肺水肿。

5. **循环系统症状**

（1）心律失常 洋地黄、夹竹桃、乌头、蟾蜍等含有的苷类和生物碱兴奋迷走神经，拟肾上腺素药、三环类抗抑郁药等兴奋交感神经，以及氨茶碱等中毒，均可引起心律失常。

（2）心脏停搏 ①毒物直接作用于心肌：见于洋地黄、奎尼丁、氨茶碱、吐根碱等中毒。②缺氧：见于窒息性毒物中毒。③低钾血症：见于可溶性钡盐、棉酚、排钾性利尿剂等中毒。

（3）休克 原因有：①剧烈的吐泻导致血容量减少，见于三氧化二砷中毒。②严重的化学灼伤，由于血浆渗出而血容量减少，见于强酸、强碱等中毒。③毒物抑制血管舒缩中枢，引起周围血管扩张，有效血容量不足，见于三氧化二砷、巴比妥类等中毒。④心肌损害，见于吐根碱、锑、砷等中毒。

6. **消化系统症状** 消化道是毒物侵入人体的主要途径，也是毒物吸收和排泄的主要场所。中毒时消化系统症状主要有口腔炎、急性胃肠炎、中毒性肝病。

7. **泌尿系统症状** ①尿色改变：红褐色见于慢性铅、汞中毒以及苯丙胺、华法林中毒；绿蓝色见于酚类、亚甲蓝中毒。②出现尿少以至无尿、急性肾衰竭：见于升汞、四氯化碳、第一代头孢菌素类、氨基糖苷类抗生素、毒蕈、蛇毒、生鱼胆等中毒所致的肾小管坏死；砷化氢中毒引起血管内溶血，以及磺胺结晶堵塞肾小管；引起休克的毒物导致肾缺血等。

8. **血液系统症状** ①溶血性贫血：见于砷化氢、苯胺、硝基苯等中毒，严重者可发生血红蛋白尿和急性肾衰竭。②白细胞减少和再生障碍性贫血：见于氯霉素、抗癌药、苯等中毒以及放射病。③出血：见于由阿司匹林、氯霉素、抗癌药等引起血小板量或质的异常；由肝素、双香豆素、水杨酸类、敌鼠、蛇毒等引起的凝血功能障碍。

（二）慢性中毒

长期接触较小剂量的毒物，可引起慢性中毒。慢性中毒多见于职业中毒和地方病。

1. **神经系统**　①痴呆：见于四乙铅、一氧化碳等中毒。②帕金森综合征：见于锰、一氧化碳、吩噻嗪等中毒。③周围神经病：见于铅、砷、铊、二硫化碳、正己烷、氯丙烯、丙烯酰胺、有机磷杀虫药等中毒。
2. **消化系统**　中毒性肝病，见于砷、四氯化碳、三硝基甲苯、氯乙烯等中毒。
3. **泌尿系统**　中毒性肾病，见于镉、汞、铅等中毒。
4. **血液系统**　白细胞减少和再生障碍性贫血，见于苯、三硝基甲苯等中毒。
5. **骨骼系统**　黄磷可引起下颌骨坏死。

三、辅助检查

（一）尿液检查

尿液的外观和显微镜检查可为毒物的判断提供线索。①肉眼血尿：见于影响凝血功能的毒物中毒。②蓝色尿：见于含亚甲蓝的药物中毒。③绿色尿：见于麝香草酚中毒。④橘黄色尿：见于氨基比林等中毒。⑤灰色尿：见于酚或甲酚中毒。⑥结晶尿：见于扑痫酮、磺胺等中毒。⑦镜下血尿或蛋白尿：见于升汞、生鱼胆等肾损害性毒物中毒。

（二）血液检查

1. **外观**　①褐色：高铁血红蛋白生成性毒物中毒。②粉红色：溶血性毒物中毒。
2. **生化检查**　①肝功能异常：见于四氯化碳、乙酰氨基酚、重金属等中毒。②肾功能异常：见于肾损害性毒物中毒，如氨基糖苷类抗生素、蛇毒、生鱼胆、重金属等中毒。③低钾血症：见于可溶性钡盐、排钾利尿药、氨茶碱等中毒。
3. **凝血功能检查**　凝血功能异常，多见于抗凝血类灭鼠药、蛇毒、毒蕈等中毒。
4. **动脉血检查**　①低氧血症：见于刺激性气体、窒息性毒物等中毒。②酸中毒：见于水杨酸类、甲醇等中毒。
5. **异常血红蛋白检测**　①碳氧血红蛋白浓度增高：见于一氧化碳中毒。②高铁血红蛋白血症：见于亚硝酸盐、苯胺、硝基苯等中毒。
6. **酶学检查**　全血胆碱酯酶活力下降，见于有机磷杀虫药、氨基甲酸酯类杀虫药中毒。

（三）毒物检测

毒物检测理论上是诊断中毒最为客观的方法，其特异性强，但敏感性较低，加之技术条件的限制和毒物理化性质的差异，很多中毒患者体内并不能检测到毒物。因此，诊断中毒时不能过分依赖毒物检测。

四、诊断

急性中毒需要及早做出诊断。慢性中毒如不注意病因，往往容易误诊、漏诊。职业中毒的诊断必须持慎重态度。急性中毒的诊断主要依据毒物接触史及临床表现，通过实验室可证实毒物的存在及对人体产生的影响。

五、治疗

（一）阻止毒物吸收及促进其排泄

1. 皮肤黏膜接触中毒者　可用清水或适当的化学解毒剂的溶液洗涤，例如石灰水、肥皂水或3%～5%碳酸氢钠作酸性毒物的解毒剂，柠檬酸、醋或3%～5%醋酸作碱性毒物的解毒剂，局部清洗。

2. 吸入中毒者　立即将患者搬离现场，置于空气流通的地方。松开患者衣领，静卧，保暖，清除患者口腔内分泌物，托起患者下颌使其头稍向后仰，以利于呼吸道通畅。必要时行人工呼吸和给氧，如有喉头水肿，需行气管切开。

3. 口服中毒者　可用以下方法促进胃肠道毒物的排出。

（1）催吐　意识清醒且能配合治疗者，可喝大量2%～4%微温盐水，0.2%～1.0%硫酸铜或牛乳750～1000mL后，用压舌板、棉棒、筷子等刺激咽部催吐；也可皮下注射阿扑吗啡5mg，吗啡中毒者禁用。

（2）洗胃　应争取时间彻底洗胃，一般在服毒后6小时内施行，用1：（5000～20000）高锰酸钾或2%碳酸氢钠或温开水反复灌洗直至洗出液澄清为止。服强腐蚀性毒物，不宜洗胃。

（3）导泻和灌肠　在催吐或洗胃后进行。口服或由胃管灌入硫酸钠或硫酸镁20～30g。中毒如为中枢神经系统抑制剂（如巴比妥类、鸦片类、颠茄类中毒等）所引起者，不用硫酸镁，以免加深对中枢神经和呼吸肌的抑制。体弱而有明显失水或强酸、强碱等腐蚀毒物中毒者忌导泻。服毒6小时后或服泻药2小时后可用生理盐水或肥皂水清洁灌肠，以便清除进入肠道的毒物。

4. 促进毒物排泄

（1）利尿　输液增加尿量，能进食者多饮水，同时应用利尿剂（如20%甘露醇或呋塞米等）加速毒物排出。

（2）吸氧　可促进某些有毒气体的排出，如高压氧治疗急性一氧化碳中毒，效果良好。

（3）血液净化治疗　是指把患者血液引出体外，通过净化装置除去其中某些有毒物质，达到净化血液、清除毒物目的的一系列技术，包括血液透析、血液灌流、血浆置换等。①血液透析：可清除分子量小于500、水溶性强、蛋白结合率低的毒物，如醇类、水杨酸类、苯巴比妥、茶碱等物质，而对短效巴比妥类、有机磷杀虫药等脂溶性毒物清除作用差。氯酸盐、重铬酸盐中毒时易引起急性肾衰竭，应首选此法。②血液灌流：对分子量500～40000的水溶性和脂溶性毒物均有清除作用，包括镇静催眠药、解热镇痛药、洋地黄、有机磷杀虫药及四亚甲基二砜四胺（毒鼠强）等。因其对脂溶性强、蛋白结合率高、分子量大的毒物清除能力远大于血液透析，故常作为急性中毒的首选净化方式。③血浆置换：主要清除蛋白结合率高、分布容积小的大分子物质，对蛇毒、毒蕈等生物毒以及砷化氢等溶血性毒物中毒疗效较好。此外，还可清除肝衰竭所产生的大量内源性毒素，补充血中有益成分，如有活性的胆碱酯酶等。④换血疗法：如严重巴比妥、水杨酸盐、一氧化碳、有机磷农药或硼酸中毒等可考虑换血疗法。

（二）解毒

1. **一般解毒剂** ①中和剂：强碱中毒可用1％醋酸、淡醋、柠檬水或橘子汁等弱酸中和。强酸中毒可用氧化镁、镁乳、肥皂水或氢氧化铝胶等中和，但不用碳酸氢钠，因遇酸后可生成二氧化碳，使胃肠胀气，有胃穿孔的危险。②氧化剂：1：5000高锰酸钾液，使有机化合物氧化解毒。③保护剂：牛乳、蛋清、米糊、植物油等保护黏膜，能减低腐蚀性毒物的腐蚀性。④吸附剂：活性炭可用于吸附生物碱、水杨酸、苯酚、砷、氯化汞等。⑤沉淀剂：2％～5％硫酸镁或硫酸钠洗胃，适用于钡、铅中毒。作用主要是沉淀毒物，使之不易吸收，有利于毒物排出体外。⑥通用解毒剂：活性炭两份、氧化镁一份及鞣酸一份的混合物，15g，置于半杯水中服用（毒物性质不明时使用）。

2. **特殊解毒剂** ①如依地酸二钠钙、二乙烯三胺五醋酸、二巯基丙磺酸钠、二巯基丙酸、二巯丁二酸钠能与多种金属络合成稳定而可溶的重金属络合物排出体外。②高铁血红蛋白血症解毒剂：小剂量的亚甲蓝静脉注射可使高铁血红蛋白还原成正常血红蛋白，但大剂量相反。注意静脉注射不能外渗，如有外渗易引起组织坏死。③氰化物解毒剂：一般采用亚硝酸盐-硫代硫酸钠疗法。④有机磷解毒剂：阿托品、解磷定。

（三）对症治疗

急性中毒者对症治疗很重要，尤其在无特殊解毒疗法时。

1. **严重中毒者** 要加强生命体征的监护，保持呼吸道通畅和血压的平稳。有脑水肿时，可用甘露醇和地塞米松等脱水；苯巴比妥钠、地西泮等控制抽搐；酌情应用保护心、脑、肝、肾等脏器的药物；静脉或鼻饲营养支持；防止肺炎和压疮等并发症。

2. **纠正水、电解质紊乱及酸碱平衡失调** 纠正代谢性酸中毒首选碳酸氢钠。补碱计算公式：

$$应补碱量（mmol）=（正常血碳酸氢盐－实际测得值）×0.3×体重（kg）$$

5％碳酸氢钠$1mL=0.6mmol$碱性物质，进而推算所需5％碳酸氢钠量，一般按计算值的2/3补充。

3. **其他** 急性中毒可诱发或伴随其他疾病的发生，有些可能是致命的，如急性心肌梗死或脑血管意外等，应加以警惕并及时进行处理。

第二节　心脏停搏与心肺复苏

心脏停搏（CA）是指心脏射血功能的突然终止，患者对刺激无意识、无脉搏、无呼吸或濒死叹息样呼吸，如不能得到及时有效的救治，常致患者即刻死亡，即心脏性猝死。心脏停搏不同于任何慢性病终末期的心脏停搏，若及时采取正确有效的复苏措施，患者有可能被挽回生命并得到康复。

一、病因和发病机制

（一）病因

心脏停搏的原因可分为心源性心脏停搏和非心源性心脏停搏。具体如下。

1. **麻醉意外** 全麻药用量过大或麻醉加深过快、硬脊膜外腔麻醉时药物误入蛛网膜下腔、呼吸道梗阻未能及时解除等，均可使血压骤降，使心肌急性缺血、缺氧，导致心脏停搏。

2. **神经反射因素** 麻醉和手术过程容易引起迷走神经反射，如牵拉腹腔、盆腔脏器，刺激肺门或支气管插管等，都可反射性激发心脏停搏。

3. **血流动力学剧烈改变** 任何原因引起的血压急剧下降或升高，以及大失血等，均可引起心脏停搏。

4. **缺氧或二氧化碳潴留** 严重缺氧和二氧化碳潴留均可因抑制心肌的传导及收缩性，而导致心脏停搏。

5. **心脏器质性病变** 缩窄性心包炎、冠心病、心肌炎患者在麻醉和运动时，均可诱发心脏停搏。

6. **意外事故** 电击、雷击、溺水、窒息、药物过敏、中毒等，均可能引起心脏停搏。

（二）发病机制

心跳、呼吸停止首先导致机体缺氧和二氧化碳潴留。心肌对缺氧十分敏感，缺氧可导致心肌劳损、心肌收缩力减弱，严重缺氧时心率减慢，心排血量减少，血压下降，心律失常和代谢性酸中毒，从而抑制心肌收缩力，可使心脏出现心室颤动而致心脏停搏。因脑耗氧量占全身耗氧量的 20%～50%，严重缺氧使脑组织受损害，一旦心跳、呼吸停止 4～6 分钟，则导致脑细胞死亡。

二、临床表现

绝大多数患者无先兆症状，常突然发病。少数患者在发病前数分钟至数十分钟有头晕、乏力、心悸、胸闷等非特异性症状。心脏停搏的主要临床表现为：①无意识，患者意识突然丧失，刺激无反应，可伴四肢抽搐。②无脉搏，心音及大动脉搏动消失，血压测不出。③无呼吸，面色苍白或发绀，一般心脏停搏 3～5s，患者有头晕、黑矇；停搏 5～10s 由于脑部缺氧而引起晕厥，即意识丧失；停搏 10～15s 可发生心源性脑缺血综合征（阿-斯综合征），伴有全身性抽搐及大小便失禁等；停搏 20～30s，呼吸断续或停止；停搏 60s 出现瞳孔散大；如停搏超过 4min，往往因中枢神经系统缺氧过久而造成严重的不可逆损害。辅助检查以心电图最为重要，心脏停搏 4min 内部分患者可表现为心室颤动，4min 后则多为心室静止。

三、辅助检查

心脏停搏时心脏虽丧失了泵血的功能，但仍有心电及机械活动，在心电图上有四种类型。

1. **心室颤动** 心电图的波形、振幅与频率均不规则，无法辨认 QRS 波群、ST 段与 T 波。

2. **无脉性室性心动过速** 脉搏消失的室性心动过速。

3. **无脉性电活动** 也称为电-机械分离，心脏有持续的电活动，但是无有效的机械收缩。心电图表现为正常或宽而畸形、振幅较低的 QRS 波群，频率多在 30 次/min 以下（慢而无效的室性节律）。

4. 心室停搏 心肌完全失去电活动能力，心电图上表现为一条直线。

以上四种类型可以相互转化，但均造成心脏不能有效泵血。需要注意的是，心室颤动和无脉性室速应行电除颤治疗，而无脉性电活动和心室停搏电除颤无效。

四、诊断

心脏停搏的诊断主要靠临床表现：①突然昏迷；②大动脉搏动消失；③没有呼吸动作，即胸部和腹部无起落，口和鼻无气体出入。只要具备这三点即可当机立断，迅速投入抢救。当然此时患者表现是多方面的，快速、重点检查，诊断条件具备应当机立断，不可因仔细检查、会诊、心电图检查而延误时间，因为心脏停搏的临床死亡期很短。

五、治疗

心脏停搏的抢救治疗原则：①尽早识别心脏停搏，激活急救系统；②尽早实施心肺复苏，重点是行胸外按压；③快速除颤；④进行有效的高级生命支持；⑤自主循环恢复后的处理。大量事实证明：在4min内开始进行心肺复苏者有50%的救活率；4～6min内开始进行者有10%救活率，6min开始进行者4%救活率；10min开始进行者救活的概率几乎等于零。心脏停搏的治疗为心肺复苏。

（一）心肺复苏

心肺复苏（CPR）是指对早期心跳、呼吸骤停的患者，通过采取人工循环、人工呼吸、电除颤等方法帮助其恢复自主心跳和呼吸。包括三个环节：基础生命支持、高级生命支持、心脏停搏后的综合管理。

1. 基础生命支持

（1）早期识别与呼叫　一旦发现患者无意识、无脉搏、无呼吸，则可判定发生心脏停搏，立即高声呼唤他人帮助救人，并尽快拨打急救电话"120"或附近医院电话。如现场只有一个抢救者，则先进行1分钟现场心肺复苏后再联系求救。

（2）早期心肺复苏　一般按照C-A-B操作顺序进行，即C（compressions）胸外按压、A（airway）开放气道、B（breathing）人工呼吸。①胸外按压：患者仰卧位于硬质平面上。患者头、颈、躯干平直无扭曲。按压部位为胸骨中下1/3交界处或双乳头与前正中线交界处。按压者上半身前倾，双肩正对患者胸骨上方，一只手的掌根放在患者胸骨中下部，然后两手重叠，手指离开胸壁，双臂绷直，以髋关节为轴，借助上半身的重力垂直向下按压。每次抬起时掌根不要离开胸壁，并应随时注意有无肋骨或胸骨骨折。按压频率为至少100次/min。按压幅度为至少5cm或者胸廓前后径的1/3，压下与松开的时间基本相等，压下后应让胸廓充分回弹。每2min更换按压者，每次更换尽量在5s内完成。②开放气道：应先去除气道内异物。仰头抬颏法：术者用一只手按压伤病者的前额，使头部后仰，同时另一只手的示指及中指置于下颏骨骨性部分向上抬颏，使下颌尖、耳垂连线与地面垂直。双下颌上提法：术者将肘部支撑在患者所处的平面上，双手放置在患者头部两侧并握紧下颌角，同时用力向上托起下颌。如果需要进行人工呼吸，则将下颌持续上托，用拇指把口唇分开用面颊贴紧患者的鼻孔进行口对口呼吸。此法用于颈椎损伤患者，不建议非医务人员采用。③人工呼吸：口对口人工呼吸操作步骤如下。a. 开放气道；b. 用按于前额手的示指和拇指捏紧患者鼻；c. 正常吸气后紧贴患者的嘴，要把患者的口部完全包住；d. 缓慢向患者口内吹气（1s以上），保证足够的潮气量，以使患者胸廓抬起；每一次吹气完毕后，应与患者口部脱离，抬头看患者胸部；吹气时暂停按压，吹气频率为 10～12 次/min，按压-通气比率为 30：2。此外，口对鼻人工呼吸、球囊面罩视患者情况使用。

（3）早期电除颤和电复律 ①电除颤：发现患者心脏停搏时，应立即进行心肺复苏，如果是可除颤心率，应尽早电除颤。要求院内早期除颤在 3min 内完成，院前早期除颤在 5min 内完成，并且在除颤器就绪时应进行心肺复苏。必须及早进行除颤的理由如下。a.80%～90%成人突然非创伤性心脏停搏的最初心律失常为心室颤动；b. 除颤是心室颤动最有效的治疗方法；c. 除颤成功的概率随时间的推移迅速下降，每过 1min 下降 7%～10%；d. 心室颤动常在数分钟内转变为心脏停搏，则复苏成功的概率很小。因此，在给予高质量心肺复苏的同时进行早期除颤是提高心脏停搏存活率的关键。除颤器的使用：患者平卧于病床上，将胸前衣服解开，去掉佩戴的物品特别是金属类的物品，如项链、纽扣等。电极板上均匀涂上导电糊，或包裹 4～5 层纱布后在生理盐水中浸湿。一个电极板置于右锁骨内侧正下方，另一电极板放在左乳头的左下方（心尖部），两个电极板的距离至少在 10cm 以上。双向波 150～200J，单向波推荐高能量除颤 360J。②电复律：a. 心房颤动，首剂量能量双向波是 120～200J，单向波是 200J；b. 心房扑动和其他室上性心律失常，首剂量 50～100J；c. 成人稳定型单型性室性心动过速，首剂量 100J。

2. 高级生命支持

（1）插管或呼吸机 气管内插管可有效地保证呼吸道通畅并防止呕吐物误吸，必要时通气时不需暂停胸外心脏按压，可以连接呼吸机，予以机械通气及供氧。气管内插管后通气频率 8～10 次/min，每次通气 1s 以上，通气时不需要暂停胸外心脏按压。

（2）药物治疗 在心跳、呼吸骤停中，基础生命支持是最重要的，药物治疗是次要的。经过初始心肺复苏和除颤后，可考虑应用药物治疗。一般采用静脉内给药、经气管给药和骨髓腔给药等途径。常用药物包括肾上腺素、胺碘酮、利多卡因、阿托品、碳酸氢钠、呼吸兴奋剂和镁剂等。

3. 判断

（1）指标 ①自主呼吸及心跳恢复：可听到心音，触及大动脉搏动，心电图示窦性、房性（心房颤动、心房扑动）或交界性心律。②瞳孔变化：散大的瞳孔回缩变小，对光反射恢复。③可扪及大动脉（颈动脉、股动脉）搏动。④收缩压达 60mmHg 左右。⑤发绀的面色、口唇、指（趾）甲转为红润。⑥脑功能好转：肌张力增高，出现自主呼吸、吞咽动作，昏迷变浅及开始挣扎。

（2）终止指标 ①复苏成功：自主呼吸及心跳已恢复良好，转入下一阶段治疗。②复苏失败：自主呼吸及心跳未恢复，脑干反射全部消失，心肺复苏 30min 以上，心电图成直线，医师判断患者已临床死亡。

4. 心脏停搏后的综合管理

（1）气体交换的最优化 持续监测脉搏、血氧饱和度，维持血氧饱和度在 94%～99%，确保输送足够的氧，也应避免氧中毒。当血氧饱和度为 100% 时，对应的氧分压可在 80～500mmHg，因此当血氧饱和度达到 100% 时，应适当调低吸入氧浓度，以免氧中毒。

（2）心脏节律及血流动力学监测和管理 在自主循环恢复后，应连续心电监护直至患者病情稳定。如需可以应用肾上腺素、多巴胺、去甲肾上腺素等血管活性药，并逐步调整剂量，使收缩压≥90mmHg，或平均动脉压≥65mmHg。

（3）亚低温治疗　是唯一经过证实的能改善神经系统并促进其恢复的措施，自主循环恢复后，对无反应的昏迷患者均可使用。推荐降温到32～34℃并持续12～24h。

（4）血糖控制　应将血糖控制在8～10mmol/L。

（5）病因治疗　当心脏停搏的病因为急性心肌梗死时，应立即行经皮冠状动脉介入治疗；当病因为酸中毒，应纠正水电解质紊乱及酸碱平衡失调；当病因为低血容量及低氧血症时，应纠正血容量和血氧饱和度；当病因为中毒或药物过敏时，应给予解毒药或抗过敏治疗。

（二）脑复苏

脑复苏（CR）是各种原因所致急性脑血流中断、意识丧失后对其严重脑缺血缺氧状态实施一系列及时、规范、有效的复苏，从而保护脑细胞、恢复脑功能的综合性措施。主要指心跳、呼吸骤停后的心脑肺复苏。因心脏停搏后往往出现全身组织，尤其是脑、心、肾的严重缺氧，加之代谢紊乱，生命脏器（心、脑、肺、肝、肾）功能严重损害，故需要积极采取有效的防治措施。

1. 缺氧性脑损害的病理生理　心跳停止后2～3min，脑血管内红细胞沉积，5～10min形成血栓，10～15min血浆析出毛细血管，脑血流停止15min以上，即使脑循环恢复，95%脑组织可出现无血流现象，主要由于血管周围胶质细胞、血管内皮细胞肿胀和血管内疱疹形成，堵塞微循环，故有人提出立即于颈动脉内进行脑灌注（脑灌注疗法）。脑组织在人体器官中最容易受缺血伤害，这是由于脑组织的高代谢率、高氧耗和对高血流量的需求。整个脑组织重量只占体重的2%，但静息时，它需要的氧却占人体总摄取量的20%，血流量占心排血量的15%。正常脑血流（CBF）为每100g脑组织45～60mL/min，低于20mL/min即有脑功能损害，低于8mL/min可导致不可逆损害，前者为神经功能临界值，后者为脑衰竭临界值。脑内的能量储备很少，所储备的ATP和糖原在心跳停止后10min内完全耗竭，故脑血流中断5～10s就发生晕厥，继而抽搐，如超过4min，就有生命危险。研究认为，心跳停止后的能量代谢障碍易于纠正，而重建循环后发生或发展的病理生理变化，即上述无血流现象给脑组织以第二次打击，可能是脑细胞死亡的主要原因。心跳停止和重建循环后低血压的时间越长，无血流现象越明显。此外，脑生化方面的紊乱，在缺血期间活性自由基等的形成，可损伤细胞膜，甚至导致细胞死亡，因而有人主张用自由基清除剂。缺氧后导致组织损害的另一重要激活因素是细胞内钙离子增加，认为细胞质中钙离子浓度增加是引起缺血、缺氧后脑细胞死亡的因素之一。因缺血、缺氧，脑组织内的毛细血管因超过氧化物自由基蓄积和局部酸中毒的作用而通透性增加，加之静水压升高，血管内液体与蛋白质进入细胞外间隙而形成脑水肿。脑水肿的防治与提高脑复苏成功率有很大关系。低温、脱水疗法的疗效已被公认。

2. 脑复苏措施

（1）调节平均动脉压（MAP）　要求MAP恢复并维持在12～13.33kPa。血压过高，可用氯丙嗪和硝普钠等。血压过低，可用血浆或血浆代用品，或多巴胺等。另外，还可用右旋糖酐40（低分子右旋糖酐）。

（2）呼吸管理　为预防完全主动过度换气引起颅内压升高，对意识不清的患者应使用机械呼吸器。应用呼吸器过度通气，使PaO_2和脑微循环血氧分压明显提高，对缺氧性损伤的恢复、保证脑组织充分供氧是非常必要的。

（3）低温疗法　在降温之前先用降温辅助药（如丙嗪类、地西泮、硫喷妥钠等）防止寒战。降温以戴冰帽降低头部温度为重点，然后在颈、腋、腹股沟大血管通过处置冰袋，使体温降至 33～35℃为宜。

（4）脱水疗法　心肺复苏成功后，应给予 20％甘露醇 125～250mL，快速静脉滴入，或呋塞米 40～100mg 静脉注射；也可用地塞米松 5mg 静脉注射，每 6 小时 1 次，连用 3～5d。

（5）巴比妥盐治疗　一般强调在心脏复跳后 30～60min 内开始用，迟于 24h 则疗效降低。可选用硫喷妥钠或苯妥英钠进行治疗。

（6）改善脑细胞代谢药物治疗　可用葡萄糖、辅酶 A、细胞色素 C、多种维生素等。

（7）高压氧治疗　可以促进脑功能的恢复，治疗时间越早，患者的预后越好。

（8）激素治疗　轻度脑损害者可以单独应用；中重度脑损害者应与脱水剂、低温疗法合用。用量要大，如地塞米松每次 5～10mg，静脉注射，每 4～6h 1 次，一般应连用 3～5d。

（9）钙通道阻滞剂　用于脑复苏的钙通道阻滞剂有尼莫地平、维拉帕米等。常用尼莫地平 10mg 加入 10％葡萄糖或生理盐水 250mL，静脉滴注。

（10）抗自由基药物　如甘露醇、维生素 C、维生素 E、辅酶 Q、丹参、莨菪碱等。

3. **脑复苏转归**　不同程度的脑缺血、缺氧，经复苏处理后可能有以下四种转归。①完全恢复；②恢复意识，遗有智力减退、精神异常或肢体功能障碍等；③去大脑皮质综合征，多数患者将停留在植物状态；④脑死亡。

4. **维持血压及循环功能**　心脏停搏复苏后，循环功能往往不稳定，常出现低血压或心律失常。低血压如为血容量不够，则应补充血容量；心功能不良者应酌情使用强心药物（如毛花苷丙）；需用升压药物，则以选用间羟胺或多巴胺为好；如发生严重心律失常，应先纠正缺氧、酸中毒及电解质紊乱，然后再根据心律失常的性质进行治疗。多巴胺 20～40mg 加入 5％葡萄糖液 100mL 静脉滴注，以维持合适血压及尿量（每分钟在 2～10μg/kg，可增加心排血量；大于每分钟 10μg/kg，则使血管收缩；大于每分钟 20μg/kg，低肾及肠系膜血流）。如升压不满意，可加氢化可的松 100～200mg 或地塞米松 5～10mg 补充血容量，纠正酸血症，多数血压能上升，待血压平稳后逐渐减量。

5. **纠正酸中毒及电解质紊乱**　根据二氧化碳结合力、血 pH 及剩余碱等检测结果补充碳酸氢钠，一般复苏后的前 2～3d 仍需每天给予 5％碳酸氢钠 200～300mL，以保持酸碱平衡。据血钾、钠、氯结果做相应处理。

6. **防治急性肾衰竭**　如果心脏停搏时间较长或复苏后持续低血压，则易发生急性肾衰竭。原有肾疾病的老年患者尤为多见。心肺复苏早期出现的肾衰竭多由急性肾缺血所致，其恢复时间较肾毒性者长。由于通常已使用大剂量脱水剂和利尿剂，临床可表现为尿量正常甚至增多，但血肌酐升高（非少尿型急性肾衰竭）。防治急性肾衰竭时应注意维持有效的心脏和循环功能，避免使用对肾有损害的药物。若注射呋塞米后仍然无尿或少尿，则提示急性肾衰竭，此时应按急性肾衰竭处理。

7. **防治其他继发感染**　对于肠鸣音消失和机械通气伴有意识障碍患者，应留置胃管，并尽早应用胃肠道营养。

（三）心肺复苏中易犯的错误

①延误，可能会耽误患者的最佳治疗时机，争分夺秒才是关键。②可能触及颈动脉，这

并不意味着充分地循环复苏，可能是静水压力波的被动性传导。③瞳孔的大小及反应，也可受到药物的影响。④插置管道通气是否会加深缺氧性损害。⑤复苏操作开始前，应先将口咽部异物等清除，以防吸入肺内。⑥复苏过程中，常可引起胃扩张，应注意呕吐，防止呕吐物吸入呼吸道。⑦按压力量大，致肋骨骨折、内脏破裂等。⑧心脏按压过快，可妨碍心室充盈。

（四）终止复苏指征

1. 心脏停搏包括电除颤及电起搏等治疗，而心电图上没有心室收缩波达10min以上。

2. 脑死亡证据　①深昏迷，对疼痛刺激无任何反应，无自主活动；②自发呼吸停止；③瞳孔散大固定；④脑干反射消失；如头眼反射消失，眼前庭反射消失，瞳孔对光反射消失，角膜反射、吞咽反射、瞬目和呕吐动作消失，无任何位置反射，无寒战或抽搐，无去大脑强直；脑电图平波。

3. 心跳停止在12min以上，而没有进行任何复苏措施治疗者，几乎无一存活。但是在低温环境下（如冰库、雪地、冷水中溺）及年轻的创伤患者，心脏停搏超过12min，仍应积极抢救。

（五）预后

心脏停搏复苏成功的患者，及时评估左心室的功能非常重要。与左心室功能正常的患者相比，左心室功能减退的患者心脏停搏复发的可能性较大，对抗心律失常药物的反应较差，死亡率较高。急性心肌梗死早期的原发性心室颤动为非血流动力学异常引起者，经及时除颤易获复律成功。急性下壁心肌梗死并发的缓慢性心律失常或心室停顿所致的心脏停搏，预后良好。相反，急性广泛前壁心肌梗死合并房室或室内传导阻滞引起的心脏停搏，预后往往不良。继发于急性大面积心肌梗死及血流动力学异常的心脏停搏，即时死亡率高达59%～89%，心脏复苏往往不易成功，即使复苏成功，亦难以维持稳定的血流动力学状态。

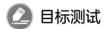 目标测试

单项选择题

1. 休克卧位，头、腿应抬高（　　）

A. 30° 　　　　　　B. 35° 　　　　　　C. 50°

D. 15° 　　　　　　E. 90°

2. 休克患者使用激素应（　　）

A. 早期、少量、短程　　　　B. 长期、足量、长效

C. 早期、足量、短程　　　　D. 早期、足量、长效

E. 长期、足量、短程

3. 在内脏器官继发性损害方面，休克患者死亡主要原因是（　　）

A. 急性呼吸衰竭　　　　　　B. 急性肾功能衰竭

C. 内毒素血症　　　　　　　D. 心功能下降

E. 体温过低

4. 休克早期主要临床表现是 （　　　）

A. 脉搏短促　　　　　　　　　　B. 脉压增大　　　　　　　　　　C. 四肢湿冷

D. 血压上升　　　　　　　　　　E. 腹痛、恶心、呕吐

5. 休克的最主要特征是 （　　　）

A. 心输出量降低　　　　　　　　B. 动脉血压降低　　　　　　　　C. 组织循环灌流量锐减

D. 外周阻力升高　　　　　　　　E. 外周阻力降低

6. 心肺脑复苏时人工呼吸的频率是 （　　　）

A. 6～8 次/分　　　　　　　　　B. 8～10 次/分　　　　　　　　C. 10～12 次/分

D. 12～15 次/分　　　　　　　　E. 15～18 次/分

7. 成年人至少一次失血量超过总血量多少才能引起休克 （　　　）

A. 15%　　　　　　　　　　　　B. 40%　　　　　　　　　　　　C. 20%

D. 50%　　　　　　　　　　　　E. 30%

8. 失血性休克血压下降早期主要与 （　　　）

A. 交感神经-肾上腺髓质系统衰竭有关

B. 低血容量引起回心血量不足、心输出量降低有关

C. 血管紧张度下降、外周阻力降低有关

D. 血液灌流不足、微循环血管大量扩张有关

E. 细胞严重缺氧，能量代谢障碍有关

拓展阅读

幽门螺杆菌的发现

　　幽门螺杆菌（Helicobacter pylori，Hp）是 1982 年由澳大利亚医师 B. Marshall 在一个偶然性的机会下分离培养出来的。Hp 感染作为慢性胃炎、消化性溃疡的最主要病因，研究还证实，Hp 感染与胃癌和胃淋巴瘤的发生密切相关。20 世纪 80 年代初，在澳大利亚佩斯（Perth）皇家医院病理科工作的 R. Warren 教授发现胃炎和消化性溃疡病人的胃镜活检标本上定居有弯曲菌样的细菌。他们通过实验设计试图从胃活检标本中分离培养出该细菌，这一工作交给了医院年轻的住院医师 B. Marshall 来完成。由于认为这种细菌非常接近于弯曲菌属，培养条件也是根据弯曲菌确定的。遗憾的是连续 34 个胃活检标本的培养均未发现细菌生长。接种培养第 35 个标本时，正是 1982 年 4 月西方的复活节，Marshall 没有在 48 小时以后去医院观察细菌生长情况。5 天后，Marshall 一上班就惊喜地发现培养基上长满了许多弯曲菌样的菌落。经分析前面 34 个标本未能培养出该细菌是因为培养皿仅孵育了 48 小时就被过早丢弃了。该细菌就是现在被广泛研究的革兰氏阴性、微需氧螺形杆菌——幽门螺杆菌。可以说幽门螺杆菌的发现是科学敏锐性和幸运相结合的结果。为了提供更确切的证据来证实幽门螺杆菌感染是胃疾病的直接致病因素，B. Marshall 于 1984 年 7 月进行了一次吞服该菌的人体志愿者试验，志愿者就是 Marshall 自己。Marshall 的这一工作证实了幽门螺杆菌感染确实可引起急性胃炎。后续的多项志愿活动也证实了该结论，因此 Marshall 成了 2005 年诺贝尔生理学或医学奖得主。

第九篇　传染病基础

第十九章　传染病

知识目标　掌握常见传染病的临床表现、诊断和治疗；熟悉其病因；了解发病机制等。

能力目标　具有对病毒性肝炎、肺结核、艾滋病等病例进行诊断及用药的能力。

素质目标　对病毒性肝炎、肺结核、艾滋病等传染病的防治有足够认识。

案例引入

患者，男性，23岁，工人。因"高热、咳嗽5天"急诊入院。5天前洗澡受寒后出现寒战，体温高达40℃，伴咳嗽、咳痰，痰少呈铁锈色，无痰中带血，无胸痛。门诊给口服先锋霉素Ⅴ止咳、退热剂，3天后不见好转，体温仍波动于38.5～40℃，病后纳差，睡眠不好，大小便正常，体重无变化。既往体健，无药物过敏史。个人史、家族史无特殊。查体：体温39℃，脉搏100次/分，呼吸20次/分，血压120/80mmHg。急性热病容，神志清楚，无皮疹，浅表淋巴结无肿大，巩膜无黄染，咽（一），气管居中。左中上肺叩诊浊音，语颤增强，可闻及湿啰音。叩诊心界不大，心率100次/分，律齐，无杂音。腹平软，肝脾未及，病理反射未引出。实验室检查：血红蛋白140g/L，白细胞计数12×10^9/L，中性粒细胞百分率82%，淋巴细胞百分率18%，血小板计数180×10^9/L；尿常规（一）；粪便常规（一）。

问题：

1. 诊断及诊断依据是什么？请进行鉴别诊断。

2. 还要进一步检查什么？

3. 请谈谈治疗原则。

第一节　传染病总论

一、病因和发病机制

（一）病因

传染病是由各种病原体引起的能在人与人、动物与动物或人与动物之间相互传播的一类疾病。病原体中大部分为微生物，如病毒、细菌、真菌、立克次体、螺旋体、朊病毒等；小部分为寄生虫，如原虫和蠕虫。传染病的基本特征：①有病原体，每一种传染病都有特异的病原体，包括微生物和寄生虫。②有传染性，是与其他感染性疾病的主要区别。由于传染期相对固定，是隔离患者的依据之一。③有流行病学特征，在质的方面，分为外来性和地方性；在量的方面，分为散发、流行、大流行及暴发。④有感染后免疫，人体感染病原体后，无论显性或隐性感染，都能产生针对病原体及其产物的特异性保护性免疫。

（二）发病机制

病原体侵入人体后，人体成为病原体的生存场所，称为宿主。病原体在宿主中生长繁殖、释放有毒物质等引起机体损伤，称为感染。在发生感染的同时，能激发人体免疫系统产生一系列免疫应答与之对抗，称为免疫。感染和免疫是一对矛盾，其结局如何，根据病原体和宿主两方面力量强弱而定。如果宿主足够强壮，可以不形成感染，即使形成感染，病原体也多半会逐渐消亡，于是患者康复；如果宿主很虚弱而病原体很凶猛，则感染扩散，患者将会死亡。传染病的发生与发展具有明显阶段性的共同特点，此阶段性包括从病原体侵入人体，定位和寄居，通过各种致病因子或机体反应造成机体损伤，到病原体从体内清除、排出、携带、潜伏或者导致患者死亡等一系列过程。发病机制的阶段性与临床表现的阶段性大多数是互相吻合的，但有时并不一致。传染病流行必须具备传染源、传播途径和易感人群三个基本环节。这三个环节同时存在并相互联系，才能形成流行过程。若缺乏某一环节或阻断三者之间的相互联系，流行过程就会中断。传染病流行特征包括以下几方面。①强度特征：传染病流行过程中可呈散发、暴发、流行及大流行。②地区特征：某些传染病和寄生虫病只限于一定地区和范围内发生，自然疫源性疾病也只限于一定地区内发生，此等传染病因有其地区特征，称地方性传染病。③季节特征：指传染病的发病率随季节的变化而升降，不同的传染病大致上有不同的季节性。季节性的发病率升高，与温度、湿度、传播媒介因素、人群流动有关。④职业特征：某些传染病与所从事职业有关，如炭疽、布鲁菌病等。⑤年龄特征：如某些传染病，尤其是呼吸道传染病，儿童发生率高。

二、临床表现

（一）临床类型

根据临床过程的长短，可分为急性、亚急性和慢性型；根据病情的轻重，可分为轻型、中型、重型和暴发型；根据临床表现是否典型，可分为典型和非典型。

（二）常见的症状和体征

1. **发热** 大多数传染病可引起发热，热型是传染病的重要特征之一，具有鉴别诊断意义。

2. **发疹** 许多传染病在发热的同时伴有发疹，可出现皮疹，分为外疹、内疹两大类。疹子的出现时间、分布部位和先后次序对诊断和鉴别诊断有重要参考价值。

3. **毒血症状** 病原体的各种代谢产物，除可引起发热外，还可引起多种症状，如疲乏、全身不适，畏食，头痛，肌、关节和骨疼痛等。严重者可有意识障碍、脑膜刺激征、中毒性脑病、呼吸衰竭及休克等症状，有时还可引起肝、肾损害。

4. **单核吞噬细胞系统反应** 有充血、增生等反应，临床上表现为肝脾大和淋巴结增大。

（三）传染病的临床特点

1. **病程发展的阶段性** 典型的传染病病程发展通常分为四个时期。

（1）潜伏期 从病原体侵入人体到最初出现症状的一段时间，称潜伏期。潜伏期长短不一，视微生物种类、数量、毒力及人体免疫状态而定。

（2）前驱期 从起病至症状明显期开始为止的时期，称为前驱期。临床症状无特异性，如头痛、低热、乏力等，某些感染可无明显前驱期，一般为1～3d。

（3）症状明显期 大多数传染病在此期出现特有症状，病情由轻而重，逐渐或迅速到达高峰；继而随人体免疫力的产生，症状迅速或逐渐消退。死亡也多发生在本期。

（4）恢复期 体温降至正常，症状大多消失，体力、食欲逐步恢复，直至完全康复。此时体内病理变化和功能紊乱也逐步恢复，病原体大多在体内被消灭，少数患者成为病原携带者。某些传染病（如乙型脑炎、脊髓灰质炎、钩端螺旋体病等）可留有后遗症。

2. **复发与再燃** 复发是指初发疾病已转入恢复期或在痊愈初期，而发病的症状再度出现，病原体在体内亦再度出现，如疟疾、伤寒、细菌性痢疾等。再燃是指初发病已进入缓解后期，体温尚未降至正常时，又复上升，再度发病，但一般为期较短，如伤寒。

三、辅助检查

（一）实验室检查

1. **血液检查** 大部分细菌性传染病白细胞计数及中性粒细胞增多，只有伤寒减少，布鲁菌病减少或正常。绝大多数病毒性传染病白细胞计数降低且淋巴细胞比例增高，但流行性出血热、流行性乙型脑炎白细胞总数增高。血中异型淋巴细胞见于流行性出血热。传染性单核细胞增多症、原虫病白细胞计数偏低或正常。

2. **尿液检查** 流行性出血热、钩端螺旋体病患者尿内有蛋白、白细胞、红细胞，且钩端螺体病患者尿内有膜状物。黄疸型肝炎尿胆红素阳性。

3. **粪便检查** 细菌性痢疾、肠阿米巴病呈黏液脓血便和果酱样便；细菌性肠道感染多呈水样便、血水样便或混有脓液及黏液。病毒性肠道感染多为水样便或混有黏液。

（二）病原学检查

1. 直接检查　脑膜炎双球菌、疟原虫、微丝蚴、溶组织内阿米巴原虫及包囊、血吸虫卵、螺旋体等病原体可在镜下查到，以及时确定诊断。

2. 病原体分离　根据不同疾病取血液、尿、粪、脑脊液、骨髓、鼻咽分泌物、渗出液、活检组织等进行培养与分离鉴定。细菌能在普通培养基或特殊培养基内生长，病毒及立克次体必须在活组织细胞内增殖。培养时根据不同的病原体，选择不同的组织与培养基或动物接种。

（三）免疫学检查

免疫学检查是一种特异性的诊断方法，广泛地用于临床检查，以确定诊断和流行病学调查。血清学检查可用已知抗原检查未知抗体，也可用已知抗体检查未知抗原。抗体检查抗原的称为反向试验，抗原-抗体直接结合的称为直接反应，抗原和抗体利用载体后相结合的称为间接反应。测定血清中的特异性抗体需检查双份血清，恢复期抗体滴度需超过病初滴度 4 倍才有诊断意义。

（四）分子生物学检测

利用核素^{32}P 或生物素标记的分子探针可以检出特异性的病毒核酸。近年发展起来的聚合酶链反应技术（PCR）是利用人工合成的核苷酸序列作为"引物"，在耐热 DNA 聚合酶的作用下，通过变化反应温度扩增目的基因，用于检测体液、组织中相应核酸的存在。在扩增循环中，DNA 片段上百万倍增加是特异和非常灵敏的方法。

（五）其他

如气相色谱、鲎试验、诊断性穿刺、乙状结肠镜检查、活体组织检查、生物化学检查、X 线检查、超声检查、核素扫描检查、CT 检查等。

四、诊断

传染病主要根据流行病学资料、临床资料以及实验室检查结果等进行综合诊断。临床资料包括详细询问病史及体格检查的发现加以综合分析。流行病学资料包括发病地区、发病季节、既往传染病情况、接触史、预防接种史，还包括年龄、籍贯、职业、流行地区旅居史等。

五、治疗

（一）一般治疗与支持治疗

一般治疗包括隔离、消毒、护理和心理治疗。支持治疗法根据各种传染病的不同阶段而采取合理饮食，补充营养，维持水、电解质平衡，增强患者体质和免疫功能的各项措施。

（二）病原与免疫治疗

针对病原体的治疗措施，具有清除病原体的作用，达到根治和控制传染病的目的。常用药物有抗生素、化学治疗制剂和血清免疫制剂等。

（三）对症治疗

不但可以减轻患者的痛苦，还可以通过调整患者各系统的功能，达到减少机体消耗、保护重要器官、使损失降到最低的目的。

（四）康复治疗

对某些传染病的后遗症，可采取针灸、理疗、高压氧等康复治疗措施，促进机体恢复。

（五）中医中药治疗

对调整患者各系统的功能起重要的作用。

六、预防与预后

传染病一旦确诊就应早期彻底治疗，防止转为慢性，有助于消灭病原体，控制传染病的流行。治疗本身也是控制传染源的重要预防措施之一，在治疗患者的同时，必须做好隔离、消毒、疫情报告、接触者检疫与流行病学调查。治疗方法包括特异性病原治疗和一般对症治疗。预防的一切措施都是针对构成传染病流行的三个基本环节，在三者中应抓住主要或薄弱环节重点突破，如对疟疾以控制传染源为重点，对白喉以保护易感人群为重点，对流行性斑疹伤寒以灭虱为重点等。

（一）控制传染源

传染病报告制度是早发现传染病的重要措施，必须严格遵守。对传染病患者必须做到早发现、早诊断、早隔离和早治疗，并及时将法定传染病向附近卫生防疫机构或医疗保健机构报告，以便进行必要的流行病学调查和制订相应的防疫措施。

（二）切断传播途径

根据不同传染病制订不同方案，对肠道传染病宜加强饮食卫生、个人卫生、管好粪便、管好水源、用具消毒、吐泻物消毒等；对呼吸道传染病应开窗通风，保持空气流通，提倡戴口罩等；对虫媒传染病需要有防蚊设备，并采用药物驱虫、杀虫。血吸虫病的传播途径较为复杂，需同时行灭螺、治病、管好粪便、管好水源、个人防护等。组织杀灭啮齿类和蚊蝇等病媒昆虫，消除其他传播传染病的动物危害。消毒是切断传播途径的重要措施。

（三）保护易感人群

保护易感人群包括提高人群非特异性免疫力和特异性免疫力两方面。

1. 提高人群非特异性免疫力　通过提高人民的生活水平和文化水平，改善居住环境、增加营养、加强身体锻炼等，达到增强体质、提高非特异性免疫力的目的。

2. 提高人群特异性免疫力

（1）主动免疫　起关键作用的还是通过主动进行疫（菌）苗预防接种，提高人群的特异性免疫力。接种的疫（菌）苗包括减毒活病原体、灭活病原体、类毒素、病原体的部分抗原蛋白和基因重组多肽或蛋白等。接种疫苗后可使机体产生对抗某病原体，如抗病毒、细菌、螺旋体及其毒素的特异性主动免疫。

（2）被动免疫　接受注射抗毒素、丙种球蛋白或高滴度免疫球蛋白，可使机体具有特异性被动免疫。被动免疫常用于急需进行免疫预防的人群，注射一次特异性免疫球蛋白一般只能保持特异性免疫力1个月左右。

第二节　病毒性肝炎

病毒性肝炎（virus hepatitis）是由多种肝炎病毒引起的，以肝脏损害为主的一组全身性传染病。目前按病原学明确分类的有甲型、乙型、丙型、丁型、戊型五型肝炎病毒。临床表现主要是食欲减退、疲乏无力、厌油、肝脏肿大及肝功能损害，部分病例出现发热及黄疸，但多数为无症状感染者。乙型、丙型、丁型多呈慢性病程，少数患者可发展为肝硬化或肝癌，极少数病例可呈重型肝炎的临床过程；甲型和戊型主要表现为急性感染。病毒性肝炎主要经血液、体液等胃肠外途径传播。

一、病因和发病机制

（一）病因

1. **甲型肝炎病毒**（HAV）　为一种 RNA 病毒，属微小核糖核酸病毒科，是直径约27nm 的球形颗粒，由 32 个壳微粒组成对称 20 面体核衣壳，内含线型单股 RNA。

2. **乙型肝炎病毒**（HBV）　为 42nm 双层外壳 DNA 病毒，原称 Dane 颗粒。Dane 颗粒分为包膜与核心两部分。包膜上的蛋白质，即乙型肝炎病毒表面抗原（HBsAg）。核心部分含有乙型肝炎病毒核心抗原（HBcAg）、乙型肝炎病毒 e 抗原（HBeAg）、病毒 DNA 及 DNA 聚合酶，见图 19-1。

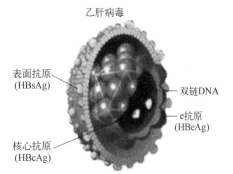

图 19-1　HBV 结构

3. **丙型肝炎病毒**（HCV）　属黄热病毒属，直径为 50～60nm，外壳含类脂。单链线形 RNA 病毒是引起输血后肝炎的主要原因。

4. **丁型肝炎病毒**（HDV）　为一种缺陷性 RNA 病毒，必须有 HBV 的存在才能复制，直径 35～37nm 的小圆球状颗粒，其外壳为 HBsAg。HDV 存在于 HBsAg 阳性患者的肝细胞、血液和体液中。

5. **戊型肝炎病毒**（HEV）　圆形颗粒，无囊膜，有核衣壳，直径为 29～38nm，病毒基因组为正链单股 RNA，存在于潜伏末期及发病初期的患者粪便中。

（二）发病机制

1. **甲型肝炎**　目前认为在感染早期，由于 HAV 大量繁殖，使肝细胞有轻微破坏。随后细胞免疫起重要作用，HAV 激活特异性 CD8$^+$ T 淋巴细胞，通过直接作用和分泌细胞因子使肝细胞变性、坏死。在感染后期，体液免疫亦参与其中，抗HAV产生后可通过免疫复合物机制参与肝细胞破坏。

2. **乙型肝炎**　HBV进入机体后，未被单核吞噬细胞系统清除的病毒到达肝，病毒包膜与肝细胞膜融合，导致病毒侵入，之后HBV在肝细胞内开始复制。乙型肝炎的发病机制非常复杂，目前尚未完全明了。

3. **丙型肝炎**　HCV导致肝细胞损伤主要有以下因素参与：①HCV直接杀伤作用；②宿主免疫因素；③自身免疫；④细胞凋亡。

4. **丁型肝炎**　目前观点认为，HDV本身及表达物对肝细胞作用，但尚缺乏确切证据。另外，宿主免疫反应也参与了肝细胞的损伤。

5. **戊型肝炎**　发病机制不明。

二、流行病学

病毒性肝炎具有传染性强，传播途径复杂，流行面广泛，发病率高等特点。

（一）传染源

甲型肝炎的主要传染源是急性患者和亚临床感染者，潜伏末期至发病后10天传染性最强。出现黄疸后20天无传染性。病毒主要通过粪便排出体外，自发病前2周至发病后2～4周内的粪便具有传染性，血液、唾液、胆汁及十二指肠液均有传染性。乙型肝炎的传染源为患者和HBV携带者。感染后数周至整个急性期均有传染性（HBsAg性）。病毒血症持续1～3个月大多消失，部分患者成为HBsAg携带者，是乙型肝炎的重要传染源。根据人群乙型肝炎检测结果，全世界有3.5亿～4.0亿慢性HBV感染者，我国乙型肝炎病毒携带者占10%～20%，构成重要传染源。丙型肝炎、丁型肝炎的传染源与乙型肝炎相似，戊型肝炎与甲型肝炎基本相同。

（二）传播途径

甲型肝炎的主要传播途径为粪-口途径，日常生活接触是散发性发病的主要传播方式，而水和食物特别是水生贝类的污染可引起甲型肝炎暴发流行。乙型肝炎的主要传播途径为体液传播，含有乙型肝炎病毒的体液或血液可通过输血及血制品、预防接种、药物注射和针刺等方式传播；生活中的密切接触是次要的传播途径；性接触是体液传播的另一种方式，HBV可通过唾液、阴道分泌物排出，故性接触也是HBV重要传播途径；母婴传播包括经胎盘、分娩、哺乳、喂养等方式引起的HBV感染，占我国婴幼儿HBV感染的1/3。丙型肝炎的主要传播途径是输血，丙型肝炎约占输血后肝炎的90%；非经输血获得的HCV感染主要通过生活中的密切接触，包括性接触及注射等方式传播；HCV也可通过母婴传播。丁型肝炎的主要传播途径与乙型肝炎、丙型肝炎基本相同。戊型肝炎的主要传播途径也是粪-口传播，特别是饮用水污染可引起戊型肝炎暴发流行。

（三）易感人群

人对病毒性肝炎普遍易感。甲型肝炎以学龄儿童多见，青壮年次之；乙型肝炎以婴幼儿及青少年多见；丙型肝炎以成人多见；戊型肝炎以青壮年多见。

三、临床表现

（一）潜伏期

甲型肝炎潜伏期为 2～6 周，平均 1 个月左右。乙型肝炎潜伏期为 6 周至 6 个月，平均为 70 天。丙型肝炎潜伏期为 2～26 周，平均 50 天。戊型肝炎潜伏期为 10～70 天，平均为 40 天。丁型肝炎潜伏期尚未确定，可能相当于乙型肝炎潜伏期。

（二）临床类型

1. **急性肝炎**　可分为黄疸和无黄疸两型。

（1）急性黄疸型肝炎　病程 2～3 个月，典型表现如下。①黄疸前期：多数起病急，可有畏寒、发热，主要症状为乏力、食欲减退、恶心、呕吐、肝区胀痛、腹胀、便秘或腹泻等。某些病例有明显的上呼吸道症状，类似上呼吸道感染。本期体征不显著，部分病例有浅表淋巴结增大。本期末小便颜色加深，继而巩膜及皮肤先后出现黄染。②黄疸期：巩膜、皮肤出现黄染，约 1 周达高峰。部分患者短期内可出现肝内梗阻性黄疸的临床表现，黄疸日益加深，皮肤瘙痒，大便呈淡灰白色；肝多增大，质地充实，有压痛、叩击痛。约 10% 患者有脾大。肝功能检查有明显异常。本期病程 2～6 周。③恢复期：此时黄疸和其他症状逐渐消退，精神、食欲明显好转，肝、脾逐渐回缩，肝功能渐趋正常。有些患者口苦、肝区痛、腰背酸痛、腹胀等症状迁延较久。本期病程为 2～16 周，平均 1 个月左右。

（2）急性无黄疸型肝炎　本型较黄疸型肝炎多见，可发生于五型病毒性肝炎中的任何一型，是一种轻型的肝炎。肝功能损害不如黄疸型显著。一部分病例并无明显症状，于体格检查时发现肝大或肝功能异常。本型病程长短不一，大多于 3～6 个月内恢复健康；但部分病例病情迁延，转为慢性，见于乙型肝炎和丙型肝炎。

2. **慢性肝炎**　仅见于乙型、丙型、丁型三型肝炎。

（1）慢性迁延性肝炎　急性肝炎迁延半年以上，反复出现疲乏、头晕、消化道症状、肝区不适、肝大、有压迫感，也可有轻度脾大，少数患者可有低热。肝功能显示血清氨基转移酶反复或持续升高。肝活体组织检查仅有轻度肝炎病理改变，也可有轻度纤维组织增生。病程迁延可达数年。病情有波动，但总的趋势是逐渐好转以至痊愈，只有少数转为慢性活动性肝炎。

（2）慢性活动性肝炎　病程超过半年。各项症状（消化道症状，如畏食、恶心、呕吐、腹胀等；神经症状，如乏力、精神萎靡、头晕、失眠及肝区痛等）明显，肝大、质地中等以上，可伴有蜘蛛痣、肝掌、毛细血管扩张或肝病面容，进行性脾大，肝功能持续异常，尤其是血浆蛋白改变，或伴有肝外器官损害、自身抗体持续升高等特征。肝活检有慢性活动性肝炎的病理改变。

3. **重型肝炎**　占总病例的 0.2%～0.5%，病死率很高。所有五型肝炎均可发展为重型肝炎。

（1）急性重型肝炎　又称暴发型肝炎。发病多有诱因，如起病后未适当休息、营养不良、嗜酒或服用损害肝的药物、妊娠或合并感染等。起病 10 天以内出现黄疸迅速加深，肝迅速缩小，有出血倾向，中毒性鼓肠，腹水迅速增多、有恶臭，急性肾功能不全（肝肾综合征）和不同程度的肝性脑病。后者早期表现为嗜睡、性格改变、烦躁和谵妄，后期表现为不同程度的昏迷、抽搐、锥体束损害体征、脑水肿和脑疝等。病程不超过 3 周。

（2）亚急性重型肝炎　急性黄疸型肝炎起病 10 天以上而出现上述症状者，属于此型。肝性脑病在此型中多出现于该病后期。本型病程较长，可达数月，容易发展为坏死后肝硬化。

（3）慢性重型肝炎　表现同亚急性重型肝炎，但有慢性活动性肝炎或肝硬化病史、体征及肝功能损害。

4. **淤胆型肝炎**　又称毛细胆管炎型肝炎。临床上以梗阻性黄疸为主要表现，有乏力、皮肤瘙痒、肝大、大便呈灰白色，但消化道症状较轻。肝功能检查显示结合胆红素、碱性磷酸酶、γ-谷氨酰转肽酶、胆固醇增高，血清氨基转移酶轻度升高或接近正常。黄疸可持续数月至 1 年以上。大多数患者可恢复，仅少数发展为胆汁性肝硬化。

5. **肝炎肝硬化**　根据肝炎症状分为活动性肝硬化和静止性肝硬化，根据肝组织病理及表现分为代偿性肝硬化和失代偿性肝硬化。

四、辅助检查

（一）血液检查

白细胞计数正常或稍低，淋巴细胞相对增多，偶有异常淋巴细胞出现。重症肝炎患者的白细胞计数及中性粒细胞均可增高。血小板在部分慢性肝炎患者中可减少。

（二）尿液检查

中重度黄疸或发热患者，尿液检查除胆红素阳性外，还可出现蛋白质、红细胞、白细胞或管型。

（三）肝功能检查

肝功能异常程度取决于慢性病毒性肝炎的病情。轻者 ALT 略有升高；中度者 ALT 和 AST 后复或持续中等度升高；重度患者除 ALT 和 AST 反复明显升高外，还有碱性磷酸酶（ALP）、γ-谷氨酰转移酶（GGT）、胆红素不同程度升高，血清清蛋白降低，球蛋白升高，凝血酶原时间延长，凝血因子 Ⅱ、Ⅴ、Ⅶ、Ⅸ、Ⅹ 减少。

（四）肝炎病毒学检测

肝炎病毒血清学检测及病毒基因检测对慢性病毒性肝炎的诊断、评估病情和指导治疗有重要意义。野生株 HBV 复制活跃表现为 HBeAg 阳性、HBV-DNA 阳性；当前 C 区变异株复制活跃时，则表现为 HBeAg 阴性、抗-HBe 阳性、HBV-DNA 阳性。治疗后 HBV-DNA 和 HBeAg 转阴，并出现抗-HBe，提示抗病毒治疗有效。抗 HBc-IgM 阳性，提示近期存在乙型肝炎病毒感染。抗 HDV-IgM、HDVAg、HDV-DNA 阳性，是诊断重叠丁型肝炎的依据。

（五）肝炎病毒的基因型检测

HBV 及 HCV 基因分型有助于判断治疗的难易程度及制订抗病毒治疗的个体化方案。HCV 的 Simmonds 分型法应用广泛，分为六个基因型及不同亚型，将 HBV 分为 A～H 八个基因型，目前多认为 A 型对干扰素治疗的应答率更高，但尚需深入研究加以证实。不同基因型肝炎病毒的地理分布存在差异。

（六）肝穿刺活体组织学检测

对经血清病毒学检测尚不能明确诊断者进行肝组织的肝炎病毒基因分析常有助于明确病原学诊断，而且还可对炎症活动度以及纤维化程度进行评价。

（七）超声检查

B 超检查能动态观察肝及脾的大小、形态、实质回声结构、包膜情况等，探测腹水有无并估计腹水量，测量门静脉的宽度等。对监测重型肝炎的病情发展、估计预后有重要意义，在诊断肝硬化（尤其是静止期肝硬化）方面有重要价值。

五、诊断

（一）疑似病例

①最近出现食欲减退、恶心、厌油腻食物、巩膜黄染、茶色尿、肝大、肝区痛、乏力等，不能排除其他疾病者。②血清 ALT 反复升高而不能用其他原因解释者。

（二）确诊病例

1. **甲型肝炎（HA）** ①患者发病前 1 个月左右（2～6 周），曾接触过甲型肝炎患者，或到甲型肝炎暴发地区工作、旅行并进食，或直接来自流行点。②血清 ALT 升高。③血清抗-HAVIgM 阳性。④急性期恢复期双份血清抗-HAVIgG 滴度呈 4 倍升高。⑤免疫电镜在粪便中见到 27nm 甲肝病毒颗粒。临床诊断：疑似病例加①②两项。实验确诊：疑似病例加③④⑤中任何一项。

2. **乙型肝炎（HB）** ①半年内接受过血及血制品治疗，或有任何医疗性损伤（如不洁的注射、针灸、穿刺、手术等），或与乙型肝炎患者或乙型肝炎病毒携带者有密切接触。②血清 ALT 升高。③血清 HBsAg 阳性伴抗-HBcIgM 阳性（≥1：1000）或 HBV-DNA 阳性。临床诊断：疑似病例加①②两项。实验确诊：疑似病例加③。

3. **丙型肝炎（HC）** ①半年内接受过血及血制品治疗，或有任何医疗性损伤。②血清 ALT 升高。③用排除法不符合甲、乙、戊型肝炎，巨细胞病毒（CMV）、EBV 感染。④血清抗-HCVIgM 阳性。临床诊断：疑似病例加②③，参考①。实验确诊：疑似病例加④。

4. **戊型肝炎（HE）** ①发病前两个月，曾接触过戊型肝炎患者，或到过戊型肝炎暴发点工作、旅行并进食。②血清 ALT 升高。③血清抗-HEVIgM 阳性。④免疫电镜在粪便中见到 30～32nm 病毒颗粒。⑤用排除法不符合甲、乙型肝炎，CMV，EBV 感染。临床诊断：疑似病例加②⑤两项，参考①。实验确诊：符合临床诊断加③④中任一项。

5. **丁型肝炎（HD）** ①患者必须是乙型肝炎患者，或乙型肝炎病毒携带者。②血 ALT 异常，或呈二次肝功能损伤加重。③血清抗-HDVIgM 阳性，或 HDAg 或 HDV-DNA 杂交阳性。④肝组织中 HDAg 阳性或 HDV-DNA 杂交阳性。实验确诊：疑似病例加①②加③或④。

注：凡先后感染两种肝炎者只报后者；凡同时感染两种肝炎者按型分别上报。

六、治疗

病毒性肝炎目前尚无可靠且满意的特效治疗方法。一般采用综合疗法，以适当休息和合理营养为主，根据不同病情给予适当的药物辅助治疗，同时避免饮酒、使用肝毒性药物及其他对肝不利的因素。

（一）急性肝炎

多为自限性疾病。若能在早期得到及时休息，合理营养及一般支持疗法，大多数病例能在 3～6 个月内临床治愈。

1. **休息**　发病早期必须卧床休息，直至症状明显减轻、黄疸消退、肝功能明显好转后，可逐渐增加活动量，以不引起疲劳及肝功能波动为度。在症状消失，肝功能正常后，再经 1～3 个月的休息观察，可逐步恢复工作。定期复查 1～2 年。

2. **营养**　发病早期宜给予易消化、适合患者口味的清淡饮食，但应注意含有适量的热量、蛋白质和维生素，并补充维生素 C 和 B 族维生素等。若患者食欲下降，进食过少，可由静脉补充葡萄糖液及维生素 C。待患者食欲好转后，应给予含有足够蛋白质、糖类及适量脂肪的饮食，不强调高糖、低脂饮食，不宜摄食过多。

3. **中药治疗**　可因地制宜，采用中草药治疗或中药方剂辨证治疗。急性肝炎的治疗应清热利湿、芳香化浊、调气活血。热偏重者，可用茵陈蒿汤、栀子柏皮汤加减，或龙胆草、板蓝根、金钱草、金银花等煎服；湿偏重者，可用茵陈四苓散、三仁汤加减。淤胆型肝炎多与湿热瘀胆、肝胆失泄有关，在清热解毒利湿的基础上，重用消瘀利胆法，如赤芍、黛矾、硝矾散等。

（二）慢性肝炎

1. **一般治疗**　适当休息，合理饮食，予以高蛋白、高热量、高维生素、易消化的食物。

2. **药物治疗**

（1）护肝药物　①维生素类：适量补充维生素 C 及 B 族维生素；维生素 E 有抗氧化、抗肝坏死作用，肝功能障碍应予补充；凝血酶原时间延长者及黄疸患者应给予维生素 K。②促进能量代谢的药物：如腺苷三磷酸、辅酶 A、肌苷等。③提高血清白蛋白、改善氨基酸代谢的药物：复方支链氨基酸注射液静脉滴注。④促进肝细胞修复和再生的药物：胰高血糖素（1mg）及普通胰岛素 C（10U）加入葡萄糖液内静脉滴注。⑤其他：垂盆草、葡醛内酯（肝泰乐）、维丙胺、肝必复等可酌情选用。

（2）抗病毒药物　如干扰素 α、拉米夫定、阿德福韦酯、恩替卡韦、特比夫定、聚肌胞、阿糖腺苷、阿昔洛韦、单磷酸阿糖腺苷对 HBV 有抑制作用，但确切疗效有待进一步证实。

（3）免疫制剂　①免疫调节剂：如特异性免疫 IXA、特异性转移因子、普通转移因子、胸腺素（肽）、右旋儿茶素（四羟基黄烷醇）、左旋咪唑，人参、黄芪、灵芝、香菇等，均可酌情采用。②免疫抑制剂：用于自身免疫指标阳性或有肝外系统表现，而 HBsAg 阴性，且经其他治疗无效的慢性活动型肝炎。可用泼尼松龙、地塞米松、硫唑嘌呤等。

（4）抗肝细胞坏死、促进肝细胞修复药物　常用的有水飞蓟素、齐墩果酸、葫芦素、联苯双酯滴丸等，治疗慢性肝炎降低氨基转移酶的效果好。

（5）中医中药　　目前治疗肝炎的中成药和中药提取物制剂种类繁多，根据病情进行选用。

（三）重型肝炎

应及早采取合理的综合措施，加强护理，密切观察病情变化，及时纠正各种严重紊乱，防止病情进一步恶化。

1. **一般治疗**　绝对卧床休息，重症监护，预防感染，尽量减少蛋白质供应，维持水、电解质和酸碱平衡，禁用对肝、肾有损害的药物。

2. **促进肝细胞再生**　如肝细胞生长因子（HGF），可能有效。

3. **防治并发症**　主要并发症有肝性脑病、上消化道出血、继发感染、肝肾综合征。

4. **肝移植**　对于肝衰竭及晚期肝硬化患者，可行肝移植手术治疗。

（四）淤胆型肝炎

酌情选用泼尼松龙口服或地塞米松溶于葡萄糖液内静脉滴注，2周后血清胆红素显著下降，则逐步减量。瘙痒明显者可口服阿利马嗪（异丁嗪）或消胆胺。

七、预防与预后

控制传染源包括对患者和病毒携带者的隔离、治疗和管理，以及观察接触者和管理献血人员。患者从起病后可隔离3周，以控制传染源。切断传播途径，包括：推行健康教育制度；加强血源管理；使用一次性注射器；搞好饮食、饮水及个人卫生；搞好粪便管理、食具消毒等。保护易感人群，包括：注射人体免疫球蛋白，适用于接触甲型肝炎的儿童，注射越早越好；注射乙型肝炎疫苗和乙型肝炎免疫球蛋白，用于阻断母婴传播。急性肝炎患者预后大多良好，尤其是甲型肝炎和戊型肝炎，一般于病后3～6个月内痊愈，很少发展为慢性。乙型肝炎和丙型肝炎患者发展为慢性者，大多呈隐匿性经过，首次出现临床症状时，常被误认为急性肝炎，经随访这些患者大多为慢性肝炎。中重度慢性肝炎患者预后较差，易发展为肝硬化。重型肝炎预后尤其差，病死率达70%以上，幸存者可发展为坏死后肝硬化。

第三节　艾滋病

艾滋病

艾滋病，又称获得性免疫缺陷综合征（AIDS），是由人类免疫缺陷病毒（HIV）感染导致 CD4$^+$ T 细胞破坏，细胞免疫破坏，进而发生某些以机会性感染和肿瘤为特征的疾病。HIV 侵入人体数周至 6 个月后产生抗 HIV 抗体，此抗体不是中和抗体。

一、病因和发病机制

（一）病因

人类免疫缺陷病毒（HIV）可分为 HIV-1 型和 HIV-2 型。HIV-1 感染以非洲为主，HIV-2 主要限于西非。引起艾滋病的病原体为人类免疫缺陷病毒，HIV 是一种反转录病毒。

这种病毒通过反转录酶将其 RNA 转为 DNA。HIV 属 RNA 病毒，多呈圆形或椭圆形，直径为 $100\sim120nm$ 的病毒颗粒，对热敏感，在 56℃ 时 30 分钟可被杀死；对各种消毒剂敏感，如乙醇、漂白粉、$0.2\%\sim0.5\%$ 次氯酸钠、甲醛溶液等，均对其有良好的灭活作用。

（二）发病机制

HIV 是一种嗜 T 细胞和嗜神经细胞病毒，侵入人体后选择性地攻击 T 辅助细胞、脑组织细胞、脊髓细胞和周围神经细胞。当 HIV 在辅助 T 细胞内大量生长繁殖，使辅助性 T 细胞大量破坏时，则发生细胞免疫缺陷，自身稳定和免疫监视功能丧失，不仅可发生一系列原虫、蠕虫、真菌、细菌和病毒等条件性病原体感染，还可发生少见的恶性肿瘤，最终导致死亡。艾滋病的发病机制主要是在 HIV 直接和间接作用下，$CD4^+$ T 细胞功能受损和大量破坏，导致细胞免疫缺陷。$CD4^+$ T 细胞受损方式及表现有以下四方面。

1. **病毒直接损伤** HIV 感染宿主免疫细胞后以每天产生 10^{10} 颗粒的速度繁殖，并使 $CD4^+$ T 细胞溶解破坏。病毒复制产生的中间产物、gp120、病毒蛋白 R 等可诱导细胞凋亡。

2. **非感染细胞受累** 感染 HIV 的 $CD4^+$ T 细胞表面 gp120 表达，与未感染的 $CD4^+$ T 细胞的 CD4 分子结合，形成融合细胞，使膜通透性改变，细胞溶解破坏。

3. **免疫损伤** gp120 与未感染 HIV 的 $CD4^+$ T 细胞结合成为靶细胞，被 $CD8^+$ 细胞毒性 T 细胞（CTL）介导的细胞毒作用及抗体依赖性细胞毒（ADCC）作用攻击而破坏，致使 $CD4^+$ T 细胞减少。

4. **来源减少** HIV 可感染骨髓干细胞，使 $CD4^+$ T 细胞产生减少。HIV 外膜蛋白 gp120 可抑制原始 T 淋巴细胞向 $CD4^+$ T 细胞转化，导致 $CD4^+$ T 细胞减少。表现为对可溶性抗原（如破伤风毒素）识别缺陷，细胞因子产生减少，B 细胞辅助能力降低，并可丧失迟发型免疫反应等。

由于其他免疫细胞有不同程度受损，因而促使并发各种严重的机会性感染和肿瘤的发生。经 $2\sim10$ 年的潜伏性感染阶段后，病毒可被某种因素激活，通过转录和翻译形成新的病毒 RNA 和蛋白，然后在细胞膜上装配成新病毒，再感染其他细胞。

二、流行病学

（一）传染源

病人是本病的传染源，无症状 HIV 感染者及艾滋病患者均具有传染性。已从艾滋病患者的血液、精液、阴道分泌物、宫颈黏液、唾液、眼泪、脑脊液、乳汁、羊水和尿液中分离出病毒。HIV 流行病学研究仅证明血液和精液有传播作用，乳汁也可使婴儿受感染。

（二）传播途径

本病的传播途径多种多样，但一般日常生活接触不会感染 HIV。

1. **性接触传播** 无论是同性还是异性之间的性接触都会导致传染。艾滋病感染者的精液或阴道分泌物中有大量病毒，在性活动时，由于性交部位的摩擦，很容易造成生殖器黏膜的细微破损，这时病毒就会乘虚而入，进入未感染者的血液中。由于直肠肠壁较阴道壁更容易破损，所以肛门性交的危险性比阴道性交的危险性更大。

2. **血液传播** 传播输入被 HIV 污染的鲜血血浆或其他血制品等。在我国极少部分地区，因不规范和非法采供血活动，造成艾滋病的传播，感染者多呈以村或家庭为单位的高度聚集状况。静脉注射吸毒者之间共用针头或注射器；医院消毒隔离措施不严或使用非一次性注射器，造成医源性传播；医护或科研人员意外地被 HIV 污染的针、手术刀或其他物品刺伤等均可造成传播。

3. 母婴传播 围生期传播感染本病的孕妇可在妊娠期间通过胎盘将 HIV 传播给胎儿。围生期于胎盘血及阴道分泌物均含有病毒，可使新生儿被感染。约 1/3 的儿童是在出生后通过与受感染母亲的密切接触被感染。

4. 其他途径 经破损皮肤、牙刷、刮脸刀片，利用感染者的器官移植或人工授精等，均可感染本病。

（三）易感人群

性病患者、同性恋者、卖淫嫖娼者、静脉吸毒者、血友病患者、接受输血及其他血制品者，与以上高危人群有性关系者等，更容易被艾滋病病毒感染。易感人群主要是 50 岁以下青壮年。

三、临床表现

从初始感染 HIV，病期是一个较为漫长、复杂的过程，在此过程的不同阶段，与 HIV 相关的临床表现也是多种多样的。国内将艾滋病的全过程分为急性期、无症状期和艾滋病期。

（一）急性期

HIV 感染可能是无症状或仅引起短暂非特异性症状（急性反转录病毒综合征）。急性反转录病毒综合征通常在感染后 1~4 周内出现，持续 3~14 天，部分感染者出现 HIV 病毒血症和免疫系统急性损伤所产生的临床症状。大多数患者临床症状轻微。临床表现以发热最为常见，可伴有咽痛、盗汗、恶心、呕吐、腹泻、皮疹、关节痛、淋巴结增大及神经系统症状。上述症状常被误认为传染性单核细胞增多症或非特异性的病毒感染综合征。

（二）无症状期

可从急性期进入此期，或无明显的急性期症状而直接进入此期。此期持续时间一般为 6~8 年。时间长短与感染病毒的数量、型别、感染途径，以及机体免疫状况的个体差异、营养条件及生活习惯等因素有关。在无症状期，由于 HIV 在感染者体内不断复制，免疫系统受损，CD4$^+$T 细胞计数逐渐下降，同时具有传染性。

（三）艾滋病期

此期为感染 HIV 后的最终阶段。患者 CD4$^+$T 细胞计数明显下降，多低于 200×10^6/L，血浆 HIV 病毒载量明显升高。此期主要临床表现为 HIV 相关症状、各种机会性感染及肿瘤。主要表现为持续 1 个月以上的发热、盗汗、腹泻，体重减轻常超过 10%。部分患者表现为神经精神症状，如记忆力减退、精神淡漠、性格改变、头痛、癫痫及痴呆等。另外，还可出现持续性全身性淋巴结增大，其特点为：①除腹股沟外，有两个或两个以上部位的淋巴结增大；②淋巴结直径≥1cm，无压痛，无粘连；③持续时间 3 个月以上。各系统常见的机会性感染及肿瘤如下：①呼吸系统有肺孢子菌肺炎、肺结核、复发性细菌性肺炎；②中枢神经系统有隐球菌脑膜炎、结核性脑膜炎、弓形虫脑病、各种病毒性脑膜脑炎；③消化系统有白假丝酵母菌食管炎、巨细胞病毒性食管炎，肠炎有沙门菌、痢疾杆菌、空肠弯曲菌、孢子虫所致肠炎；④鹅口疮、舌毛状白斑、复发性口腔溃疡、牙龈炎；⑤皮肤有带状疱疹、传染性软疣、尖锐湿疣、真菌性皮炎、甲癣；⑥眼部有巨细胞病毒性视网膜炎及弓形虫性视网膜炎；⑦肿瘤，如恶性淋巴瘤、卡波西肉瘤等。

四、辅助检查

1. **一般检查** 有不同程度的贫血和白细胞计数降低，常发现尿蛋白。

2. **免疫学检查** T 细胞绝对计数下降，$CD4^+$ T 淋巴细胞计数也下降，CD4：$CD8 \leqslant 1$（正常值为 1.5～2.0）。

3. **血清学检查** HIV 抗体（ELISA-WB 法）或 HIV 抗原。

4. **病原体检测**

（1）特异性抗体检测 常用方法有酶联免疫吸附试验（ELISA）、放射免疫试验（RIA）、免疫转印（IB）及固相放射免疫沉淀试验（SRIP）等。常用 ELISA 或 RIA 作为初筛检查，再用 IB、SRIP 确诊，如仍为阳性有诊断意义，说明被检查者已感染 HIV，并具有传染性。

（2）特异性抗原检测 多用 ELISA 法，可用于早期特异性诊断。

5. **特异性核酸检测** 用聚合酶链反应（PCR）检测前病毒 DNA，用反转录 PCR 检测血浆中 HIV-RNA 含量及变化。

五、诊断

（一）HIV 感染者

受检血清经初筛试验，如酶联免疫吸附试验（ELISA）、免疫酶法或间接免疫荧光试验（IF）等方法检查阳性，再经确诊试验如蛋白印迹法（Western Blot）等方法复核确诊者。

（二）确诊病例

（1）艾滋病病毒抗体阳性，又具有下述任何一项者，可为实验确诊艾滋病患者。①近期内（3～6 个月）体重减轻 10% 以上，且持续发热达 38℃ 1 个月以上；②近期内（3～6 个月）体重减轻 10% 以上，且持续腹泻（每天达 3～5 次）1 个月以上；③肺孢子虫病；④卡波西肉瘤；⑤明显真菌感染或其他条件致病菌感染。

（2）若抗体阳性者，体重减轻、发热、腹泻症状接近上述第一项时，又具有下列任何一项者，可为实验确诊艾滋病患者。①CD4/CD8（辅助/抑制）淋巴细胞计数比值<1，$CD4^+$ T 细胞计数下降；②全身淋巴结增大；③明显的中枢神经系统占位性病变的症状和体征，出现痴呆、辨别能力丧失或运动神经功能障碍。

六、治疗

（一）抗病毒治疗

1. **核苷类反转录酶抑制剂（NRTIS）** 可选择性与 HIV 反转录酶结合，并掺入正在延长的 DNA 链，使 DNA 链中止，抑制 HIV 复制和转录。药物有齐多夫定、双脱氧胞苷、双脱氧肌苷、拉米夫定和司他夫定。

2. 非核苷类反转录酶抑制剂（NNRTIS） 作用于 HIV 反转录酶，使其失去活性，抑制 HIV 复制。抗病毒作用迅速，但易产生耐药株。药物有尼维拉平、依非韦伦片（施多宁）。

3. 蛋白酶抑制剂 可阻断 HIV 复制和成熟所必需的蛋白质合成。药物有沙奎那韦、英地那韦、奈非那韦和利托那韦。ABT378 是一种新的蛋白酶抑制复方制剂，具有更强大的抗 HIV 活性。

4. 基因治疗 是将外源性基因转移到合适的靶细胞，使其表达为 RNA 或蛋白质，改变 HIV 或宿主基因表达，以控制 HIV 增殖的一种新方法。

（二）支持及对症治疗

输血、补充维生素及营养物质，可用药物改善食欲。

（三）并发症的治疗

对各种机会性感染，选相应药物治疗。例如，巨细胞病毒感染可用更昔洛韦；肺孢子虫病可用复方磺胺甲噁唑；隐球菌脑膜炎可应用氟康唑或两性霉素 B 等。

七、预防与预后

（一）管理传染源

加强国境检疫，禁止 HIV 感染者入境。隔离患者及无症状携带者，对患者血液、排泄物和分泌物进行消毒处理。避免与患者密切接触。

（二）切断传播途径

加强卫生宣教，禁止各种混乱的性关系，严禁注射毒品。限制生物制品特别是凝血因子Ⅷ等血液制品进口。防止患者血液等传染性材料污染的针头等利器刺伤或划破皮肤。推广使用一次性注射器。严格婚前检查，限制 HIV 感染者结婚。已感染的育龄妇女，应避免妊娠、哺乳。

（三）保护易感人群

HIV 抗原性多肽疫苗及基因疫苗正研究之中，距大规模临床应用为时尚远。因此，目前主要措施应加强个人防护，并定期检查。加强公用医疗器械和公用生活物品的消毒。

第四节　新型冠状病毒感染

新型冠状病毒肺炎（Corona Virus Disease 2019，COVID-19），简称"新冠肺炎"，世界卫生组织命名为"2019 冠状病毒病"，是指 2019 新型冠状病毒感染导致的肺炎，证实为 2019 新型冠状病毒感染引起的急性呼吸道传染病。2020 年 2 月 11 日，世界卫生组织总干事谭德塞在瑞士日内瓦宣布，将新型冠状病毒感染的肺炎命名为"COVID-19"。2 月 22 日，国家卫健委发布通知，"新型冠状病毒肺炎"英文名称修订为"COVID-19"。2022年12月，国家卫健委发布公告将新型冠状病毒肺炎更名为新型冠状病毒感染。

一、病因和发病机制

（一）病因

新型冠状病毒感染主要是由SARS-CoV-2感染引起的一种急性传染性疾病。新型冠状病毒属于第7种被发现的可感染人的冠状病毒，属于β属的冠状病毒。它的基因特征与SARS-CoV和MERS-CoV有明显区别。世界卫生组织指出有5种关切的变异株，其中包括Omicron株，现有证据显示Omicron株传播力强于Delta株，但致病力有所减弱。

（二）发病机制

新型冠状病毒致病机理在于该病毒通过呼吸道的飞沫和接触传播，这些主要的传播途径使人群易感。病毒进入人体之后，在呼吸道迅速地进行相关的复制、繁殖，影响人体正常的呼吸，出现发热、乏力、干咳，以及渐进性的呼吸困难等严重表现。棘突蛋白通过结合上皮细胞的血管紧张素Ⅱ而进入细胞，造成机体的损伤。患者如果没有进行规范的治疗，或者治疗方向不对，则新型冠状病毒会快速导致人体出现脓毒血症，呼吸系统出现窘迫综合征，等等，直至患者出现临床死亡。该病毒主要是破坏患者肺部，阻止肺部的肺泡进行正常的血氧交换而诱发患者出现临床死亡。对于该病毒应该重点隔离、预防，发现疾病应该立刻进行就诊，特别是规范用药，进行治疗。

二、流行病学

（一）传染源

主要是新型冠状病毒感染者，一般患者在潜伏期就会有一定的传染性，发病后5天内传染性较强。

（二）传播途径

新型冠状病毒经呼吸道飞沫和密切接触传播，是主要的传播途径，另外，在相对封闭的环境中可能会经气溶胶进行传播。此外，人们接触被新型冠状病毒污染的物品后也可能会造成感染。

（三）易感人群

人群普遍易感新型冠状病毒，人们感染新型冠状病毒后或接种新型冠状病毒疫苗后可获得一定的免疫力。

三、临床表现

患有新型冠状病毒感染的情况下，患者会出现以下几种症状。①患者会出现持续性发热，服用退热药治疗效果一般，而且发热一般能够达到38.5℃以上，还会出现浑身无力、头晕的症状。②部分患者还会出现干咳、咳痰、鼻塞流涕等呼吸道症状，并伴随腹胀、腹泻的现象。③部分重型和危重型患者会出现呼吸困难、脓毒症休克、代谢性酸中毒的症状。④部分患者患病早期无明显症状，但是仍然具有传染性。

新型冠状病毒感染症状分四个阶段（潜伏期、早期、中期、晚期）。

1. **潜伏期**　新型冠状病毒的潜伏期一般是 3 天左右，潜伏期内病毒繁殖比较慢，一般不会出现明显症状，但是在做新型冠状病毒核酸检测时，结果会呈现阳性。

2. **早期**　感染新型冠状病毒 3 天后，可能会出现呼吸道症状，如干咳、咳痰、鼻塞、咽痛等症状，少部分人可能会出现发热的症状。

3. **中期**　随着病情发展，症状逐渐加重，可能会出现消化道症状，如食欲降低、腹痛、腹泻、恶心、呕吐等。在这个时期，一般会出现持续高热的症状。

4. **晚期**　感染新型冠状病毒后不及时治疗，病情继续发展，到了晚期可能会累积到各个脏器，如肝、肾、肺等，容易出现呼吸衰竭、休克等情况。感染新型冠状病毒以后，需要在医生指导下合理用药，如用奥司他韦、连花清瘟等，如出现高热，需要配合使用布洛芬、对乙酰氨基酚等。

四、辅助检查

新型冠状病毒感染咳嗽应做如下检查。

（1）监测体温　是否发热。

（2）查体　听诊双肺是否呼吸音粗，是否有干湿啰音。

（3）查血常规　C 反应蛋白，呼吸道病毒检测，流感病毒检测，肺炎支原体和衣原体检测，新冠病毒核酸和抗体检测，痰细菌培养加药敏试验。

（4）全胸片或胸部 CT 检查。

（5）必要时行纤维支气管镜检查，明确病因，对症治疗。

五、诊断

新型冠状病毒感染的诊断方法包括核酸检测、血清学检查等。

1. **核酸检测**　通过对鼻腔分泌物、痰液、下呼吸道分泌物等标本进行检查，若结果显示为阳性，则提示存在新型冠状病毒感染。

2. **血清学检查**　若检查结果显示新型冠状病毒特异性 IgM 抗体和 IgG 抗体同时阳性，则提示患有新型冠状病毒感染。

六、治疗

新型冠状病毒感染的治疗方案，主要包括一般治疗、抗病毒治疗、免疫治疗、抗凝治疗、俯卧位治疗、心理干预、重型危重型支持治疗等方面。建议生活中做好自身防护，尽量避免新型冠状病毒感染。

1. **一般治疗**　患者应保证充足的能量和营养摄入，注意水、电解质平衡，维持内环境稳定。高热者可进行物理降温、应用解热药物，如布洛芬缓释胶囊、对乙酰氨基酚片等。咳嗽、咳痰严重者需给予止咳祛痰药物，如盐酸氨溴索口服溶液。同时，要对重症高危人群进行生命体征监测，对基础疾病相关指标进行监测。

2. 抗病毒治疗 可使用相关药物进行抗病毒治疗，包括奈玛特韦片/利托那韦片组合包装、阿兹夫定片、莫诺拉韦胶囊、安巴韦单抗/罗米司韦单抗注射液等药物，但在使用相关药物之前需要由专业医生进行用药评估。

3. 免疫治疗 对于氧合指标进行性恶化、影像学进展迅速、机体炎症反应过度激活状态的病例，酌情短期内（不超过 10 日）使用糖皮质激素，如地塞米松片、醋酸泼尼松片等。还可以遵医嘱使用白细胞介素-6 抑制剂治疗，如托珠单抗注射液。

4. 抗凝治疗 用于具有重症高风险因素、病情进展较快的中型病例以及重型和危重型病例，患者无禁忌证的情况下可遵医嘱给予治疗剂量的低分子肝素或普通肝素。发生血栓栓塞事件时，应按照相应指南进行治疗。

5. 俯卧位治疗 具有重症高风险因素、病情进展较快的中型、重型和危重型病例，应当给予规范的俯卧位治疗，建议每天不少于 12 小时。

6. 心理干预 患者常存在紧张焦虑情绪，应当加强心理疏导，必要时辅以药物治疗。

7. 重型危重型支持治疗 治疗原则是在上述治疗的基础上，积极防治并发症，治疗基础疾病，预防继发感染，及时进行器官功能支持。根据患者情况使用鼻导管或面罩吸氧、经鼻高流量氧疗或无创通气、有创机械通气、气道管理、体外膜氧合器（ECMO）等方式进行呼吸支持。合并休克时应在充分液体复苏的基础上，合理使用血管活性药物，密切监测患者血压、心率和尿量的变化，以及乳酸和碱剩余，必要时进行血流动力学监测。如果合并急性肾损伤，应积极寻找病因，如低灌注和药物等因素。在积极纠正病因的同时，注意维持水、电解质、酸碱平衡。如果儿童出现特殊情况，应根据其生理特征和疾病情况进行相应处理。

8. 中医治疗 本病属于中医"疫病"范畴，因为感受"疫戾"之气，可根据病情、证候及气候等情况进行辨证论治。涉及超药典剂量，应当在医师指导下使用。临床可使用清肺排毒汤、寒湿疫方、宣肺败毒方等汤剂，清肺排毒颗粒、藿香正气胶囊、疏风解毒胶囊、化湿败毒颗粒、宣肺败毒颗粒、散寒化湿颗粒、金花清感颗粒、连花清瘟胶囊（颗粒）等中成药。另外，可采用中医外治法，如小儿推拿疗法、刮痧疗法、针灸等。

此外，应重视早期康复，针对新型冠状病毒感染患者呼吸功能、躯体功能以及心理障碍，积极开展康复训练和干预，尽最大可能恢复体能、体质和免疫能力。

七、预防和预后

（一）预防

目前新型冠状病毒没有特效疫苗可以预防，主要通过减少接触或暴露的机会，做好个人卫生防护，降低感染概率。

（1）保持手卫生，用流水洗手，或者使用含酒精成分的免洗洗手液。

（2）保持室内空气的流通，到公众场所和人多集中地，必要时需佩戴口罩。

（3）咳嗽和打喷嚏时使用纸巾或屈肘遮掩口鼻。

（4）医院就诊或陪护就医时，一定要佩戴好合适的口罩。

（5）做饭时彻底煮熟肉类和蛋类。

（6）避免在未加防护的情况下接触野生或养殖动物。

（二）预后

新型冠状病毒感染预后大多数情况下是良好的，但其预后还与患者病情严重程度以及患者基础状态有一定的关系。对于某些老年患者，如果其基础病较多、基础状态欠佳，此类患者预后不良，可能继发多脏器的功能损害，有生命危险。此外，对于轻度新型冠状病毒感染，特别是无症状感染者，他们预后良好，此类患者通过早期服用一些抗病毒药物，加强支持对症处理，患者基本上可以治愈，一般也无后遗症形成。但对于那些重症和危重症的新型冠状病毒感染患者，预后可能不良，因为他们可以伴有不同程度的多脏器的功能损害或衰竭，少数患者可临床死亡，而且部分患者即便治愈后还有可能形成后遗症。

第五节　肺结核

结核病（tuberculosis）是结核分枝杆菌（简称结核杆菌）引起的慢性感染性疾病，包括肺结核和肺外结核，其中肺结核占各器官结核病总数的 $80\%\sim90\%$，是主要的结核病类型，其中痰中排菌者称为传染性肺结核。

一、病因和发病机制

（一）病因

结核分枝杆菌因涂片染色具有抗酸性，又称抗酸杆菌。引起人类结核病的主要病原菌为人型结核菌，牛型结核菌感染少见。结核分枝杆菌生长缓慢，人工培养需 4～6 周才能繁殖成可见的菌落。对外界抵抗力较强，在阴湿处能生存 5 个月以上，在烈日下暴晒 2 小时、$5\%\sim12\%$ 甲酚皂接触 2～12 小时、70% 乙醇接触 2 分钟、煮沸 1 分钟，均能被杀灭。将痰吐在纸上直接烧掉是最简易的灭菌方法。结核分枝杆菌菌壁含有类脂质、蛋白质和多糖类，与其致病力和免疫反应有关。在人体内，类脂质能引起单核细胞、上皮样细胞和淋巴细胞浸润而形成结核结节；蛋白质可引起过敏反应、中性粒细胞和大单核细胞浸润；多糖类则引起某些免疫反应（如聚集反应）。结核菌有耐药性变异，患者如长期行抗结核药物治疗，容易产生耐药性而使疗效降低。

（二）发病机制

机体在感染结核分枝杆菌后，致敏 T 细胞介导产生免疫力及超敏反应。两个反应是同一细胞免疫过程的两种不同表现。

1. **细胞介导的免疫反应**　巨噬细胞消化结核分枝杆菌，并将特异性抗原呈递给辅助 T 淋巴细胞（CD4$^+$T 细胞），巨噬细胞（主要为树突状细胞）分泌白细胞介素-12（IL-12），诱导 CD4$^+$T 细胞向 Th1 细胞极化，分泌和释放 γ 干扰素（IFN-γ），IFN-γ 进一步促进单核细胞聚集、激活、增殖和分化，产生大量反应性产物，释放氧化酶、消化酶及杀菌素，以便吞噬和杀灭更多的结核分枝杆菌。IFN-γ 增强 T 淋巴细胞（CLT、CD8$^+$T 细胞）和自然杀伤细胞（NK 细胞）的活性，溶解已吞噬结核分枝杆菌和受抗原作用的巨噬细胞。上述细胞免疫反应可最终消灭结核分枝杆菌，但亦可导致宿主细胞和组织破坏。当细胞免疫反应不足以杀灭结核分枝杆菌时，结核杆菌尚可通过巨噬细胞经淋巴管扩散到淋巴结。

2. **迟发型超敏反应** 是宿主对结核分枝杆菌及其产物的超常免疫反应，以巨噬细胞为效应细胞。大多数情况下，迟发型超敏反应的直接和间接作用，引起细胞坏死及干酪样改变，甚至形成空洞。

3. **病理改变** 结核病是一种特殊性炎症，其病变特点是形成结核性肉芽肿，基本病理改变是渗出、变质和增生。

二、流行病学

1. **传染源** 结核病的传染源主要是痰涂片或痰培养阳性的肺结核患者，其中尤其以痰涂片阳性肺结核的传染性为强。

2. **传播途径** 结核分枝杆菌主要通过呼吸道传染，活动性肺结核患者咳嗽、打喷嚏或大声说话时，会形成以单个结核分枝杆菌为核心的飞沫核悬浮于空气中，从而感染新的宿主。此外，患者咳嗽排出的结核分枝杆菌干燥后附着在尘土上，形成带菌尘埃，亦可侵入人体造成感染。经消化道、泌尿生殖系统、皮肤传播的极少见。

3. **易感人群** 糖尿病、硅沉着病、肿瘤、器官移植、长期使用免疫抑制药物或糖皮质激素者易伴发结核病，生活贫困、居住条件差以及营养不良是经济落后社会中人群结核病高发的原因。越来越多的证据表明，除病原体、环境和社会经济等因素外，宿主遗传因素在结核病的发生发展中扮演重要角色，个体对结核病易感性或抗性的差异与宿主某些基因相关。

三、临床表现

（一）症状和体征

1. **全身症状** 发热为肺结核最常见的全身中毒性症状。多数为长期低热，每天午后或傍晚开始，次晨降至正常，可伴有倦怠、乏力、夜间盗汗，或无明显自觉不适。有的患者表现为体温不稳定，于轻微劳动后体温略见升高，虽经休息 30min 以上但难以平复；妇女于月经期前体温升高，月经后亦不能迅速恢复正常。当病灶急剧进展扩散时，则出现高热，呈稽留热或弛张热型，可有畏寒，但很少出现寒战，出汗一般也不多。

2. **呼吸系统症状** 浸润性病灶患者咳嗽轻微，干咳或仅有少量黏液痰。有空洞形成时痰量增加。若伴继发感染，痰呈脓性。合并支气管结核则咳嗽加剧，可出现刺激性呛咳，伴局限性哮鸣或喘鸣。1/3～1/2 患者在不同病期有咯血。此外，重度毒血症症状和高热可引起气急，广泛肺组织破坏、胸膜增厚和肺气肿时也常发生气急，严重者可并发肺心病和心肺功能不全。

3. **体征** 取决于病变性质、部位、范围或程度。粟粒性肺结核偶可并发急性呼吸窘迫综合征，表现为严重呼吸困难和顽固性低氧血症。病灶以渗出型病变为主的肺实变且范围较广或干酪性肺炎时，叩诊浊音，听诊闻及支气管呼吸音和细湿啰音。继发型肺结核好发于上叶尖、后段，故听诊于肩胛间区闻及细湿啰音有极大的诊断价值。慢性纤维空洞性肺结核的体征有患侧胸廓塌陷、气管和纵隔移位、叩诊浊音、听诊呼吸音降低或闻及湿啰音，以及肺气肿征象。支气管结核有局限性哮鸣音，特别是在呼气或咳嗽末。

（二）临床类型

1. **原发型肺结核（Ⅰ型）** 原发型肺结核是指初次感染结核分枝杆菌引起的疾病，包括原发复合征和支气管淋巴结核。机体抵抗力低下时，结核分枝杆菌被吸入到肺部形成局限性支气管肺炎，称为原发病灶。结核分枝杆菌经淋巴管到达肺门淋巴结而引起淋巴管炎和淋巴结炎。肺的原发病灶、淋巴管炎和局部淋巴结炎三者构成原发复合征。多见于儿童及人烟稀少地区的成年人，发病率低，临床症状轻，预后良好。绝大多数病灶被吸收、液化或钙化，偶可形成干酪样坏死，出现空洞，造成结核播散。少数肺门淋巴结结核经久不愈，甚至扩展至附近淋巴结，称为支气管淋巴结结核。X线检查在肺部有原发灶，相应的淋巴管增粗及肺门淋巴结增大。机体初次感染结核分枝杆菌而发生的病变，是肺结核中最轻的一种。原发复合征的X线表现如图19-2所示。

2. **血行播散型肺结核（Ⅱ型）** 包括急性血行播散型肺结核（急性粟粒性肺结核）及亚急性、慢性血行播散型肺结核。急性血行播散型肺结核是结核分枝杆菌一次或短时间进入血液循环引起的，可以是全身播散或仅局限于肺内。全身中毒症状重，可有高热、呼吸困难等，可并发结核性脑膜炎。X线检查可显示两肺均匀一致的粟粒状阴影（图19-3）。早期透视不明显，不易及时诊断。亚急性或慢性血行播散型肺结核是在机体具有一定免疫力的基础上，由于少量结核分枝杆菌多次侵入血液循环引起。临床症状具有反复性和阶段性特点，病情发展较慢。X线表现为大小不等、新旧不一的病灶，分布不均，多在两肺上中叶。

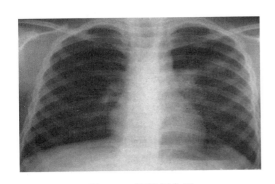
图 19-2　原发复合征

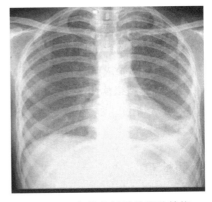
图 19-3　急性血行播散型肺结核

3. **继发型肺结核（Ⅲ型）** 是肺结核的主要类型，包括以增殖病变为主、浸润病变为主、干酪病变为主或以空洞为主等多种病理改变。浸润型肺结核是临床上最常见的一种类型，成人肺结核以此型居多，约占肺结核的80％。感染来源主要是过去经血行播散潜伏在肺内的结核分枝杆菌，重新生长繁殖（内源性感染）；其次是与排菌患者接触密切，再次发生感染（外源性感染）。临床症状因病灶性质、范围及机体的反应性有所不同。一般在初期时，中毒症状多不明显，随着病程进展，可有发热、盗汗、消瘦、胸痛、咳嗽、咳痰甚至咯血等症状。病变多在上叶尖、后段或下叶的背段，故听诊两侧锁骨上下区或肩胛间区有时可闻及湿啰音。X线检查可见大小不等、密度不均、模糊斑片状阴影，其间可有条索状阴影。病变进展可形成空洞，常经支气管播散至两肺其他部位，如机体免疫力显著低下，同时对结核分枝杆菌超敏反应异常增高时，可以形成大片状或小片状多发的干酪样坏死，称为干酪性

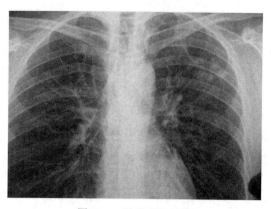

图 19-4　继发型肺结核

肺炎。X线表现为大片浓的致密阴影，可出现蚕食样空洞。如机体免疫力好转、增强时，渗出性或干酪坏死灶被纤维包围，或空洞引流造成支气管阻塞，致空洞内干酪样物干涸，凝集成球状，称为结核球。由于肺结核空洞长期不愈，随机体免疫力高低而改变，使病灶吸收、修复或恶化反复交替出现，导致病变广泛，纤维化病变较多，形成慢性纤维空洞型肺结核，是肺结核病晚期表现。其临床特点是病程长，疾病消长过程中，表现为好转与恶化反复出现；由于空洞长期不愈，经常排菌，成为主要的传染源；X线显示一侧或两侧单个或多个厚壁空洞，多伴有支气管播散病灶、病灶广泛纤维化、代偿性肺气肿和胸膜肥厚。继发型肺结核 X线表现如图 19-4 所示。临床常表现为呼吸困难，容易并发感染，大咯血使病情更趋于恶化，体征多样，多死于呼吸、循环衰竭。

4. 结核性胸膜炎（Ⅳ型）　是由胸膜感染结核分枝杆菌或对结核分枝杆菌过敏反应所致，常见于青壮年。临床分为干性及渗出性两种。①干性胸膜炎：病变侧胸膜有纤维素渗出，渗出液少，故胸膜粗糙，随呼吸与咳嗽产生胸痛。听诊时有胸膜摩擦音。X线检查无明显异常。②渗出性胸膜炎：胸膜内有不同程度的渗出液。发病急，高热、胸痛、咳嗽、气促。体征有患侧胸廓饱满、呼吸运动减弱、气管向健侧移位，触诊语音震颤减低，叩诊呈浊音或实音，听诊呼吸音减弱或消失。X线显示患侧为均匀一致的阴影，外侧上缘呈弧形升高（图 19-5）。此型胸膜炎在临床较常见。

5. 其他肺外结核病（Ⅴ型）　肺外结核按部位及脏器命名，如骨结核、结核性脑膜炎、肾结核、肠结核等。

四、辅助检查

（一）结核菌素试验

结核菌素是结核分枝杆菌的代谢产物，从液体培养基长出的结核分枝杆菌提炼而成，主要成分为结核蛋白。我国推广国际通用的结核菌素纯蛋白衍化物（PPD）皮内注射法。将 PPD 5U（0.1mL）注入左前臂

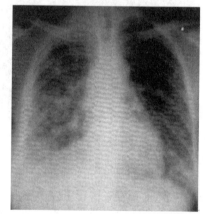

图 19-5　渗出性胸膜炎

内侧上中 1/3 交界处皮内，使局部形成皮丘。48～96 小时（一般为 72 小时）观察反应，结果判断以局部硬结直径为依据：＜5mm 为阴性反应，5～9mm 为一般阳性反应，10～19mm 为中度阳性反应，≥20mm 或不足 20mm 但有水疱或坏死为强阳性反应。阳性反应表示感染；强阳性反应提示活动性结核病的可能；阴性反应特别是较高浓度试验仍阴性，则可排除结核病。

（二）特异性结核抗原多肽刺激后的全血或细胞 IFN-γ 测定

其原理是被结核分枝杆菌抗原刺激而致敏的 T 淋巴细胞，再遇到同类抗原时能产生 IFN-γ，对分离自全血或单个核细胞在特异性抗原刺激后产生的 IFN-γ 进行检测，可以反映机体是否存在潜伏性的结核感染。

（三）痰结核分枝杆菌检查

痰结核分枝杆菌检查是确诊肺结核最特异性的方法。涂片抗酸染色镜检快速简便，抗酸杆菌阳性，肺结核诊断可基本成立。除非已经化疗的病例偶可出现涂片阳性、培养阴性，未治疗的肺结核培养敏感性和特异性均高于涂片检查，涂片阴性或诊断有疑问时培养尤其重要。培养菌株进一步做药物敏感试验测定，可为治疗特别是复治提供重要的参考。对无痰患者和不会咳痰的低龄儿童，清晨抽取胃液检查结核分枝杆菌仍是一种值得采用的方法；对成人应用雾化导痰或经气管穿刺吸引采样，亦是可供选择的采样方法。

（四）影像学检查

肺结核 X 线影像特征取决于病变类型和性质。原发型肺结核的典型表现为肺内原发灶、淋巴管炎和增大的肺门或纵隔淋巴组成的哑铃状病灶。急性血行播散型肺结核在 X 线胸片上表现为散布于两肺野、分布较均匀、密度和大小相近的粟粒状阴影。继发型肺结核的 X 线表现复杂多变，或云絮片状或斑点（片）结节状，干酪性病变密度偏高而不均匀，常有透亮区或空洞形成。胸部 CT 有助于发现隐蔽区病灶和孤立性结节的鉴别诊断。在显示纵隔或肺门淋巴结、肺内空洞、钙化、支气管充气征和支气管扩张等方面较 X 线敏感，对诊断困难病例有重要的参考价值。X 线影像对诊断肠道结核、泌尿系统结核、生殖系统结核以及骨关节结核有重要价值。

五、诊断

（一）疑似病例

凡符合下列项目之一者为疑似病例：①痰结核分枝杆菌检查阴性，胸部 X 线检查怀疑活动性肺结核病变者；②痰结核分枝杆菌检查阴性，胸部 X 线检查有异常阴影，患者有咳嗽、咳痰、低热、盗汗等肺结核症状或按肺炎治疗观察 2～4 周未见吸收；③儿童结核菌素试验（5U，相当于 1∶2000）强阳性反应者，伴有结核病临床症状。

（二）确诊病例

凡符合下列项目之一者为确诊病例：①痰结核分枝杆菌检查阳性（包括涂片或培养）；②痰结核分枝杆菌检查阴性，胸部 X 线检查有典型的活动性结核病变表现；③肺部病变标本、病理学诊断为结核病变；④疑似肺结核者，经临床 X 线随访、观察后，可排除其他肺部病变；⑤临床上已排除其他原因引起的胸腔积液，可诊断结核性胸膜炎。临床诊断需具备②或④或⑤，实验确诊需具备①或③。

（三）临床记录方式

诊断书写格式举例：浸润性肺结核 $\dfrac{上\circ中}{上中}$ 涂（＋）。进展期面写分型，分式中分子代表右肺、分母代表左肺，分为上、中、下三个肺野，一侧无病变者，以"（－）"表示，有空洞者在相应肺野部位加"○"。痰结核分枝杆菌检查阳性以"（＋）"表示，阴性以"（－）"表示。以"涂""集""培"分别代表涂片、集菌或培养法。对肺结核活动性判断分为三期。①进展期：具备以下一项，发现的活动性病变；病情较前恶化、增多；新出现空洞增大，痰液转为阳性。②好转期：具备以下一项，病情好转；空洞闭合或空洞缩小，或完全吸收钙化；痰菌转为阴性。③稳定期：病灶无活动、空洞闭合、痰结核分枝杆菌检查连续阴性（每个月至少查一次）均达 6 个月以上。如空洞仍然存在，则痰结核分枝杆菌需连续阴性 1 年以上。进展期或好转期均属活动性，需要治疗；稳定期为非活动性肺结核，属临床治愈。

六、治疗

化学药物治疗（简称化疗）是现代结核病最主要的基础治疗。其他治疗方法，如对症治疗、手术治疗等均为辅助治疗。化疗是控制结核病传染的唯一有效措施，是控制结核病流行的最主要武器。

（一）抗结核化疗

1. **化疗原则及化疗适应证** 应坚持早期、联合、适量、规律、全程使用敏感药物的化疗原则。活动性肺结核均为化疗适应证：临床上有结核毒性症状，痰结核分枝杆菌检查阳性，X 线检查病灶有浸润、渗出或空洞，病变处于进展期或好转期。

2. **常用抗结核药**

（1）异烟肼（INH） 为强力杀菌药，对巨噬细胞内外的结核分枝杆菌均有杀灭作用。口服吸收快而完全，剂量不大，不良反应最小。主要不良反应是导致轻度肝功损害和末梢神经炎。该药对中枢神经系统有兴奋作用，可诱发精神病和癫痫发作，这两类疾病患者合并结核病时不能用异烟肼。患者体重小于 50kg 者服 300mg，大于 50kg 者服 400mg。

（2）链霉素（SM） 低浓度抑菌，高浓度杀菌，主要抑制、杀灭巨噬细胞外的结核分枝杆菌，对缓解结核病的症状特别有效。毒性反应是听神经损害，治疗中出现头晕、眩晕、耳鸣及听力减退时，应立即到医院检查，确定其是否为链霉素的不良反应，能否继续使用链霉素，以及应采取何种措施对抗不良反应。儿童不宜使用。用量每天为 0.75～1.00g，一次肌内注射。注射前需做皮试，注射后观察 30 分钟，确定无不良反应后才能离开。

（3）利福平（RFP） 对巨噬细胞内外的结核分枝杆菌均有强大的杀灭作用，可使疗程缩短至 6～9 个月。口服后吸收完全而迅速。对耐异烟肼、耐链霉素或其他耐药结核分枝杆菌都有效。该药毒性反应较少，很少发生肝功能损害。用药后若出现恶心、呕吐、厌油腻食物等，或出现皮肤和巩膜黄染，应及时就医，在医师的指导下检查肝功能，停药并进行治疗。常用剂量为每天 450mg，一次口服。

（4）乙胺丁醇（EMB） 为抑菌药，与杀菌药合用时能延缓杀菌药耐药性的产生，也具有一定的杀菌作用。不良反应有球后视神经炎，表现为色觉障碍、视力减退、视野缩小，若发现视觉异常，应及时停药。常用量为每天 0.75g，一次口服。儿童不宜服用。

（5）吡嗪酰胺（PZA） 为杀菌药，对巨噬细胞内缓慢生长的结核菌有独特的杀菌作用，可减少复发的机会。不良反应有血尿酸升高、关节痛、肝功能损害。每天剂量为 1.5g，一次口服。

（6）对氨基水杨酸异烟肼（力克肺疾） 这种药物为对氨基水杨酸与异烟肼的分子络合物，主要用于对异烟肼和对氨基水杨酸耐药的结核病患者治疗。每天剂量为 0.6～1.2g，分 2～3 次口服。

3. 化疗方法

（1）标准化疗与短程化疗 以前常规使用异烟肼、链霉素和对氨基水杨酸钠，每天给药，疗程为 12～18 个月，称标准化疗。由于化疗时间长、不良反应大，患者常不能坚持全程而影响疗效。目前，多用利福平加异烟肼两种杀菌药物与其他药物合用，疗程为 6～9 个月，称短程化疗，其疗效与标准化疗相同。

（2）间歇用药及分阶段用药 有规律地每周用药 3 次，能达到与每天用药相同效果。开始化疗的 1～3 个月内每天用药（强化阶段），以后每周 3 次间歇用药（巩固阶段）。间歇用药阶段仍联合用药，异烟肼、利福平、乙胺丁醇等药物剂量可适当增加，而链霉素、对氨基水杨酸钠等不良反应较多，每次用药剂量不宜增加。

4. 化疗方案 方案表示方法：用药物英文缩写字母和相关数字表示，如 2RHZ/4RH 表示 2 个月用利福平（R）、异烟肼（H）、吡嗪酰胺（Z），后 4 个月用利福平和异烟肼，每天一次，如药名右下方有数字者，则表示每周给药次数。

（1）初治方案 分强化期和巩固期两个阶段。①初治涂片阳性肺结核治疗方案（含初治涂片阴性有空洞形成或粟粒性肺结核）：强化期，$2HRZ/2H_3R_3Z_3E_3$；巩固期，$4～6HRE/6H_3R_3E_3$。②初治涂片阴性肺结核治疗方案：强化期，$2HRZ/2H_3R_3Z_3$；巩固期，$4HR/4H_3R_3$。

（2）复治方案 初治失败痰结核分枝杆菌检查仍然阳性，病灶进展或复发恶化，对常用药物产生耐药者，均列为复治方案。复治涂片阳性肺结核治疗方案：强化期，$2HRSZE/2H_3R_3Z_3S_3E_3$；巩固期，$4～6HRE/6H_3R_3E_3$。WHO 复治方案为 2SHZE/1HRZE/5HRE，疗程 8 个月。

（二）对症治疗

1. 毒性症状 结核病的毒性症状在有效抗结核治疗 1 周左右多可消失，通常不必特殊处理。干酪性肺炎、急性粟粒性肺结核、结核性脑膜炎有高热等严重结核毒性症状，或结核性胸膜炎伴大量胸腔积液者，均应卧床休息，及早使用抗结核药物；也可在使用有效抗结核药物同时，加用糖皮质激素（常用泼尼松，每天 15～20mg，分 3～4 次口服），以减轻炎症及过敏反应，促进渗液吸收，减少纤维组织形成及胸膜粘连。待毒性症状减轻后，泼尼松剂量递减，至 6～8 周停药。糖皮质激素对已形成的胸膜增厚及粘连并无作用。因此，应在有效的抗结核治疗基础上慎用。

2. 咯血

（1）痰中带血或小量咯血 以对症治疗为主，如休息、止咳、镇静。药物有喷托维林、可待因、卡巴可络（安络血）等。对年老体弱、肺功能不全者，慎用强镇咳药，以免因抑制咳嗽反射及呼吸中枢，使血块不能排出而引起窒息。应排除二尖瓣狭窄、肺部感染、肺梗死、凝血机制障碍、自身免疫性疾病等引起的咯血。

（2）中等量咯血　严格卧床休息，在胸部放置冰袋，并配血备用。取侧卧位，轻轻将存留在气管内的积血咳出。垂体后叶素 10U 加于 20～30mL 生理盐水或葡萄糖液中，缓慢静脉注入（15～20min），然后以 10～40U 于 5% 葡萄糖液 500mL 中静脉滴注维持治疗。垂体后叶素有收缩小动脉、心脏冠状动脉及毛细血管的作用，减少肺血流量，从而减轻咯血。该药尚可收缩子宫及平滑肌，故忌用于高血压、冠状动脉粥样硬化性心脏病的患者及孕妇。注射过快可引起恶心、便意、心悸等不良反应。

（3）大量咯血　若患者咯血量过多，可酌情适量输血。大咯血不止者可经纤维支气管镜发现出血部位，去甲肾上腺素 2～4mg 加入 4℃ 生理盐水 10～20mL 中局部滴入；或用支气管放置 Fogarty 气囊导管（外径 1mm，充气 0.5～5.0mL）堵塞出血部位止血。此外，尚可用 Kinoshita 方法，用凝血酶或纤维蛋白原经纤维支气管镜灌洗止血治疗，必要时应做好抢救的充分准备。反复大咯血用上述方法无效，对侧肺无活动性病变，肺功能储备尚可，又无明显禁忌者，可在明确出血部位的情况下考虑行肺叶段切除术。

（4）咯血窒息　是咯血致死的主要原因，需严加防范，并积极准备抢救。咯血窒息前症状包括胸闷、气憋、唇甲发绀、面色苍白、冷汗淋漓、烦躁不安。抢救措施中应特别注意保持呼吸道通畅，采取头低脚高 45° 的俯卧位，轻拍背部，迅速排出积血，并尽快挖出或吸出口、咽、喉、鼻部血。必要时用硬质气管镜吸引、气管插管或气管切开，以解除呼吸道阻塞。

七、预防与预后

通过建立完善的结核病防治体系，控制传染源，接种卡介苗，采取针对感染结核分枝杆菌的治疗，并对存在发病高危因素的人群进行药物预防。结核病若能早发现、早诊断、早治疗，一般预后良好，并发症主要有咯血、自发性气胸、支气管扩张、肺部继发感染、心力衰竭、肺衰竭等。

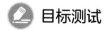 目标测试

一、名词解释

1. 病毒复制周期　2. 缺陷病毒　3. 干扰现象　4. 干扰素　5. 抗原性转变

二、简答题

1. 病毒有何主要特点？
2. 病毒结构由哪几部分组成？各部分主要功能是什么？
3. 举例列出 5 个与医学有关的 DNA 病毒科名称。
4. 举例列出 5 个与医学有关的 RNA 病毒科名称。
5. 病毒感染常用的血清学诊断方法有哪些？

三、论述题

1. 试述病毒性疾病特异性预防措施。
2. 举例说明病毒持续性感染的种类及其特点。
3. 病毒感染对宿主细胞的致病作用机制是什么？
4. 试述病毒致病机制与细菌致病机制有何不同。

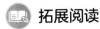**拓展阅读**

疫苗研发中的国家脊梁——顾方舟

1955 年，当时一种"怪病"在江苏南通暴发：全市 1680 人突然瘫痪，其中大多为儿童，并有 466 人死亡。这种病症是隐性传染，起初症状与感冒无异，一旦暴发，可能一夜之间，孩子的腿、脚、手臂无法动弹。炎症如果发生在延脑，孩子可能有生命危险。这种疾病就是脊髓灰质炎，俗称"小儿麻痹症"。病毒随后迅速蔓延到青岛、上海、济宁、南宁等地。由于生病的对象主要是 7 岁以下的孩子，一旦得病就无法治愈。一时间全国多地暴发疫情，引起社会恐慌。顾方舟深知，世界上的科学技术，说到底还得自力更生。为了进行自主疫苗研制，顾方舟团队在昆明建立医学生物学研究所，一群人扎根在距离市区几十公里外的昆明西山，与死神争分夺秒。经过不懈努力，1960 年底，首批 500 万人份疫苗在全国 11 个城市推广开来。投放疫苗的城市，流行高峰纷纷削减。2000 年，中国消灭脊髓灰质炎证实报告签字仪式在卫生部举行，已经 74 岁的顾方舟作为代表，签下了自己的名字。当顾方舟 1957 年开始脊髓灰质炎研究时，他未曾想到这件事将成为自己一生的事业。

第十篇　精神疾病基础

第二十章　精神疾病

知识目标　掌握精神系统常见疾病临床表现及诊断依据；熟悉其病因；了解其分类。
能力目标　能对精神系统常见疾患病人提供用药方案。
素质目标　对精神系统常见疾病有较深的防治意识。

案例引入

患者，男性，20岁。因"坚信有人要迫害自己，三次自杀未遂"，而被家人送到医院治疗。患者一年前因被单位评为"先进个人"，为此受到同事议论，生闷气少语，后来又因为和女朋友产生矛盾，以后逐渐出现精神异常，怀疑别人说他坏话，怀疑别人对他不怀好意，路人故意冲他吐唾沫、吐痰等。有自言自语、自笑、追逐异性等行为，才引起家人注意。入院前自言自语、自笑，思维内容离奇，病人自语："我要死了，同志们再见，微波控制我。""××，咱们结婚吧。"对异性不礼貌。病人病前性格敏感多疑，胆小害羞怕事。追溯家族史中，外祖母曾患精神病多年，后在发病时意外死亡。

病人入院后检查身体、神经系统检查无阳性体征发现。精神检查：接触被动，自言自语、自笑，问他笑什么，他说："我才没傻笑呢，神经病！"在医生提问下谈出以下体验：近半年来常听到陌生人的语声，有男有女，有时命令他："去跳楼！"或者"快去死吧。"入院后，声音仍然命令他"躺在床上！"有时议论他，说他"无能"，偶尔感到脑内有声音，声音与他的思想一致，在家中曾多次闻到死尸气味，有时感到自己的身体一会儿变大，一会儿变小。病人坚信外界有某种"微波"在控制他的思维和行为。喊女朋友的名字，自笑，认为他自笑是仪器控制的结果。交谈时，情感与外界环境不配合，常闭眼无声的发笑。病人生活自理差，洗漱、更衣需督促，对今后无打算。记忆、智能未见明显缺陷，否认有病。

问题：

1. 患者存在哪些精神症状？
2. 诊断是什么病？应与哪些疾病相鉴别？
3. 药物治疗原则是什么？

第一节　焦虑症

一、病因和发病机制

1. 病因

与遗传因素、生化因素、神经解剖、心理因素、神经影响因素、个性、不良事件等有关。遗传因素在焦虑障碍的发生中有一定作用，在焦虑症的发生中起重要作用，其血缘亲属中同病率为15%，远高于正常居民；双卵双生子的同病率为2.5%，而单卵双生子为50%。有人认为焦虑症是环境因素通过易感素质共同作用的结果，易感素质是由遗传决定的。生化因素，如焦虑症惊恐发作是能够通过实验诱发的少数几种精神障碍之一。去甲肾上腺素（NE），焦虑症患者有NE能活动的增强。

2. 发病机制

（1）神经生物学假说　主要有：Gorman等认为脑干特别是蓝斑与急性惊恐发作密切相关。边缘叶为人类愤怒、警觉和恐惧等基本情绪中枢。动物实验观察到，边缘结构的激惹性病变，可以引起焦虑和惊恐反应，这一部分的破坏性病变则使焦虑下降，预期性焦虑可能与边缘叶的功能损害有关。

（2）乳酸盐学说　Cohen White（1950）首先报告，类似焦虑症的"神经循环衰弱"患者在进行中等程度运动时血中乳酸盐含量较正常对照组增高，Pitts等认为血中乳酸盐含量的升高可能与焦虑发作有关，于是在双盲条件下给14名焦虑症患者和16名正常人静脉滴注0.5mol乳酸钠10mL/kg，在20分钟之内滴注完毕，发现惊恐障碍患者中13名患者在滴注过程中出现惊恐发作，而正常对照组中仅2名出现类似症状，这种现象发生的机制目前尚未完全明了。可能的解释有，引起了代谢性碱中毒、低钙血症、有氧代谢异常、β-肾上腺素能活动亢进、外周儿茶酚胺过度释放、中枢化学感受器敏感性增加等。还有一种解释认为，乳酸在体内代谢为碳酸，进而水解为CO_2和水，CO_2则通过血脑屏障，使脑干腹侧髓质的氧化还原状态发生改变，或导致蓝斑核内去甲肾上腺素能神经元冲动发放增加；正电子发射断层脑扫描和区域脑血流量的研究表明，静脉滴注乳酸盐后，对乳酸敏感的病人，其右侧海马旁回区域血流量和氧代谢率升高，反映了该部位的活动增加。

（3）5-羟色胺假说　许多主要影响中枢5-HT的药物对焦虑症状有效，表明5-HT参与了焦虑的发生。

（4）心理因素　精神分析理论认为，焦虑症的焦虑是对未认识到的危险的一种反应，神经症焦虑可为过去童年、少年或成年期未解决的冲突重新显现而激发。行为主义理论认为，焦虑是对某些环境刺激的恐惧而形成的一种条件反射。心理动力学理论认为，焦虑源于内在的心理冲突，是童年或少年期被压抑在潜意识的冲突在成年后被激活，从而形成焦虑。

以上的原因都可以导致焦虑症的发生，因此人们如果想要避免焦虑症的发生，那么就一定要养成良好的生活习惯和保持健康积极向上的心态，那样人们就不仅仅可以预防焦虑症，还可以预防其他一系列的疾病。

二、临床表现

1. 症状

（1）慢性焦虑（广泛性焦虑）　①情绪症状。在没有明显诱因的情况下，患者经常出现与现实情境不符的过分担心、紧张害怕，这种紧张害怕常常没有明确的对象和内容。患者感觉自己一直处于一种紧张不安、提心吊胆、恐惧、害怕、忧虑的内心体验中。②植物神经症状。头晕、胸闷、心慌、呼吸急促、口干、尿频、尿急、出汗、震颤等躯体方面的症状。③运动性不安。坐立不安、坐卧不宁、烦躁，很难静下心来。

（2）急性焦虑（惊恐发作）　①濒死感或失控感。在正常的日常生活中，患者几乎跟正常人一样。而一旦发作（有的有特定触发情境，如封闭空间等），患者突然有极度恐惧的心理，体验到濒死感或失控感。②自主神经系统症状同时出现。如胸闷、心慌、呼吸困难、出汗、全身发抖等。③一般持续几分钟到数小时。发作开始突然，发作时意识清楚。④极易误诊。发作时患者往往拨打"120"急救电话，去看心内科的急诊。尽管患者看上去症状很重，但是相关检查结果大多正常，因此往往诊断不明确。发作后患者仍极度恐惧，担心自身病情，往往辗转于各大医院各个科室，做各种各样的检查，但不能确诊，既耽误了治疗也造成了医疗资源的浪费。

2. 体征

（1）慢性焦虑　头晕、胸闷、心慌、呼吸急促、口干、尿频、尿急、出汗、震颤等。

（2）急性焦虑　胸闷、心慌、呼吸困难、出汗、全身发抖等。

3. 并发症
长期焦虑症可能会引发抑郁症、肠易激综合征、消化道溃疡、神经衰弱、睡眠障碍以及血压、血糖不稳定等并发症。建议焦虑症患者及时到医院就诊，避免病情不断发展而导致严重后果。

三、辅助检查

焦虑情绪反应一般都伴有生理、运动指标的改变，生理指标可间接反映焦虑的水平。通常使用的指标包括：皮肤电反应、皮肤导电性、皮肤温度、皮肤血流容积、肌电图、呼吸频率等。焦虑症患者脑电图 α 节律减少，且 α 活动多在较高频率范围，提示焦虑患者常处于高度警觉状态。

常规的辅助检查，像心电图、脑电图、影像（如胸透）、血常规、生化、甲状腺功能等检查，可以排除相应的躯体疾病导致的躯体化症状。精神检查可以发现患者具有明显的精神方面的症状，如焦虑不安、惶恐不安、提心吊胆的症状，以及存在各种躯体化的症状，像肌肉的紧张、震颤，还有讲话声音的震颤。

四、诊断要点

1.《中国精神障碍分类与诊断标准》（第 3 版）关于广泛性焦虑和惊恐障碍诊断标准如下。

（1）①广泛性焦虑；②符合神经症的诊断标准。

（2）以持续的原发焦虑症状为主，并符合下列 2 项：经常或持续的无明确对象和固定内容的恐惧或提心吊胆；伴自主神经症状或运动性神经不安。

（3）社会功能受损，病人因难以忍受，又无法解脱而感到痛苦。

（4）符合症状标准至少已6个月。

（5）排除甲状腺功能亢进症、高血压、冠心病等躯体疾病的继发性焦虑；兴奋药物过量、催眠镇静药物或抗焦虑药物的戒断反应，强迫症、恐惧症、疑病症、神经衰弱、狂躁症、抑郁症或精神分裂症等伴发的焦虑。

2. 惊恐障碍

（1）符合神经症的诊断标准。

（2）惊恐发作需符合以下4项：①发作无明显诱因，无相关的特定情境，发作不可预测；②在发作间歇期，除害怕再发作外，无明显症状；③发作时表现强烈的恐惧、焦虑及明显的自主神经症状，并常有人格解体、现实解体、濒死恐惧或失控感等痛苦体验；④发作突然开始，迅速达到高峰，发作时意识清晰，事后能回忆。病人因难以忍受，又无法解脱而感到痛苦。

在1个月内至少有3次惊恐发作或在首次发作后继发害怕再发作的焦虑持续一个月。排除其他精神障碍，如恐惧症、抑郁症或躯体形式障碍等继发性惊恐发作；排除躯体疾病，如癫痫、心脏病发作，以及嗜铬细胞瘤、甲亢或自发性低血糖等激发的惊恐发作。

五、治疗原则

1. **心理治疗**　主要以认知行为治疗为主，包括帮助患者识别自动化想法，纠正不合理的认知模式，重新建立认知系统，这是焦虑症患者心理治疗最有效的形式。对事物的歪曲认知是造成疾病长期不愈的原因之一，因此需要帮助患者改变不良认知，进行认知重建。可以向患者讲解与焦虑有关的知识及相关躯体疾病的知识，帮助患者明确病因、诱因，确定影响因素，学习控制焦虑症状的简便方法等，既有直接治疗作用，又能帮助患者建立治疗信心。总体来说，心理治疗的关键是增强支持因素，减少不利因素，处理焦虑反应引起的各种心身反应问题。

2. **行为治疗**　运用行为治疗如放松训练、系统脱敏等处理焦虑引起的躯体症状，也有一定疗效。通过生物反馈训练使患者放松，可以减轻焦虑。

3. **药物治疗**　①苯二氮䓬类药物：特点是起效快、疗效好，临床上应用一定要在医生的指导下进行，防止长期大量应用形成依赖性或成瘾性。代表药物包括阿普唑仑、艾司唑仑、劳拉西泮、氯硝西泮等。②5-羟色胺受体激动剂：如坦度螺酮，是临床常用的抗焦虑药物，既可以激动5-HT1A自身受体使其脱敏，恢复突触间隙5-HT正常浓度，又可直接激动突触后膜的5-HT1A受体，发挥抗焦虑作用。适用于治疗广泛性的焦虑症，服用之后没有依赖性，对日常的生活功能不会产生大的影响。③5-羟色胺摄取抑制剂（SSRIs）：其他口服抗焦虑抑郁药物，例如氟西汀、舍曲林、帕罗西汀或控释剂、西酞普兰、艾司西酞普兰、氟伏沙明、文拉法辛、度洛西汀，以减少自身早期的致焦虑作用。临床使用应该足量、足疗程、系统、全病程治疗。

4. **生活方式**　①饮食：避免油炸食品、垃圾食品，同时应避免摄入酒精、咖啡因、烟草等物质，这些物质可能导致或加剧焦虑。多吃水果、蔬菜、粗粮和鱼类。②运动：可改善患者情绪、保持身心愉悦，因此应当为患者制订适当的日常运动计划，刚开始运动量以较低为宜，逐步增加运动量、运动强度。当患者焦虑发作时，家属应充分分散患者的注意力，及时摆脱刺激源，对可能出现的自杀、自伤等行为及时控制，密切观察，必要时有人看护。

5. **其他治疗**　如中医治疗、物理治疗、综合治疗等。

注：大多数惊恐障碍患者在反复出现惊恐发作之后的间歇期，常担心再次发病，因而紧张不安，也可出现一些自主神经活动亢进的症状，称为预期性焦虑，可持续 1 个月以上。应注意与广泛性焦虑鉴别。

第二节　躁狂发作

心境障碍又称为情感性精神障碍，是以明显而持久的心境高涨或低落为主的一组精神障碍，并且有相应的思维和行为改变。大多数患者有反复发作的倾向，每次发作多可以缓解，部分可有残留症状或转为慢性。我国使用的精神障碍分类系统主要有：世界卫生组织的《疾病和有关健康问题的国际分类》，中国的《中国精神障碍分类及诊断标准》等。其中我国的CCMD-3 心境障碍（情感性精神障碍）的分类主要有：躁狂发作、双相障碍、抑郁发作、持续性心境障碍、其他或待分类的心境障碍。

一、病因和发病机制

1. **病因**　心境障碍是由多种因素共同作用引起的，包括心理社会因素、遗传因素以及神经生化因素。①心理社会因素：经济状况比较差，社会地位低下，以及性格比较敏感或者遭受过创伤的人群容易患心境障碍。生活事件严重程度与发病时间有关，在遭受一次严重威胁个人安全生活事件的 1 年内，发生抑郁症的可能性比一般人群高。②遗传因素：心境障碍有明显的遗传基础和家族聚集的特点，但遗传方式不确定，为多基因遗传病。直系亲属当中有心境障碍患者，则子女也有可能患心境障碍。血缘关系越近，患病率越高。一级亲属患病率远高于其他亲属。③神经生化因素：中枢神经递质代谢异常或者存在受体功能的改变，则发生心境障碍的概率比较高。

2. **发病机制**　本病的病因尚不清楚。

二、临床表现

1. **躁狂发作**　典型表现是情感高涨、思维奔逸、活动增多。

（1）基本症状　情感高涨是躁狂发作的基本症状。病人终日沉浸在兴奋和喜悦的心境之中，表现为轻松、愉快、热情、乐观、兴高采烈、眉飞色舞、表情活跃而傲慢、精力充沛、不知疲倦，做事不顾后果，不拘小节，易激惹，可因小事如意见被反驳而暴跳如雷，勃然大怒，甚至伤人毁物，但为时短暂，很快转怒为喜或赔礼道歉。愉悦心境的内心体验和周围环境相协调，极富感染力，能引起周围人的共鸣。病人好表现自己，喜打扮，在情感高涨时，自我评价过高，自命不凡，盛气凌人。

（2）伴有症状　可出现夸大观念，甚至可达到夸大妄想，有时也可出现关系妄想、被害妄想等，但其内容一般并不荒谬，持续时间也比较短暂，多继发于情感高涨。

（3）病期　符合标准 1 周，有社会功能损害。

（4）病程　发作性。

（5）严重程度　轻度如轻躁狂；重度可伴有精神病性症状。

2. **抑郁发作**　典型表现是情感低落、思维迟缓、焦虑、意志活动减退，具体如下。

（1）核心症状　情感低落、情绪低落、兴趣和愉快感丧失是抑郁症最突出、最典型的症状。病人闷闷不乐、唉声叹气、双眉紧锁、愁容满面，丧失了对生活的乐趣，常诉说"活着没意思""心里难受"等，甚至悲观绝望。少数病人以躯体疼痛不适为突出主诉。典型病例其抑郁心境有晨重夕轻节律性特点。

（2）伴随症状　思维迟缓，病人思维联想速度缓慢，反应迟钝，思路闭塞，自觉"脑子好像生锈了"，自认"变蠢了"。临床表现为主动语言少、语速慢、语调低、内容简短；记忆力下降，计算力、理解判断能力减退，工作和学习能力下降；意志活动减退。不愿与人交往，生活被动、懒散，动作少而缓慢，兴趣减退甚至全无；焦虑，病人有坐立不安、手指抓握、搓手顿足或来回踱步等症状。

（3）病期　符合标准2周，有社会功能损害。

（4）病程　发作性。

（5）严重程度　轻度、中度有躯体症状，无精神病性症状；重度伴有精神病性症状，社会功能下降。

3. 双相障碍　特点是反复（至少两次）出现心境和活动水平明显紊乱的发作，有时表现为心境高涨（躁狂或轻躁狂），有时表现为心境低落、精力减退和活动减少（抑郁）。发作间期通常以完全缓解为特征。本病在男女性中的发病率较为接近。混合性发作是双相障碍的亚型，指躁狂症状和抑郁症状在同一次发作中同时出现，临床上较为少见。患者既有躁狂又有抑郁的表现，如患者在活动明显增多，讲话滔滔不绝同时有严重的消极想法；又如有抑郁心境的患者可有言语和动作的增多。但是这种混合状态一般持续时间较短，多数较快转入躁狂相或抑郁相。快速循环发作是指在过去的12个月中，至少有4次心境障碍发作，不管发作形式如何，符合轻躁狂或躁狂发作、抑郁发作或混合性发作标准。

4. 持续性心境障碍　特点为持续性并常有起伏的心境障碍，每次发作极少严重到足以描述为轻躁狂，甚至不足以达到轻度抑郁。其发作形式：环性心境障碍（反复出现心境高涨或低落）、恶劣心境（持续出现心境低落）、混合状态（躁狂和抑郁症状在一次发作中同时出现）。①环性心境障碍，是指情感高涨与低落反复交替出现，但程度较轻，且不符合躁狂或抑郁发作时的诊断标准。轻度躁狂发作时表现为十分愉悦、活跃和积极，且在社会生活中会做出一些承诺；但转变为抑郁时，不再乐观自信，而成为痛苦的"失败者"。随后可能回到情绪相对正常的时期，或者又转变为轻度的情绪高涨。一般心境相对正常的间歇期可长达数月，其主要特征是持续性心境不稳定。这种心境的波动与生活应激无明显关系，与患者的人格特征有密切关系，过去有人称为"环形人格"。②恶劣心境，是指一种以持久的心境低落状态为主的轻度抑郁，从不出现躁狂，常伴有焦虑、躯体不适感和睡眠障碍。患者有求治要求，但无明显的精神运动性抑制或精神病性症状，生活不受严重影响。患者多数感到沮丧、心情沉重，对工作无兴趣、无热情，缺乏信心，对未来悲观失望，常感到精神不振、疲乏、能力降低等。抑郁加重时也会有轻生的念头。常有自知力，主动要求治疗。

三、体征

1. 一般体征　躁狂发作时表现出交感神经兴奋症状，如睡眠少、食欲及性欲亢进、体力过度消耗及体重减轻。有的表现为面色红润、双目炯炯有神、心率加快、便秘等。抑郁发作时常有各种躯体不适表现，如头疼或全身疼痛、恶心呕吐、心悸、乏力、胸闷、食欲减退、体重减轻、便秘、性欲低下。此外，睡眠障碍也较突出，常为入睡困难、睡眠浅，多数病人表现为早醒，比平时早醒 2 个小时以上，醒后不能再入睡。早醒对抑郁发作的诊断具有特征性意义。

2. 并发症 部分躁狂急性发作时，可伴有一定的意识障碍，在此基础上伴有大量的错觉、幻觉、思维不连贯等症状，有时还表现为活动紊乱，并有冲动、攻击行为，临床上称为谵妄性躁狂。抑郁症患者存在显著的认知功能损害，主要表现为记忆力下降（主要为近事记忆障碍），注意力障碍（主动注意缺陷、反应时间延长），警觉性增高，抽象思维能力和思维活性差，学习困难及执行功能损害等。认知功能损害会对患者的社会功能造成严重不利影响，也会影响其长期预后。神经影像学研究认为，认知损害症状群与患者的背侧新皮质脑区（尤其是背侧前额叶）功能低下有关。

四、辅助检查

1. **睡眠脑电图** 抑郁症睡眠脑电图表现为总睡眠时间减少，觉醒次数增多，快速眼动睡眠潜伏期缩短。抑郁程度越重，快速眼动睡眠潜伏期越短，并且可以预测治疗反应。

2. **脑电图检查** 30％有明显改变。抑郁发作多倾向于低 α 频率，而躁狂发作的时候多是一个高频率或者出现一个高幅慢波。

3. **脑诱发电位**（BEP） 抑郁发作时脑诱发电位波幅较小，并与抑郁的严重程度相关。

4. **结构影像学检查**（CT） 有 12.5％～42％的患者脑室扩大。

5. **功能性影像学检查**（fMRI） 左额叶局部脑血流量降低，降低的程度与抑郁的严重程度呈正相关。

五、诊断要点

心境障碍的诊断主要应依据病史、临床症状、病程及体格检查和实验室检查。目前，国际上通用的诊断标准有 ICD-10 和 DSM-Ⅳ。

1. **躁狂发作** 以显著而持久的情感高涨为主要表现，伴有思维奔逸、活动增多、夸大观念及夸大妄想、睡眠需求减少、性欲亢进、食欲增加等。以情绪高涨或易激惹为主要特征，并至少有下述中的 3 项症状（若仅为易激惹，至少需要 4 项）：①言语比平时显著增多；②思维奔逸（语速增快、言语急促），联想加快；③注意力不集中或随境转移；④自我评价过高或夸大；⑤精力充沛，不感疲乏，活动增多，难以安静，或不断改变计划和活动；⑥睡眠需要减少；⑦鲁莽行为（如挥霍、不负责任、不计后果的行为等）；⑧性欲明显亢进。

2. **抑郁发作** 以显著而持久的情感低落为主要表现，伴有兴趣缺乏、快感缺失、思维迟缓、意志活动减少、精神运动性迟滞或激越、自责自罪、自杀观念和行为、早醒、食欲减退、体重下降、性欲减退、抑郁心境晨重晚轻的节律改变等。多数患者的思维和行为异常与高涨或低落的心境相协调。诊断要点以心境低落为主，并至少有下列中的 4 项：①兴趣丧失、无愉快感；②精力减退或疲乏感；③精神运动性迟滞或激越；④自我评价过低、自责，或有内疚感；⑤联想困难或自觉思考能力下降；⑥反复出现想死的念头或有自杀、自伤行为；⑦睡眠障碍，如失眠、早醒或睡眠过多；⑧食欲减退或体重明显减轻；⑨性欲减退。

躯体和神经系统检查以及实验室检查一般无阳性发现，脑影像学检查结果可供参考。家族中特别是一级亲属有较高的同类疾病的阳性家族史。但任何一种诊断标准都难免有其局限性，而密切地临床观察，把握疾病横断面的主要症状及纵向病程的特点，进行科学的分析是临床诊断的可靠基础。

六、治疗原则

1. **一般治疗** ①一半以上的抑郁障碍患者在疾病发生后 2 年内会复发。为改善抑郁障碍患者的预后，降低复燃和复发，现提倡全病程治疗。全病程治疗分为急性期治疗、巩固期治疗和维持期治疗。急性期治疗（8～12 周）以控制症状为主，尽量达到临床痊愈，同时促进患者社会功能的恢复，提高患者的生活质量。急性期治疗效果在抑郁障碍预后和结局中起关键作用，及时、有效、合理的治疗有助于提高长期预后和促进社会功能康复。巩固期治疗（4～9 个月）以防止病情复燃为主。此期间患者病情不稳定，易复燃，应保持与急性期治疗一致的治疗方案，维持原药物种类、剂量和服用方法。持续、规范的维持期治疗可以有效地降低抑郁症的复燃或复发率。目前对维持治疗的时间尚缺乏有效的研究，一般认为至少 2～3 年，对于多次反复发作或是残留症状明显者建议长期维持治疗。维持治疗后，若患者病情稳定且无其他诱发因素可缓慢减药直至停止，一旦发现有复发的早期征象，应迅速恢复治疗。②躁狂发作均以药物治疗为主，以心境稳定剂为主。目前比较公认的心境稳定剂主要包括锂盐（碳酸锂）和卡马西平、丙戊酸盐。临床证据显示，其他抗癫痫药（如拉莫三嗪、加巴喷丁）、第二代抗精神病药物（如喹硫平、奥氮平、利培酮与氯氮平等），也具有一定的心境稳定作用，可作为候选的心境稳定剂使用。临床上通常采用药物联合治疗以增加疗效和提高临床治愈率，即在急性期第二代抗精神病药物联合锂盐或丙戊酸盐治疗较单一使用心境稳定剂治疗的疗效更好。

2. **发作时治疗** 电抽搐或改良电抽搐治疗：急性重症躁狂发作、极度兴奋躁动、对锂盐治疗无效或不能耐受的患者可使用。起效迅速，可单独应用或合并药物治疗，一般隔日一次，4～10 次为一疗程。合并药物治疗的患者应适当减少药物剂量。

3. **药物治疗** 是首选的治疗方法，可以选择使用 5-羟色胺再摄取抑制剂进行治疗，如度洛西汀、帕罗西汀、氟西汀、文拉法辛、艾司西酞普兰等，治疗要保证足量、足疗程。

4. **介入治疗** 在不同取向介入治疗中，包括心理治疗、个人的理性情绪治疗、互动人际关系治疗、生物及医药治疗、家庭系统治疗。

5. **外科手术** 心境障碍中的双相障碍，核心症状为躁狂发作。首先采用 3.0T 磁共振扫描，扫描图像输入计算机工作站，通过手术计划系统，进行三维重建，靶点定位（计算出靶点坐标值）；术前应用神经导航仪设计手术入点入路；颅骨钻孔；通过液压微推进器将微电极送入靶点，采集、记录脑核团特异性电信号，验证靶点部位，区分脑核团亚区；术中应用神经导航仪监测进针路径；这时医生向颅内缓慢送入毁损电极，毁损前先给予电刺激，验证靶点准确无误，最后实施毁损。

6. **其他治疗** 预防复发。研究发现，经药物治疗已康复的患者在停药后一年内复发率较高，且双相障碍的复发率明显高于抑郁障碍，分别为 40% 和 30%。绝大多数双相障碍患者可有多次复发；若在过去的 2 年中，双相障碍患者每年均有一次以上的发作，主张应长期服用锂盐预防性治疗。服用锂盐预防性治疗，可有效防止躁狂或双相抑郁的复发，且预防躁狂发作更有效，有效率达 80% 以上。预防性治疗时锂盐的剂量需因人而异，但一般服药期间血锂浓度应保持在 0.4～0.8mmol/L 即可获得满意的效果。对抑郁障碍患者追踪 10 年的研究发现 75%～80% 的患者多次复发。有人报道抑郁障碍第一次抑郁发作后概率为 50%，第 2 次为 75%，第 3 次为 100%，故抑郁障碍患者需要进行维持治疗，预防复发。若第一次发作且经药物治疗临床缓解的患者，药物的维持治疗时间多数学者认为需 6 个月到 1 年；若为第二次发作，主张维持治疗 3～5 年；若为第三次发作，应全病程、长期维持治疗，甚至终身服药。维持治疗药物的剂量应与治疗剂量相同或可略低于治疗剂量，但应嘱患者定期随访观察，心理治疗和社会支持系统对预防本病复发也有非常重要的作用。

第三节　睡眠障碍

睡眠障碍

根据正常人在睡眠时脑电图、眼球活动、肌电图改变，将睡眠分为两种不同的时相：快速眼球运动睡眠相和非快速眼球运动睡眠相。后者根据其睡眠深度又分为 4 个阶段：清醒睁眼，大脑活动紧张时 β 波；清醒，安静，闭眼时 α 波；疲惫恍惚时 θ 波；入睡后 δ 波。睡眠有慢波睡眠和快波睡眠。慢波睡眠时 Ⅰ 期为入睡期（浅睡状态），α 波逐渐减少，低幅 θ 波和 β 波不规则地混杂在一起，脑电波呈平坦趋势；Ⅱ 期为浅睡期，出现 σ 波，并有少量 δ 波，开始出现睡眠锭；Ⅲ 期为中度睡眠期，出现高幅 δ 波，或 κ 波（δ 波与 σ 波的复合波）；Ⅳ 期为深度睡眠期，出现 δ 波。快波睡眠表现为不规则的 β 波。

目前，有关睡眠-觉醒障碍的疾病分类系统有世界卫生组织《国际分类》第 10 版（ICD-10）以及第 11 版（ICD-11）、美国睡眠医学会的《睡眠障碍国际分类》第 3 版（ICSD-3）等。在 ICD-11 中，将睡眠障碍具体分为失眠障碍、睡眠相关运动障碍、嗜睡障碍、睡眠相关呼吸障碍、异态睡眠、睡眠-觉醒节律障碍等。本部分主要介绍失眠障碍、嗜睡障碍。

一、失眠障碍

失眠障碍（insomnia disorder）是以频繁而持续的入睡困难或睡眠维持困难并导致睡眠满意度不足为特征的睡眠障碍。依据不同的评估标准，失眠症状或失眠障碍的现患率在 4%～50% 之间，常影响日间社会功能，是最常见的睡眠障碍。

（一）病因及发病机制

1. **病因**　引起或促发失眠障碍的因素很多，常包括以下几个方面。①心理社会因素，如生活和工作中的各种不愉快事件。②环境因素，如环境嘈杂、不适光照、过冷过热、空气污浊、居住拥挤或突然改变睡眠环境等。③生理因素，如饥饿、过饱、疲劳、性兴奋等。④精神疾病因素，如焦虑与抑郁障碍时。⑤药物与食物因素，如咖啡因、茶碱、甲状腺素、皮质激素、中枢兴奋剂等的使用时间不当或过量；药物依赖戒断时或药物不良反应发生时等。⑥睡眠节律变化因素，如夜班和白班频繁变动等。⑦躯体疾病因素。⑧生活行为因素，如日间休息过多、睡前运动过多、吸烟等。⑨个性特征因素，如过于紧张、焦虑、强迫的人格特征。

2. **发病机制**（略）

（二）临床表现

1. **失眠症状**　①入睡困难：在适当的睡眠机会和环境条件下，不能较快理想入睡。入睡快慢的临床意义有年龄差异。对于儿童和青少年入睡时间大于 20 分钟有临床意义，对于中老年人入睡时间大于 30 分钟有临床意义。②睡眠维持困难：包括睡眠不实（觉醒过多过久）、睡眠表浅（缺少深睡）、夜间醒后难以再次入睡、早醒、睡眠不足等。早醒通常指比预期的起床时间至少提早 30 分钟并引起总睡眠时间减少。早醒的判定需要考虑平时的就寝时间。在失眠症状中，以入睡困难最多见，其次是睡眠表浅和早醒等睡眠维持困难，两种情况可单独存在，但通常并存，并且两者可以相互转变。

2. **觉醒期症状**　失眠往往引起非特异性觉醒期症状，即次日日间功能损害，常表现为疲劳或全身不适感，日间思睡，焦虑不安，注意力不集中或记忆障碍，社交、家务、职业或学习能力损害等。对失眠的恐惧和对失眠所致后果的过分担心常常引起焦虑不安，使失眠者常常陷入一种恶性循环，失眠→担心→焦虑→失眠，久治不愈。

3. **临床类型**　在国际睡眠障碍分类中，失眠障碍可分为慢性失眠障碍（chronic insomnia disorder，CID）、短期失眠障碍（short-term insomnia disorder，STID）和其他失眠障碍。CID 指失眠和日间功能损害每周至少出现 3 次，至少持续 3 个月。STID 指失眠和日间功能损害少于 3 个月并且没有症状出现频率的要求，许多 STID 患者的失眠症状可随时间而缓解，部分 STID 患者可逐渐发展为 CID。

（三）诊断与鉴别诊断

1. **诊断**　诊断应依据失眠的病史、临床表现、睡眠的主观及客观评估，并结合失眠障碍的诊断要点或标准。详细临床评估是做出诊断以及制订合理治疗方案的基础。

（1）临床评估　①基于问诊的评估：包括失眠形式、日间功能受损程度、睡前状况、失眠发生和加重缓解因素、失眠严重程度、昼夜睡眠觉醒节律、夜间症状、病程、治疗效果、伴随躯体或精神症状、睡眠环境因素、家族史等。②睡眠的主观评估：可以选择性使用睡眠日记、匹兹堡睡眠质量指数（Pittsburgh sleep quality index，PSQI）、失眠严重程度指数（insomnia severity index，ISI）等。③睡眠的客观评估：可以选择性使用多导睡眠监测（polysomnography，PSG）、多次睡眠潜伏期试验（multiple sleep latency test，MSLT）、体动记录仪检查等。美国睡眠医学研究会制定的成人失眠障碍的 PSG 量化参考标准为：睡眠潜伏期≥30 分钟表明存在入睡困难；睡眠总时间<390 分钟表明存在睡眠时间不足；觉醒次数≥2 次或总觉醒时间≥40 分钟。

（2）ICD-10 中有关"非器质性失眠症"的诊断要点　包括以下四项。①主诉是入睡困难、难以维持睡眠或睡眠质量差；②这种睡眠紊乱每周至少发生 3 次并持续 1 个月以上；③日夜专注于失眠，过分担心失眠的后果；④睡眠量和（或）质的不满意引起了明显的苦恼或影响了社会及职业功能。

2. **鉴别诊断**　失眠可以作为独立疾病存在（失眠障碍），也可以与其他疾病共同存在（共病性失眠障碍），或是其他疾病的症状之一。许多精神障碍（如抑郁障碍、双相障碍、焦虑障碍等），躯体疾病（神经、内分泌、呼吸等系统疾病），精神活性物质或药物的使用均可伴有明显的失眠症状。若这些疾病是明确引起睡眠问题的唯一原因，则不应再诊断为失眠障碍；若失眠与这些疾病的起病和病情演变均相互独立或这些疾病经治疗显著缓解时失眠依然存在，则诊断共病性失眠障碍；若无上述疾病，失眠也不能以另一种睡眠疾病更好地解释，则作为独立的失眠障碍诊断。

此处仅简要介绍与其他睡眠障碍性疾病的鉴别，以期临床上从以失眠为主诉的就诊者中鉴别出其他睡眠障碍性疾病。①睡眠与觉醒节律障碍：睡眠觉醒时相延迟障碍的患者在选择社会正常睡眠时间睡眠时会表现为入睡困难、总睡眠时间减少及日间功能损害，应与入睡困难为主要表现的失眠患者相鉴别。睡眠觉醒时相提前障碍的患者会表现为早醒或睡眠维持困难，应与早醒为主要表现的失眠患者相鉴别。无论时相延迟障碍或时相提前障碍患者，当允许按照个人意愿安排作息时间时，其睡眠时间和质量正常。而失眠障碍患者无论如何安排作息时间，均存在入睡困难、早醒或睡眠维持困难。②睡眠相关呼吸障碍：该类患者常由于打鼾、呼吸暂停、憋气等导致夜间睡眠片段化，无法进入有效深睡眠，自感睡眠质量差、日间困倦等。PSG 监测可以帮助鉴别。③睡眠相关运动障碍：不宁腿综合征及周期性肢体运动障碍患者均可出现入睡困难、觉醒次数增多、自感睡眠不足或醒后无恢复感等。其特定的临床表现及客观睡眠监测均可以帮助鉴别。

（四）治疗

失眠障碍具有慢性、复发性或持续性倾向，一旦发生，应积极治疗。早期干预可有效防止短期失眠向慢性化发展。慢性失眠障碍彻底治愈较为困难，主要治疗目的为：改善睡眠质量；使总睡眠时间>6 小时和（或）睡眠效率>80%~85%；建立床与睡眠间良性而明确的联系；改善睡眠相关心理障碍；改善睡眠相关日间损害。失眠障碍的治疗方法，包括非药物治疗与药物治疗两大类。患者经常优先选择非药物治疗方法，部分患者还优先试验一些自助策略，但较多患者仍同时需要药物治疗。综合治疗通常是最常用的治疗方案。

1. 非药物治疗 非药物治疗包括心理行为治疗和补充或替代性治疗。

（1）心理行为治疗 改变失眠患者的不良心理及行为因素，增强患者自我控制失眠障碍的信心。包括睡眠教育、睡眠卫生教育、刺激控制疗法、睡眠限制疗法、矛盾意念法、放松疗法、生物反馈法、认知疗法，以及专门针对失眠的认知行为治疗（CBTI）等。上述治疗方法可以依据实际情况联合使用。此处仅简要介绍睡眠卫生教育、刺激控制疗法、睡眠限制疗法。①睡眠卫生教育：通过对睡眠习惯和睡眠卫生知识的指导，减少或排除干扰睡眠的各种情况，以改善睡眠质量。例如，避免频繁打盹，尤其是在傍晚或睡前；午睡不超过半小时并在下午一点半前完成午睡；避免长时间卧床；床上不进行非睡眠相关活动；保持规律的就寝和起床时间；日间尤其是下午或晚间避免饮用茶、咖啡等兴奋性物质；临近就寝时避免烟酒及饱餐；临近就寝时避免从事兴奋性活动及妨碍睡眠的精神活动；睡前 3 小时避免剧烈的锻炼；睡眠中醒来不看钟表；调整卧室环境等。推荐与其他策略联合使用。②刺激控制疗法：基于条件反射原理，指导患者建立正确的睡眠与床及卧室环境间的反射联系，建立稳定的睡眠觉醒规律。具体包括需要告知患者的 6 条指令：只有感到瞌睡时才上床；不在床上进行除睡眠和性生活以外的其他事情；躺床上 20 分钟（仅凭感觉估计而非看表计时）不能入睡，则起床离开卧室进行放松活动，至瞌睡时再上床；若再上床后还不能入睡则重复以上步骤，若有必要可整夜重复以上步骤；无论夜间睡了多久每天定时起床；避免日间打盹。③睡眠限制疗法：减少夜间卧床觉醒时间，同时禁止日间打盹，使卧床时间尽量接近实际睡眠时间。当睡眠效率超过 90% 时（可通过失眠日记获得），可增加卧床时间 15~30 分钟，进而增加睡眠时间。

（2）补充或替代性治疗 包括锻炼，身心干预（冥想、太极、瑜伽、气功等），劳作及躯体治疗（按摩、针灸、穴位按压、反射疗法等），物理治疗（经颅电刺激、经颅磁刺激等）、光照治疗等。

2. 药物治疗

（1）药物治疗的原则 在病因治疗、认知行为治疗、睡眠卫生教育的基础上酌情给予药物治疗。个体化；按需、间断、适量给药；疗程一般不超过 4 周，超过 4 周应每月评估；动态评估；合理撤药；特殊人群不宜给药等。

（2）治疗药物选择的考量因素　失眠的表现形式；是否存在共患疾病；药物消除半衰期及其不良反应；既往治疗效果；患者的倾向性意见；可获得性；禁忌证；联合用药之间的相互作用等。例如，通常仅入睡困难者首选短半衰期药物，而睡眠维持短或早醒者首选半衰期较长的药物，半衰期中等（6～8 小时）的药物可以帮助患者保持整夜睡眠而不发生宿醉。

（3）常用治疗药物　①苯二氮䓬类药物（benzodiazepines，BZDs）：艾司唑仑（1～2mg）、劳拉西泮（0.5～2mg）、奥沙西泮（15～30mg）、阿普唑仑（0.4～0.8mg）、地西泮（5～10mg）、氯硝西泮（0.5～2mg）等。②非苯二氮䓬类药物（Non-BZDs，NBZDs）：右佐匹克隆（1～3mg）、佐匹克隆（3.75～7.5mg）、唑吡坦（5～10mg）、扎来普隆（5～20mg）等。③褪黑素受体激动剂：褪黑素缓释片（睡前 2mg）、雷美替胺（睡前 8mg）。④食欲素受体拮抗剂：苏沃雷生（睡前 10～20mg）。⑤中草药：可用中草药的单味药或复方制剂。

（4）治疗药物的推荐顺序　美国睡眠医学会对于失眠障碍患者，在单独或联合药物治疗时，推荐的一般顺序为：①短中效的 BZDs 和 NBZDs 或褪黑素受体激动剂；②其他 BZDs 和 NBZDs 或褪黑素受体激动剂；③联合使用苯二氮䓬受体激动剂（BZRAs）和具有镇静作用的抗抑郁药物；④巴比妥类药物、水合氯醛等虽被美国 FDA 批准用于失眠的治疗，但临床上并不推荐应用；⑤非处方药抗组胺药物常被患者用于失眠的自我处理，临床上并不推荐应用；⑥食欲素受体拮抗剂中的苏沃雷生已被 FDA 批准用于失眠的治疗。

二、嗜睡障碍

嗜睡障碍是以日间过度思睡及睡眠发作为主要特征的睡眠障碍，包括发作性睡病（narcolepsy）、特发性睡眠增多、Kleine-Levin 综合征、疾病相关过度思睡、药物或物质滥用所致过度思睡、睡眠不足综合征等。

（一）临床表现

1. **发作性睡病**　以难以控制的思睡、发作性猝倒、睡眠瘫痪、入睡幻觉及夜间睡眠紊乱为主要临床特征。大约仅有 1/3 的患者具备上述所有症状。①日间过度思睡和睡眠发作：所有患者日间均感过度思睡，尤其在安静或单调环境下常发生不可抗拒的睡眠发作。睡眠发作可不分时间、地点及场合，多持续数分钟至数十分钟。小睡后可头脑清醒，但不能持久，一日可反复多次发作。②猝倒发作：60%～70%的患者可发生无力发作甚至猝倒，为特征性表现。猝倒常于睡眠发作数月至数年后出现，常见于强烈情感刺激如发怒、大笑时，实质为强烈情感所诱发的躯体双侧肌张力突然完全或部分丧失。发作时意识清晰，历时短暂，常短于 2 分钟。若发作地点不妥则有可能造成危险。③睡眠瘫痪：多出现于刚入睡或刚睡醒时，为患者从快速眼动睡眠醒转时发生的一过性全身不能活动或不能讲话，实质是睡眠时出现的肌肉失张力发作。发作时意识清楚，持续数秒至数分钟，发作时若遭人触碰可提前终止睡眠瘫痪状态。④入睡幻觉：由觉醒至睡眠的转换期出现的视、触、听幻觉，也可表现为梦境样经历体验。⑤夜间睡眠紊乱：易醒多梦，醒后再入睡困难，夜间体动明显增多，早晨困倦而起床困难。

发作性睡病依据患者有无猝倒，分为伴猝倒和不伴猝倒的发作性睡病；目前依据下丘脑分泌素的降低与否，分为伴（1 型）和不伴（2 型）下丘脑分泌素降低的发作性睡病。

2. **特发性睡眠增多**　特发性睡眠增多以日间过度思睡但不伴猝倒为基本特征。患者早晨或小睡后觉醒困难（宿醉睡眠），觉醒耗时过长、难以醒转、反复再入睡，伴易激惹、无意识行为和意识模糊。自我报告睡眠时间过长，通常夜间睡眠超过 10 小时，日间小睡超过 1 小时，醒后无精神恢复感。上述表现明显影响患者社会功能，或引起患者显著痛苦，不能用其他原因更好地解释。

（二）诊断

诊断应依据病史、临床表现、必要的辅助检查，并结合嗜睡障碍的诊断要点或标准进行。在 ICD-10 中仅列出了"非器质性嗜睡障碍"的诊断要点：①白天睡眠过多或睡眠发作，无法以睡眠时间不足来解释，和（或）清醒时达到完全觉醒状态的过渡时间延长；②每日出现睡眠紊乱，超过了 1 个月，或反复的短暂发作，引起明显的苦恼或影响了社会或职业功能；③缺乏发作性睡病的附加症状（猝倒、入睡前幻觉、睡眠瘫痪），或睡眠呼吸暂停的临床证据（夜间呼吸暂停、典型的间歇性鼾音等）；④没有可表现出日间嗜睡症状的任何神经科及内科情况。

诊断非器质性嗜睡障碍时应与阻塞性睡眠呼吸暂停及其他器质性嗜睡障碍相鉴别。阻塞性睡眠呼吸暂停患者常伴嗜睡，但其常具有夜间呼吸暂停、间歇性鼾音、肥胖、高血压、夜间多动、多汗、晨起头痛等病史。器质性嗜睡障碍可通过临床表现及相应的辅助检查找到肯定的器质性致病因素。必要时可进行多次睡眠潜伏期试验（MSLT）或多导睡眠监测（PSG）。MSLT 是测定日间思睡的客观方法。特发性睡眠增多患者 MSLT 显示：入睡期始发快速眼动睡眠（REM Sleep）少于 2 次，或在整夜 PSG 中无快速眼动睡眠；平均睡眠潜伏期≤8 分钟，或 24 小时 PSG 显示总睡眠时间 660 分钟。而发作性睡病患者 MSLT 显示：平均睡眠潜伏期≤8 分钟，出现 2 次或 2 次以上的 RME Sleep；前夜 PSG 中睡眠起始 1 分钟内出现的快速眼动睡眠可代替 MSLT 中的 1 次快速眼动睡眠。

（三）治疗

1. **发作性睡病**　①一般治疗：保持有规律、充足的夜间睡眠；白天有计划安排小睡（午睡）；在职业选择方面应避免驾驶、高空或水下等作业；及时有效地干预心理症状等。②药物治疗：针对日间思睡，可选择性地使用莫达非尼、咖啡因、苯丙胺、哌甲酯、匹莫林等治疗。莫达非尼的使用从小剂量起始，50～100mg/d，每 4～5 天增加 50mg，直至最适剂量 200～400mg/d。针对发作性猝倒可选择性使用丙米嗪、氯米帕明、地昔帕明、SSRIs、血清素和去甲肾上腺素再摄取抑制剂（SNRIs）等治疗；SSRIs 如氟西汀、帕罗西汀的治疗效果弱于三环类抗抑郁药物；在美国部分睡眠中心文拉法辛已成为一线治疗药物。以上药物使用低于抗抑郁的剂量即可发挥抗猝倒效应，并且应规律服用，骤然停药可造成撤药性猝倒反跳。针对夜间睡眠紊乱，γ-羟丁酸钠（GHB）被证实是目前唯一对思睡及猝倒均有较强疗效的药物；多在入睡前服用，起始剂量 3～4.5g，数周内递增至 6～9g；停药通常不会导致猝倒反跳，有药物依赖的可能性。

2. **特发性睡眠增多**　特发性睡眠增多的病因不明，仅为对症治疗。延长睡眠时间常无效，白天小睡也不能保持清醒。注意睡眠卫生、保持健康生活方式、限制卧床时间可能对此病有帮助。可使用中枢神经兴奋剂来保持日间清醒，如哌甲酯、莫达非尼（一线治疗药物）。若怀疑有抑郁症，应首选抗抑郁药治疗。

一、选择题

（一）单项选择题

1. 焦虑症（　　）

A. 常有感知、思维、情感、行为等多方面的障碍和精神活动不协调

B. 情绪低落为基本症状

C. 毫无根据地紧张、害怕伴有自主神经功能紊乱症状

D. 易疲劳、睡眠障碍伴自主神经功能紊乱症状

E. 意识丧失、全身抽搐

2. 焦虑症属于（　　）

A. 行为异常　　　　　　　　　B. 人格发展异常

C. 青春期异常　　　　　　　　D. 情绪异常

3. 治疗焦虑症首选（　　）

A. 氟西泮　　　　　　B. 地西泮　　　　　　C. 水合氯醛

D. 司可巴比妥　　　　E. 苯巴比妥

4. 广泛性焦虑症（　　）

A. 发作性病程　　　　　　　　B. 持续性病程　　　　　　C. 慢性波动性病程

D. 病程呈进行性加重　　　　　E. 病程呈阶梯形进展

5. 抑郁症最具特征性的失眠是（　　）

A. 早醒　　　　　　　　　　　B. 入睡困难

C. 多梦　　　　　　　　　　　D. 易惊醒

6. 关于心境障碍的临床表现，下列哪项说法是正确的（　　）

A. 心境障碍没有思维迟缓

B. 心境障碍可有妄想，但常与情绪协调、和谐

C. 心境障碍可有妄想，但常与情绪不相协同

D. 心境障碍没有思维奔逸

7. 下列关于躁狂症的描述，哪项不正确（　　）

A. 具有感染力　　　　　　　　B. 可情绪反应不稳定

C. 注意力增强，持久　　　　　D. 可有乏力，失眠等症状

E. 呈急性或亚急性

8. 患者，男性，32岁，未婚。近半月来自觉聪明过人，能力非凡，精力旺盛，逢人打招呼，整天喜气洋洋。每天早起出门，很晚回家。乱买东西送人，喜欢唱歌、跳舞，喜欢结交朋友，尤其喜欢接近异性。交谈时，滔滔不绝，自觉思维加快，脑子里一个念头接一个念头出现，好管闲事，做事虎头蛇尾，举止轻浮，不顾后果，情绪不稳，常为小事而勃然大怒。该患者最可能的诊断为（　　）

A. 精神分裂症　　　　　　　　B. 反应性精神障碍

C. 人格障碍　　　　　　　　　D. 躁狂发作

（二）多项选择题

1. 焦虑症有以下哪几种类型 （　　）

A. 广泛性焦虑症　　　　　　　B. 惊恐障碍

C. 社交焦虑症　　　　　　　　D. 场所焦虑症

2. 焦虑症可分为 （　　）

A. 慢性焦虑和急性焦虑　　　　B. 广泛性焦虑和惊恐发作

C. 快性焦虑和慢性焦虑　　　　D. 一般焦虑和严重焦虑

3. 关于心境障碍的描述正确的有 （　　）

A. 双相形式按躁狂-抑郁-躁狂规律性发作

B. 发作时可仅有躁狂相或抑郁相

C. 间歇期精神状态基本正常

D. 双相障碍具有躁狂和抑郁交替发作的临床特征

E. 心情高涨或低落与环境毫无关系

4. 心境障碍的发病危险因素涉及 （　　）

A. 性别　　　　　　B. 年龄　　　　　　C. 遗传

D. 心理因素　　　　E. 社会因素

二、简答题

1. 什么是焦虑症？

2. 请简述心境障碍中躁狂发作的临床表现。

3. 睡眠障碍通常分为哪几类？

拓展阅读

中国现代医学第一人——记现代抗疫先驱伍连德

伍连德，公共卫生学家，中国检疫、防疫事业的先驱。1910 年末，东北肺鼠疫大流行，他受任全权总医官，深入疫区领导疫情防治。1911 年，他主持召开了万国鼠疫研究会议。他先后主持兴办检疫所、医院、研究所共 20 所，还创办了哈尔滨医学专科学校，在世界上第一次提出"肺鼠疫"概念。1960 年 1 月 21 日，伍连德因心脏病逝世，终年 81 岁。同年 1 月 27 日的《泰晤士报》称伍连德是"流行病的英勇斗士"，伍连德的逝世使医学界失去了一位传奇式的人物，我们将永远感激他。

参 考 文 献

[1] 阚瑞云，韩永惠. 实用精神科护理学［M］. 郑州：郑州大学出版社，2014.

[2] 曾惠. 精神科护理［M］. 北京：高等教育出版社，2015.

[3] 郝伟，陆林. 精神病学［M］. 北京：人民卫生出版社，2019.

[4] 陈清棠. 临床神经病学［M］. 北京：北京科学技术出版社，2000.

[5] 贾建平. 神经病学新进展［M］. 北京：人民卫生出版社，2003.

[6] 李大年. 现代神经内科学［M］. 济南：山东科学技术出版，2009.

[7] Victor M，Ropper AH，et al. Adams and victor's principles of neurology［M］. 7th edition，McGraw-Hill Education，2019.

[8] 王维治. 神经病学［M］. 北京：人民卫生出版社，2006.

[9] 姜瑛，苗里宁. 精神病学分册［M］. 长春：吉林大学出版社，2010.